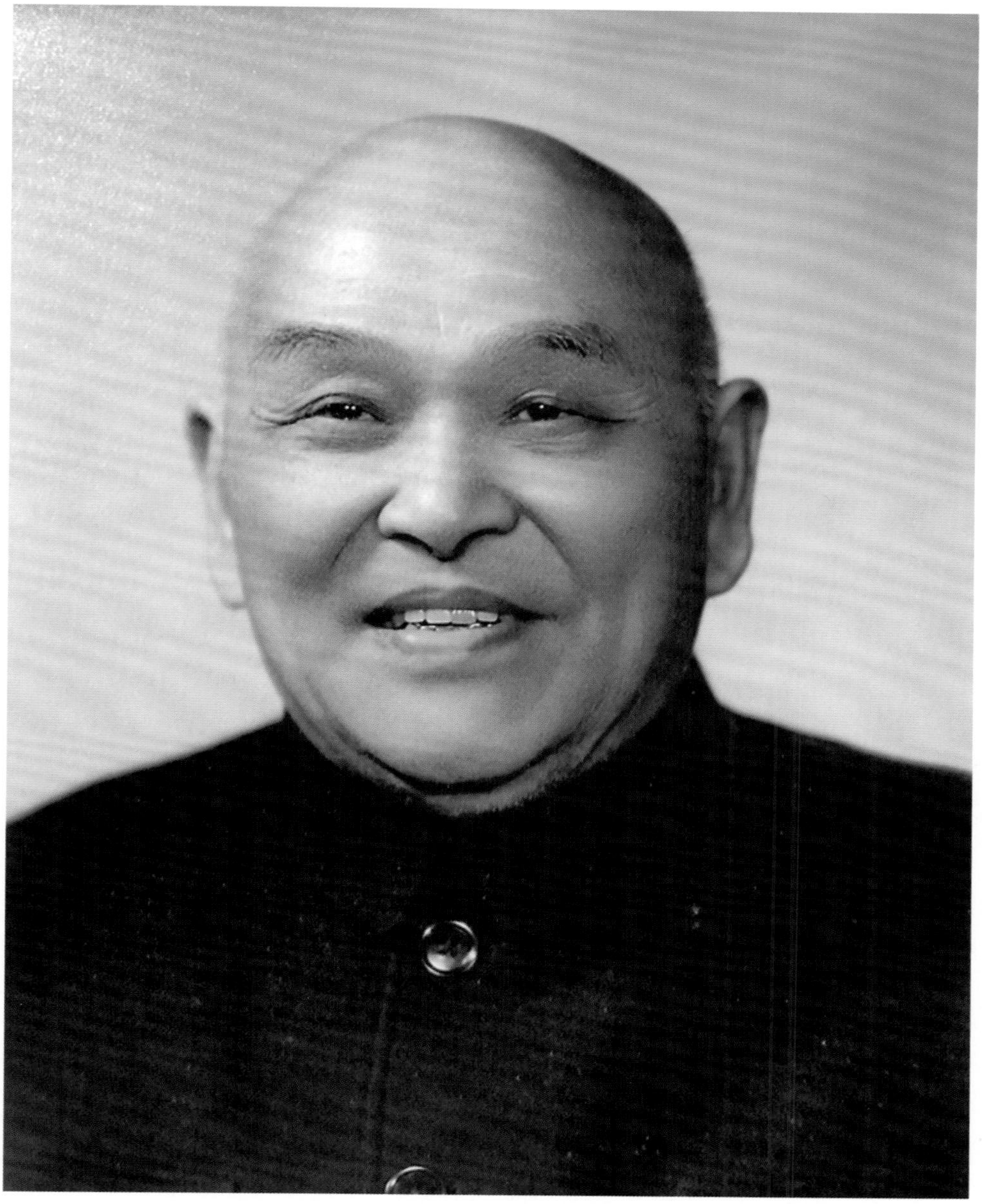

张伯臾　教授

（1901—1987）

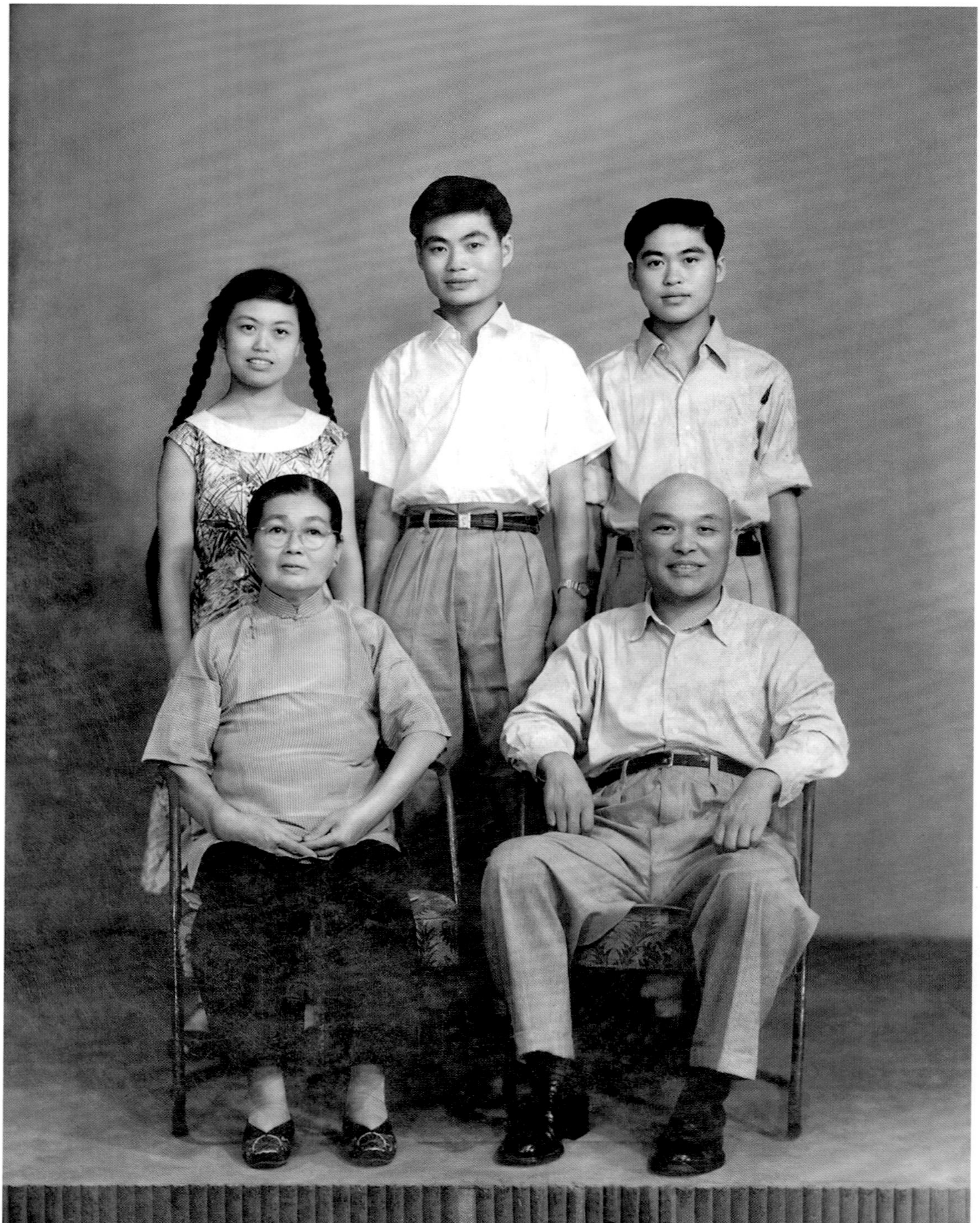

伯臾先生和家人

（1958）

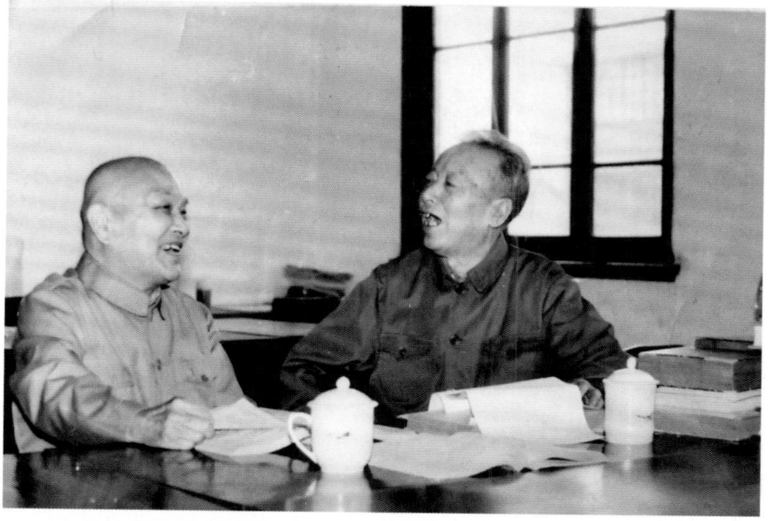

和金寿山老师共商临床教学

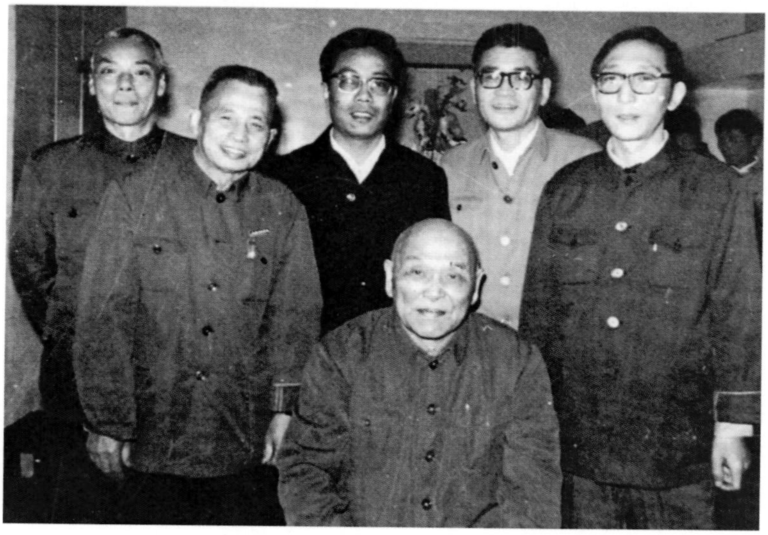

和曙光医院同事、领导、学生合影
（二排中严世芸，右姚嘉康；
一排右何立人，1975）

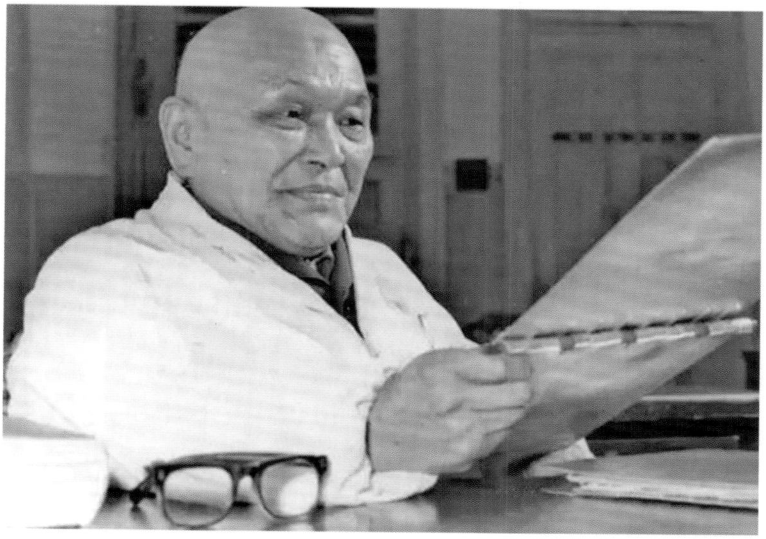

查房前

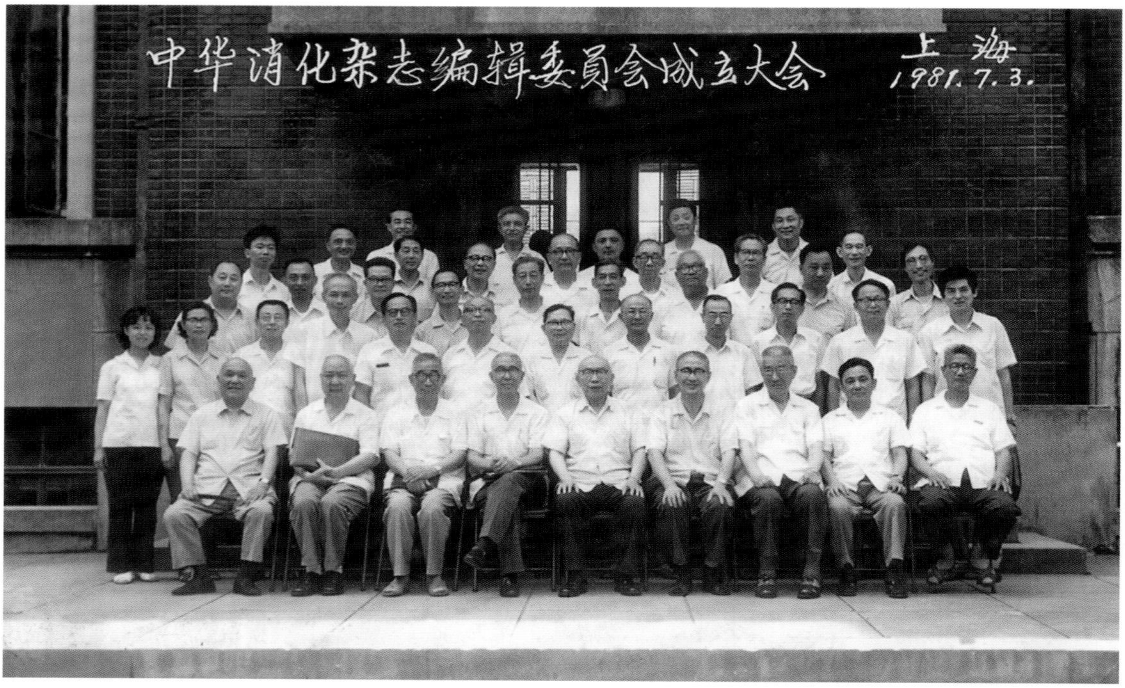

参加《中华消化杂志》编委会成立大会
（前排左一，1981）

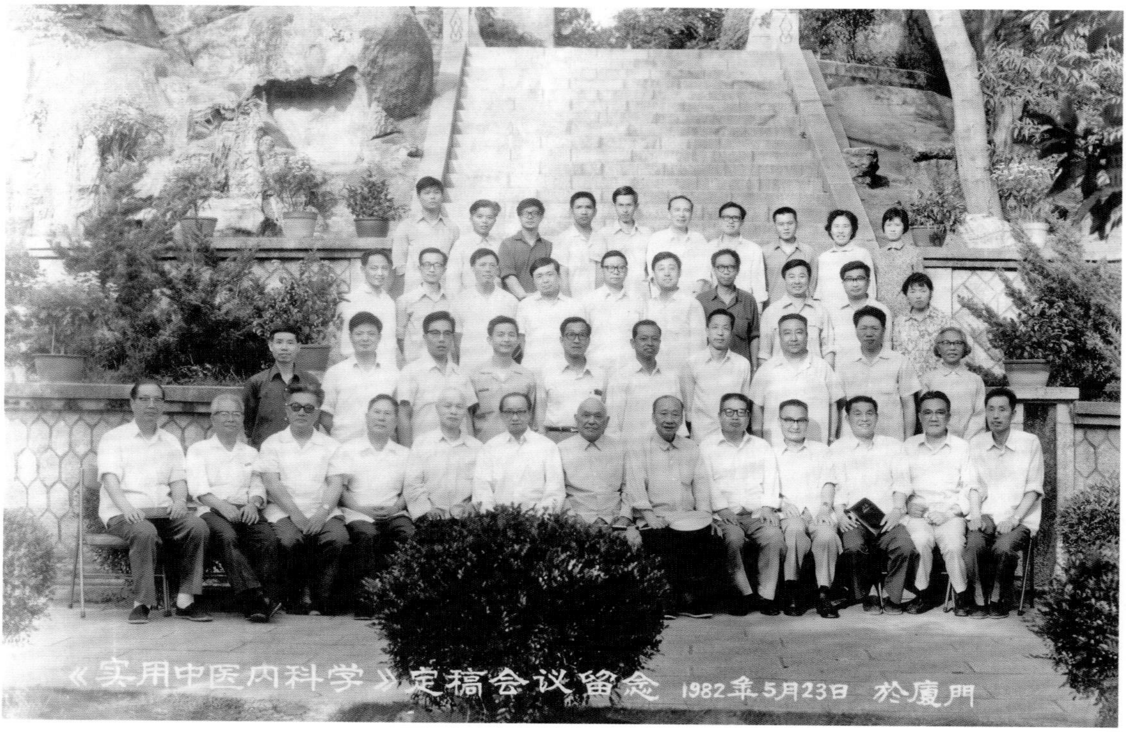

参加《实用中医内科学》定稿会
（前排中，二排左三严世芸，三排左四蔡淦，1982）

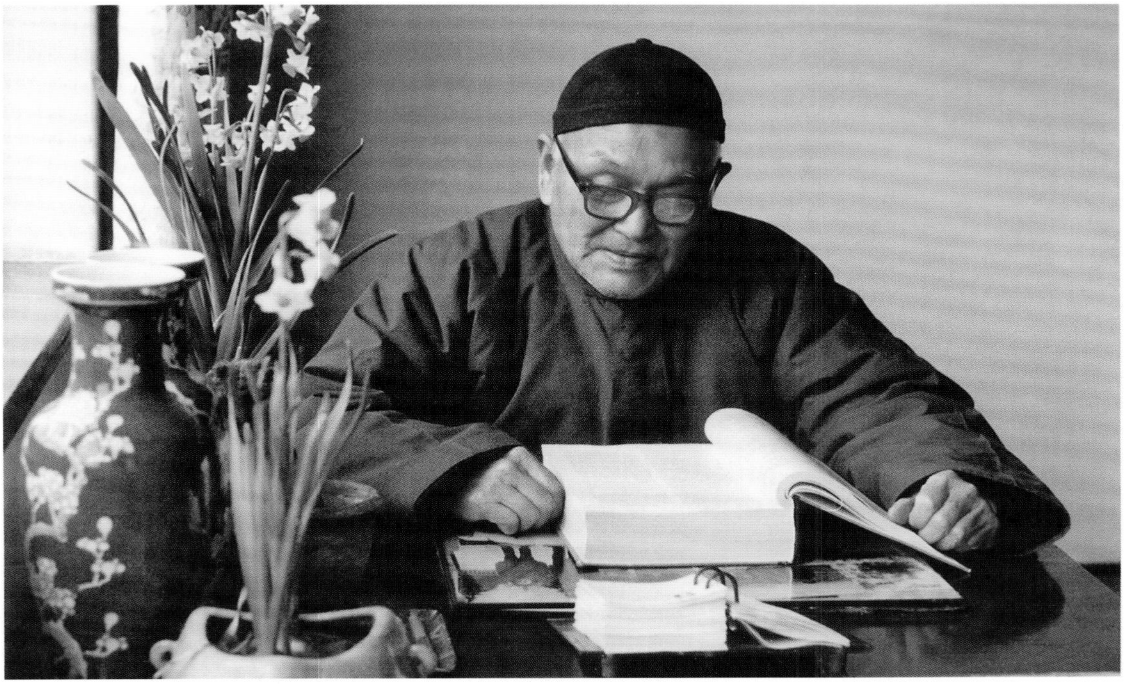

愚斋静读
（1984）

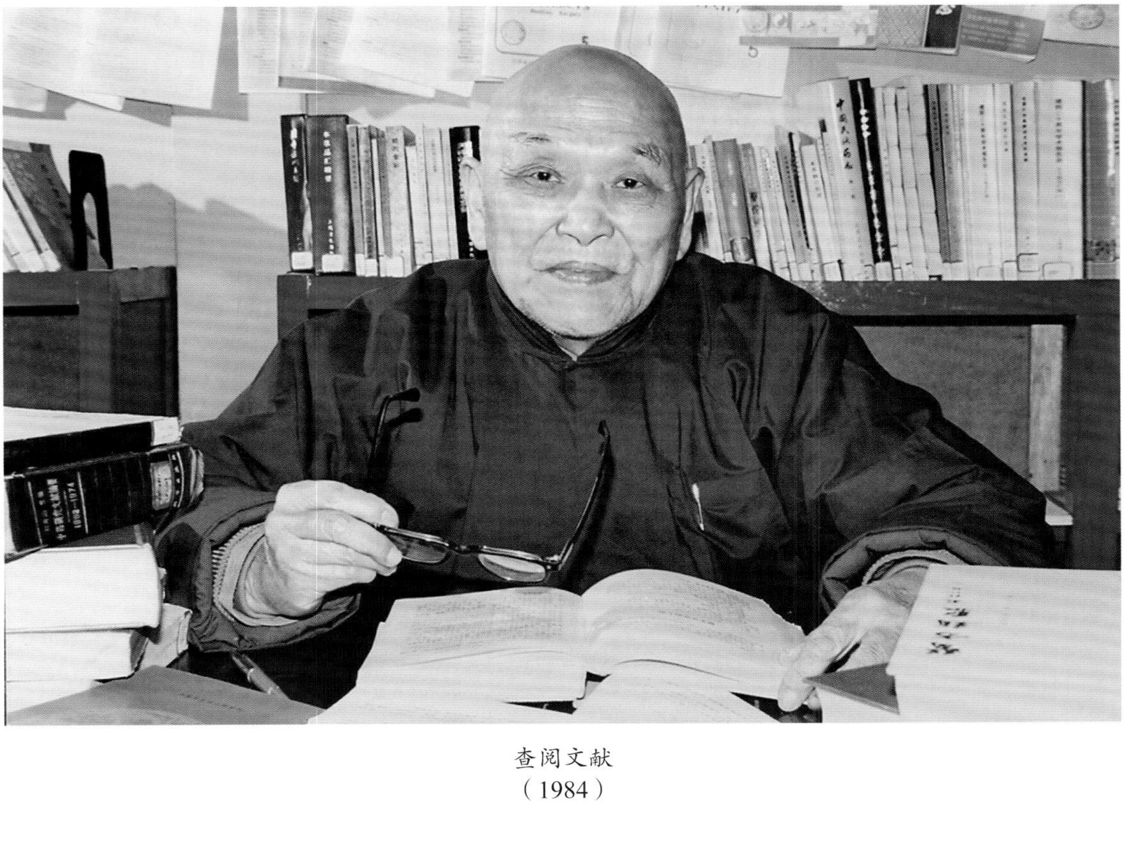

查阅文献
（1984）

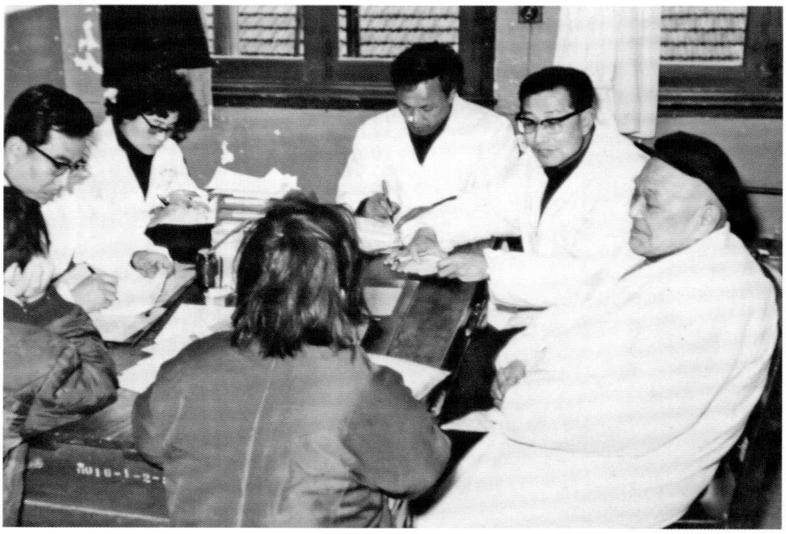

授道解惑
（后左一严世芸，左二朱丽丽，
右一顾双林，1981）

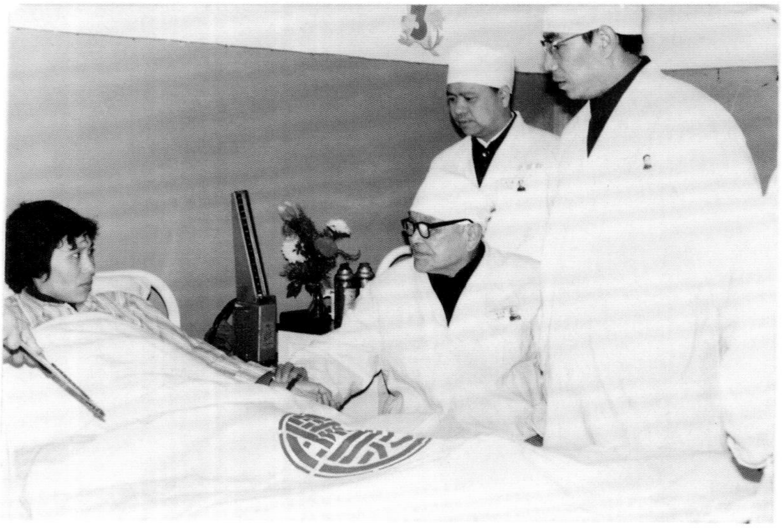

医术传薪
（右严世芸，后郑平东，1982）

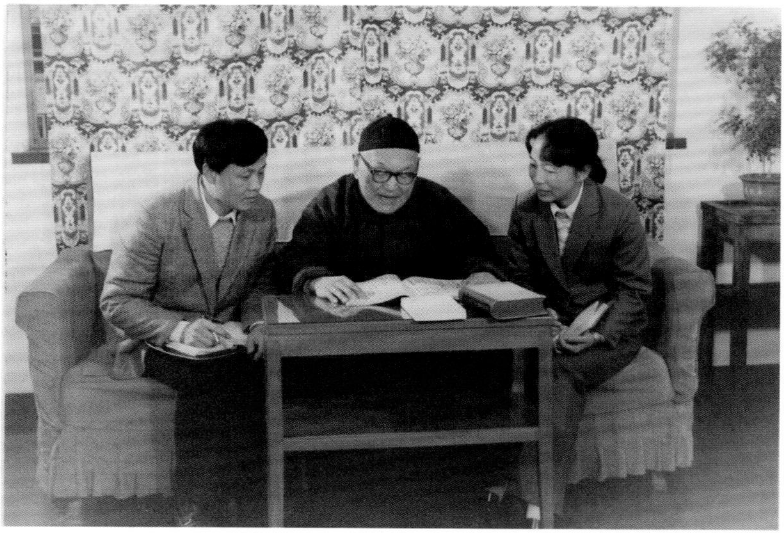

愚斋课徒
（左潘朝曦，右蒋梅先，1984）

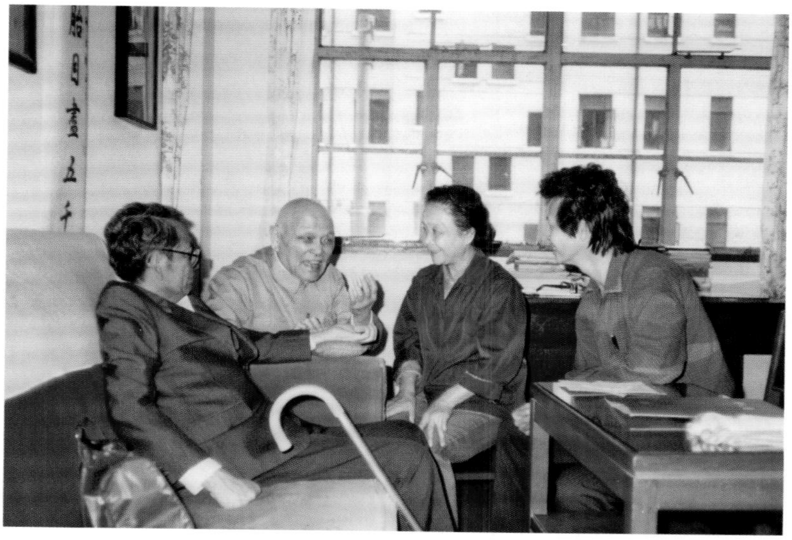

愚斋诊脉释病
（1983）

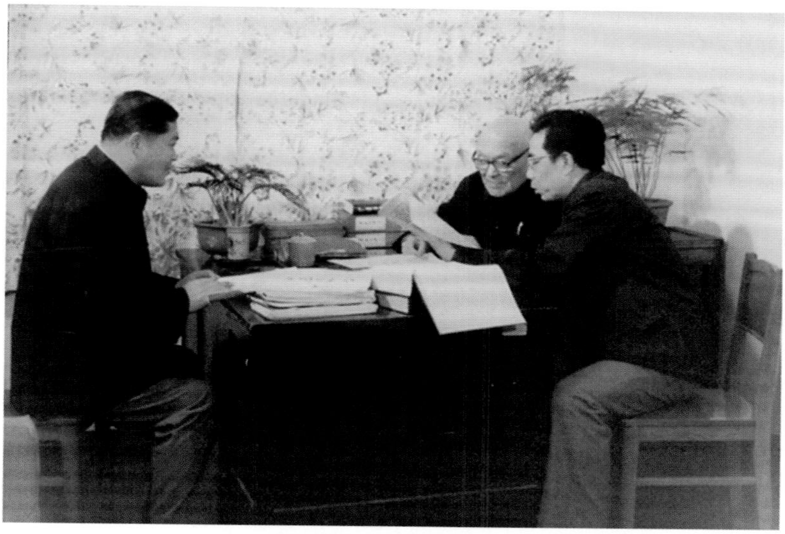

主编《中医内科学》5版教材
（左张菊生，右严世芸，1984）

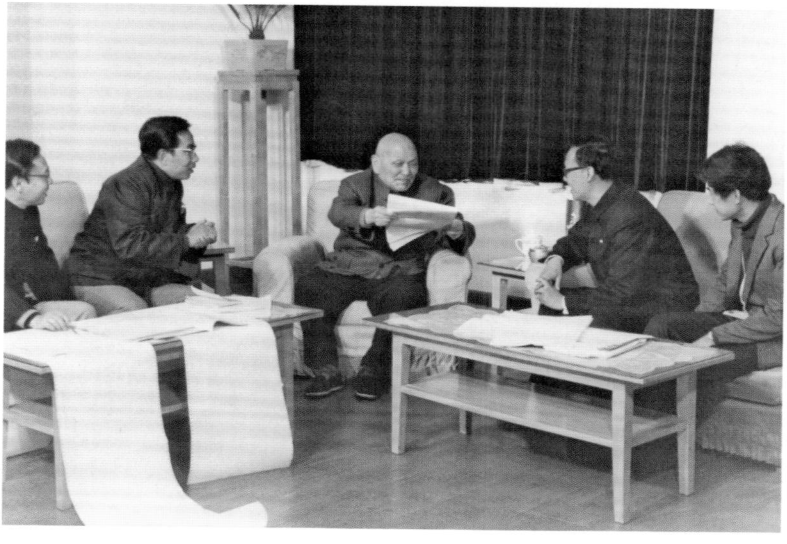

研制张伯臾冠心病诊疗程序
（左二严世芸，1985）

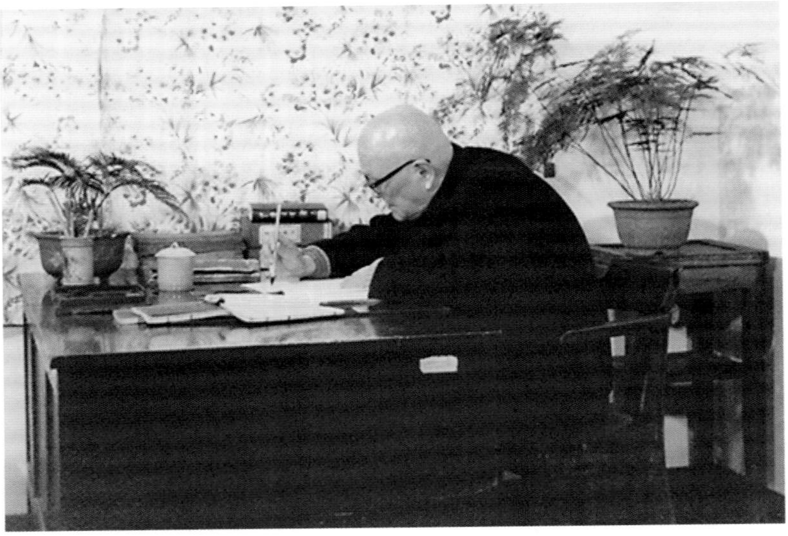

翰墨养心
（1984）

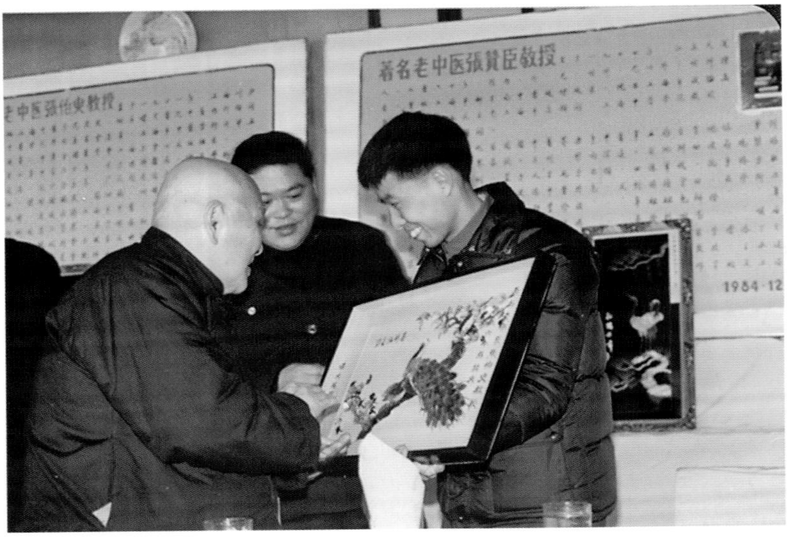

行医六十周年庆
（1984）

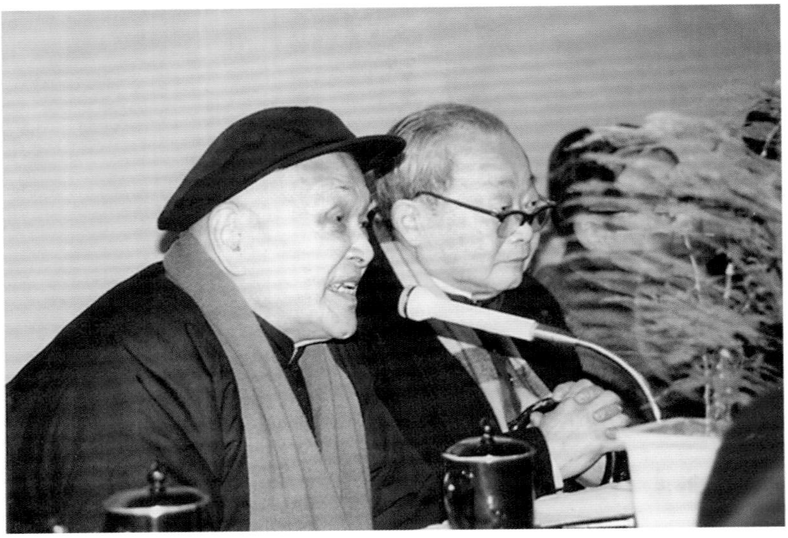

在中日学术交流会作学术报告
（1986）

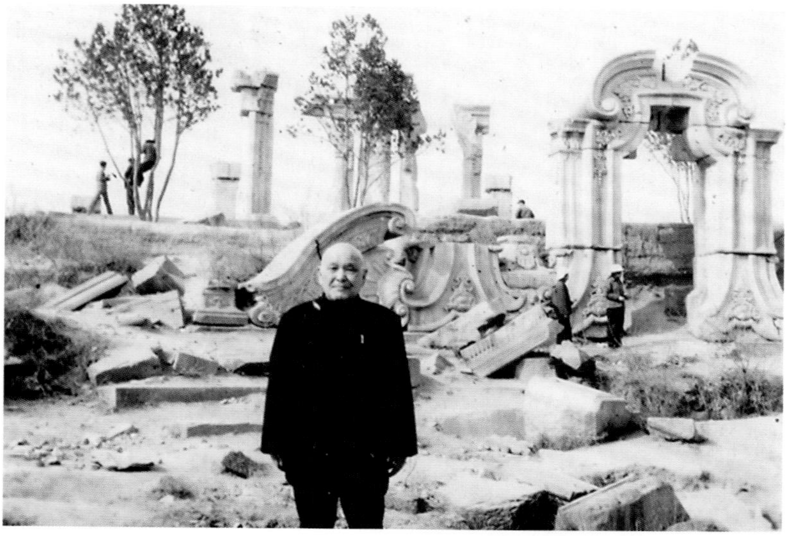

瞻仰圆明园遗址

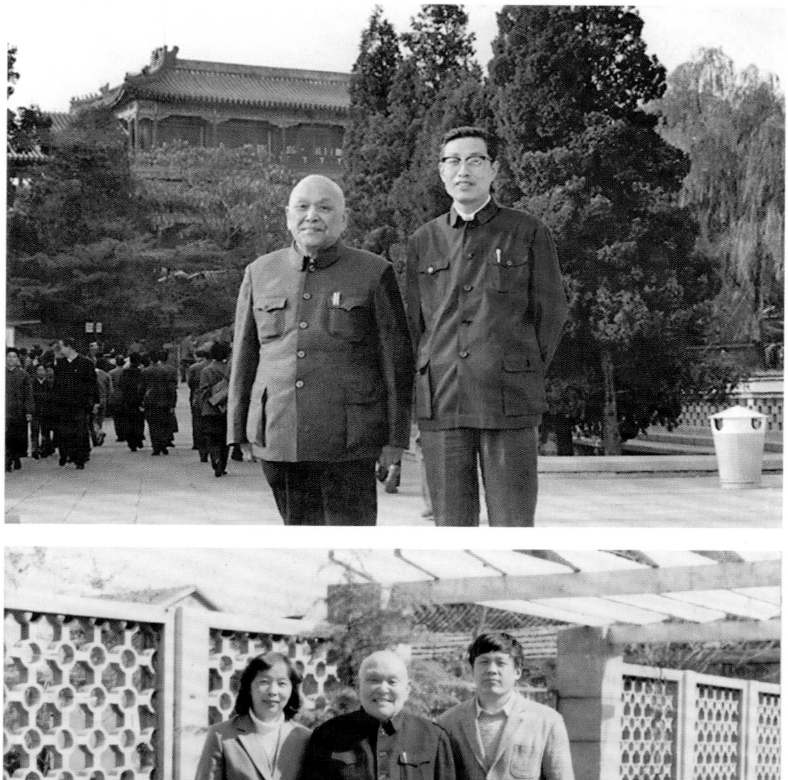

参观中南海
（右顾双林，1982）

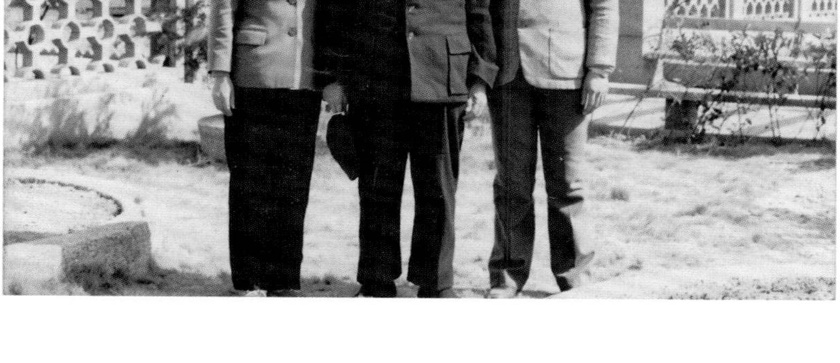

游览上海植物园
（左蒋梅先，右潘朝曦，1985）

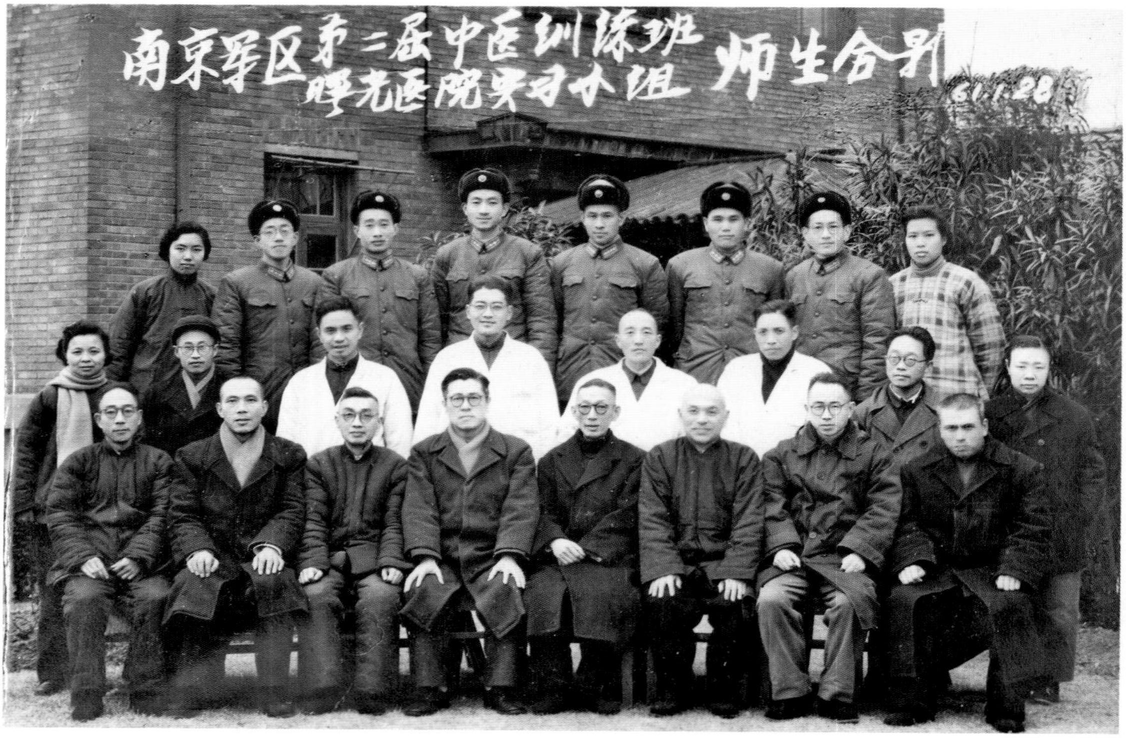

和南京军区第二届中医训练班师生合影
（前排右三，1961）

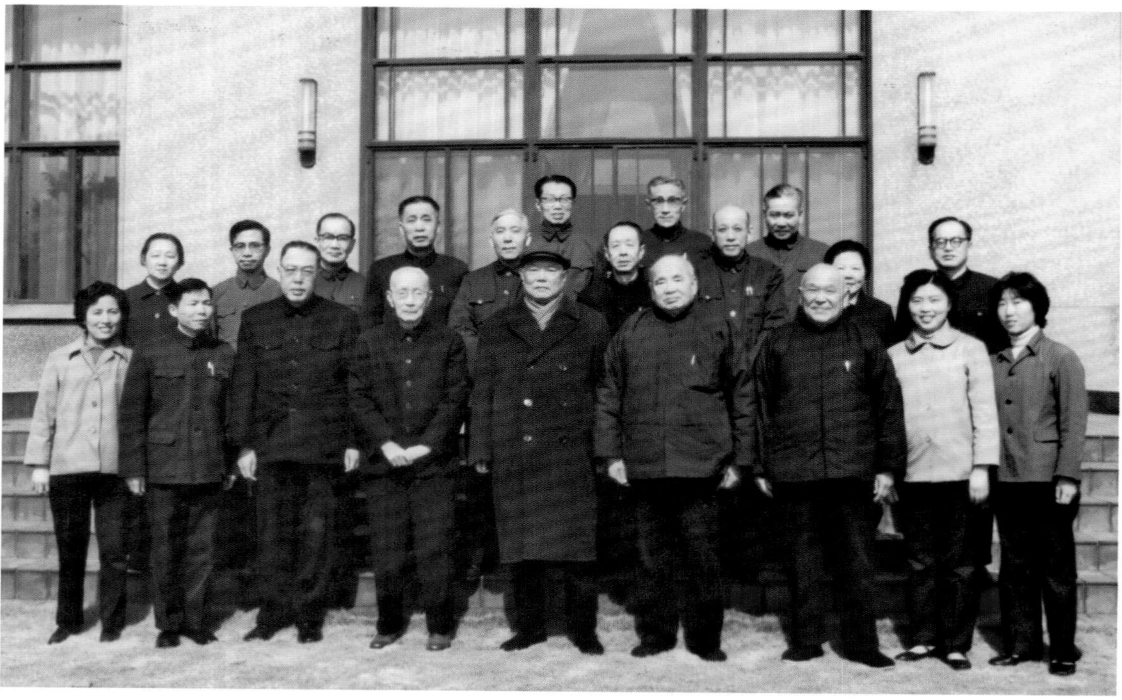

和参加干部医疗保健的中、西医同仁合影
（前排右三，1980）

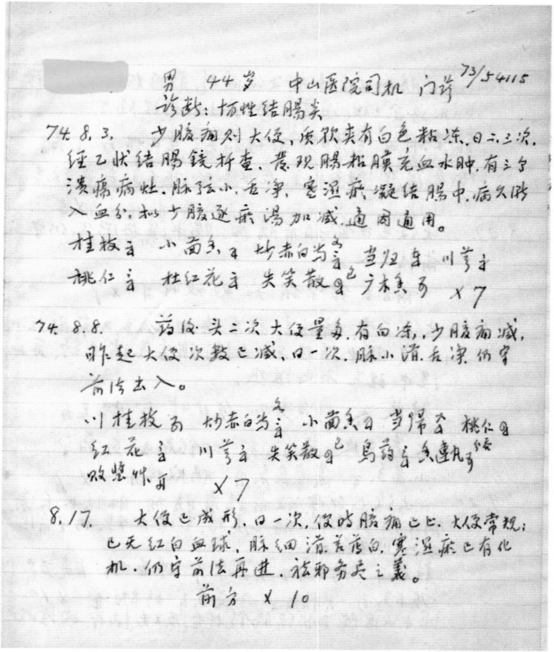

男 44岁 中山医院司机 门诊 73/54115
诊断：过敏性结肠炎
74.8.3. 少腹痛则大便，便欲夹有白色粘冻，日二三次。经乙状结肠镜检查，发现肠粘膜充血水肿，有三个溃疡病灶。脉弦小，舌净，寒湿瘀凝结肠中，病久涉入血分。拟少腹逐瘀汤加减，適用通用。
桂枝3 小茴香3 炒赤白芍各3 当归3 川芎3
桃仁3 杜红花3 失笑散9包 广木香3 ×7
74.8.8. 药後头二次大便量多，有白冻，少腹痛减，昨起大便次数已减，日一次，脉小滑，舌净，仍守前法出入。
川桂枝3 炒赤白芍各3 小茴香3 当归3 桃仁9
红花3 川芎3 失笑散9包 乌药3 香连丸3(吞)
败酱草9 ×7
8.17. 大便已成形，日一次，偶时腹痛已止。大便常规：已无红白血球，脉细滑，苔薄白。寒湿瘀已有化机，仍守前法再进，殺邪务尽之義。
前方 ×10

脉案
（1974）

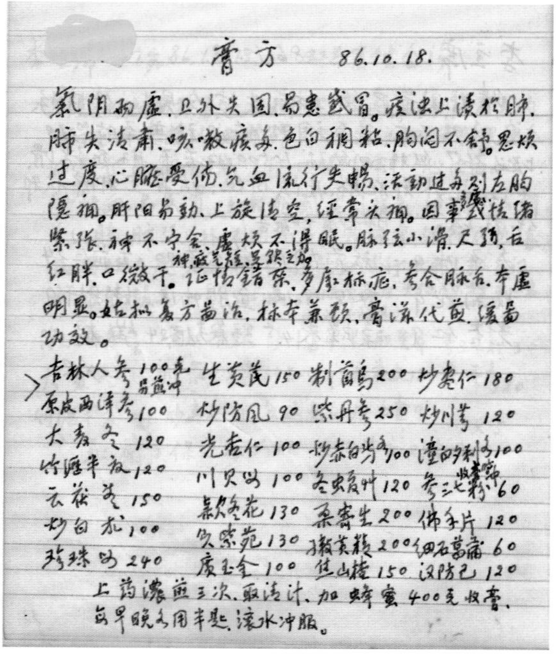

膏方 86.10.18.
氣阴两虚，卫外失固，易患感冒。痰浊上渍於肺，肺失清肃，咳嗽痰多，色白稠粘，胸闷不舒。思烦过度，心脏受伤，气血流行失畅，活动过多则左胸隐痛。肝阳易动，上旋清空，经常头痛。因事烦扰情绪紧张，神不守舍，虚烦不得眠。脉弦小滑，尺弱，舌红胖，口微干。（神疲乏力，易於感冒）证情错杂，多虚标症，参合脉舌，本虚明显。姑拟复方图治，标本兼顾，膏滋代煎，缓图功效。
吉林人参100克(另煎冲) 生黄芪150 制首乌200 炒枣仁180
原皮西洋参100 炒防风90 紫丹参250 炒川芎120
大麦冬120 光杏仁100 炒赤白芍各100 [illegible]100
竹沥半夏120 川贝母100 冬虫夏草120 参三七粉60(收膏)
云茯苓150 款冬花130 桑寄生200 佛手片120
炒白术100 炙紫菀130 潼蒺藜200 细石菖蒲60
珍珠母240 广郁金100 焦山楂150 汉防己120
上药浓煎三次，取清汁，加蜂蜜400克收膏。
每早晚各用半匙，滚水冲服。

膏方案
（1986）

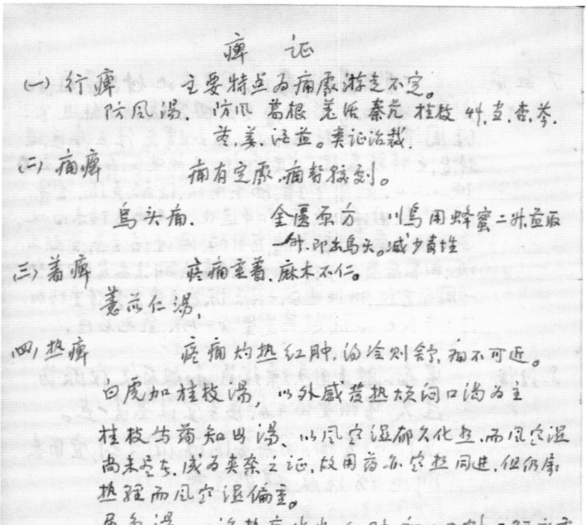

痹证
(一)行痹 主要特点为痛处游走不定。
防风汤，防风 葛根 羌活 秦艽 桂枝 甘、当、杏、芩、茯、姜、酒、益。类证治裁。
(二)痛痹 痛有定处，痛势较剧。
乌头汤， 金匮原方 川乌用蜂蜜二升煎取一升，即出乌头。减少毒性
(三)着痹 疼痛重着，麻木不仁。
薏苡仁汤，
(四)热痹 疼痛灼热红肿，得冷则舒，痛不可近。
白虎加桂枝汤，以外感发热烦渴口渴为主
桂枝芍药知母汤、以风寒湿郁久化热，而风寒湿尚未尽去，成为夹杂之证，故用药寒热同进，但仍属热轻而风寒湿偏重。
犀角汤， 治热痹化火，红肿，痛如刀割，日轻夜重，为热毒深入筋骨血分，舌红而干，脉弦数。
有素体阴亏，肝阳亢盛，化风入络，红肿剧痛夜间尤甚，烦渴难寐，筋惕肉瞤，舌红绛少津，宜滋阴清肝熄风和络法。

授课提纲
（1983）

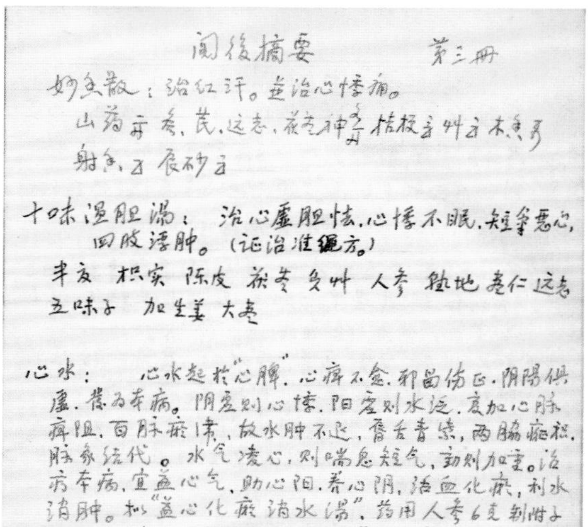

阅後摘要 第三册
妙香散：治红汗。並治心悸痛。
山药一两 参、芪、远志、茯苓、茯神各一两 桔梗三钱 甘草二钱 木香二钱半 麝香一钱 辰砂二钱
十味温胆汤：治心虚胆怯，心悸不眠，短气恶心，四肢浮肿。（证治准绳方。）
半夏 枳实 陈皮 茯苓 炙草 人参 熟地 枣仁 远志 五味子 加生姜 大枣
心水： 心水起於"心痹"，心痹不愈，邪留伤正，阴阳俱虚，发为本病。阴虚则心悸，阳虚则水泛。复加心脉痹阻，百脉瘀滞，故水肿不退，唇舌青紫，两胁癥积，脉象结代。水气凌心，则喘息短气，动则加重。治疗本病，宜益心气，助心阳，养心阴，活血化瘀，利水消肿。拟"益心化瘀消水汤"，药用人参6克 制附子 桂枝 五茄皮 桃仁 红花 生姜各9克 生地 麦冬 白术 赤芍各15克 茯苓 丹参各20克。以此方为主，治疗类似心水之风湿性心脏病，心衰近二十例，具有减轻症状，消除水肿之效。
山东中医杂志，1984.第五期"试论水肿" 蒋森

读书笔记
（1984）

伯臾先生手迹（一）

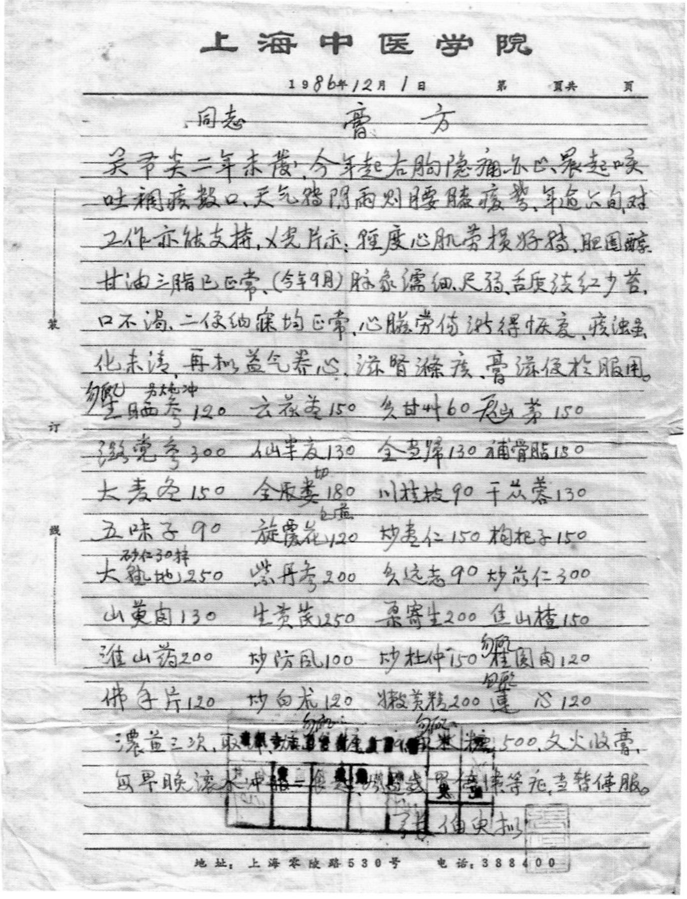

上海中医学院

1986年12月1日　第　页共　页

同志　膏方

吴师关二年未发，今年起右胸隐痛不已，晨起咳吐稠痰数口，天气转阴雨则腰膝酸楚，年逾六旬对工作亦能支持，X光片示：轻度心肌劳损好转，胆固醇甘油三脂已正常（今年9月）脉象濡细，尺弱，舌质淡红少苔，口不渴，二便纳寐均正常，心脏劳伤渐得恢复，痰浊未化未清，再拟益气养心、涤痰，膏滋缓投服用。

地址：上海零陵路530号　电话：388400

膏方笺

（1986）

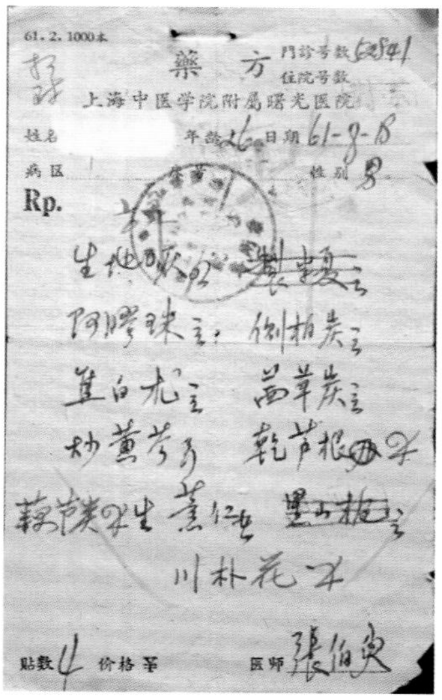

61.2.1000本

藥方　門診号数　住院号数

上海中医学院附属曙光医院

姓名　年龄　日期　病区　性别

Rp.

贴数　价格　医师

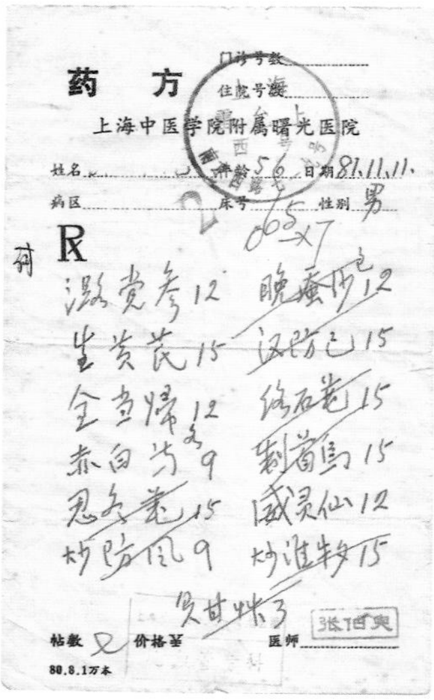

药方　门诊号数　住院号数

上海中医学院附属曙光医院

姓名　年龄　日期　病区　床号　性别

℞

帖数　价格　医师

80.8.1万本

方笺

（1981）

为学生修改处方

（1961）

伯臾先生手迹（二）

愚斋诊余录

——张伯臾脉案膏方精选

主编　蒋梅先

上海科学技术出版社

内 容 提 要

全国名老中医张伯臾教授是我国著名的中医临床学家和中医教育家。作为一位卓越的医家，他长于内科杂病，辨证精准，用药严谨，常力挽危逆，疗效卓著，深得病家信仰。本书收集张伯臾教授自1974年8月至1987年8月亲诊脉案及膏方千余篇，经筛选后入编，涉及中医各系病证50余种，张伯臾先生书斋授课笔记9则，以及对曾跟随张伯臾先生学习过的学生的访谈记录8篇。

本书可供中医临床医生、中医院校师生参考使用。

图书在版编目（CIP）数据

愚斋诊余录 : 张伯臾脉案膏方精选 / 蒋梅先主编
. -- 上海 : 上海科学技术出版社, 2020.10
ISBN 978-7-5478-4922-4

Ⅰ. ①愚… Ⅱ. ①蒋… Ⅲ. ①中医临床－经验－中国
－现代 Ⅳ. ①R249.7

中国版本图书馆CIP数据核字(2020)第079991号

愚斋诊余录——张伯臾脉案膏方精选
主编　蒋梅先

上海世纪出版(集团)有限公司
上 海 科 学 技 术 出 版 社　出版、发行
(上海钦州南路71号　邮政编码200235　www.sstp.cn)
上海展强印刷有限公司印刷
开本 787×1092　1/16　印张 26　插页 6
字数 500 千字
2020年10月第1版　2020年10月第1次印刷
ISBN 978-7-5478-4922-4/R·2088
定价：98.00元

编 委 会

主编 蒋梅先

编委 张菊生 吕天娇 张庆柳 张自秀 张 兴
张艺宝 姚成增 贾美君 阮小芬 刘永明

题签 张菊生

严　序

我的老师张伯臾教授仙逝已三十三年了。往事如烟，然张老的音容笑貌仍不时地在我脑海中浮现，栩栩如生。

他生于1901年，可谓是世纪同龄人。1921年拜在一代中医大家丁甘仁先生门下，就读于上海中医专门学校。1923年毕业后，又随诊丁甘仁先生一年，得以真传。遂回乡（时上海川沙县张江镇）开业行医，年轻得志，疗效颇著，名震乡邻。抗日战争初期，移居上海市区老西门设诊，得与诸多同学、同道游弋，撷取众长，轩岐之学造诣日深，医名日噪海上。1956年，上海中医学院成立，张老被吸纳成为上海中医学院附属曙光医院的首批中医内科医师。自此，他更是如鱼得水，凡三十余年，医教研全面介入，尽展才华，成为被卫生部命名的全国名中医，享誉海内外。

颇幸运的是，1964年我在大学本科中医内科临床实习中能得到张老的带教和指导，1971年又有机会与几位同道一起拜张老为师。此后，师徒结对，我一直随诊学习了十七年，直到他逝世。虽未敢说尽获其传，但也可谓弋获良多，得益匪浅。

我深感张老是一位敦厚、勤奋、睿智的学者，他谦和持重而豁达敏慧，生性耿直而诚善待人，盛名聩耳而毫无骄恣，星霜染鬓而仁怀病家，其人格魅力铸就了他的品学俱富、人口皆碑的卓越人生。

张老的一生，精勤于临床，殚精竭虑，从不懈怠，不断追逐完美疗效，形成了颇具自身特色的临床风格和丰满的宝贵经验。外感热病诊治，贯通《伤寒》《温病》，不拘时方、经方，择宜而用；守仲景法而不泥仲景方，灵活变通；用卫、气、营、血辨证，然不从其僵化的治则，随证拟法遣方。内伤杂病之治，重详审精辨，析机定法，依法定方，斥“辨证分型”于不屑；重五脏相关说，分辨主次，整体调治，首重脾肾；善治心脏之疾，重五脏病传，截其传变。张老临证重扶正祛邪，倡导“扶正不碍邪，祛邪不伤正”的组方原则；用药崇尚精专，据病情而择用轻重缓峻，不拘一格。凡此，法古开今，不一而足。既宗经典之旨而不囿其法，又知其要义而守常达变；既重视辨证精细，又通晓病证结合；既善用经典名方，又不废经验方药。凡诊察病家，详审病机，娴熟游逸，切中肯綮，技湛德高，疗效神奇，令人折服。张老以普惠苍生之情，济世活人，凡得以诊治者，皆赞颂不息。而我在随诊中得获张老的临床思维及辨证用药要妙，享用终身。

临床科研，成绩斐然。张老不仅重诊疗，且热衷于临床科研，虽届古稀至耄耋之年，仍马不停蹄，痴迷于研究。1973年，张老带领我们开展中医治疗急性胰腺炎的临床研究，以他的经验结合辨证拟就处方，在病房及急诊室中使用、观察。张老置年迈于不顾，精神矍铄，亲自参加临床观察，反复修正，最终形成一张六味药组成的清胰汤，疗效肯定，在沪上乃至全国产生很大影响，媒体也作了专题报导，该方沿用至今而不衰。此后，他接着带领我们开展急性心肌梗死中西医治疗的对照研究，在“顺序随机”收取患者入组的条件下，中医治疗取得了无一例死亡的显著疗效，明显优于西医治疗组。随后几年中，又进行了中医治疗消化道出血、发热待查等临床研究，均取得良好疗效。可谓是挽逆证于精妙之方，起沉疴于经验之剂。“文革”结束后，年逾八十的张老又与我们一起开展“张伯臾教授治疗冠心病智能程序”的开发研究，获得上海市中医、中西医结合成果二等奖。张老这种“老骥伏枥”“矢志不渝”“生命不息，追逐不断”的精神，令我和同道感佩不已，对我的人生追求和取向产生了深刻的影响。

张老一生，追学不止，老而弥笃。凡了解张老的业内人士均知道他酷爱读书。在跟师期间，每次到张老家中，总是看到他坐在沙发上或书桌前看着各种线装的古医书，无一例外。有曰：“不患人之不知，而患己之不明。”张老据此一直告诫我们：“知识无穷尽，正视己之不知，方可变不知为有知，此乃医者进取之道。”他身体力行，垂范后学，学生深受教益。他读书有几个特点：一是博览，克绍箕裘，踵武赓续。对中医经典著作、历代医家名著、方书等，广泛读，有的则是反复读，以承贤学而拓见识。二是求索，钩玄探赜。凡在临床中遇到的疑难问题或病例，总是及时查阅各种医书，探究鸿蒙之秘。三是审思，学以致用。边学、边用、边分析，判断历代医家之学、医家之法孰对孰错，孰是孰非，钩深致远，提高自身学验。张老常对我们说，他是“笨鸟先飞”“以勤补拙”，并将自己的书房取名为“愚斋”，既是谦恭，也是对后辈的一种勉励和鞭策。张老的读书方法颇合《中庸》“博学之”“审问之”“慎思之”“明辨之”“笃行之”的要求。临床实践与学理追求的结合，使他成为名副其实的中医临床学家，被国内中医内科学者推举为全国高等中医院校教材《中医内科学》（第五版）主编，实至名归。

穷其心智，授道解惑，饱育桃李。张老后半生，凡三十年，不辞辛劳，承担了繁重的临床教学任务，在带教本科生临床实习中，对每一张学生开出的处方，均予细心修正，并耐心分析缘由，晓之以理。经他指点，学生均有茅塞顿开之感，期盼随之实习的学生趋之若鹜。对于研究生，从选题、开题、临床研究方案、问题排解、观点提炼、答辩论文修改等等，均费尽思绪，悉心指导。对于我们几个师承弟子，也是尽心授业，在很长一段日子里，每周一个半天到他家中，给我们讲授《伤寒》诸多方剂的临床应用心得和方法，临床一些重大疾病的治疗经验，以及临床辨证、分析病机的要妙，处方药物搭配的诀窍，对历代医家论述和经验取舍的思路，等等。广征博引，论之有道，述之有例，贴近临床，由博返约，启人深省。我们深切感到张老不仅经验富足，学识渊博，医理深彻，而且对吾辈弟子尽展其和盘托出之志，毫无一点保留之意的崇高师德，无私授予，循循善诱，寄深情于弟子成材。其拳拳之心，感人至深。张老真可谓是承岐伯、长桑、公乘阳庆遗风的中医教育家。

张老的中医步伐，重浊厚实，锲而不舍，踏出了辉煌的中医人生。有道是“宝剑锋自磨砺出，梅花香自苦寒来”，用于张老一生，颇为的切。张老的一生也是“有呕心沥血之耗，无名利得失之累”的一生，是值得我们中医人崇敬的中医学家。直到现今，与张老逝别了三十余年，我也是要迈向八十高龄的老人了，但每当想起张老，总难忘老师对我的栽培之恩，难抑对老师的敬仰之情。

值得高兴的是，近十多年来，上海市委、市政府为进一步推进中医传承工作的开展，投巨资成立了 15 个海派中医流派，25 个流派传承基地（含 10 个分基地），支持传承研究工作的开展。张伯臾老师传承基地工作由他的研究生蒋梅先教授负责，本人作为海派中医内科丁甘仁学术流派基地（下设 10 个分基地）的负责人及另有先父严苍山先生传承基地的工作任务，故张老传承基地的具体工作参与不多，主要是支持和配合蒋梅先团队的工作。近十年来，在他们不辞辛劳和卓有成效的努力下，前年出版了《张伯臾画传》，裒辑整理了许多弥足珍贵的影像资料，生动地展现了张老一生的梗概；今年又精选整辑完成了《愚斋诊余录》，分为四大篇，包括医论九篇，医案及按语 284 例（涵盖 57 个病证），各种病证膏方二十六案计 42 个，学生、同事的专访概言 8 篇，以及张老生平纪年录等。洋洋五十余万言，颇为全面地总结了张老的学术思想、学术风格、临床辨病辨证和处方用药的特色，以及张老的生平轨迹，同时也展示了蒋梅先教授领衔的张伯臾教授传承基地建设学术团队优良的精神风貌和工作水平。我由衷地敬佩他们，感谢他们。值此本书即将付梓之际，蒋梅先教授嘱我为之作序，当义不容辞，遂成这篇回忆和追思的文字，权且作序，以寄托我的缅怀之情。

严世芸

二〇二〇年三月

蔡　序

享有一百十多年历史的上海医药大学附属曙光医院，是全国最早建立的中医学院附属医院，院内名医荟萃，先师张伯臾教授是其中的一位。张老 1923 年毕业于上海中医专门学校，嗣后又随江南名医丁甘仁先生临证一年，尽得其传。1956 年应聘上海市第十一人民医院（曙光医院前身），从事中医内科的临床诊疗和教学工作，医术精湛，医德高尚，于 1978 年被评为上海中医学院（现上海中医药大学）首批教授及上海科学大会先进个人，并被国家卫生部定为国家级名老中医，长期负责中央领导的医疗保健工作。

张老从事中医临床六十余载，辨证精准，用药严谨，常力挽危逆，疗效卓著，深得患者信仰，被业界誉为“国医泰斗”“当代御医”。张老的一生，因忙于临床诊疗工作，著作不多，但其尚实的治学风格和深邃的学术见解，无不渗透于繁忙的诊务之中。他精研经典，博览医籍，学习前贤的经验，再结合自己的临床实践，有所发挥，有所建树，在继承精华的基础上，突破传统的观念，形成了许多新的学术观点，升华为其独到的学术思想，如：“心可受邪”“肝阳有虚”“胸痹不荣而痛”“急病治肾”“估量辨证”，以及“胸痹病机本虚标实，本虚并非单纯的阳虚，亦可见阴虚、气虚、阴阳两虚”，等等。2019 年 10 月习近平总书记对中医药工作作出“要遵循中医药的发展规律，传承精华，守正创新”的重要指示，而张老的治学精神和中医人生正是“传承经典，守正创新”的典范。

张老的许多创见和学术思想多散见于他晚年的医案和书斋小讲课的内容之中，当年蒋梅先教授以出色的笔录速度，逐字记录了张老书斋授课的每一句话，本书选录其中九则，作为第一篇，篇名为“愚斋课徒”。大量的医案由张老的幼子菊生医师悉心保存，本书选录二百八十四个病例，一千一百余则脉案，并按病证归于九大病系，力求原文录入，以原汁原味展现张老的临证思维过程和精湛的诊治技艺，脉案整理归类后分别收录于本书的“医事记实”篇和“膏方手泽”篇。书中又将访谈张老的入室弟子、同事和进修医生录音材料列为“授道解惑”篇，计共四大篇，汇集成书，体裁新颖，文笔朴实，由蒋梅先教授担任主编。

蒋梅先教授是张老的研究生，得意门生，张老生前多次在我面前夸赞她勤学苦练，聪敏贤惠，对张老的生活亦照顾周至。蒋教授从事心血管疾病的临床和研究，她继承发展了张老的学术思想，创制心衰验方“坎离颗粒”等，积极开展“张伯臾临床传承研究基地”的建设工作，撰写《张伯臾以补法治疗老年冠心病的经验》《精研潭思，老而弥勤》等文，主编《张伯臾学术经验集》和《张伯臾画传》，现又主编出版《愚斋诊余录》，值得庆贺，并欣然为序。

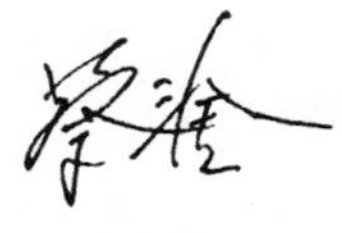

二〇二〇年六月

前　言

先师张伯臾教授(1901—1987)是20世纪我国著名中医临床学家和中医教学家。

他年轻时就读于江南名医丁甘仁先生创办的上海中医专门学校，毕业后又得以随丁氏临证一年，深得心传。1924年后回乡开业，在十余年乡医生涯中，他数历疫病流行，面临无数外感热病和凶险重症，在与病魔及死神的博弈中，练就了融贯"寒""温"，以经方重剂成功救治危急重症的精湛技能而名震乡里，被誉为"青年伤寒家"。至抗日战争爆发，伯臾先生从浦东移居市区后的近二十年中，接触到更多、更杂的内、妇科病患，令其一改"单刀直折"的遣药风格，转而结合临证深研历代名家医著、医案，以集诸家之长，渐擅以经方、时方灵活化裁调治内、妇科杂病及诸多疑难杂症，形成了"平调阴阳，培补脾肾"为主的内科杂病治疗风格。而当先生"七八"之年受聘于上海中医学院附属曙光医院后，多层次临床教学和纳徒授业，教学相长，促使他不断总结经验，实现理论升华而形成独特的学术思想。在教学医院的三十余年中，他医、教、研全面介入，尽展才华；晚年更是承担诸多重要会诊和被委以高层领导保健重任，所逢疑难杂证日多，更多涉及心系病证及其复杂兼症，调治技能更趋炉火纯青，并因之蜚声业界，被国家卫生部命名为首批全国名中医。伯臾先生六十余年潜心临证，凭借精湛的疾病辨治技能、卓著的临床疗效和出色的临床教学，终成业内屈指可数的中医临床学家、中医教学家而享誉海内外。

然先生一生忙于诊务，甚少著述，得以付印流传者更少，不能不说是件憾事。《张伯臾医案》及其在耄耋之年主编的全国高等医药院校教材《中医内科学》(第五版)和《教参》，是其留给后学弥足珍贵的仅存著作，迄今依然为业内同道交口赞誉。近年值海派中医流派传承工作之契机，有幸喜获伯臾先生幼子菊生医师悉心保存的其父晚年脉案记录十余册(1974年8月至1987年8月)，欣喜万分。这数十万字的脉案记录是先生在中医人生最后十余年中奉命会诊和在家接诊病患的真实记录，那正是先生诊疗技艺炉火纯青的年代。这些脉案也是一位中医临床大家在耄耋之年呕心沥血留给后学的无私馈赠。

脉案除部分为先生口述，由多位学生和其幼子菊生医师记录外，大部分为先生亲笔所书。字如其人，先生亲笔脉案，字体工整，行文流畅，理法方药简约精到，心悟按语字字珠玑，字里行间处处可见先生"发皇古义，融汇新知"和"彻悟医理，仁术仁心"的为医之道，以及辨证施治、重视整体的临证精髓，既为我们留下了先行者成功的足迹，亦不吝展示宝贵的前车之辙。这些脉案（包括部分膏方）经整理归类后，分别收录于本书“医事记实”篇和“膏方手泽”篇。

1982 年底，我从上海中医学院医疗系毕业后，有幸被录取为伯臾先生的硕士研究生，其时，伯臾先生已是八二高龄。随后五年中，耄耋之年的先生不顾年迈体弱，利用门诊、查房、会诊等一切临证时机，言传身教、耳提面命，倾全力传其经验，授其技艺，尤其是亲备讲稿，书斋授业，每至气促声瘖方止。本书中“愚斋课徒”篇选录了当年听课笔记原文 9 篇，皆为先生书斋授课或床边案例剖解之实录，未敢擅改。

2015—2017 年间，我们对伯臾先生曾经的学生和同事先后进行十余次访谈，根据音频整理成文，这些珍贵的记忆被呈现于本书“授道解惑”篇。受访者都曾亲炙于先生诊室、案前，或同诊于病患床侧，现今虽皆已是古稀、耄耋老人，早已成为全国或海上名医，但无一例外的是，他们都异常清晰地记得，在向茫茫医海启程之际，伯臾先生曾经对他们的带教和启蒙；都感佩先生对疾病充满睿智的辨析和无比精致的遣方用药，及其对各自业医生涯带来的难以磨灭的影响。

本着尊重原文和原汁原味展现伯臾先生精湛临证技艺及思维过程的编撰初衷，我们力求原文录入脉案，并保留了伯臾先生习用的处方用名及脉案书写习惯；仅为了便于阅读，将脉案所涉及的临床检验值旧制单位做了换算。此外，“医事记实”篇亦录入了伯臾先生自己写的按语（“臾按”），将有助读者领会其精妙的临证思路和遣方用药；至于“编者按”，则是本人结合侍诊经历读脉案的一点拙见，不乏肤浅，万望不会干扰读者对脉案的体悟和理解。

最后，关于本书以《愚斋诊余录》为名，来自脉案《第五册》某页页眉数字：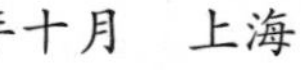。想起先生常谦称自己并不聪慧，但很用功，乃笃信“笨鸟先飞”之理，并为自己的书房取名“愚斋”，故以此为本书名，想必定合先生之意。

蒋梅先谨记

二〇一九年十月　上海

目　录

第一篇　愚斋课徒

饮证治要 3
燥邪致病 7
痹证诊治 11
治厥心悟 14
脘痛精析 19
肝阳虚诊治概要 27
论脉之数热迟寒 29
邪犯心包与邪气入心 31
释病解诊三则 33

第二篇　医事记实

一、外感病证 39
感冒 39
春温 45
湿温 46
暑湿 48
秋温 49
秋燥 51
疫毒 52
二、肺系病证 54
哮病/喘证 54
痰饮/支饮 65
悬饮 79
咳嗽 80
鼻渊 88
三、心系病证 89
心悸 89
胸痹/心痛 105
不寐 125
心衰病 132
脉痹 137
癫狂 138
痫证 140
郁证 142
四、脾胃病证 144
胃痛 144
脘痞 154
嘈杂/嗳气 163
腹痛 165
泄泻 171
口疳 182
五、肾系病证 182
淋证 182
癃闭/关格 190
阳痿 194
男性不育 198
腰痛 198
六、肝胆病证 199
中风 199

眩晕 206
胁痛 226
七、头身肢体病证 250
头痛 250
痹证 257
痿证 266
胞睑不阖 270
皮痹 271
肤痒 273
肢冷 274
流火 274
足跟痛 275
挫伤与损腰 275
八、气血津液病证 278
厥证 278
梅核气 281
呃逆 282
水肿 284
汗证 288
癥积 289
内伤发热 289
血证 296
瘿病 301
虚劳 303
九、女科病证 310
月经不调 310
带下 319
围绝经期诸证 322
妊娠恶阻 324

第三篇 膏方手泽

膏方调治经验谈 327
清膏 328
案一 不寐，肝胃气(高血压、慢性胃炎?) 328
案二 痰饮(慢性支气管炎) 332
案三 痰饮、胸痹、偏枯(慢性支气管炎、冠心病、脑梗死后遗症) 335
案四 痰饮、胸痹、腰痛(慢性支气管炎、冠心病、腰损) 336
案五 痰饮、脘痞(慢性支气管炎、慢性胃炎) 342
案六 痰饮、鼻渊(慢性支气管炎、副鼻窦炎) 343
案七 阴虚痰饮(慢性支气管炎) 344
案八 痹证、胸痹(风湿性关节炎? 左室肥大) 346
案九 癥积(血吸虫性肝硬化) 348
案十 虚劳(脑血栓后) 349
案十一 水肿(隐匿性肾炎?) 350
案十二 脱发(脂溢性脱发) 353
荤膏 353
案一 咳嗽、胃痛(慢性支气管炎、十二指肠球部溃疡) 353
案二 咯血(支气管扩张) 356
案三 痰饮、癥积、淋证(慢性支气管炎、腹主动脉瘤、前列腺炎) 357
案四 痰饮、虚劳(慢性支气管炎) 359

案五　痰饮、着痹、胸痹(慢性支气管炎、腰椎病、冠心病) 360
案六　眩晕、虚人感冒(梅尼埃病、反复感冒) 361
案七　心悸(冠心病、室性早搏) 361
案八　中虚脘痛(球部溃疡?) 364
案九　胃痛、眩晕(十二指肠球部溃疡、高血压) 364
案十　腰腿痛(腰椎病) 365
案十一　虚劳(内脏下垂) 365
案十二　带下 366
案十三　肩痹(肩周炎) 366

第四篇　授道解惑

跟师张老,影响一生(严世芸) 371
不是师徒,胜似师徒(蔡　淦) 375
朴实无华,最有味道(何立人) 378
跟随张老学临证(黄吉赓) 382
我印象中的张老(石印玉) 383
无比怀念跟随张老习业的日子(顾双林) 385
侍诊张老,我中医人生的里程碑(张　菁) 386
难忘张老(徐敏华) 391

附篇　张伯臾业务自传 394
　　　张伯臾大事记 397

鸣谢 399

第一篇

愚斋课徒

〈编者按〉

本篇选录我读研究生时聆听伯臾先生书斋授课的笔记九则，并在每则听课笔记后附有相关的“古方溯源”以备考。

先生授课，常选择一个病证，结合临床，娓娓道来，深入浅出，思维清晰。他不仅细释中医病理、辨证要领，并详解处方诀窍、遣药心得，毫无保留地将毕生临证经验和盘倾授，显示了一个中医临床学家寄厚望于弟子成才的拳拳之心。

当年，以出色的笔录速度，我几乎逐字记录了先生每一句话。在业医三十余年中，翻阅这些笔记，依然常读常新，无比实用，令我心中充满了对先生无私授业的由衷感激。

饮证治要

1983年6月8日　张老寓所书房

今天谈谈饮证的临证概要。饮证分四类：痰饮、悬饮、支饮、溢饮，也有广义统称之“痰饮”；然狭义之痰饮则属上述四饮之一。

一、痰饮

症见素肥今瘦，胃肠辘辘有声、鸣响为主。此乃水留胃肠，并非现今之咳嗽咯痰之“痰饮”，后者当属支饮。常见以下几种证型。

1. 脾阳虚弱，饮邪留胃　症见心下（胃中）有痰饮，胸胁支满，目眩，主选苓桂术甘汤[1]（此方亦可用于支饮非发作期的治疗，合二陈汤同用）。

伴呕吐、眩、悸者，小半夏加茯苓汤[2]和胃降逆。古书“头眩门”中亦常用此法：小半夏汤[3]，或小半夏加茯苓汤，治水饮上泛，平素多黏痰、苔白之证。吾用此方剂量常加重，并合白术泽泻汤[4]，水饮化则头晕除。此不同于肝阳上亢之证，要注意将此证与肝阳上亢之头晕相鉴别，不可用平肝阳之法。有心悸因于水饮凌心者，亦可以小半夏加茯苓汤、白术泽泻汤、苓桂术甘汤互为加减。总之，呕吐、眩、悸因于水饮者可用此三方调治。

2. 肾虚饮停，气失摄纳　症见气喘之象，肾不纳气，主选金匮肾气丸[5]助阳利水（济生肾气丸[6]亦可用），此方乃痰饮（支饮）后期调理之方。夹外邪时不宜用，而调补时才用，一方面调补，一方面行水。

若脐下悸，吐涎沫、头眩，并小便不利者，此乃饮聚下焦，宜五苓散[7]化气行水。凡遇脐下悸，吾常用桂枝加桂汤[8]效不错。或加重桂枝量，或另加肉桂，吾喜用后者（肉桂），其力更雄。桂枝、肉桂效用不同，前者通阳走表，后者则温中、下焦（即脾胃和命门），纳气并助气化（肉桂助气化利尿之功较桂枝为强）。肉桂助气化可见于滋肾通关丸[9]之配伍（膀胱湿热而气化不利）。倘无小便不利，则不必用五苓散，但温肾纳气即可。

3. 饮留胃肠　症见水走肠间，辘辘有声，吾习用苓桂术甘汤温化痰饮，但曾治一饮留胃肠重症，则属己椒苈黄丸[10]证。其平日饮水甚多，致肠鸣巨响，甚则穿墙透壁。一般来说，脐上胃中有水饮可选小半夏加茯苓汤，脐下有水饮则当选己椒苈黄丸。己椒苈黄丸方中，防己退肿利水；椒目理气行水（3～4.5 g），其性凉，不若川椒之热；葶苈子泻肺水，大剂量15 g以上有泻下之功，吾用至18 g每见腹泻（书中有谓其具推墙倒壁之势，实际上并非如此）。葶苈子治肺一般用9～12 g；倘水饮入肺而见气喘等症，则须用至20 g以上（与大枣同用），本方用以泻肺助泻水。至于方中大黄，便干结者用1制川军3～6 g，便通者则不

1　制川军：即制大黄。

必用。

二、悬饮

相当于渗出性胸膜炎，胸胁痛为主症之一（编者：痛者当属少量积液）。年轻患者，用控涎丹[11]2.4～3 g，同时辨证治之，往往效果较好。剂量可逐渐增加，初起每日用1.8 g，分2次吞服；痛减，可渐加至每日3 g分吞；倘微有虚象可加扶正之品，健脾养肺。

至于十枣汤[12]我则用于肝硬化腹水，初用有效（各9 g）；如腹水再起，用之则不效。此汤攻水峻猛，然只取效于初用时，再用则效减，以至无效。此方于痰饮一证不宜，痰饮最多用至控涎丹。

三、溢饮

症见四肢肌肉肿胀，古书归于肿胀门，为风水、皮水。治以开鬼门，洁净府。其中发汗法（开鬼门），对重症而体壮者用小青龙汤[13]发表温里以散水湿；虚证而肿胀者，则用五皮饮[14]，以泻皮水，并用防己黄芪汤[15]益气利水。对风水（如急性肾炎初起，面肿、咽痛）选越婢加术汤[16]较宜。至于大青龙汤，未曾用过，开鬼门一般不用大青龙汤，因药不必过证，能恰至病所除病即可。

四、支饮（亦习称痰饮）

症见咳嗽痰多，倚息不得卧（慢性支气管炎、肺气肿，甚则肺源性心脏病）。咳逆，痰多薄白，倚息不得卧，背恶寒，病程越长，气急越甚。治疗分间隙期和发作期，间隙期多见于夏季温暖时，发作期则以冬季为主，多由外邪诱发，且病程越长，病情越不易愈。

间隙期以调补脾肾为主。不咳，稍有痰，动辄气喘者，选苓桂术甘汤和金匮肾气丸合用，可加人参胡桃汤[17]（党参、孩儿参、胡桃肉2～3枚），参补脾胃。其中，胡桃肉补肾纳气（这是丁甘仁师喜用之法）。有腰酸者加青娥丸[18]（补骨脂、胡桃肉、杜仲）；也可用血肉有情之品如紫河车4.5 g（或紫河车粉3 g分吞）补肾。发作期则根据所受外邪治疗。

（1）外感风寒诱发轻症：见咳嗽加重，头胀、怕冷、鼻塞、苔薄白、痰稀，不必用小青龙汤，可服桂枝加厚朴杏子汤[19]（范文虎法），其中桂枝汤祛风邪，杏仁宣肺，厚朴平喘。

（2）重感风寒者：症见怕冷、低热、胸闷、痰多、稀白、咳甚，用小青龙汤（苔白、脉不数、畏寒，里亦寒）：麻黄、桂枝散外寒，细辛、干姜去内寒，半夏化痰；芍药护阴，使散中有收，温中有凉，燥中有润；五味子（必用）监制麻、桂之发散和细辛、干姜、半夏之温燥（不必虑其敛邪，有干姜、细辛之散），切忌但用五味子不用干姜；甘草调和诸药。此外，当加白芥子9 g、葶苈子12 g，可增强化痰之力。

有谓伤寒胸满忌芍药，然芍药有解痉作用，所以小青龙汤不忌芍药；且方中有麻、桂之开，不必虑其会增胸满。徐灵胎谓生姜会刺激咳嗽，然姜汁则具开路滑利之性，可作引药，每剂5～6滴，不若煎之有辛温之性。此亦丁师之法。

（3）感温邪或寒邪化热：症见初起稍寒即除，旋即热度上升，表现气分热象，口干，脉数，痰不爽，气急、咳嗽均较重，苔薄黄。此证较为难治，桂枝不可用，但麻黄却可用(温邪忌桂枝，然不忌麻黄)，麻黄单用开肺，合石膏乃成辛凉重剂，不发汗，汗多之证仍可照用(麻黄惟合桂枝方发汗之功加强)。吾常用越婢汤[20](麻黄、石膏、甘草)合小陷胸汤[21]为主方，再加开金锁 30 g、鱼腥草 20～30 g 和江剪刀草。热痰稠厚，苔干，忌半夏(半夏性燥)，然有瓜蒌性凉滑利、黄连苦寒则用半夏无碍(竹沥半夏则更宜)。

(4) 兼证-木防己汤[22]证：得之数十日，经吐下不愈而邪实正虚，乃支饮重症，取木防己汤。此类证候往往有多年病程，老痰火也。咳嗽不分寒暑皆作，咳嗽明显，痰多、厚，口干。此证虽有背恶寒，四肢冷，苔薄白干，或薄黄，虽气喘较甚，但无实寒，非小青龙适应证；若投小青龙则火上添油，热、烦躁均增，而木防己汤为的对之方。该方中四药皆将军之品：人参为补气上品，桂枝为通阳上品，皆为本虚而设；石膏为清热佳品(治标热)，木防己治水化饮为本方主药(乃饮为病本，化热而成此证)。四味配伍严谨，但用凉药，咯痰不畅；但用热药，则其症益甚。慢支、肺气肿、肺心病凡虚中夹实者皆宜之。

如兼便秘，服本方后，证减而便仍不通者，木防己去石膏加茯苓芒硝汤，此法更妙。芒硝软坚化痰，徜通便用 9 g 足够(芒硝效强，玄明粉效逊)，冲服。大便通则痰少而热得减轻，临证不必惧用玄明粉。

(5) 阴虚痰饮：此为痰饮变证，《金匮要略》中无此证，金元后的医书上记有此证。多见于素体阴虚者，五心烦热，常有咽痛，口干，尿赤，便结。该类患者稍感风寒即会热化，咳嗽气急，舌红，苔无(或薄而少津)，治以麦门冬汤[23]。方取麦门冬和竹沥半夏同用，北沙参或玄参(不用人参)、瓜蒌(便软用皮，便干用全瓜蒌)、川贝母、冬瓜子、海蛤粉(或用海蛤壳，药力较逊)，痰厚者用海浮石。若需化湿可用防己、茯苓(其他化湿药不宜)。后期调补可用七味都气丸。

【古方溯源】

【1】苓桂术甘汤《金匮要略·痰饮咳嗽病脉证并治第十二》：心下有痰饮，胸胁支满，目眩，苓桂术甘汤主之。茯苓桂枝白术甘草汤方：茯苓四两，桂枝、白术各三两，甘草二两。上四味，以水六升，煮取三升，分温三服，小便则利。

【2】小半夏加茯苓汤《金匮要略·痰饮咳嗽病脉证并治第十二》：卒呕吐，心下痞，膈间有水，眩悸者，小半夏加茯苓汤主之。小半夏加茯苓汤方：半夏一升，生姜半斤，茯苓三两。上三味，以水七升，煮取一升五合，分温再服。

【3】小半夏汤《金匮要略·痰饮咳嗽病脉证并治第十二》：呕家本渴，渴者为欲解，今反不渴，心下有支饮故也，小半夏汤主之。小半夏汤方：半夏一升，生姜半斤。上二味，以水七升，煮取一升半，分温再服。

【4】泽泻汤《金匮要略·痰饮咳嗽病脉证并治第十二》：心下有支饮，其人苦冒眩，泽泻汤主之。泽泻汤方：泽泻五两，白术二两。上二味，以水二升，煮取一升，分温再服。

【5】肾气丸《金匮要略·血痹虚劳病脉证并治第六》：虚劳腰痛，少腹拘急，小便不利者，八味肾气丸主之。肾气丸方：干地黄八两，山药、山茱萸各四两，泽泻、牡丹皮、茯苓各三两，桂枝、附子(炮)各一两。上八味末之，炼蜜和丸梧桐子大，酒下十五丸，加之二十丸，日再服。

【6】济生肾气丸《济生方·卷十四》：附子(炮)二两，白茯苓(去皮)、泽泻、山茱萸(取肉)、山药(炒)、车前子(酒蒸)、

牡丹皮(去木)各一两,肉桂(不见火)、川牛膝(去芦,酒浸)、熟地黄各半两。上为细末,炼蜜为丸,如梧桐子大,每服七十丸,空心,米饮下。

【7】五苓散《金匮要略·痰饮咳嗽病脉证并治第十二》:假令瘦人脐下有悸,吐涎沫而癫眩,此水也,五苓散主之。五苓散方:泽泻一两一分,猪苓(去皮)三分,茯苓三分,白术三分,桂枝(去皮)二分。上五味,为末,白饮服方寸匕,日三服,多饮暖水,汗出愈。

【8】桂枝加桂汤《伤寒论·辨太阳病脉证并治中》:烧针令其汗,针处被寒,核起而赤者,必发奔豚,气从少腹上冲心者,灸其核上各一壮,与桂枝加桂汤,更加桂二两也。方六十一。桂枝(去皮)五两,芍药三两,甘草(炙)二两,生姜三两,大枣十二枚。上五味,以水七升,微火煮取三升,去滓,温服一升。

【9】滋肾通关丸《兰室秘藏·卷下》:治不渴而小便闭,热在下焦血分也。黄柏(去皮锉酒洗焙)、知母(锉酒洗焙干)各一两,肉桂五分。上为细末,熟水为丸,如梧桐子大,每服一百丸,空心白汤下,顿两足,令药易下行故也。

【10】己椒苈黄丸《金匮要略·痰饮咳嗽病脉证并治第十二》:腹满,口舌干燥,此肠间有水气,已椒苈黄丸主之。已椒苈黄丸方:防己、椒目、葶苈(熬)、大黄各一两。上四味,末之,蜜丸如梧子大,先食饮服一丸,日三服,稍增,口中有津液。渴者加芒硝半两。

【11】控涎丹《三因极一病证方论·卷十三》:凡人忽患胸背、手脚、颈项、腰胯隐痛不可忍,连筋骨牵引钓痛,坐卧不宁,时时走易不定。此乃是痰涎伏在心鬲上下,变为此疾……甘遂(去心)、紫大戟(去皮)、白芥子(真者)各等分。上为末,煮糊丸,如梧子大,晒干。食后临卧,淡姜汤或熟水下五七丸至十丸;如痰猛气实,加丸数不妨,其效如神。

【12】十枣汤《金匮要略·痰饮咳嗽病脉证并治第十二》:脉沉而弦者,悬饮内痛。病悬饮者,十枣汤主之。十枣汤方:芫花(熬)、甘遂、大戟各等分。上三味,捣筛,以水一五合,先煮肥大枣十枚,取八合,去滓,内药末。强人服一钱匕,羸人服半钱,平旦温服之;不下者,明日更加半钱。得快下后,糜粥自养。

【13】小青龙汤《伤寒论·辨太阳病脉证并治中》:伤寒表不解,心下有水气,干呕,发热而咳,或渴,或利,或噎,或小便不利、少腹满,或喘者,小青龙汤主之。方十。麻黄(去节)、芍药、细辛、干姜、甘草(炙)、桂枝(去皮)各三两,五味子半升,半夏(洗)半升。上八味,以水一斗,先煮麻黄,减二升,去上沫,内诸药,煮取三升,去滓。温服一升。

【14】五皮饮《证治准绳》:治他病愈后,或疟痢后,身体目四肢浮肿,小便不利,脉虚而大。此由脾肺虚弱,不能营运诸气,诸气不理,散漫于皮肤肌腠之间,故令肿满也,此药最宜:大腹皮、赤茯苓皮、生姜皮、陈皮、桑白皮(炒)各等分。上为末,每服五钱,水一大盏,同煎八分,去滓温服,不拘时,日三服。并忌生冷油腻坚硬之物。

【15】防己黄芪汤《金匮要略·痉湿暍病脉证第二》:风湿,脉浮身重、汗出恶风者,防己黄芪汤主之。防己黄芪汤方:防己一两,甘草(炒)半两,白术七钱半,黄芪(去芦)一两一分。上锉麻豆大,每抄五钱匕,生姜四片,大枣一枚,水盏半,煎八分,去滓温服,良久再服。

【16】越婢加术汤《金匮要略·水气病脉证并治第十四》:风水恶风,一身悉肿,脉浮而渴,续自汗出,无大热,越婢汤主之。越婢汤方:麻黄六两,石膏半斤,生姜三两,甘草二两,大枣十五枚。上五味,以水六升,先煮麻黄,去上沫,内诸药,煮取三升,分温三服。恶风者加附子一枚,炮。风水加术四两。里水,越婢加术汤主之,甘草麻黄汤亦主之。越婢加术汤方(方见上,于内加白术四两,又见脚气中)。

【17】人参胡桃汤《济生方·咳喘痰饮门·喘论治》:治胸满喘急,不能睡卧。新罗人参(寸许,切片),胡桃(五个,取肉,切片)。上作一服,用水一小盏,生姜五片,煎至七分,去滓,临卧温服。

【18】青娥丸《太平惠民和剂局方·卷五·宝庆新增方》:治肾气虚弱,风冷乘之,或血气相搏,腰痛如折,起坐艰难,俯仰不利,转侧,因劳役过度,伤于肾经,或处卑湿,地气伤腰,或坠堕伤损,或风寒客搏,或气滞,令腰痛,或腰间似有物重坠,起坐艰辛者,悉能治之。(又方见后)胡桃(去皮、膜)二十个,蒜(熬膏)四两,补骨脂(酒浸,炒)八两,杜仲(去皮)一斤,姜。上为细末,蒜膏为丸。每服三十丸,空心温酒下,妇人淡醋汤下。常服壮筋骨,活血脉,乌髭须,益颜色。

【19】桂枝加厚朴杏子汤《伤寒论·辨太阳病脉证并治中》:太阳病,下之,微喘者,表未解故也,桂枝加厚

朴杏子汤主之。方十三。桂枝(去皮)三两，甘草(炙)二两，生姜(切)三两，芍药三两，大枣(擘)十二枚，厚朴(炙，去皮)二两，杏仁(去皮尖)五十枚。上七味，以水七升，微火煮取三升，去滓。温服一升，覆取微似汗。

【20】越婢汤《金匮要略·水气病脉证并治第十四》：风水恶风，一身悉肿，脉浮不渴，续自汗出，无大热，越婢汤主之。

【21】小陷胸汤《伤寒论·辨太阳病脉证并治下》：小结胸病，正在心下，按之则痛，脉浮滑者，小陷胸汤主之。方六。黄连一两，半夏(洗)半升，瓜蒌实大者一枚。上三味，以水六升，先煮瓜蒌，取三升，去滓，内诸药，煮取二升，去滓。分温三服。

【22】木防己汤《金匮要略·痰饮咳嗽病脉证并治第十二》：膈间支饮，其人喘满，心下痞坚，面色黧黑，其脉沉紧，得之数十日，医吐下之不愈，木防己汤主之。虚者即愈，实者三日复发，复与不愈者，宜木防己汤去石膏加茯苓芒硝汤主之。木防己汤方：木防己三两，石膏(鸡子大)十二枚，桂枝二两，人参四两。上四味，以水六升，煮取二升，分温再服。

【23】麦门冬汤《金匮要略·肺痿肺痈咳嗽上气病脉证治第七》：火逆上气，咽喉不利，止逆下气者，麦门冬汤主之。麦门冬汤方：麦门冬七升，半夏一升，人参三两，甘草二两，粳米三合，大枣十二枚。上六味，以水一斗二升，煮取六升，温服一升，日三夜一服。

燥邪致病

1983 年 10 月 18 日　张老寓所书房

燥邪为六淫之一，六淫各有相关。一般临床医生大都熟悉风寒暑湿，而燥邪多被忽略。关于燥邪，历代书本上都论述较含糊，或谓凉燥，或谓温燥。其实温寒均已论述十分清楚，然少及燥证。至于西医更以“感冒”统而论之。

一、先谈谈外燥的特点

燥邪当令于秋季，从秋分至立冬，即农历八月二十日至九月末。个人感觉，每至九月初，面部渐觉干燥，并常觉喉咙干燥，燥咳亦常见，然虽口干却饮水不多。外燥之邪主要犯肺，表现干咳无痰，喉痒，进一步则累及大肠(肺与大肠相表里)。有些人，每至九月里天气干燥，则会有肛裂出血，大便艰燥，此乃肠燥，由肺及肠。及至十月以后，此证候则除；或服滋润之药则见好转。此为表邪所致，因为有明显的季节性，平时少发。

血枯所致的五脏、筋脉之燥，乃属内燥。而肺邪传肠之燥属外燥，与内燥所致的便艰、肛裂出血不同，后者当别论。

有人谓燥起于深秋九月为冷燥，冷燥即“次寒”，比冬季外伤风寒要轻，《温病条辨》《时病论》均称之为“凉燥”，常有兼证。此证不可以寒凉之剂治疗，亦不可投滋腻药味，遣方用药当兼温散。凉燥亦受有肺邪(深秋天凉受肺邪)，症见头胀痛、怕冷、低热、咽痒、咳嗽，可稍有薄痰，即所谓“秋季感冒”，亦因受凉而发病。我认为此乃受了轻寒，可用杏苏散[1]治之，此方偏温散。视此证为轻度感受寒邪，方虽对证，然认为只是轻寒致病则不妥当。倘为轻寒，荆防败毒散[2]投之风寒得散则愈。凉燥一证不然，虽有头胀，怕冷，咳嗽，发热，可其病本为燥，表散之药不可多服。服2～3剂后头痛、发热、怕冷等表证可减轻，然干咳却转甚。风寒得散，燥邪则显，此即凉燥的特点；咽痒，可见充血（轻红），口渴不多饮，薄白苔，少津，此乃投温散之剂后，燥邪转甚。

燥咳以干咳为特点，夜间为甚。凉燥用杏苏散、荆防败毒散虽对证，然不可多服，一般2剂即可，3～4剂则燥甚，6～7剂投之则更不妥也，当依《温病条辨》转投沙参麦冬汤[3]，不用解表而转予生津之品。此方不错，北沙参滋阴补肺，南沙参清热生津化痰，麦冬养肺生津液，另加杏仁、瓜蒌皮、冬瓜子宣肺化痰。倘投2～3剂仍见干咳不减，此未愈。

一般来看，秋燥之咳五六日，如凉燥经辛温解表、宣肺化痰，更加干咳无痰，此已非凉燥，乃转为单纯燥咳，需用喻嘉言清燥救肺汤[4]了，此为喻氏名方，吾最欣赏。有人不敢投用此方，谓证仅五六日，而热已退，里热不重，亦无阴血耗伤，何以投石膏、阿胶之类。其实不然，此方特佳，只要抓住的证：干咳无痰，口干夜甚，往往投之一剂，咳嗽即见减。有些患者干咳可有少量痰，但极为艰咯，有咳痛。此时倘再投温散之品，或不用药治之，则可见痰血。若投此方，药味须用全，其中人参一味，可用沙参（轻者用南沙参，重者用北沙参）替之，但党参不可用。北沙参、麦冬、杏仁、桑叶、阿胶、枇杷叶、甘草、石膏、麻仁，痰血可加墨旱莲，服此方二三日，干咳、痰血均可见愈。方中胡麻仁（编者：即黑芝麻）可润肠，乃肺与大肠相表里，燥咳常兼大便燥结，倘便软或不实则不用。此方用石膏，患者并不必具备里热盛的表现，其无汗，脉不洪大，而为滑、浮、小。本方中小剂量石膏用以清燥热，一般用15～24 g，不超30 g。亦有反对用清燥救肺汤者，认为凉燥不可投之，温燥亦不宜也。其实不然，温燥、凉燥本质皆为燥邪，只因兼证不同而分。须记住，燥为独立的邪，但深秋确有由寒凉引发的凉燥，也确可用杏苏散宣散，唯当注意不可多投。

至于内燥之干咳（如肺结核），则非清燥救肺汤可治，即便用沙参麦冬等效亦微。骨蒸潮热，更非石膏可除。其证候虽类燥咳，但不是外感之证。临床上还须行抗痨之治，中医则以补肺养肺为主。

秋季虽以燥气当令，此为常也，然亦有变者。如今年则不然，秋雨绵绵，气候不见干燥，而湿气偏胜，故此时见咳嗽少痰，不可以燥咳论治。就如同冬季多伤寒，然冬季温暖，则多发冬温。故秋季湿盛亦不能不考虑发病兼湿较多。又可因地域而异，如今年重阳已过，南方燥象不显，而北方则不然。

其实，燥邪一年四季皆可有之。如三四月时气候温燥，可罹温燥；初秋暑气初退，气候尚热（立秋后45日），不下雨，亦可有温燥之证，当用桑杏汤[5]（可与桑菊饮[6]参用）。然倘服后表邪尽而燥未减，仍宜用清燥救肺汤。故此方不仅用于深秋之凉燥。

二、介绍几种特殊的燥邪致病

1. 肺燥挟湿　肺燥挟湿的证候：既有肺燥干咳（可咳出薄白痰，量少而较艰咯），口干咽痒，又有脾湿胃肠症状（便软或溏），胸闷，口黏，苔薄白而润，此乃肺燥脾湿。此时当清燥救肺汤加减治之。当用润肺之品，亦须化脾湿，可投以化湿而不燥之品，如茯苓、[1]苡仁、泽泻、防己等。总之，对于肺燥脾湿之证，润燥须不碍脾运，燥湿当免伤肺津。

2. 秋令风寒引发痰饮　素有慢支痰饮，当秋燥之令，感风寒引发。表现咳痰不爽，薄白而黏，不若平时感风寒者咳痰爽利。一般慢支由风寒引发者，常用小青龙汤和桂枝加杏朴汤[7]，然上证（编者：秋燥当令感风寒）却不可投小青龙汤（编者：以其辛温也），亦不可投清燥救肺汤（编者：以风寒未解也），而当先用宣散燥邪、保护津液之品（南沙参、麦冬、杏仁、桑叶）和化痰饮之味（茯苓、陈皮、竹沥半夏、瓜蒌等）。瓜蒌一味能润肺肠而化痰热，瓜蒌根（编者：即天花粉）尚可除热生津解渴，《圣济总录》就载有瓜蒌饮[8]治小儿热渴。此外，瓜蒌与半夏合用可化燥痰，并监制半夏伤肺津之弊。

3. 燥邪减轻，痰饮化热　当燥邪减轻，而痰饮稍化热时，可用麦门冬汤，方中麦冬保养肺津，半夏化痰（痰厚者用竹沥半夏，再加瓜蒌）；倘为胸中痰热，宜小陷胸汤。如燥邪不全为痰热，用沙参、麦冬加小陷胸去黄连，此与麦门冬汤亦不同，麦门冬汤胜肺燥化痰饮，而此法则保肺津药多用点，可使肺燥转轻，而化痰饮作用则较缓。如燥邪而无痰饮，痰少而有脾湿，症见纳差、便溏，则半夏不要用，《伤寒》谓“口渴者忌半夏”。燥邪最忌半夏、苍术之类，可改用茯苓、苡仁一类。

此外，外感而有皮肤干燥、痒，此为外感中较为慢性者，更难治。此当养血润燥。凡西风起后肤燥而痒，此痒因燥而非湿也，当滋润。宜加养血之品，如生地、当归、白芍、何首乌、玉竹（此味滋润尤佳 15 g，润皮肤）。

三、谈谈内燥的诊治

1. 肠燥　内伤之燥最常见肠燥，大便燥结，乃因肠中津液少而便艰，当以润肠治之，可选五仁丸[9]（桃仁、杏仁、柏子仁、松子仁、郁李仁）。脾约麻仁丸[10]方中有通下之品，此因肠中有燥屎，欲行之也。纯虚者当养血润肠法，取鲜首乌、地黄、柏子仁、松子仁、肉苁蓉（好的肉苁蓉有汁，润肠功效强）。

2. 肝燥　肝脏亦有燥证，《金匮》谓之肝着：右胁板痛，胀而不舒。治以养血活血，润燥补肝。补肝为治本，理气通络行血为治标。补肝可用沙参、麦冬、枸杞子、何首乌、当归、白芍、丹参。

3. 其他　① 肾脏亦有燥，谓之肾燥，宜用滋润之品。内伤之燥多用生熟地、何首乌、玉竹、肉苁蓉、麻仁、蜂蜜等为基本药物。② 经络之燥近于痿。常云经络病变十有七八为湿，为痹，但亦有燥。痹多风湿，痿属津液不足；痹有痛而痿不痛。痿多因内燥，如因外燥者，亦常致津血损伤而转为内燥。痿证多见筋脉痿软，有两种：一种仅痿弱不用，另一种痿有肌肉萎缩，后者难治，皆血脉枯竭而不能濡养筋脉所致。痿证属经络之燥，切不可作风看。经络之燥可以痿证方药治之，但痿证脚肿者为湿痿，当以健脾化湿通络以治，不可投滋阴之品。吾曾治一例森林脑炎后遗症，见有肩胛肌、手足肌等萎缩，此为外邪感后转

1　苡仁：即薏苡仁。

为内伤，舌脉已无热毒之象，亦无伤阴之象，唯虚也，经调治半年多而愈（编者：此案见《张伯臾医案》痿证案）。

概括一下，燥为六淫之一，与寒、温不同，但可为寒、温之邪引发。而燥则为其病本（即津液不足，可因于气候干燥、体内津液匮乏等），一般并不作凉燥、温燥之分，只有兼寒、兼温之不同。燥邪虽有时令，多见深秋。然不可拘泥于季节，知常要能达变。若秋多而湿，则为反常气候，燥邪亦不会盛行。比如今年暑令特长延至初秋，可发生暑病，称之为"秋暑"。

治疗上，"凉燥"（因寒引发）当散寒，"温燥"（因温、热引发）宜清宣，以祛除诱发因素。而诱发因素祛除之后，治燥则当以清燥救肺汤为主方，但该方不可用于肺结核的干咳，也不可用于外邪尚盛时；倘新感凉燥有表证头痛、鼻塞或发热，此汤不宜。有不少咳嗽，反复投药不效，痰少而黏艰咯者，大多为燥邪伤肺，投清燥救肺汤每效。

清燥救肺汤是中医特有的治燥要方，对燥咳有特效，不像桑菊饮、银翘散无甚特异性，一般感冒均可服用。使用此方，药味最好不要随便弃用。方用少量石膏以清肺中气分燥热（届时外邪已解，肺里有轻热），乃因燥近热，火就燥，清燥亦须清热；倘非燥邪，是不宜用石膏清热的（以其寒凉郁遏，不利透发）。用阿胶者，以其润补肺金，救肺之品。"膏清胶补"即清燥救肺之意，故非用不可，尽管察之舌脉，并无用石膏、阿胶之的证。

内伤之燥可见肠燥便难，四肢痿软无力，口干纳少。内伤之燥与外感之燥不同，但前者部分可由后者转来，外邪虽解散，津血已被伤。治内伤之燥多用生熟地、何首乌、玉竹、肉苁蓉、麻仁和蜂蜜等为基本的药物。

【古方溯源】

【1】杏苏散《温病条辨·卷一上焦篇》：燥伤本脏，头微痛，恶寒，咳嗽稀痰，鼻塞，嗌塞，脉弦，无汗，杏苏散主之。杏苏散方：苏叶，半夏，茯苓，前胡，苦桔梗，枳壳，甘草，生姜，大枣(去核)，橘皮，杏仁。

【2】荆防败毒散《摄生众妙方·卷八》：荆防败毒散，治疮肿初期。羌活、独活、柴胡、前胡、枳壳、茯苓、防风、荆芥、桔梗、川芎各一钱五分，甘草五分。上用水一盅半，煎至八分，温服。

【3】沙参麦冬汤《温病条辨·卷一上焦篇》：燥伤肺胃阴分，或热或咳者，沙参麦冬汤主之。沙参麦冬汤：沙参三钱，玉竹二钱，生甘草一钱，冬桑叶一钱五分，麦冬三钱，生扁豆一钱五分，天花粉一钱五分。水五杯，煮取二杯，日再服。久热久咳者，加地骨皮三钱。

【4】清燥救肺汤《温病条辨·卷一上焦篇》：诸气𪵀郁，诸痿喘呕之因于燥者，喻氏清燥救肺汤主之。石膏二钱五分，甘草一钱，霜桑叶三钱，人参七分，杏仁(泥)七分，胡麻仁(炒研)一钱，阿胶八分，麦冬(不去心)二钱，枇杷叶(去净毛，炙)六分。水一碗，煎六分，频频二三次温服。

【5】桑杏汤《温病条辨·卷一上焦篇》：秋感燥气，右脉数大，伤手太阴气分者，桑杏汤主之。桑杏汤方(辛凉法)：桑叶一钱，杏仁一钱五分，沙参二钱，象贝一钱，香豉一钱，栀皮一钱，梨皮一钱。水二杯，煮取一杯，顿服之，重者再作服。

【6】桑菊饮《温病条辨·卷一上焦篇》：太阴风温，但咳，身不甚热，微渴者，辛凉轻剂桑菊饮主之。辛凉轻剂桑菊饮方：杏仁二钱，连翘一钱五分，薄荷八分，桑叶二钱五分，菊花一钱，苦梗二钱，甘草八分，苇根二钱。水二杯，煮取一杯，日二服。

【7】桂枝加厚朴杏子汤《伤寒论·辨太阳病脉证并治中》：太阳病，下之微喘者，表未解故也，桂枝加厚朴杏子汤主之。方十三。桂枝(去皮)三两，甘草(炙)二两，生姜(切)三两，芍药三两，大枣(擘)十二枚，厚朴(炙，去皮)二两，杏仁(去皮尖)五十枚。上七味，以水七升，微火煮取三升，去滓。温服一升，覆取微似汗。

【8】栝楼饮《圣济总录》：治小儿热渴，或虚热吐下，除热止渴。栝楼饮方：栝楼根三分，黄芩(去黑心)一分，知母(焙)、小麦、粟米各半两。上五味，除粟米、小麦外，余三味并捣罗为粗末。每二钱匕，水一小盏，入小麦、粟米各一撮，同煎至六分，去滓分作三服，一日吃尽。更量儿大小，以意加减。

【9】五仁丸《世医得效方》：桃仁一两，杏仁(麸炒，去皮尖)一两，松子仁二钱，柏子仁五钱，郁李仁一钱，陈皮(另研末)四两。将五仁别研为膏，炼蜜为丸，如梧桐子大。每服五十丸(三钱)，食前米饮下。

【10】脾约麻仁丸《伤寒论·辨阳明病脉证并治》：趺阳脉浮而涩，浮则胃气强，涩则小便数，浮涩相搏，大便则硬，其脾为约，麻子仁丸主之。方三十一。麻子仁二升，芍药半斤，枳实(炙)半斤，大黄(去皮)一斤，厚朴(炙，去皮)一尺，杏仁(去皮尖，熬，别作脂)一升。上六味，蜜和丸如梧桐子大。饮服十丸，日三服，渐加，以知为度。

痹证诊治

1983年7月2日　张老寓所书房

风寒湿三气杂致为痹。每逢梅雨季节，湿气盛，故痹证发病率高。

痹证主证为关节、肌肉、肢体酸重、疼痛、麻木；分类有行痹、痛痹、着痹(据证候之异而分)，三型各有突出表现，风寒湿悉具，但有偏胜，其治法亦异。

一、行痹

主证特点：痛处游走不定，行痹以风为主，寒湿为次。

主方：防风汤[1]。

防风、葛根、羌活、秦艽、桂枝、甘草、杏仁、当归、黄芩(《类证治裁》，又：《三明论方》用麻黄，不用桂枝)。

依方测证，行痹风为主而偏寒，故用此方以祛风药为主，除湿药极少。其实，风湿在经络者，不须五苓散类渗湿、利湿，只须风药胜湿即可，故此方仅用风药。秦艽乃风药中润品、上品，可用于内伤阴虚火热之证(如秦艽鳖甲汤)，但此味难以入口，故纳差者当慎用。倘临证无热象，可去芩，有热象，用之更妥。

丁老先生，凡痹均用忍冬藤、络石藤，通络止痛，不避其性偏凉，因有配伍之品。忍冬藤清热之力大大逊于黄芩。

二、痛痹

主证特点：痛甚，痛有定处，脉紧弦细缓涩。寒重，风湿较轻。

主方：乌头汤[2]。

乌头、麻黄、芍药、黄芪、甘草(《金匮要略》)。

《金匮》中用蜂蜜两升先煎乌头至一升，可以减毒，然后去乌头，入他药再煎。吾常用蜂蜜一两同煎或冲服，可长服不致中毒。

此方治痹证偏寒、偏虚者。方中祛邪药两味，乌头驱寒力强，麻黄散寒，两味大辛大热；扶正则用芍药以和营养阴，黄芪补气，甘草调和诸药，并减轻乌头、麻黄毒性。另可加豨莶草、桑枝等。吾用治类风湿关节炎，凡有关节畸形者皆用此方。发作期，其痛甚，常须川草乌同用，草乌为野生，散寒止痛之功更胜。凡关节畸形者为骨痹，须虑及肾主骨，当加肾经药以补肾，吾每参入阳和汤[3]，该方具有消肿之功。方中以熟地、白芥子同打，白芥子可化寒痰；鹿角片有入血温血作用，走肝肾二经而温通，鹿角胶则以温补为主。

倘痛甚仍不止，可加用大活络丹[4]。该方药味多，徐灵胎十分赏识。其中要药乃麝香(犀角、犀黄)，有蛇类、虫类的祛风药，可使药力深入筋骨以祛风；还有清热之品。有温有清，以温为主，配伍相当巧妙，不若小活络丹纯温不凉。经上述治疗后，常可以稳定证势(蛇类药之效较为肯定)，然仍难以除病根。

三、着痹

主证特点：疼痛重着，痛处固定，皮肤麻木不仁，痛较其他类型痹证为轻减。湿重，风寒次之。

主方：薏苡仁汤[5]。

苡仁、当归、川芎、麻黄、羌活(《类证治裁》)。

方中化湿药味较少，仅苍术、苡仁两味，亦循风药胜湿之意。苍术乃燥湿主药，与苡仁、五苓散渗湿不同。吾喜用茅术，是产于茅山的苍术，其燥性偏缓。生苍术燥性尤烈，丁老先生主张以米泔水浸炒。此外，尚可加用二藤(忍冬藤、络石藤)；《医宗金鉴》主张加木通以除经脉之湿。木通非但可利尿，尚可通经络，故催乳用木通煮猪蹄(编者：有亲属服之通乳而致急性肾功能衰竭者，投金匮肾气丸汤方获效)，此书主张用大剂量，有木通汤[6]，单味，一两至二两。用木通钱半仅有利尿作用。有以通草代替之说，但通草淡以渗湿，通经络之力逊微；而木通味苦，可窜走经络(编者：现已知关木通含马兜铃酸有肾毒性)。

四、热痹

主证特点：痛胜，不可近，灼热红肿，得冷则舒。与痛痹之色白漫肿不同，脉数、滑，浮大。

主方：白虎加桂枝汤[7]。

知母、甘草、石膏、粳米、桂枝(《金匮要略》)。

此方用于外感温热之邪，侵袭筋脉关节而引发痹证，可兼内热、口干、烦闷等。方中用辛凉重剂白虎汤清温热之邪，加桂枝驱风邪，治表证，并通经脉。在痹证初起有发热，并但热不寒时，服之效佳。

若为风寒湿痹而挟热象者，选桂枝芍药知母汤[8](桂枝、芍药、甘草、麻黄、生姜、白术、知母、防风、附子)。此多见于风寒湿痹痹证后期,部分化热,症见痹证而无发热,病久,红肿不甚,症见口渴、心烦、尿黄、便艰、关节痛,苔白或黄,均少津,脉小数或不数,与白虎加桂枝汤证不同。此方仍以温药为主(桂枝、麻黄、生姜、附子),芍药、知母、甘草偏于护阴。痹证风寒湿十分之六,热象十分之三可用,若热达十之六七,温药宜减轻,加入凉药,如忍冬藤、黄芩等。

若热痹化火,红肿,痛如刀割,日轻夜重,脉弦数,舌红干。此热而夹毒,故痛甚,宜选千金犀角汤[9](犀角、羚羊角、前胡、栀子仁、黄芩、射干、大黄、升麻、豆豉)。方中犀角甚贵(宜入煎,即便犀角粉亦宜煎服),可用广犀角 9～15 g 代之,较水牛角 30 g 更佳。

五、肝风入络之痹

主证:大凡筋骨关节痛而素有高血压病史,或瘦弱而有阴虚内热之象,或神衰失寐者,进一步及肝阳化风,热盛化火入络,而致关节痛,入夜痛甚,局部肿痛不可近之,部位游走,伴五心烦热,头痛、失眠。

此痹证可籍病史和证候来辨识。皆由内因,与外因无大关系。其关节热痛乃肝风化火入络,不可以外风论治。若误以风湿治之,叠投风药,则风火相煽,使病情更趋恶化。丁老先生常处以羚羊角粉、生地黄、白芍、牡丹皮、石斛、麦冬、鳖甲、龟板、牡蛎、忍冬藤、络石藤、钩藤、黄连、阿胶、丝瓜络等,配伍加减使用。

此证亦禁以针灸治疗,灸之益甚。

【古方溯源】

【1】防风汤《类证治裁 · 卷五 · 痹证论治》:治行痹散风为主,兼祛寒利湿,参以补血,血行风自灭也。防风汤:防风、葛根、羌活、秦艽、桂枝、甘草、当归、杏仁、黄芩、赤苓、姜,酒煎。

【2】乌头汤《金匮要略 · 中风历节病脉证并治第五》:病历节不可屈伸疼痛,乌头汤主之。乌头汤方:麻黄、芍药、黄芪各三两,甘草(炙)三两,川乌(哎咀,以蜜二升,煎取一升,即出乌头)五枚。上五味,哎咀四味,以水三升,去滓,内蜜煎中更煎之,服七合,不知,更服之。

【3】阳和汤《外科全生集》:治鹤膝风,贴骨疽,及一切阴疽。如治乳癖乳岩,加土贝五钱。熟地一两,肉桂(去皮,研粉)一钱,麻黄五分,鹿角胶三钱,白芥子二钱,姜炭五分,生甘草一钱,煎服。马曰:此方治阴症,无出其右,用之得当,应手而愈。乳岩万不可用。阴虚有热及破溃日久者,不可沾唇。

【4】大活络丹《兰台轨范》:治一切中风瘫痪,痿痹痰厥,拘挛疼痛,阴疽流注,跌扑损伤,小儿惊痫,妇人停经。白花蛇、乌梢蛇、威灵仙、两头尖(俱酒浸)、草乌、天麻(煨)、全蝎(去毒)、何首乌(黑豆水浸)、龟板(炙)、麻黄、贯众、炙甘草、羌活、肉桂、藿香、乌药、黄连、熟地、大黄(蒸)、木香、沉香,以上各二两;细辛、赤芍、没药(去油另研)、丁香、乳香(去油另研)、僵蚕、天南星(姜制)、青皮、骨碎补、白豆蔻、安息香(酒熬)、黑附子(制)、黄芩(蒸)、茯苓、香附(酒浸焙)、玄参、白术,以上各一两;防风二两半;葛根、虎胫骨(炙)、当归各一两半;血竭(另研)七钱;地龙(炙)、犀角、麝香(另研)、松脂各五钱;牛黄(另研)、片脑(另研)各一钱五分;人参三两。上共五十味为末,蜜丸如桂圆核打,金箔为衣陈酒送下。顽痰恶风热毒瘀血入于经络,非此方不能透达,凡治肢体大症必备之药也。

【5】薏苡仁汤《类证治裁 · 卷五 · 痹证》:脉涩又紧,为痹痛。[寒湿]薏苡仁汤:苡仁、当归、川芎、麻黄、羌活、生姜、桂枝、独活、防风、白术、甘草、川乌。

【6】木通汤《医宗金鉴 · 杂病心法要诀》:三痹木通长流水,湿加防己风羌防,寒痹附麻分汗入。谓行

痹、痛痹、着痹宜用木通一味，不见水者二两，以长流水二碗，煎一碗，热服取微汗，不愈再服，以愈为度。

【7】白虎加桂枝汤《金匮要略·疟病脉证并治第四》：温疟者，其脉如平，身无寒但热，骨节疼痛，时呕，白虎加桂枝汤主之。白虎加桂枝汤方：知母六两，甘草(炙)二两，石膏一斤，粳米二合，桂枝(去皮)三两。上剉，每五钱，水一盏半，煎至八分，去滓，温服，汗出愈。

【8】桂枝芍药知母汤《金匮要略·中风历节病脉证并治第五》：诸肢节疼痛，身体尪羸，脚肿如脱，头眩短气，温温欲吐，桂枝芍药知母汤主之。桂枝芍药知母汤方：桂枝四两，芍药三两，甘草二两，麻黄二两，生姜五两，白术五两，知母四两，防风四两，附子(炮)二枚。上九味，以水七升，煮取二升，温服七合，日三服。

【9】犀角汤《备急千金要方·卷八诸风》：犀角汤治热毒流入四肢历节肿痛方：犀角二两，羚羊角一两，前胡、栀子仁、黄芩、射干各三两，大黄、升麻各四两，豉一升。

治 厥 心 悟

1983 年 6 月 18 日　张老家中

从下上逆之证为厥证。上逆者何也？气也。逆气向上，正气被遏，则致发厥。古时书中谓：“诸厥皆属于厥阴。”故以厥阴病为多，《伤寒论》“厥阴篇”多论厥证。

四肢冷为厥；冷上过肘，下过膝，谓厥逆，病为重，乃厥证之进一步；伴神昏者，谓昏厥。厥—厥逆—昏厥，三者是有区别的，当分辨而治之。

治厥须先明内、外因，分属外感抑或内伤。以寒、热、虚、实为纲，据此辨证施治。现将吾在临床所遇厥证之病和所用之方药分别谈一下，而后再议《中医内科学》书中所论。

一、气厥

主证特点：气逆而发厥。头晕、欲昏扑，然神识尚清，倒地后须臾即恢复，类西医学之癔症。

治法：甘麦大枣汤[1]为主方，加入平肝理气之品（如白蒺藜、郁金、沉香、香附等）。

此证貌似可怕，然并不重，治之疗效佳。但如取方不得法，亦可病延日久而不愈。吾曾治南京女教师，反复发作癔症，至纳食大减，精神日惫，发作日频，数投医，叠用中、西药而不愈。来沪求治，吾依法治之，服之则愈。此轻药重证一例也。

二、食厥

主证特点：病起进食后，胸脘饱胀、泛恶，吐之不出，下之不得，渐至手足厥冷。辨证要点是部位在胸脘，多有饮食太过，常于餐后 3～5 小时发病。

治法：用消导之法。（但用保和丸或平胃散均不宜，药力太缓）

1. 探吐　食后 3～5 小时发病者，积食在上，上可吐之，不可下之。以姜盐汤（生姜

9 g，切片）饮后即以鹅毛管探吐。书中常用瓜蒂散，然姜盐汤随手可得。书中有盐汤探吐，个人体会加生姜效更好，因食厥者多因进冷食，食后受冷风所致，生姜可散寒邪。

2. 泻下　病延至 2～3 日方见腹痛，手足冷。此时病在下焦肠中，可按其腹，见胀满（甚或坚满），拒按，乃阳明腑证之候也，当投小承气汤[2]（枳实 12 g，厚朴 9～12 g，大黄 9～12 g），重在推荡，故重用枳实、厚朴，当加木香槟榔丸[3] 12～15 g（包煎），助推动之功。也不可一味苦寒泻之，当取温通之法。

食厥难治者，除上述见证外，尚见便泻热臭，暴注如水，泻后腹痛不减，即《内经》之"暴注下迫，皆属于热"是也，《伤寒论》之"热结旁流"是也，是为热实之证，当急下存阴，通因通用为治。此证并非少见，当尽早识辨。辨识重点：① 泻水热臭；② 泻后腹满不减。一旦识别，急治不可缓，缓则休克之象亦可现。治疗不必惧下，当大承气汤[4]急下存阴，下之则愈。此证若投藿香正气散或葛根芩连等味，皆不对证，属隔靴搔痒之举而贻误病情。

食厥实多虚少，以下法为主。但若见食厥肢冷，腹泻，水中夹粪，下后腹胀减，虽诉腹满但腹不拒按，此证属虚寒，乃虚寒泻，则非投附子理中汤[5]不可。

食厥腹泻之属热实或虚寒，迥然有别，当须识之；然不可单凭脉象以辨别，乃因厥证之脉不可靠。不论虚寒或食滞，其脉象相差不大，因凡致厥者，四末气血流行皆不畅，故脉皆可见沉细，而并不如书中所述，热实之厥可见沉滑、数等脉。虽脉皆沉细，然机制不同，热实之厥者乃邪遏正气，气血不畅；虚寒者乃阳气虚损，难达四末。临证所见舌象亦不同：热实者苔见黄腻或白腻而干燥；虚寒者则白腻或黑而湿润。记得当年丁老先生常以手拭之，以别燥润。凡苔白滑润者皆以虚寒辨治，虽兼见热象，亦不可误以热治。

三、热厥

主证特点：四肢厥冷而不欲衣被，神识多清晰，常有便秘、稠痰或色黄，苔黄腻干燥等热像，但脉见沉细或沉伏。

治法：火郁发之，用四逆散[6]。

吾曾会诊一例肺炎伴感染性休克患者，西医用升压药，中医以此为寒厥之证，投参附以升压，然患者证不见减而反增烦躁。吾经会诊后，认为此乃热厥而非寒厥。何以然？半卧位，手足冷，不欲近衣被。虽手足冷而人不怕冷，此其一也；苔见黄腻而干燥，此其二也；口干，脉沉细而伏，神清，便秘，痰稠厚，咳嗽、咯痰不爽，胸痛，此其三也。热厥之证当远参附，遂投四逆散合麻杏石甘汤[7]。药后不久，咳减，手足转温而厥回，休克也得以纠正。

此例综合病史和临床表现，可明为热深厥深。故对休克之症不可因血压下降而皆谓之虚证，也并非必投参附不可，当辨明病机而立法治之。

书中谓热深厥深，惟主白虎以清热，而本案何以用四逆散？四逆散是治厥逆之方。柴胡有透热之功，枳实通之，芍药护阴，甘草和之。《经》曰：火郁者发之。内陷之邪当提之，倘见热即以寒味遏伏，非其治也。此乃丁老先生治热厥常用之方，并合清热之品（热较轻者用金银花、连翘，热甚者用石膏、知母，伤津者加麦冬、生地黄）。四逆散中柴胡，丁老先生喜用银州柴胡（并非银柴胡），谓银州柴胡凉而无发汗之功，为和解而设，较软柴胡更为对证。

四、寒厥

主证：手足冷，喜温，欲近衣被，静而倦卧，神清，便正常，倘二三日不解，然仍腹和而软。此证常见于吐泻之后(经吐泻，邪已由三阳入三阴)，可见血压低。西医学谓之脱水，虽口干，但舌苔不论何色，皆湿润。

治疗：回阳救逆，用四逆汤[8]，加吴茱萸 3 g 温肝经，炒白芍 3 g 护阴免处方太热。

寒厥、热厥虽皆可见血压下降，脉皆可沉伏，但寒厥者倦卧，喜温，欲近衣被，舌见淡白，苔见寒象，两者病机和治疗迥异。

热厥、寒厥之鉴别

鉴别点	热　厥	寒　厥
表现	外冷，但自觉热，烦躁，不欲近衣被	内外皆冷，自觉冷，静卧，欲近衣被
病史	温邪内陷	吐泻失水
舌象	苔干燥无津	苔多白而湿润
大便	秘结	吐泻之后
病机	热深厥深	阳气虚衰
治法	火郁发之	回阳救逆
方药	四逆散加清热泻火之品	四逆汤加吴茱萸、炒白芍

五、昏厥

四肢厥逆而伴神志昏迷者谓之昏厥，多见于外感病，常为秽浊之气所致，不除外山区瘴岚之气。其中以暑厥多见，治疗以开窍醒神为主。

1. 暑厥　尤发生于饱食后在闷热环境中，因热伤元气所致。症见神昏，手足冷，乃热入心包，必行急救。立即将暑厥者移至阴凉处，给予：① 搐鼻散[9]以取嚏；② 行军散[10]灌服，此为防暑佳品，救治暑厥可将行军散 0.3 g 灌入，然后予玉枢丹[11] 1.2 g 灌入，醒后可予冷开水饮之。乡间土法亦有以井底泥敷额，以乌梅肉擦齿，有效。

暑厥一证，不宜用至宝丹或安宫牛黄丸，而苏合香丸[12]却可用。虽属火热之证，仍可投此芳开去秽之剂，因暑多夹秽。个人体会行军散最佳，紫金锭[13]亦可用。

此证决不可下，下之神昏益甚，惟清暑醒脑之治可也；中暑无昏迷者不属于暑厥，可用清暑益气汤[14]治之。

吾治暑厥：① 神昏者，常用加减藿香正气散[15]：银翘、鲜藿佩(各)、六一散(包)、鲜荷梗、鲜石菖蒲(力峻)、广郁金。方中白术等不用，处方也无须过凉。② 神清后即为暑热，症见神清而壮热不退，有汗，口渴喜冷饮，脉洪大，苔薄黄，或薄白而干，此当投白虎汤[16]，须用大剂量：生石膏 90～120 g，知母 12～18 g，六一散 20 g 包煎。其中，六一散为清暑之要药。

2. 山岚瘴气所致的昏厥　山区之秽气或杂秽之气皆不正之气也，中之则昏倒，神识昏糊。凡神昏者，皆应以开窍醒脑为首务，山岚瘴气宜苏合香丸治之，辟瘟丹无开窍之力。

六、其他

冠心病急性心肌梗死，胸痛甚致厥，内闭外脱之时，当注意固脱，补、通、开同用。

左心衰夜间阵发性哮喘，舌光红，肢厥，发则气逆，胸闷欲厥脱，脉细疾数，可予附子泻心汤[17]（附子、黄连、甘草）、生脉散[18]（生晒参应用至 15 g），加磁石、龙齿等。

七、《中医内科学》5 版教材"厥证"篇读后[1]

1. 血厥 书中血厥实证治以活血顺气，尚属对证。

然血厥虚证治以人参养荣汤[19]，对于病情较重的患者来说尚嫌不足。吾曾在乡里时，见到产妇产后大出血，手足冷，面色㿠白，神清，音微不可闻，舌淡，脉细数无力。此时倘投人参养荣汤则救之不及，妇科医生多以佛手散[20]治之。我视之，危在旦夕，气微不续，脉若有若无，舌淡白。当日即处以独参汤[21]，予红参 30 g 煎汤当茶饮。第二日气渐能续，能言语，手足温，续投人参养荣汤治之。此即血脱者益气是也，虽新血不能速生，而元气必当速固。凡气能回者，有救也，用独参汤益气固脱用量宜大，6～9 g 无效。

产后大出血为血厥重症，曾遇数例，皆成血脱之变，仅救回一例。

若大出血为大血管破裂所致，此类血厥必手术，独参汤难以挽回。

2. 气厥 书中气厥实证治以行气开郁，用五磨饮子[22]。但如因癔症气厥者，单用此方就不够了，常需加上理气达郁、安神宁志的方药。

书中气厥虚证治以补气回阳，用四味回阳饮[23]所治为重症；倘属神伤气厥为较轻的虚证，可予健脾益气或平肝理气，加上养心安神的方药治疗足矣。

3. 痰厥 临证所见"忽然跌倒，喉中有痰声，手足厥逆"，此实属类中一证，宜行气豁痰，导痰汤[24]治之。除此以外，临证并未遇到其他痰厥之证。

4. 食厥 书中认为食厥者，"脉滑实"，其实临床上食厥者并不见此种脉象。治法为理气和中，消导积食，用保和丸[25]治疗。吾以为此治法及方药对于食厥之证太显无力。保和丸可治的是一般积食，决非食厥之积食。如临证所见之急性胰腺炎，投保和丸何以取效？当适时吐、下之方可愈，保和丸可用于厥回之后。

【古方溯源】

【1】甘麦大枣汤《金匮要略·妇人杂病脉证并治第二十二》：妇人藏躁，喜悲伤欲哭，像如神灵所作，数欠伸，甘麦大枣汤主之。甘麦大枣汤方：甘草三两，小麦一升，大枣十枚。上三味，以水六升，煮取三升，温分三服。益补脾气。

【2】小承气汤《伤寒论·辨阳明病脉证并治》：阳明病，其人多汗，以津液外出，胃中燥，大便必硬，硬则

---

1 此段乃伯臾先生结合临证对《中医内科学》教材"厥证"篇关于辨治内容的补充和发挥，为难能可贵的经验之谈。

谵语,小承气汤主之。小承气汤方:大黄(酒洗)四两,厚朴(去皮,炙)二两,枳实(大者,炙)三枚。上三味,以水四升,煮取一升二合,去滓,分温二服。初服汤当更衣,不尔者尽饮之;若更衣者,勿服之。

【3】木香槟榔丸《儒门事亲·卷十一·内伤》:凡一切冷食不消,宿食不散,亦类伤寒,身热、恶寒战慄、头痛、腰脊强。不可用双解散,止可导饮丸、木香槟榔丸五六十丸,量虚实加减,利五七行,所伤冷物宿酒推尽,头痛病自愈矣。木香槟榔丸:木香,槟榔,青皮,陈皮,广茂(即莪术)烧,黄连麸炒,枳壳,以上各一两,黄柏、大黄各三两,香附子炒、牵牛各四两。上为细末,水丸如小豆大。每服三十丸,食后,生姜汤下。

【4】大承气汤《伤寒论·辨阳明病脉证并治》:伤寒六七日,目中不了了,睛不和,无表里证,大便难,身微热者,此为实也。急下之,宜大承气汤。大承气汤方:大黄(酒洗)四两,厚朴(炙,去皮)半斤,枳实(炙)五枚,芒硝三合。上四味,以水一斗,先煮二物,取五升,去滓;内大黄,更煮取二升,去滓;内芒硝,更上尾货一两沸,分温再服。得下,余勿服。

【5】附子理中汤《三因极一病证方论·卷二》:治五脏中寒,口噤,四肢强直,失音不语。附子理中汤方:大附子(炮去皮脐)、人参、干姜(炮)、甘草(炙)、白术各等分。上为锉散。每服四大钱,水一盏半,煎七分,去滓,不以时服;口噤,则斡开灌之。

【6】四逆散《伤寒论·辨少阴病脉证并治》:少阴病,四逆,其人或咳,或悸,或小便不利,或腹中痛,或泄利下重者,四逆散主之。方十七。甘草(炙)、枳实(破)、柴胡、芍药。上四味,各十分,捣筛,白饮和服方寸匕,日三服。

【7】麻杏石甘汤《伤寒论·辨太阳病脉证并治中》:发汗后,不可更行桂枝汤,汗出而喘,无大热者,可与麻黄杏仁甘草石膏汤。方二十六。麻黄(去节)四两,杏仁(去皮尖)五十个,甘草(炙)二两,石膏(碎,绵裹)半斤。上四味,以水七升,煮麻黄,减二升,去上沫,内诸药,煮取二升,去滓,温服一升。

【8】四逆汤《伤寒论·辨厥阴病脉证并治》:大汗出,热不去,内拘急,四肢疼,又下利、厥逆而恶寒者,四逆汤主之。方五。甘草(炙)二两,干姜一两半,附子(生用,去皮,破八片)一枚。上三味,以水三升,煮取一升二合,去滓。分温再服。

【9】搐鼻散《医学心悟·卷三》:治一切中证,不醒人事,用此吹鼻中,有嚏者生,无嚏者难治。搐鼻散方:细辛(去叶)、皂角(去皮弦)各一两,半夏(生用)五钱,为极细末,瓷瓶收贮,勿泄气,临用吹一二分入鼻孔中取嚏。

【10】行军散(《霍乱论·卷下》)治霍乱痧胀,山岚瘴疠,及暑热秽恶诸邪,直干包络,头目昏晕,不省人事,危急等证,并治口疮喉痛,点目去风热障翳。搐鼻,辟时疫之气。西牛黄、当门子、真珠、梅冰、硼砂各一钱,明雄黄(飞净)八钱,火硝三分,飞金二十页。八味,各研极细如粉,再合研匀,瓷瓶密收,以蜡封之。每三五分,凉开水调下。

【11】玉枢丹《是斋百一选方·卷十七》:神仙解毒万病圆;玉枢丹方:文蛤三两,捶碎,洗净,红芽大戟(净洗)一两半,山慈菇(洗)二两,续随子(去壳秤,研细,纸裹,压去油,再研如白霜)一两,麝香(研)三分。上将前三味焙干为细末,入麝香、续随子研令匀,以糯米粥为丸,每料分作四十粒。

【12】苏合香丸《苏沈良方·卷五》:治肺痿客忤,鬼气传尸,伏连殗殜等疾,又治心痛,霍乱吐痢,及诸疟瘀血等疾。苏合香丸方:苏合香、白术、朱砂、沉香、诃子肉、丁香、木香、香附子、白檀香、乌犀屑、乳香、荜茇、安息香各一两,麝香、龙脑各半两。上为末,炼蜜丸,如鸡头实大。每服一丸,温酒嚼下,人参汤亦得。

【13】紫金锭《中国药典》2010 版一部:雄黄一两,文蛤(碎洗净焙)三两,麝香三钱,红芽大戟(去皮洗净焙干)一两半,朱砂五钱,山茨菰(去皮,洗净,焙)二两,千金子(一名续随子)(去壳研,去油取霜)一两。上除雄黄、朱砂、千金子、麝香另研外,其余三味,为细末,入前四味再研匀,以糯米糊和剂杵千余下,作饼子四十个如钱大,阴干,治一切医所不能疗之疾,毒药、虫毒、瘴气、恶瘟疫伤寒等。

【14】清暑益气汤《脾胃论·卷中》:时当长夏,湿热大胜……暑邪干卫……清暑益气汤:黄芪、苍术(泔浸,去皮)、升麻,以上各一钱;人参(去芦)、泽泻、神曲(炒黄)、橘皮、白术,以上各五分;麦门冬(去心)、当归身、炙甘草,以上各三分;青皮(去白)二分半,黄柏(酒洗,去皮)二分或三分,葛根二分,五味子九枚。上件同㕮咀,都作一服,水二大盏,煎至一盏,去渣,大温服,食远。

【15】加减藿香正气散《温病条辨·卷中》：秽湿着里，舌黄脘闷，气机不宣，久则酿热，三加减正气散主之：藿香(连梗叶)三钱、茯苓皮三钱、厚朴二钱、广皮一钱五分、杏仁三钱、滑石五钱。

【16】白虎汤《伤寒论·辨太阳病脉证并治下》：伤寒脉滑而厥者，里有热也，白虎汤主之。方三十八。知母六两，石膏(碎)一斤，甘草(炙)二两，粳米六合。上四味，以水一斗，煮米熟，汤成去滓，温服一升，日三服。

【17】附子泻心汤《伤寒论·辨太阳病脉证并治下》：心下痞，而复恶寒、汗出者，附子泻心汤主之。方十八。大黄二两，黄连一两，黄芩一两，附子(炮，去皮，破，别煮取汁)一枚。上四味，切三味，以麻沸汤二升渍之，须臾绞去滓，内附子汁，分温再服。

【18】生脉散《内外伤辨惑论》：麦门冬，气寒，味微苦甘，治肺中伏火，脉气欲绝。加五味子、人参二味，为生脉散，补肺中元气不足，须用之。

【19】人参养荣汤《三因极一病症方论》：人参养荣汤，治积痨虚损，四肢沉滞，骨肉酸疼，吸吸少气，行动喘咳，小便拘急，腰背强痛，心虚惊悸，咽干唇燥，饮食无味……五脏气竭，难可振复。又治肺与大肠俱虚，咳嗽下利，喘促乏气，呕吐痰涎。人参养荣汤方：人参、当归、桂心、甘草、陈皮、白术各一两，白芍、熟地黄、五味子、茯苓各三分，远志五钱。上㕮咀每服四钱，加姜枣煎七分服。遗精加龙骨一两，咳嗽加阿胶一两。

【20】佛手散《妇人大全良方·卷二十一》：治产后血虚劳倦，盗汗，多困少力，咳嗽有痰。佛手散方：当归、川芎、黄芪各一两，北柴胡、前胡各一分。上㕮咀，每服三钱。水一大盏，桃、柳枝各三寸，枣子、乌梅各一枚，姜三片，煎至六分，去滓温服。如有痰，去乌梅。

【21】独参汤《薛氏医案·卷一》：独参汤，治一切失血，恶寒发热，作渴烦躁，盖血生于气，故血脱补气，阳生阴长之理也。人参二两，大枣十枚，水煎服。

【22】五磨饮子《医便·卷三》：五磨饮子：木香、沉香、槟榔、枳实、台乌药，五件等分，白酒磨服。治七情郁结等气，或胀痛，或走注攻冲。

【23】四味回阳饮《景岳全书·卷五十一》：四味回阳饮，治元阳虚脱，危在顷刻者。人参一二两，制附子二三钱，炙甘草一二钱，炮干姜二三钱，水二钟，武火煎七八分，温服，徐徐饮之。

【24】导痰汤《重订严氏济生方》：导痰汤方：半夏(洗七次，去皮)四两，炮天南星、橘红、麸炒(去瓤)、枳实(去皮)、赤茯苓各一两。上药㕮咀，每服四钱，水二盏，生姜十片，煎至八分，去滓，温服，食后。

【25】保和丸《丹溪心法·卷三》：保和丸，治一切食积。保和丸方：山楂六两，神曲二两，半夏、茯苓各三两，陈皮、连翘、萝卜子各一两。上为末，炊饼丸如梧桐子大，每服七八十丸，食远白汤下。

脘痛精析

1983年6月25日　张老寓所书房

药食之入，必先脾胃。而胃脘痛者，病位恰在胃，施治投药犹须详审病机，巧处分铢。现就该证常见类型和个人临证体会，作一介绍。

一、气滞胃痛(肝气犯胃)

病症特点：胃脘疼痛胀满，胀为主，痛较缓，伴胁部攻痛，嗳气、得矢则松，纳差。

病因：大多由忧郁、忿怒、精神紧张等导致气机阻滞而痛。

治疗：平肝理气。取沉香降气散[1]合丹参饮[2]。

沉香片后，白蒺藜，广郁金，制香附，川楝子，延胡索，丹参，砂仁，降香。

沉香降气散源自《张氏医通》1，有平肝气之横逆的功效。以沉香为主药，另有香附、砂仁、炙甘草、延胡索、川楝子等。其中，金铃子散[3]泻肝理气，中度痛以上方用，光胀不痛者不用。延胡索理气而兼走血分（故孕妇宜免用），而气滞痛甚者，必累及血分。此外，本证因气滞胀满，而甘草能助满，于是证不宜，故吾每以白蒺藜易之，可泻肝理气。因虑气滞常会影响血运，故治疗中合用丹参饮，以降香易檀香，乃因檀香其气芳香，太燥，芳开有余则易耗气伤津，然降香则无此弊，不香燥，且理气而走血分。

中医内科教材中气滞胃痛用柴胡疏肝散[4]（来自《景岳全书》），丁甘仁老师则多用沉香降气散，吾亦然。凡因情绪变动、忧郁而致脘痛者，投此方每效。然而，若单用降胃气之方效不著，则需考虑到气滞脘痛挟有肝气，其痛连胁（两胁皆可）者可加入四逆散[5]，即沉香降气散合四逆散加减。柴胡疏肝散亦是好方，走肝经的主要是柴胡、芍药、青皮（陈皮走中焦，少腹、两胁疼痛则须青皮）。上两方中皆用柴胡，因其对疏肝效好。肝气初发，柴胡、青皮用之佳，服用 3～4 剂，起效后则不宜久服，免劫伤肝阴；而凡肝胃气久发，或素体肝胃阴伤者，则以沉香降气散为宜，此方平肝理气（平肝气之逆），且不香燥耗气伤津，只是不宜久煎。

至于柴胡一味，在小柴胡汤[6]中主要透达少阳之邪，用于外感，故取生用，透达效强（醋炒则辛散之力减弱），9～12 g，不宜少用。而用于逍遥散[7]，则以其调经、疏肝等用于内伤杂病，每须久服，有两点很重要：一则多用醋炒（酸入肝），可去其劫肝阴之弊；二则配以当归、白芍养血柔肝，长服无碍，柴胡用量 3～4.5 g 足矣。

二、阴虚胃痛（胃阴损伤）

病症特点：胃痛而见阴伤内热。症见心烦口渴，便干艰，五心烦热，舌光红，少津，脉细或带数。胃癌患者多见。

病因：患胃病初起即见此证候者，常有阴虚体质或胃阴素虚；此外可因胃病久服香燥伤阴之品所致；或者胃癌术后化疗，口干喜冷饮，引饮不解渴。

治疗：养阴生津。方取沙参麦冬汤[8]，或益胃汤[9]合五汁饮[10]。

这类养阴药需注意掌握分量。一般来说，舌红、少苔、少津，便干或正常者，益胃汤即可，不必加五汁饮：

沙参，麦冬，玉竹，扁豆，甘草。我每加石斛，而不用桑叶。

如脉细，无热象，便烂或软，或服上三方后口渴好转，但胃脘反增胀满，纳减，便软或溏。提示此类患者大多属胃阴伤而脾气弱，须酌减养阴，适当扶脾，边养胃阴，边益脾气，否则脘痛反而增加。方取加减益胃汤（减少养胃阴药，增加扶脾之品）：

---

1 《张氏医通》引用沉香降气散（《局方》），治一切气滞，胸膈不舒，妇人经癸不调，少腹刺痛。所含药物仅四味（香附、沉香、砂仁、甘草）。伯臾先生所用之方则源自《医学心悟》。

北沙参，麦冬，川石斛，玉竹，淮山药，干荷叶，佛手片（或香橼皮）6 g，炒白芍 15～18 g，炙甘草 3 g，八月札，苏罗子，绿萼梅（或厚朴花、合欢花酌选）。

方中佛手、香橼、干荷叶性偏温，芳香醒脾；山药可补脾阴；芍药、甘草缓急止痛；八月札、苏罗子理气不伤阴；三花解郁，散而不燥，可选 1～2 味。倘有便溏者顶多以炮姜炭 1～1.5 g 反佐，而一般理气药如陈皮、砂仁等均嫌太燥。须照顾脾运，故药味不宜多，10 味左右即可。

至于胃癌患者手术、化疗、放疗后，多见胃阴虚，典型表现为心烦，喜冷饮，不思饮食，便秘，燥屎如栗，舌红绛而干。此类患者当纯用养阴、凉润之药甘寒生津，并加小生地、麦冬、京玄参、甘草（须生用），甚而用麻仁、蜂蜜、橘子汁、梨汁，患者服之会感十分舒适。无胃酸者，可加乌梅以酸甘化阴。

三、劳伤胃痛（脾胃虚寒）

病症特点：痛有规律性，饥则痛，得食则缓，每发于上午餐前（上午 10 点）、下午 3～4 点，亦有半夜、凌晨睡醒痛。其痛势绵绵，脉象可见虚细或缓而大，口不渴饮，面色萎黄，倦怠乏力，苔薄白，舌淡。

病因：劳烦（操劳）过度。中医将此证归于虚劳中，即伤胃的虚劳病。

治疗：温中健脾，取小建中汤[11]。

桂枝，炒白芍，炙甘草，生姜，大枣，饴糖。

此方主要用于十二指肠球溃疡，其中饴糖不可缺，芍药须加倍于桂枝汤 1～2 倍，倘胃部虚寒较重，以肉桂易桂枝，则温中之力可大增，散寒之功亦增。

初治可投小建中汤（痛甚者芍药倍之，饴糖 30 g）；服之症状好转则继投黄芪建中汤[12]，加强补中虚的力量；第三步则加归芪建中汤[13]（即：黄芪建中加当归汤[14]），归、芪有托补之功，可促进溃疡愈合，可作善后方剂。吾常于此方中加凤凰衣 6～9 g，以为有滋养胃黏膜的作用，并令早晨用白及粉（4.5 g）冲豆浆、鸡蛋服之（白及煎服效逊），可促溃疡吸收好转。

可随证加减：① 兼气滞，加陈皮、香附，以调理气机；饮食不慎，伤食而嗳腐吞酸，苔腻者，加焦山楂、六神曲、谷麦芽、莱菔子等消导之品。② 气虚表现突出（倦怠，面萎黄或苍白，气短无力，脉细弱虚软，舌如前），必须加炙黄芪，此即黄芪建中汤（吾每于用小建中汤后症情有改善时，加入黄芪，可使疗效得以巩固）。③ 血虚兼证较明显（心悸、心慌、眩晕）则于小建中汤中加入当归（当归建中汤[15]）和黄芪（归芪建中汤），也每加脱力草（即仙鹤草），红枣则多用几枚（7～10 枚）。④ 有胃寒之痛可加用良附丸[16]（高良姜 3 g，制香附 9 g，荜茇 3 g）；冷痛重者，细辛（1.2～1.5 g）亦可用之，这是味寒痛要药。⑤ 久痛入络，有血瘀之象（舌有瘀斑，脉象来去不爽，细涩，脉象模糊），痛处固定，轻者加炙乳没（各），重则失笑散[17]，但胃纳差者，每因此两方气味浓浊而难入口，用 3～4.5 g 即可。此法古人用于心痛证，“九心痛”中其实就包括了胃痛。

小建中汤禁用于吐酸水者（然泛清水者可用），故每须问清患者有无反酸、嘈杂，不可贸然投之。因饴糖、甘草太甜，会助酸水涌吐；偶吐酸水者尚可用，但须加入左金丸[18]、煅瓦楞（24～30 g）、乌贼骨等制酸之品。然亦须知泛酸者不全属肝有郁热，胃中虚寒，亦有属肝寒而泛酸者。其所泛酸水清稀，无嘈杂，舌不红，脉虚细，此乃肝寒泛酸。此类患者是少数，无热象，不可用左金丸，仅吴茱萸、丁香可投，可用煅瓦楞子，然剂量不宜大，15～18 g 即可。

四、寒重剧痛

病症特点：痛则头汗出，痛甚不可忍，手足冷，形寒，舌淡润，脉沉细，甚则沉伏。

病因：胃阳大虚，寒邪深重。

治疗：温阳散寒，取大建中汤[19]。

川椒，干姜，党参，饴糖。

吾每于上方中加入附子、细辛以温阳散寒止痛。此证汗出须与阳虚脱汗之证相区别。此乃痛甚而见肢冷汗出，不可误以为阳虚、阳脱而投参附龙牡之类以温阳固脱敛汗，而当温通阳气使之外达，则其汗自敛，苏合香丸倒亦可投之。若从闭脱辨之，当属虚实夹杂之内闭之证，非脱证也，当明辨之，切切。

五、火郁胃痛

病症特点：即胃热证。胃脘胀痛，以胃中胀满为甚；口渴，口臭，便燥干结，小便黄赤，苔黄腻，脉弦、滑实或带数。

治疗：清肝泄热，理气和胃。取化肝煎[20]。

青陈皮（各），芍药，牡丹皮，栀子，泽泻，贝母，加左金丸。

本方用牡丹皮、栀子和黄连清热。如此热象，何以清热之品仅三味？实因胃病多可及脾，本证不可纯用苦寒攻下，苦寒太过必定伤脾，故清热之品不可妄用，一般以黄连、栀子、牡丹皮为宜，且药味不宜多。方中青、陈皮性燥，吾每加枳实，并配以少量生大黄（3～4.5 g），使便通而胃热得泄。另外，理气之品亦不宜过燥，如厚朴之类当免用。

方中合用左金丸以助清泄肝热，虽用吴茱萸，不必惧其性热，可酌情调整两味药的比例，如热重者用连∶萸可至 6∶1；寒重热轻则连∶萸可至 1∶3。

临证所见，火郁胃痛常兼夹食滞，可取木香槟榔丸，不主张小承气[21]；倘火郁夹有脾寒，可用栀子干姜汤[22]。

六、寒热夹杂胃痛

病证特点：表现胃热脾寒，或胃热肠寒。症见胃脘痞胀，食后即作，口干而喜热饮，大便溏薄，苔薄黄。部分也有表现为胃寒肠热（胃主纳，脾主运，食后胀者多主脾运失常）。

治疗：辛开苦降，扶养中气。取半夏泻心汤[23]或黄连汤[24]。

半夏泻心汤：治胃热脾寒，属寒热相当，症见脘腹胀痛，呕吐便泄。

半夏，黄芩，黄连，干姜，人参，甘草，大枣。

黄连汤：治上热下寒或下热上寒，属寒重热轻。

黄连，炙甘草，干姜，桂枝，人参，半夏，大枣。

胃热用黄芩、黄连；脾寒用干姜、半夏；呕吐加生姜，或生姜泻心汤[25]，后者方中半夏、干姜、生姜皆为温药，本证寒重热轻，清热药味不宜太多，且用量宜轻，以免苦寒太过，如黄连宜炒用不超过 3 g，黄芩炒用 3～4.5 g 足矣。

七、停饮胃痛(胃中留饮)

病症特点：中脘胀痛，痛时有形突起，然无块物可及，常觉胃中响鸣，纳差，吐清水涎沫，或带酸水，吐后得舒，然二三日后复作。苔白滑，脉细滑，体壮者弦滑。此为实证，有邪也。

治疗：逐饮醒胃，缓急止痛。取甘遂半夏汤[26]。

甘遂，半夏，芍药，甘草，蜂蜜。

此证一般理气、止痛、养胃每每不效。《金匮》方甘遂半夏汤可用治饮留心下(胃中停饮)，"虽利心下续坚满"。吾曾用过，感觉此方不宜。该方药力峻猛，甘草、大遂相反(十八反)而伍，身体壮实而无器质性病变者方可受之而有疗效，体虚而有溃疡病者用之则往往病情加重。

吾以为，有停饮者必先除饮，早投补药无益。大凡胃痛兼吐清水者，虽为停饮为患，但多病久兼有胃虚，用甘遂半夏汤纵然可使饮减吐缓，但终觉胃中不适，难以缓解。遂改用苓桂术甘汤[27]合白术泽泻汤(即《金匮》泽泻汤：白术健脾，泽泻利水)，并加小半夏汤，药力缓和，患者服后往往饮邪得除，胃脘转舒。

另外，吾曾用苓桂术甘汤合生姜半夏汤[28]治疗停饮胃痛：

桂枝、白术、茯苓 15～20 g，制半夏 12～15 g，生姜 6 g，椒目 4.5 g，泽泻 15～20 g。另加沉香粉 0.6 g，丁香 0.6 g，黑丑 0.9 g，共研细末，分 3 次吞吸。

方中丁香温胃，沉香理气，黑丑行水，此治胃阳虚而有水饮停胃者效佳。用粉剂乃张聿青之法，其曾用黑丑 2 分(即 0.6 g)，沉香 2 分，丁香 2 分，末而服之。水饮停肠则用己椒苈黄丸[29]，亦可加用黑丑等。

此乃饮停胃脘致痛，须祛饮为治，与伤食者须消食类也，早投补药无益。

八、血瘀胃痛

病症特点：痛有定处，刺痛，面色晦暗，病程长，舌可见瘀象，脉涩或不爽。

实证：活血祛瘀，理气止痛。方取失笑散加香附、乌药等。

虚证：养血调营，和胃通络。方取调营敛肝饮[30]：当归身，白芍，阿胶，枸杞子，五味子，川芎，酸枣仁，茯苓，陈皮，木香，大枣，生姜。

调营敛肝饮原为肝虚作痛而设，用治操烦太过，营血大亏，虚气无归，横逆作痛。临床上血瘀胃痛者多为久病，营血亏少，胃气虚弱，养血调营是重要的治法。

此外，可加旋覆花、香附、郁金、延胡索等理气通络止痛。《金匮》有旋覆花汤，旋覆花与木香不同，其理气且通络，心胃瘀血者须兼通络。同时，当用轻味和血，如当归、赤白芍(各)、川芎、生地、泽兰等，不宜祛瘀重剂；如需加强活血，可用至丹参，或小剂量红花(3～4.5 g)即可。当顾及胃虚，使和血而不伤血，化瘀而不伤正。

血瘀胃痛实证者，可用乳没；血瘀胃痛日久者宜加一味虫类药，如地鳖虫等。

血瘀胃痛患者血证并不多见，无吐血、便血，故无须用止血之品。

丹参饮亦为治疗血瘀胃痛的妙方。其中，丹参和血活血，檀香理气(不入血分)，砂仁理气醒胃。因本证病在血分，吾喜用降香(色紫入血)，其香燥性比檀香和缓，也可以沉香代之(吾常首用沉香，尾用降香)。

下举一例以明用药之秘：

周浦一青年农民，20 岁左右，因受气后，人为地减食，日久饮食益减，以致不能进食(进食极少)，于周浦到处投医而无效，被诊为神经性厌食症。后来本院，症见消瘦无力，音低，不思饮食(每餐仅进流汁 1～2 匙)，肌肤甲错，面色晦滞，舌净未见瘀斑，脉细弱。药物无论汤丸，皆不能入。虽处活血之品，却难以入胃，最终自愿出院。后予单方虻虫一味，研末，日服 3～4 次，每日 1～2 分(0.3～0.6 g)。1 周后能进食，10 日以后饮食日增。

此例提示，病重而胃不能受，几近“胃气一败，百药难施”之境地。虽当投重药，但只能处以力专而精之品，小剂而进，此重药轻投也。真乃“单方一味，气死名医”。

今之治病，多鲜顾胃气，如癌症患者，胃气衰弱，仍投大剂攻毒、苦寒，或厚味扶正，皆败胃、呆胃，促其命也。虽重症轻药不效，但轻症重药亦过病所，不可不知。

九、痛定调理善后

常用方：气血虚溃疡用归芪建中汤；脾胃虚寒用香砂养胃丸[31]；单虚不寒用参苓白术散[32]。

辨病用药：白及，研粉，用鸡蛋冲入豆浆内煮，加冰糖少许，每日服用，可促胃黏膜愈合。凤凰衣：可促胃黏膜愈合；刺猬皮：可活血止痛，用于久痛入络；九香虫：理气，可排下焦之气，用于腹胀，矢气则舒。

【古方溯源】

【1】沉香降气散《医学心悟》：治气滞心痛。沉香(细锉)三钱，砂仁七钱，甘草(炙)五钱，香附(盐水炒)五钱，延胡索(酒炒)一两，川楝子(煨，去肉净)一两，共为末。每服二钱，淡姜汤下。

【2】丹参饮《时方歌括·卷下》：丹参饮，治心痛、胃脘诸痛多效，妇人更效。心腹诸疼有妙方，丹参十分做提纲，檀砂一分聊为佐，入咽咸知效验彰。丹参一两，檀香、砂仁各一钱，水一杯半，煎七分服。

【3】金铃子散《圣惠方》：金铃子散，治热厥心痛，或发或止，久不愈。金铃子、延胡索各一两。上为末，每服二三钱，酒调下，温汤亦可。

【4】柴胡疏肝散《景岳全书·卷五十六》：柴胡疏肝散治胁肋疼，痛寒热往来。陈皮(醋炒)、柴胡各二钱，川芎、枳壳(麸炒)、芍药各一钱半，甘草(炙)五分，香附一钱半，水一钟半，煎八分，食前服。

【5】四逆散《伤寒论·辨少阴病脉证并治》：少阴病，四逆，其人或咳，或悸，或小便不利，或腹中痛，或泄利下重者，四逆散主之。方十七。甘草(炙)，枳实(破，水渍炙干)，柴胡、芍药，上四味，各十分，捣筛，白饮

和，服方寸匕，日三服。

【6】小柴胡汤《伤寒论·辨太阳病脉证并治中》：伤寒五六日，中风，往来寒热，胸胁苦满，默默不欲饮食，心烦喜呕，或胸中烦而不呕，或渴，或腹中痛，或胁下痞硬，或心下悸，小便不利，或不渴，身有微热，或咳者，小柴胡汤主之。方四十八。柴胡半斤，黄芩三两，人参三两，半夏(洗)半升，甘草(炙)、生姜(切)各三两，大枣(擘)十枚。上七味，以水一斗二升，煮取六升，去滓，再煎，取三升，温服一升，日三服。

【7】逍遥散《太平惠民和剂局方·卷九》：逍遥散，治血虚劳倦，五心烦热，肢体疼痛，头目昏重，心忪颊赤，口燥咽干，发热盗汗，减食嗜卧，及血热相搏，月水不调，脐腹胀痛，寒热如疟。又疗室女血弱阴虚，荣卫不和，痰嗽潮热，肌体羸瘦，渐成骨蒸。甘草(微炙赤)半两，当归(去苗，锉)微炒、茯苓(去皮，白者)、芍药(白)、白术、柴胡(去苗)各一两。上为粗末。每服二钱，水一大盏，烧生姜一块切破，薄荷少许，同煎至七分，去渣热服不拘时候。

【8】沙参麦冬汤《温病条辨·卷一·上焦篇》五六、燥伤肺胃阴分，或热或咳者，沙参麦冬汤主之。此条较上二条，则病深一层矣。故以甘寒救其津液。沙参麦冬汤（甘寒法）：沙参三钱，玉竹二钱，生甘草一钱，冬桑叶一钱五分，麦冬三钱，生扁豆一钱五分，天花粉一钱五分，水五杯，煮取二杯，日再服。久热久咳者，加地骨皮三钱。

【9】益胃汤《温病条辨·卷二·中焦篇》：十二、阳明温病，下后汗出，当复其阴，益胃汤主之。益胃汤方：沙参三钱，麦冬五钱，冰糖一钱，细生地五钱，玉竹(炒香)一钱五分。水五杯，煮取二杯，分二次服，渣再煮一杯服。

【10】五汁饮《温病条辨·卷一·上焦篇》：太阴温病，口渴甚者，雪梨浆沃之。吐白沫黏滞不快者，五汁饮沃之。五汁饮方：梨汁，荸荠汁，鲜苇根汁，麦冬汁，藕汁或用蔗浆。临时斟酌多少，和匀凉服。不甚喜凉者，重汤炖温服。

【11】小建中汤《伤寒论·辨太阳病脉证并治中》：伤寒，阳脉涩，阴脉弦，法当腹中急痛者，先与小建中汤。方五十一。桂枝(去皮)三两，甘草(炙)三两，大枣(擘)十二枚，芍药六两，生姜(切)二两，胶饴一升。上六味，以水七升，煮取三升，去滓，内胶饴，更上微火，消解，温服一升，日三服。

【12】黄芪建中汤《金匮要略·血痹虚劳病脉证并治第六》：虚劳里急，诸不足，黄芪建中汤主之。黄芪建中汤方：于小建中汤内加黄芪一两半，气短胸满者加生姜，腹满者去枣，加茯苓一两半，及疗肺虚损不足，补气加半夏三两。

【13】归芪建中汤《聚类方广义》：黄芪建中汤……此方加当归名归芪建中汤，治诸疡脓溃之后，荏苒不愈，虚羸烦热，自汗盗汗，稀脓不止，新肉不长者。

【14】黄芪建中加当归汤《普济本事方·卷八》：伤寒发热，头痛，烦渴，脉浮数而无力，尺以下尺而弱，未可表散发汗者，黄芪建中加当归汤：黄芪(蜜炙)、当归(洗，去芦，切薄，焙干)各一两半，白芍药三两，桂枝(去粗皮，不见火)一两一份，甘草(炙)一两。上为粗末。每服五钱，加生姜三片，大枣一个，水一盏半，同煎至八分，去滓，取七分清汁，日三服，夜二服。尺脉尚迟，再作一服。

【15】当归建中汤《千金翼方·卷六》：当归建中汤，治产后虚羸不足，腹中疾痛不止，吸吸少气，或若小腹拘急挛痛引腰背，不能饮食，产后一月，日得服四五剂为善，令人强壮内补方。当归四两，桂心、甘草、芍药各六两，生姜三两，大枣(擘)十二枚。上六味，㕮咀，以水一斗，煮取三升，分为三服，一日令尽。

【16】良附丸《良方集腋·卷上》：良附丸，治心口一点痛，乃胃脘有滞，或有虫。多因恼怒及受寒而起，遂至终身不瘥，俗云心头痛者非也。高良姜(酒洗七次，焙研)，香附子(醋洗七次，焙研)，上二味，需要各焙、各研、各贮，否则无效。

【17】失笑散《太平惠民和剂局方·卷九》：失笑散，治产后心腹痛欲死者，百药不愈效，服此顿愈。蒲黄(炒香)、五灵脂(酒研，淘去砂土)，各等分，为末。上先用酽醋调二钱熬成膏，入水一盏，煎七分，食前热服。

【18】左金丸《丹溪心法·卷一》：左金丸，治肝火。一名回令丸。黄连六两，吴茱萸一两或半两。上为末，水丸或蒸饼丸。白汤五十丸。

【19】大建中汤《金匮要略·腹满寒疝宿食病脉证并治第十》：心胸中大寒痛，呕不能饮食，腹中寒，上冲皮起，出见有头足，上下痛不可触近，大建中汤主之。大建中汤方：蜀椒(炒去汗)二合，干姜四两，人参一两。上三味，以水四升，煮取二升，去滓，内胶饴一升，微火煎取一升半，分温再服，如一炊顷可饮

粥二升，后更服。

【20】化肝煎《景岳全书·卷之五十一德集·新方八阵》：化肝煎，治怒气伤肝，因而气逆动火，致为烦热胁痛，胀满动血等证。青皮、陈皮各二钱，芍药二钱，牡丹皮、栀子炒、泽泻各钱半（如血见下部者，以甘草代之），土贝母二三钱。水一钟半，煎七八分，食远温服。

【21】小承气汤《伤寒论·辨阳明病脉证并治》：阳明病，脉迟，虽汗出，不恶寒者，其身必重，短气腹满而喘，有潮热者，此外欲解，可攻里也，手足濈然而汗出者，此大便已硬也，大承气汤主之……若腹大满不通者，可与小承气汤，微和胃气，勿令大至泄下。小承气汤方：大黄（酒洗）四两，厚朴（去皮，炙）二两，枳实（大者，炙）三枚。上三味，以水四升，煮取一升二合，去滓，分温二服。初服汤，当更衣，不尔者，尽饮之；若更衣者，勿服之。

【22】栀子干姜汤《伤寒论·辨太阳病脉证并治中》：伤寒，医以丸药大下之，身热不去，微烦者，栀子干姜汤主之。方四十二。栀子（擘）十四枚，干姜二两。上二味，以水三升半，煮取一升半，去滓，分二服。温进一服，得吐者，止后服。

【23】半夏泻心汤《金匮要略·呕吐哕下利病脉证并治第十七》：呕而肠鸣，心下痞者，半夏泻心汤主之。半夏泻心汤方：半夏（洗）半升，黄芩三两，干姜三两，人参三两，黄连一两，大枣十二枚，甘草（炙）二两。上七味，以水一升，煮取六升，去滓，再煮取三升，温服一升，日三服。

【24】黄连汤《伤寒论·辨太阳病脉证并治下》：伤寒，胸中有热，胃中有邪气，腹中痛，欲呕吐者，黄连汤主之。方三十五。黄连三两，甘草（炙）三两，干姜三两，桂枝（去皮）三两，人参二两，半夏（洗）半升，大枣（擘）十二枚。上七味，以水一斗，煮取六升，去滓，温服，昼三夜二。

【25】生姜泻心汤《伤寒论·辨太阳病脉证并治下》：伤寒汗出解之后，胃中不和，心下痞硬，干噫食臭，胁下有水气，腹中雷鸣下利者，生姜泻心汤主之。方二十。生姜（切）四两，甘草（炙）三两，人参三两，干姜一两，黄芩三两，半夏（洗）半升，黄连一两，大枣（擘）十二枚。上八味，以水一斗，煮取六升，去滓，再煮取三升，温服一升，日三服。

【26】甘遂半夏汤《金匮要略·痰饮咳嗽病脉证并治第十二》：病者脉伏，其人欲自利，利反快，虽利，心下续坚满，此为留饮欲去故也，甘遂半夏汤主之。甘遂半夏汤方：甘遂（大者）三枚，半夏（以水一升，煮取半升，去滓）十二枚，芍药五枚，甘草（炙）如指大一枚。上四味，以水二升，煮取半升，去滓，以蜜半升，和药汁，取八合，顿服之。

【27】苓桂术甘汤《金匮要略·痰饮咳嗽病脉证并治第十二》：心下有痰饮，胸胁支满，目眩，苓桂术甘汤主之。苓桂术甘汤方：茯苓四两，桂枝三两，白术三两，甘草二两。上四味，以水六升，煮取三升，分温三服，小便则利。又：夫短气有微饮，当从小便去之，苓桂术甘汤主之（方见上）；肾气丸亦主之（方见脚气中）。

【28】生姜半夏汤《金匮要略·呕吐哕下利病脉证并治第十七》：病人胸中似喘不喘，似呕不呕，似哕不哕，彻心中愦愦然无奈者，生姜半夏汤主之。生姜半夏汤方：半夏半升，生姜汁一升。上二味，以水三升，煮半夏取二升，内生姜汁，煮取一升半，小冷，分四服，日三夜一服。止，停后服。

【29】己椒苈黄丸《金匮要略·痰饮咳嗽病脉证并治第十二》：腹满，口舌干燥，此肠间有水气，己椒苈黄丸主之。防己椒目葶苈大黄丸方：防己、椒目、葶苈熬、大黄各一两。上四味，末之，蜜丸如梧子大，先食饮服一丸，日三服，稍增，口中有津液。渴者，加芒硝半两。

【30】调营敛肝饮《医醇賸义》：肝主藏血，故为血海。操烦太过，营血大亏，虚气无归，横逆胀痛。调营敛肝饮主之。调营敛肝饮：当归身二钱，白芍（酒炒）一钱五分，阿胶（蛤粉炒）一钱五分，枸杞子三钱，五味子五分，川芎八分，酸枣仁（炒，研）一钱五分，茯苓二钱，广皮一钱，木香五分，大枣二枚，生姜三片。

【31】香砂养胃汤《杂病源流犀烛·卷二十七》：又有饮食不消痞，必调养脾胃，升降阴阳，宜香砂养胃汤。白术一钱，陈皮一钱，茯苓一钱，半夏一钱，香附七分，砂仁七分，木香七分，枳实七分，蔻仁七分，厚朴七分，藿香七分，甘草三分，生姜三片，大枣二枚。

【32】参苓白术散《太平惠民和剂局方·卷三》：参苓白术散，治脾胃虚弱，饮食不进，多困少力，中满痞噎，心忪气喘，呕吐泄泻及伤咳噫。此药中和不热，久服养气育神，醒脾悦色，顺正辟邪。莲子肉（去皮）、薏苡仁、缩砂仁各一斤，白术二斤，白扁豆（姜汁浸，去皮，微炒）一斤半、白茯苓、人参（去芦）各二斤，桔梗（炒令深黄色）一斤，甘草（炒）、山药各二斤。上为细末。每服二钱，枣汤调下，小儿量岁数加减服。

肝阳虚诊治概要

1984 年 8 月 29 日　张老寓所书房

古人谓肝脏体阴而用阳，在病理表现上，意为肝阴肝血可虚，肝气肝阳其用总属太过，吾以为此说片面。因五脏皆有阴阳，皆有阴阳之虚，为何唯独肝气肝阳无虚之有？据吾临证体会，在肝炎、肝硬化的病例中，肝气虚、肝阳虚并非少见。

一、肝气虚、肝阳虚的成因

不外以下几种：① 素体阴质，脏腑禀赋薄弱者，易成肝气、肝阳虚损，正如《经》云：“人之生也，有刚有柔，有弱有强，有短有长，有阴有阳”；② 寒邪直中或湿邪入肝，损伤肝气肝阳；③ 饮食寒冷或不当，久耗肝用，皆可伤气、伤阳；肝为“罢极之本[1]”，过度劳累也可损其本而致肝气虚、肝阳虚；④ 久用理气或过用寒凉苦泄损伤肝气、肝阳；⑤ 肝阴亏虚日久，阴损及阳；⑥ 生理衰退，即古人之谓“五十肝气始衰”“丈夫七八肝气衰”等。

二、肝气虚、肝阳虚的症状特点

肝气虚的主要症状是肝区隐痛或胀痛绵绵，伴体倦乏力，劳累则加剧，悒悒不乐，并可见视物易疲劳，筋软不能动；并有肝病及脾的表现，如腹胀纳呆，便溏，面色萎黄或灰滞等。其产生机制系由于肝气虚，疏泄功能低下，肝之所属肢体，器官失肝气所养之故。肝气虚的症状都可见于肝阳虚，不同的是肝阳虚临证另具如下特点：

1. 寒冷　为肝阳虚的第一特点，因肝阳虚不能温暖其有关器官及肢体经脉，故症见巅顶脑户冷、胁腹冷胀、阴冷、小腹冷，遇温则舒；并有宫冷不孕、精寒不育等。

2. 疼痛　主要表现为痛经、疝痛、巅顶或胁及少腹隐隐冷痛。

3. 血瘀　肝阳虚日久，同样可致肝主疏泄、主藏血功能异常，可见胁下癥积，少腹结块，月经色紫、瘀暗有血块，面青唇黯，或肢体爪甲色青，不耐寒冷。

4. 其他　尚可见眩晕、胎漏、囊缩，甚则寒热似疟。

肝气虚患者脉象多细而无力，而肝阳虚则脉多为沉细，舌质多见淡润或暗青，苔多薄白。

目前，中医教材没写“肝阳虚”，只言寒凝肝脉。吾以为“肝阳虚”和“肝寒证”两者有虚实不同，不可替代。肝阳虚为虚证，病程多较长，且可兼见疲乏胆怯等肝气虚的症状，胁痛

1　《黄帝内经 · 六节藏象论篇第九》：肝者，罢极之本，魂之居也，其华在爪，其充在筋，以生血气，其味酸，其色苍，此为阳中少阳，通于春气。

或巅痛、少腹痛等，多隐隐不甚剧，脉多呈虚象，正如《千金方》所描述的“肝虚寒”证，即“病苦胁下坚满，寒热腹满不欲饮食，腹胀悒悒不乐，妇人月经不利，腰腹痛，名曰肝虚寒也”。而肝寒证（或谓寒凝肝脉）则属新病，实证，虽亦可表现面青、巅痛、少腹痛、寒疝等，但肝寒之痛多剧，且可表现为干呕、吐涎沫，一般不见有肝气虚所备的症状，脉多沉弦有力。

三、肝气、肝阳虚的治法及常用方药

1. 肝气虚的治法及方药　肝气虚临证应以补虚治其本为主，少佐疏肝。参考《千金方》用药结合自己的经验，吾补肝气肝阳用人参、党参、黄芪、炙甘草、白术等，同时配以细辛、生姜、桂枝辛温通阳；少佐疏肝和血调脾，常用当归、香附、川芎、柴胡、枳壳为主加减，以助肝气之用。组方则根据《素问·藏气法时论》治肝“以甘缓之”“以辛补之”的立法，又参考了明代彭用光《体仁汇编》等书具体应用生姜、细辛、陈皮等补肝的经验，结合自己的心得组合而成。

2. 肝阳虚的治法及方药　治疗肝阳虚当以温补为主，佐以散寒通络。肝阳虚属虚寒一类，且可由肝气虚转化而来，故可于补肝气药中加以温阳药，如附片、肉桂、肉苁蓉、巴戟天、鹿角等，以及散寒药细辛、桂枝、吴茱萸、川椒等加减。

此外，关于肝气、肝阳虚的兼证治疗，可根据兼证的主次、主证等不同，配以适当的药物。

吾曾用温补肝阳的方法治疗肝炎。患者因前医过用寒凉，同时致脾气脾阳受损，当时虽转氨酶正常，但疲倦形寒，纳呆便溏，艰寐梦扰，面色㿠白，口黏腻而不干，舌淡白，苔白滑，脉虚软，此肝病传脾。常言脾胃一败，百药难施，且倘不及时救治，有肝衰竭之虞。遂投以茵陈术附汤[1]加减，调治数月而向愈。

绵茵陈 9 g，炒茅白术各 6 g，熟附块 9 g，淡干姜 6 g，广陈皮 9 g，云茯苓 15 g，砂蔻仁各,后 1.5 g，全当归 9 g，炒白芍 12 g，生熟苡仁各 15 g，炒谷麦芽各 15 g。

此证辨为肝阳虚，毫无热象是为关键。虽为肝阳虚衰，治疗中仍须顾及养肝（当归、白芍）；便溏需要加用干姜，同时可以重用生熟苡仁；方中舍栀子不用，乃因其过于苦寒。若转氨酶升高，平地木苦寒不甚，且有扶补之功，可考虑使用。

此外，慢性肝炎用乌梅丸[2]亦常有良好疗效。此方治藏（脏）寒蛔厥和藏（脏）寒久利，组方为寒温同用，方中除黄连、黄柏，尚有桂、附、姜、椒数味温热之品，并有人参大补元气。

【古方溯源】

【1】茵陈术附汤《医学心悟·卷二》：阴黄之症，身冷，脉沉细，乃太阴经中寒湿，身如熏黄，不若阳黄之明如橘子色也。当问其小便利与不利……小便自利，茵陈术附汤主之……茵陈术附汤：茵陈一钱，白术二钱，附子五分，干姜五分，甘草（炙）一钱，肉桂（去皮）三分。水煎服。

【2】乌梅丸《伤寒论·辨厥阴病脉证并治》：蛔厥者，其人当吐蛔。今病者静，而复时烦者，此藏寒也。蛔上入其膈，故烦，须臾复止；得食则呕，又烦者，蛔闻食臭出，其人常自吐蛔。蛔厥者，乌梅丸主之。又主久利。方一。乌梅三百枚，细辛六两，干姜十两，黄连十六两，当归四两，附子（炮，去皮）六两，蜀

椒(出汗)四两，桂枝(去皮)六两，人参六两，黄柏六两。上十味，异捣筛，合治之。以苦酒渍乌梅一宿，去核，蒸之五斗米下，饭熟捣成泥，和药令相得。内臼中，与蜜杵二千下，丸如梧桐子大。先食饮服十丸，日三服，稍加至二十丸。禁生冷、滑物、臭食。

论脉之数热迟寒

1983 年 7 月 2 日　张老寓所书房

西医学的心律失常，多属于中医的“心动悸，脉结代”一类病证，古方书上多宗仲景炙甘草汤为主方治疗。吾在多年临证中体会到，此证病因复杂，证型错综，兼证各异，治疗中必须凭脉察色，辨证精详，用药的当，方可取效。尤其是一些反复投药、效果欠佳者，往往寒热夹杂，更须悉心推究，正确把握病机，切不可死守一证一方。

心律失常者除有心悸怔忡，甚或胸痛、晕厥等临床表现外，在脉象上常可见数(促)，迟(结、代)，散乱等。一般认为数(促)为热，迟(结、代)为寒，其实不尽然。重要的是四诊合参，有时则需舍脉从证，不能拘于“数热迟寒”之说。

以数(促)脉而言，“阳盛则促”“数为阳热”。《濒湖脉学》有“促脉惟将火病医”和数脉“只将心肾火来医”之训。确实，这类脉象在心律失常者多见阴虚火旺，治疗当守养阴清心为主，即便可用复脉汤(炙甘草汤[1])，亦多去桂、姜、酒，而重用养阴清热之味。这种情况在心肌炎患者中见到的最多，热盛者甚至可用犀角地黄汤[2]类。我曾去胸科医院会诊一例急性心肌炎患者，证见热盛，口干，早搏时多时少，脉数大促，舌红干，激素面容，用犀角(广犀角)地黄汤加味而控制病情，撤去激素。但是临证亦可见脉数、促、沉细或微细，面浮肢肿，动则气促，舌淡形寒，切不可因其脉数而作热看，而应当四诊合参，辨作心气心阳虚衰，守温补之法，以益气温阳之剂治疗，如附、桂、参、芪之类。《濒湖脉学》对数(促)脉又有“实宜凉泻虚温补”之言，于临证是有指导意义的。其实，最棘手的还是寒热夹杂，阴阳互损，逢此，吾每取附片合黄连，或附子合生地黄、麦冬同用，常可取效。以下两案例即是这种情况的处理。

案一：王左，63 岁。1983 年 9 月 26 日初诊。

冠心病房颤多年，动辄发剧，胸闷、气急、跗肿，便成形，日 7～8 次，量少，舌光，淡红，脉数促不匀。此乃心脏气阴大亏，累及脾阳，便失收摄之故。治拟益气阴，助脾阳。

熟附片先煎 6 g，炒黄连 3 g，麦冬 12 g，党参 15 g，生黄芪 20 g，炒白术 10 g，炒白芍 18 g，淮小麦 30 g，丹参 18 g，五味子 6 g，生龙齿先煎 15 g。

按：此案患者房颤，脉数促不匀，便频、跗肿，舌虽光，然其红不甚，乃阴损及阳，故可仿附子泻心汤[3]意，方中附子合黄连，并和益气养阴的生脉散同用。镇静之品用龙齿为宜，镇心而不下沉；磁石则有下沉之力，此例便频非所宜。

案二：徐左，72岁。1983年7月7日初诊。

心悸怔忡，气急，尿少足肿，夜间不能平卧，脉空大，促结不匀，舌红，苔薄白腻而干。心脏阴伤及气，循环失常，水湿潴留。治拟养心而利水湿。

熟附片先 12 g，炒黄连 3 g，炙甘草 9 g，党参 12 g，麦冬 15 g，猪茯苓各 15 g，泽泻 20 g，块滑石包 20 g，紫石英先 20 g，全瓜蒌切 12 g，汉防己 15 g，阿胶珠 9 g。

按：这一位其实也是房颤伴心力衰竭的患者，肿、喘、悸同时并见。气急、肢肿，舌红苔干似阴虚饮证，然脉空大而快慢不一，则为阳气受损之象，故吾辨之阴伤及气而饮邪为患，以附子合黄连，并投猪苓汤[4]治之。

再说迟（结、代）脉。传导阻滞，窦房结功能低下均多见迟、结脉，而代脉则多出现于早搏者。“阴盛则结”“迟而无力定虚寒”。临床上常用麻黄附子细辛汤[5]类治疗，确实有效，但临证又有不少例外，如迟而有力则非此方所宜。1976年，我曾治一例窦房结功能低下的患者，脉迟结，舌淡苔白，反复晕厥，据辨证处以桂枝甘草汤[6]加附、参、芪等味，反复治疗月余不效。后斟酌再三，悟其病久，阳伤日久必损阴分，遂加用麦冬注射液阴阳并调而获效。此例提示，即使尚无阴伤之象，病久者仍须考虑到可能出现阴阳互损之变。至于脉迟或结，而有口干、夜间升火、舌红，则多考虑为阴损及阳，同样须阴阳并调，我每取苦参片代替附子，亦有强心利尿之功。请参阅下例病案。

案三：陈左，12岁。1984年2月16日初诊。

自幼患心肌炎，迄今已十载。时有胸痛，夜间升火面红，脉细结不匀，舌淡白，苔薄。自幼得病，脉证合参，似属阴阳受损，心脏失养。

党参 12 g，黄芪 18 g，麦冬 12 g，五味子 6 g，炒白芍 15 g，制熟地 12 g，阿胶烊冲 9 g，苦参片 9 g，炙甘草 10 g，茶树根 30 g，炙龟板 15 g。

按：此案患者为频发室性早搏，症见夜间升火面红，当属阴虚，然脉细结、舌淡白则显阳虚，吾以为此乃阴虚损及阳气，故治拟阴阳同调。方中炙甘草汤去桂枝、生姜，并加生脉散、龟板以益气滋阴，正是虑其已有阴阳互损。

吾于临证中体会到，气阴两虚，有热象而脉迟（结、代）者，用苦参效好。而万年青根则于寒热两证均宜，且与炙甘草同用，可减其苦寒损脾败胃之弊；倘用于虚寒者，再合附子，则强心功效更著。

脉结代者，均有气血流通不畅，故在辨阴阳虚实寒热的基础上，补益中须加流通气血之品，如归、芎、益母草、丹参等。但结、代脉两者又有区分，《濒湖脉学》所谓“结脉皆因气血凝”，故应着重行气和血；“代脉都因元气衰”，则重在补益心气，尤其是成联律的代脉，心脏虚弱更明显，故古人有“结轻代重自殊涂（途）”之说。

此外，倘见脉象散乱，乍大乍小，乍迟乍数，尤为重笃（如房颤），当引起注意。至于散乱如“雀啄”者，即所谓“如屋之漏，如水之流，如杯之复”，时断时续，乃欲脱之象，是属脾脏真气将绝，后天无源，百药难施之候。

【古方溯源】

【1】炙甘草汤《伤寒论·辨太阳病脉证并治下》：伤寒脉结代，心动悸，炙甘草汤主之。方三十九。甘草（炙）四两，生姜（切）三两，人参二两，生地黄一斤，桂枝（去皮）三两，阿胶二两，麦冬（去心）半斤，麻仁半斤，大枣（擘）三十枚。上九味，以清酒七升，水八升，先煮取八味，取三升，去滓，内胶烊消尽，温服一升，日三服。一名复脉汤。

【2】犀角地黄汤《备急千金要方》：治伤寒及温病应发汗而不汗之内蓄血者，及鼻衄吐血不尽，内余瘀血，面黄、大便黑。消瘀血方：犀角一两，生地黄八两，芍药三两，牡丹皮二两。上四味（㕮碎），以水九升，煮取三升，分三服。喜妄如狂者，加大黄二两，黄芩三两；其人脉大来迟，腹不满自言满者，为无热，但依方不须加也。

【3】附子泻心汤《伤寒论·辨太阳病脉证并治下》：心下痞，而复恶寒、汗出者，附子泻心汤主之。方十八。大黄二两，黄连一两，黄芩一两，附子（炮，去皮破，别煮取汁）一枚。上四味，切三味，以麻沸汤二升渍之，须臾绞去滓，内附子汁，分温再服。

【4】猪苓汤《伤寒论·辨阳明病脉证并治》：若脉浮、发热、渴欲饮水、小便不利者，猪苓汤主之。方十三。猪苓（去皮），茯苓，泽泻，阿胶，滑石（碎），各一两。上五味，以水四升，先煮四味，取二升，去滓；内阿胶烊消。温服七合，日三服。

【5】麻黄附子细辛汤《伤寒论·辨少阴病脉证并治》：少阴病始得之，反发热，脉沉者，麻黄附子细辛汤主之。方一。麻黄（去节）二两，细辛二两，附子（炮，去皮，破八片）一枚。上三味，以水一斗，先煮麻黄，减二升，去上沫；内诸药，煮取三升，去滓，温服一升，日三服。

【6】桂枝甘草汤《伤寒论·辨太阳病脉证并治中》：发汗过多，其人叉手自冒心，心下悸欲得按者，桂枝甘草汤主之。方二十七。桂枝去皮，四两，甘草炙，二两。上二味，以水三升，煮取一升，去滓，顿服。

邪犯心包与邪气入心

1984年7月2日　张老寓所书房

古有"心包代心受邪"一说，不直言心脏受邪，皆因"心者，君主之官""心者，脏之尊号，帝王之称也"，所以尊君而讳言。吾在多年临证中体会到，根据《难经》《素问》《诸病源候论》等经典所论，并参合临证所见，不仅心包可受邪，而且心脏本身也可受邪。邪犯心包和邪气入心两者是不同的。邪犯心包主要表现为心主喜乐神志方面功能失常，外感疾病多见；而邪气入心，即心本脏受邪，则常表现为心主血脉失常，内伤杂病为多。心本脏受邪主要有风寒暑湿火及邪毒秽浊入心，而其他病因中常见有痰、瘀、水（饮）等邪入心。

一、临床常见的心本脏受邪（邪气入心）的几种病证

1. 风邪入心　一为风寒湿邪客肢体传入，而成"心痹"，脉失通利；亦可风兼邪毒，由经外直接入心。心痹者，初见肢体风湿痹痛，时或身热，后渐见心悸、胸闷、气促、倦怠、双颧红；随病程日久，还可见头晕，怔忡，自汗肢冷，乏力短气，胸闷烦躁，唇舌青紫；入腹及肝则

胁下癥积，面色青灰；病久累肺及肾，可见气喘、咯血，不能平卧，溲短肢肿而成“心水”之证（水饮入心），甚则额汗如珠，阴阳离乱而厥脱。风兼邪毒入心者，早期状如感冒，咽干、咽痛或有发热；继则邪入于心，心主血脉无能，而见脉来结代，心悸胸闷，乏力气短；重则喘促肢肿，乃至喘脱。

2. 寒邪入心　多由素体阳虚而伤于外寒所致。主症为心痛，特点是脊寒肢冷，心痛剧烈，甚则欲厥，或见面手足青，得温方缓；并可兼阳虚或痰浊。与单纯心阳虚衰之胸痹心痛不同的是，寒邪入心者病程多短，其痛皆甚，脉来沉紧有力，而虚象并不明显。

3. 痰瘀入心　痰、瘀可各自单独入心致病，但更多见的是相兼入心。痰的产生多因脏腑失调，亦与脾运无力及恣食膏粱有关；瘀之产生，则可因痰、因寒、因虚或因气滞而致经脉失畅而生。痰、瘀皆可随脉入心。痰瘀入心主要表现为胸痹、心悸怔忡、气促似喘、不寐、善忘等。

二、关于邪气入心的治疗

1. 风邪入心之心痹　《内经》明确指出：“心痹者，脉不通。”可见外邪入心其主要致病关键为闭阻心脉，故应以通脉为主要治则；若久病心气受损又当配以益气养心，心气充，脉气通，则外邪难羁而散。吾常以丹参饮、桃红四物汤[1]等参以四君子汤[2]、生脉散益气养心，及少量祛风胜湿药加减组合化裁进行治疗。临证如有外感证者，应予适当清解，如外感证不明显则重在通脉活血养心，因“心主血脉”，心气充旺，脉气通畅，则心之功能必然正常；久病心气、心阳受损，阳虚饮停，凌心射肺，则当益气温阳，蠲饮平喘。

邪毒入心多易犯脏腑、精气尚未长实之青少年。若见表证皆宜解表清热；凡见咽痛舌红，脉促数不匀、舌红绛者，当予大剂凉血解毒，如犀角地黄汤加大青叶、连翘等；脉结代则用茶树根、苦参或万年青根。如邪毒入心日久，耗伤气阴，则予益气清滋养阴，亦辅少许解毒之品；对心水证的治疗则主以温振心阳，强心利水，每用真武汤、猪苓汤、茯苓甘草汤、防己黄芪汤化裁，并常加万年青根、桑白皮、葶苈子等。

2. 寒邪入心　多见心痛较甚，应予温散寒邪。吾每投以温热之品以散寒止痛，如四逆汤及乌头赤石脂丸[3]。只是乌头、赤石脂等收涩敛邪，早用于病不利，宜用于久病正气耗散者；此外便结者亦当慎用。

3. 痰瘀入心　对痰浊入心者，吾喜用温胆汤类方，痰热者选黄连温胆汤[4]，兼肾虚者当重视补肾以化痰，十味温胆汤[5]是最合适的了。瘀血入心，胸痛明显者，治以活血通脉，如血竭、失笑散、炙乳没等；痛久见缓者，多兼正虚，多从缓图治，忌予攻伐。轻者只用丹参、当归、川芎、益母草等常用之品，并予扶正；重者才用生蒲黄、乳没或失笑散。如有饮瘀交阻者，应加上温阳化饮之剂，如真武汤、苓桂术甘汤等化裁，免损伤正气；有水肿或饮凌心肺时方加车前子、葶苈子等利水泻肺。

【古方溯源】

【1】桃红四物汤《玉机微义》：元戎加味四物汤治瘀血腰痛，本方加桃仁、红花，按此厥阴例药也。《医宗

金鉴·卷四十四》：若血多有块，色紫稠黏，乃内有瘀血，用四物汤加桃仁红花破之，名桃红四物汤。

【2】四君子汤《太平惠民和剂局方·卷三》：四君子汤治荣卫气虚，脏腑怯弱，心腹胀满，全不思食，肠鸣泄泻，呕哕吐逆，大宜服之。人参(去芦)、甘草(炙)、茯苓(去皮)、白术各等分。上为细末，每服二钱，水一盏，煎至七分，通口服，不拘时，入盐少许，白汤点亦得。常服温和脾胃，进益饮食，辟寒邪瘴雾气。

【3】乌头赤石脂丸《金匮要略·胸痹心痛短气病脉证并治第九》：心痛彻背，背痛彻心，乌头赤石脂丸主之。赤石脂丸方：蜀椒(一法二分)一两，乌头(炮)一分，附子(炮，一法一分)半两，干姜(一法一分)一两，赤石脂(一法二分)一两。上五味，末之，蜜丸，如梧子大，先食服一丸，日三服，不知，稍加服。

【4】黄连温胆汤《六因条辨·伤暑条辨二十六条》：伤暑条辨第四，伤暑汗出，身不大热，而舌黄腻，烦闷欲呕，此邪踞肺胃，留恋不解。宜用黄连温胆汤，苦降辛通，为流动之品，仍冀汗解也。

【5】十味温胆汤《世医得效方·卷八》：十味温胆汤治心胆虚怯，触事易惊，梦寐不祥，异象感惑，遂致心惊胆慑，气郁生涎，涎与气抟变生诸证，或短气悸乏，或复自汗，四肢浮肿，饮食无味，心虚烦闷，坐卧不安。半夏(汤洗七次)、枳实(去瓤，切，麸炒)、陈皮(去白)各三两，白茯苓(去皮)两半，酸枣仁(微炒)、大远志(去心)、甘草(水煮，姜汁炒)一两，北五味子、熟地黄(切，酒炒)、条参各一两，粉草五钱。上剉散，每服四钱，水一盏半，姜五片，枣一枚，煎不以时服。

释病解诊三则

案一 胸痹案(张老寓所书房)

杜左，73岁。1983年6月1日上午来诊。

罹冠心病近20年，5年前患急性心肌梗死(前间壁)，1982年底症状加重，拟“再梗”住院(有心电图典型表现)。此后心绞痛频作，几乎每周均有发作，服西药(硝酸酯类、利尿剂等)治疗，并曾服用瓜蒌薤白类方。近周余处求诊，先后二诊，服中药调治，症见好转，案录于下：

一诊(1983年5月22日)会诊：有冠心病、心肌梗死病史。诉左胸时有痞闷隐痛，足跗中度浮肿，便软日行二次，起夜频多，脉左寸细弱，左关尺虚弦，右手虚弦，舌质淡红苔薄白。病久心气已虚，营血不足，心脏失养，脾虚运弱，水湿下注。治拟调养心脾，理气和血而化水湿。

熟附片先6 g，云茯苓15 g，旋覆梗包9 g，汉防己12 g，炒白术9 g，紫丹参15 g，炒延胡索9 g，炒白芍12 g，炒当归10 g，生黄芪15 g，川桂枝4 g，生晒参另煎冲6 g。4剂。

二诊(1983年5月27日)：服上方后夜寐较安，胸痛见减，然午后及午夜仍有阵发性心前区隐痛，伴左胸痞闷，约3～5分钟后缓解，足跗微肿，二便如前；素有痰饮，每日咯痰数口。静息心电图无特殊变化。舌淡红，苔中后薄白，脉左寸细弱，余部虚弦而小。心气耗伤已久，阳亦累亏，鼓动乏力，兼痰湿郁阻，血液循行涩滞。再拟前法参入化痰湿之品。

熟附片先9 g，云茯苓 15 g，紫丹参 15 g，广郁金 9 g，川桂枝 5 g，新会皮 6 g，炒当归 10 g，炒酸枣仁 10 g，炒白术 10 g，制半夏 12 g，失笑散包10 g，炙远志 6 g，生晒参另煎冲6 g。5 剂。

另：参三七粉 1 g，沉香粉 1 g，二味和匀，分 2 次吞。10 剂。

顷诊，心前区隐痛，二日来未发，服上方后有困倦嗜睡，近两日则感精神较振，神疲体倦好转。足跗微肿已退，尿频量多，纳食正常，夜寐亦安，日咯薄白痰数口。舌色转红，左微灰，苔中、后薄白腻，脉左寸细弱已稍有力，余部虚弦而小。心阳心气渐有恢复之机，气血流行亦有恢复正常之象，病情趋好转之佳兆也。前法既见效机，自当扬鞭再进。

熟附片先9 g，汉防己 12 g，川桂枝 6 g，全当归 12 g，生晒参 6 g另煎冲，炒白术 12 g，炙甘草 4.5 g，生蒲黄包12 g，生黄芪 18 g，云茯苓 15 g，紫丹参 15 g，制半夏 12 g。5 剂。

张老：该患者心气心阳皆虚，无力鼓动血脉，"不通则痛"也。故拟益心气，和血通络。取人参汤[1]、苓桂术甘汤加和血通络之品。药后症见好转，但因停用 2 日而症又有加重，且二诊了解有痰饮病史，遂参入失笑散以及化痰之品（二陈汤[2]），祛瘀止痛，化痰宽胸；另加参三七粉 1 g，沉香粉 1 g，早晚分次吞服。三诊时，已 2 日胸痛未作，精神亦见好转，再处以人参汤、苓桂术甘汤、防己黄芪汤和当归补血汤[3]治之。

该患者属心阳不振，心气虚弱，前已予生晒参，可考虑进一步用红参。但目前患者因用利尿剂，尿量较多，舌见转红，有伤阴之兆，红参尚不宜，暂用生晒参。

患者胸痛午后 2 点和午夜后定时发作，是虚象。此两时点均为阴阳交接之时，午后乃阳尽阴生，而午夜后则为阴尽阳生，凡体虚者多阴阳交接困难，于此时病象每每加重。

患者左寸脉由小转为较大，是好转之佳兆也。用二诊处方后，初觉困倦嗜睡，后则精神较振，此亦佳象，乃因所投之方为兴奋强心方剂，服后无烦躁不眠而安静欲寐者，乃受药也，提示药对病证；后两日精神好转，病趋稳定，这种转变正是药后病情好转的一个过程。

方中参三七乃和血之用，非破瘀也。二诊时加失笑散为止痛之用，然五灵脂气味浓烈，难入口，故三诊时症见好转则单用生蒲黄。

案二　多寐（张老寓所书房）

叶左，74 岁。1984 年 3 月 10 日上午来诊。

近感多寐，乏力，胸脘微闷，足跟痛，晨起口干，纳佳，便软，体丰，面红润，舌淡胖，边稍暗，满布薄白松腻苔，脉左滑，右细滑。前服参茸补膏类，其症反甚。此乃痰湿弥漫，非体虚所致也，故治拟化痰开窍安神，拟涤痰汤[4]加减。

云茯苓 15 g，新会皮 9 g，制半夏 10 g，炙甘草 1.5 g，炒枳壳 9 g，鲜竹茹 9 g，制南星 6 g，炙远志 6 g，细石菖蒲 6 g，生熟苡仁各15 g。7 剂。

张老：此例多寐，足跟痛，切不可作虚证看。其苔白腻，其脉滑，乃痰湿蒙蔽所致，虽无咳嗽咯痰，但中医认为有无形之痰，故当作痰湿治。此不若少阴病之但欲寐，该证当有虚寒之象，脉细弱无力，舌淡胖，而无腻苔。

临证用药当注意加减及剂量。此方中甘草仅用 1.5 g，乃因其有痰湿，胸脘不畅。倘痰湿过重则不用甘草，当投平胃散类。此方用甘草还在于取其缓和之性，以缓半夏、南星之燥。临证甘草用量很有讲究，1.5 g、3 g、4.5 g、6 g、9 g，各有不同的适应证。

方中用鲜竹茹以清化热痰（虑其口干，微有热象），不必苦寒之品，投此味即可。加南星、远志使化痰湿之力更雄，且可安神定志；痰湿须开，故石菖蒲一味必用，取其化痰湿开窍之功；生、熟苡仁则给湿邪以去路。此例以痰为主，故取温胆汤意，倘湿邪为主则当投平胃散类。

临证用药，很有讲究，尤其病后调理。如温病后低热未清，口干，舌偏红，宜竹叶石膏汤[5]（石膏 15～18 g 即可），乃因炉烟虽熄，灰中有火，当防复燃。此时石膏用小剂量，不若白虎汤、清瘟败毒散、麻杏石甘汤等，其中石膏须用至 60～120 g（清燥救肺汤用石膏小剂量，15～18 g，其意与竹叶石膏汤中石膏相类也）。若温病后无余热，而肺胃阴伤，可用益胃汤之类；有脾虚见证或素体脾虚，可予参苓白术散，较为平和；倘脾气虚寒而夹湿便溏，宜香砂六君丸[6]主之。故温病之后期亦有需用甘温益气及燥湿健脾之品者。

案三　春温（热入营血，肝风内动）（曙光医院六病区）

沈左，31 岁。1984 年 4 月 5 日上午会诊。

患者起病九日，初病劳累后高热，伴头痛、呕吐，第三日收进病房。入院后高热持续不退，无呕吐、头痛，稀便 3 次；第四日出现神志症状（命名性失语）；第五日晚出现昏迷，谵语；第六日晚上因痫样发作，抽搐、呼吸暂停而行气管切开术，以呼吸机辅助呼吸，并进入中度昏迷；第七日恢复自主呼吸，第八日因再次抽搐，重新使用呼吸机，并处深昏迷。经多院会诊，诊为散发性病毒性脑炎，目前以支持、抗生素、激素等治疗。

顷诊：身热不退，不省人事，四肢不温，目开口闭，小便自遗，大便秘结，痰少色黄，苔黄腻，脉细小数。查体：体温 39～40℃，血压 110/70 mmHg，心率每分钟 84 次左右；对光反射极迟钝地存在，其余反射全部消失；肌张力 0 级（用肌松剂去自主呼吸）。证属热深厥深，清窍受蒙。试拟通腑泄热，清营息风。

金银花 30 g，连翘心 18 g，黄芩 12 g，生栀子 12 g，生升麻 9 g，鲜石菖蒲 15 g，牡丹皮 9 g，广郁金 12 g，鲜生地 30 g，鲜石斛 30 g，生大黄后下 6 g，玄明粉冲 6 g，羚羊角粉吞 0.9 g，嫩钩藤后 20 g，广犀角先 12 g。1 剂。

另：安宫牛黄丸[7] 2 粒（或紫雪丹），以水化之，分 2 次灌服。

张老：本患者已经过各院会诊，先后处以清营汤[8]和礞石滚痰丸[9]、安宫牛黄丸、紫雪丹，并捣生附子敷足底心，依然无汗高热，神识不清，实为重症。该患者病起燕尔新婚，复感外邪，病以伤寒，恰应古语“伤寒偏死下虚人”（现临证见有小便自遗），乃因为新婚必有肾精耗伤，下元亏虚，伤寒热病则尤宜灼伤阴液，热盛动风，深入下焦，耗伤阴精，使病情复杂难愈，预后较险恶，但也并非了无转机。吾曾去三院会诊，一女大学生罹病毒性脑炎，昏迷月余后方苏醒，身热渐退，但后遗症严重。

从此例来看，体温持续在 39～40℃，病已入营血，且动肝风，手足不温是为热深厥深，当为“犀角地黄汤”“三甲复脉汤”之方证。然患者痰黄，舌苔黄腻，有痰热闭阻之象，故不可遽投此二方，而当加减用之，以清营透热为妥。倘有汗，脉大而有力，可用石膏（用至60 g或更多）；方中石菖蒲、郁金开郁、透发、辟秽（给热邪透发开一条路），硝、黄则通腑泄热；鲜生地、石斛养阴、护津、清热；羚羊角粉、钩藤镇肝息风；生升麻清热力强可多用，且有引药上达于脑的作用。此外，可投以西洋参（或皮尾参），野山参似不宜，气有余便是火。至于开窍剂要用足，且须用到神志清醒。药源不足的话，请家属一定设法满足。

此例三甲复脉汤暂时不宜，该方须到温病后期，热基本已退，苔不甚腻，虚风内动，则可投之。此例肢冷亦非阳虚欲脱，乃热深厥深，故不必用附子泥敷足底。

【古方溯源】

【1】人参汤《金匮要略·胸痹心痛短气病脉证并治第九》：胸痹，心中痞留，气结在胸，胸满，胁下逆抢心，枳实薤白桂枝汤主之，人参汤亦主之。人参汤方：人参、甘草、干姜、白术各三两。上四味，以水八升，煮取三升，温服一升，日三服。

【2】二陈汤《太平惠民和剂局方·卷四》：二陈汤，治痰饮为患，或呕吐恶心，或头眩心悸，或中脘不快，或发为寒热，或因食生冷脾胃不和。半夏(汤洗七次)、橘红各五两，白茯苓三两，甘草(炙)一两半。上为㕮咀。每服四钱，用水一盏，生姜七片，乌梅一个，同煎六分，去渣，热服，不拘时候。

【3】当归补血汤《内外伤辨惑论·卷中》：当归补血汤，治肌热，燥热，困渴引饮，目赤面红，昼夜不息。其脉洪大而虚，重按全无。黄芪(炙)一两，当归(酒洗)二钱。上件㕮咀，都作一服，水二盏，煎至一盏，去柤，温服，空心食前。

【4】涤痰汤《奇效良方·卷中》：涤痰汤，治中风痰迷心窍，舌强不能言。南星(姜制)、半夏(汤洗七次)各钱半，枳实(麸炒)二钱，茯苓(去皮)二钱，橘红一钱半，石菖蒲、人参各一钱，竹茹七分，甘草半钱。上作一服，有作一服水二钟，生姜五片，煎至一盅食后服。

【5】竹叶石膏汤《伤寒论·辨阴阳易差后劳复病证并治第十四》：伤寒解后，虚羸少气，气逆欲吐者，竹叶石膏汤主之。竹叶石膏汤方：竹叶二把，石膏一斤，半夏(洗)半升，麦冬(去心)一升，人参二两，甘草(炙)二两，粳米半升。上七味，以水一斗，煮取六升，去滓；内粳米，煮米熟，汤成去米，温服一升，日三服。

【6】香砂六君丸《重订通俗伤寒论·第九章》：香砂六君丸：党参、白术、茯苓、制香附各二两，姜半夏、广皮、炙甘草各一两，春砂仁两半。水法为丸，每服两三钱。专治中虚气滞，饮食不化，呕恶胀满，胃痛，腹鸣泄泻等症。

【7】安宫牛黄丸《温病条辨·卷一》：太阴温病，不可发汗，发汗而汗不出者，必发斑疹，汗出过多者，必神昏谵语。神昏谵语者，清宫汤主之，牛黄丸、紫雪丹、局方至宝丹亦主之。安宫牛黄丸方：牛黄一两，郁金一两，犀角一两，黄连一两，朱砂一两，梅片二钱五分，麝香二钱五分，真珠五钱，栀子一两，雄黄一两，金箔衣，黄芩一两。上为极细末，炼老蜜为丸，每丸一钱，金箔为衣，蜡护。脉虚者人参汤下，脉实者银花、薄荷汤下，每服一丸。

【8】清营汤《温病条辨·卷一》：脉虚，夜寐不安，烦渴，舌赤，时有谵语，目常开不闭，或喜闭不开，暑入手厥阴也。手厥阴暑温，清营汤主之；舌白滑者，不可与也。清营汤方（咸寒苦甘法）：犀角三钱，生地五钱，玄参三钱，竹叶心一钱，麦冬三钱，丹参二钱，黄连一钱五分，金银花三钱，连翘(连心用)二钱。水八杯，煮取三杯，日三服。

【9】礞石滚痰丸《医宗金鉴·卷三十》：礞石滚痰丸，治实热老痰之峻剂，虚寒者不宜用。黄芩八两，大黄酒蒸，八两，沉香忌火，五钱，礞石(焰消煅过，埋地内七日用)一两。上四味，为细末，水丸川椒大，量人大小用之，用温水一口，送过咽即仰卧，令药徐徐而下，半日不可饮食，勿起身行动言语，待药气自胃口渐下二肠，然后动作饮食。服后喉间稠黏壅滞不快，此药力相攻，故痰气泛上也。少顷药力至，而渐逐恶物入腹下肠，效如响应。

第二篇

医事记实

〈编者按〉

本篇乃伯臾先生晚年临证实录，包括脉案以及其对脉案的分析和对病患的医嘱。我们从其古稀、耄耋之年积累的长达十三年(1974 年 8 月 3 日至 1987 年 8 月 18 日)的脉案中，选录了多达 284 个病例，1 100 余则脉案，并按病证归于九大病系。录入忠于原文，以求真实反映先生临证思维过程。

伯臾先生谙熟经方典籍，中医理论功底深厚，诊病处方，随证灵活变通。其不拘时方经方，融会贯通，明辨病机，择善而用；善用仲景之法而不泥仲景之方，并常据临证所悟，法古开今而多有发明。简约的脉案蕴含着深邃医理和丰富经验，炉火纯青的临证技艺尽现于字里行间。精读细品，理法方药丝丝入扣；逐诊探微，化裁出入终有归依；验之临床，破疑解难常获良效。如此案篇，实令人百读不厌。

此外，本篇亦录入了不少伯臾先生自己写的按语("臾按")，将有助读者领会先生精妙的辨证思路和遣方用药。至于编者按，则是本人结合侍诊经历读脉案的一点拙见，不乏肤浅，万望不会干扰读者对脉案体悟和理解。

一、外 感 病 证

伯臾先生年轻时在乡间悬壶十余年，诊疗过无数外感热病、危急重症，他融贯寒温，常以单刀直折的方药出奇制胜，疗效卓著，可惜没有留下记录。在他晚年业医生涯中，因为地域变化和时代变迁，所遇的疾病谱发生了很大变化，外感病证已经很少见了。不过我们还是从先生存留的医事记录中精选到了七种外感病证的部分脉案，分别是感冒、春温、湿温、暑温、秋温、秋燥及疫毒。从这些脉案中，依然可以清晰感受到先生当年深厚的外感热病辨治功底和出神入化的遣药风格。

感 冒

(1) 杜男，27 岁，反复感冒/腹主动脉炎(本案剂量按每钱 3 g 换算)

一诊　1975 年 4 月 17 日

因高热咽痛升火颧红，住市六医院。住院期间经检查发现有"腹主动脉炎"，住院将近一年。出院后四个月来，易感冒，常伴高热(40℃以上)。顷诊，低热未已(T37.5～38℃)，仍泼尼松口服治疗中。颧红升火，咽痛口干，中上腹作胀，神疲乏力，舌边红，苔根腻，脉小滑数。热毒久蕴，阴液灼伤，腹主动脉炎症，血行失畅，则腹胀不适，拟滋阴活血，清热解毒。

大生地 15 g　[1]京元参 12 g　川石斛(先) 18 g　光桃仁 9 g　杜红花 4.5 g
京赤芍 12 g　炒丹皮 9 g　金银花 15 g　大红藤 30 g　败酱草 30 g
广郁金 9 g

7 剂

二诊　1975 年 5 月 7 日

诉服上药后症情好转，守前法略为增减，续服 14 剂。上周身热未发，作呕已止，咽痛脘闷腹胀，舌苔如前，脉小滑。症势已趋稳定，但顽疾久病，不易速愈，仍守前法出入。

京元参 9 g　川石斛(先) 15 g　麦门冬 9 g　忍冬藤 12 g　香白薇 12 g
大红藤 30 g　败酱草 30 g　佛手片 6 g　生谷麦芽(各) 12 g

7 剂

三诊　1975 年 5 月 14 日

服上药后身热未作，脘闷已见好转，咽红肿已平，痛未止，舌边红，苔根腻未化。守前法。

1　京元参：即京玄参。

上方去白薇，加赤芍 9 g，牡丹皮 9 g，生大黄后入 3 g。

7 剂

四诊 1975 年 5 月 21 日

身热 3 周未发，血沉已正常，中脘胀较前减轻大半，面红升火已平，咽红痛不肿，口干，脉小滑，舌边红，苔薄白根腻。

京元参 9 g　川石斛先 15 g　麦门冬 9 g　忍冬藤 12 g　香白薇 12 g
大红藤 30 g　败酱草 30 g　京赤芍 9 g　粉丹皮 9 g　生大黄后入 3 g
广郁金 9 g　大黑豆 30 g

7 剂

五诊 1975 年 5 月 28 日

诉服药以来症情日见好转，以前方略为加减，又连服 21 剂。自 6 月 1 日起，泼尼松减为日服每日 3/4 片。顷诊，咽痛鼻塞脘闷腹胀减而复起，纳差，脉小弦，苔根薄黄腻，舌质红。属有时令湿热。

大红藤 30 g　败酱草 30 g　光桃仁 12 g　炒当归 12 g　杜红花 6 g
制苍术 6 g　炒黄柏 9 g　怀牛膝 9 g　生苡仁 18 g　左牡蛎先 30 g
夏枯草 15 g　六一散包 30 g

14 剂

六诊 1975 年 7 月 16 日

低热咽痛未发，右膝关节酸痛，腰酸，纳少恶心，脉弦小，苔根黄腻。拟方：

大红藤 30 g　败酱草 30 g　光桃仁 9 g　杜红花 6 g　炒当归 9 g
制半夏 9 g　淡子芩 9 g　[1]三妙丸包 9 g　虎　杖 30 g　焦楂曲各 9 g

14 剂

七诊 1975 年 8 月 1 日

腹主动脉炎得稳定，检血沉为 1 mm/h，低热咽痛均愈，颧红烘热已平，腹胀已适，面黄好转，纳食亦增，脉弦小滑，舌边红，苔薄。再拟清补，活血凉血。

炒党参 12 g　麦　冬 9 g　炙甘草 3 g　炒当归 12 g　杭白芍 9 g
杜红花 6 g　炒丹皮 9 g　败酱草 30 g　广郁金 9 g　佛手片 6 g

7 剂，间日服 1 剂

八诊 1975 年 8 月 17 日

近日感受暑热，又发高热有汗，头胀倦怠，口渴尿赤，脘闷，脉小数，舌边红苔白。拟清化暑热以治标。

鲜藿香 9 g　清水豆卷 12 g　生山栀 9 g　炒川连 2.4 g　川朴花 4.5 g
扁豆花 9 g　光桃仁 9 g　杜红花 6 g　[2]益元散包 24 g　鲜荷梗 1 支

3 剂

1　三妙丸：黄柏（切片，酒拌略炒）、苍术（米泔浸一二宿，细切，焙干）、川牛膝（去芦）（2∶3∶1）。共研细末，面糊为丸，如梧桐子大。功效：燥湿清热。方源：《医学正传·卷五》。

2　益元散：滑石、甘草、朱砂（60∶10∶3）。功效：清暑利湿，镇心安神。方源：《中国药典》2015 版。

九诊　1975年8月20日

高热已退，稍有咽痛，口干，尿赤，便艰，舌红苔薄，脉小滑。暑热初解，阴伤内热余湿为患，再拟滋阴清热化湿。

京元参 9 g　大生地 12 g　麦门冬 9 g　粉萆薢 12 g　云茯苓 9 g
六一散[包] 18 g　大腹皮 9 g　三妙丸[包] 9 g　土大黄 30 g

7剂

十诊　1975年9月17日

热退后咽痛亦瘥，但脘闷纳呆，腰酸，脉弦细数，舌红苔薄。再拟标本同治。

前方去三妙丸、土大黄，加红藤 30 g，败酱草 30 g，红花 6 g，谷麦芽[各] 12 g。

7剂

十一诊　1975年10月8日

加感外邪，今日突然恶寒发热，头疼鼻塞，咳嗽无汗，咽红痛，口干作呕，脉浮数，舌红，苔薄白。拟方：

浮萍叶 9 g　苏薄荷[后] 4.5 g　光杏仁 9 g　银翘[各] 15 g　京元参 12 g
淡子芩 9 g　广郁金 9 g　鲜竹茹 9 g　嫩射干 6 g　块滑石[包] 18 g
鲜芦根 1 支

3剂

十二诊　1975年10月15日

身热已退，咽痛，两膝酸楚，夜寐不安，脉细，苔薄。内热湿注关节，厥少之火上升。拟方：

炙生地 15 g　京元参 12 g　麦门冬 9 g　朱茯苓 9 g　炒桑枝 15 g
忍冬藤 12 g　络石藤 12 g　益元散[包] 18 g　汉防己 12 g　败酱草 30 g

7剂

十三诊　1975年12月31日

症情日趋好转，前方略为加减，间日服20余剂。顷诊，面黄，胸闷，乏力，血沉正常，脉小弦，苔薄，舌质红。腹主动脉炎已属控制稳定阶段，再拟调理阴阳。

仙　茅 18 g　[1]仙灵脾 12 g　炒黄柏 9 g　炒知母 9 g　炒当归 12 g
菟丝子 12 g　紫石英[先] 18 g　怀牛膝 9 g　虎　杖 30 g　炙地龙 9 g

7剂

十四诊　1976年1月7日

症情稳定。拟方：

前方去紫石英、地龙、仙茅（无货），加左牡蛎[先] 20 g，夏枯草 15 g，炮山甲[先] 9 g

7剂

十五诊　1976年2月25日

脘腹作胀等症均除，惟两膝稍酸，有时咽微痛，脉细，根苔薄腻。拟方：

1　仙灵脾：处方名，即淫羊藿。以下同。

炙生地 15 g　京元参 12 g　炒当归 9 g　杜红花 6 g　益母草 30 g
左牡蛎[先] 30 g　夏枯草 15 g　云茯苓 12 g　生苡仁 24 g　忍冬藤 12 g
虎　杖 30 g

7 剂

臾按：患者曾被西医诊断为“腹主动脉炎”，主要症状是高热面红，咽喉红痛，中上腹痞闷，口干纳少，检查血沉增高。经住某医院诊治一年，高热退而出院。但以后容易感冒，且有前症复发。根据中医学辨证，属正虚阴亏，卫外不固，易为外邪所乘；阴虚则火升，咽痛颧红。腹主动脉炎属血热瘀阻，气机失畅，因此上腹痞闷不舒，用滋阴清热、活血化瘀理气之品治之。如遇感冒高热时则依温病辨证论治，调治数月血沉已稳定，咽痛、面红升火得平，胸腹痞胀亦舒。正虚渐复，感冒亦已逐渐减少。目前调补阴阳，益气滋阴以善后。

(2) 陈女，70 岁，寒热往来(感冒)

一诊　1985 年 4 月 12 日

恶寒身热，每发于午后，至夜渐退，微汗，有颈椎肥大史，颈项转侧欠利，右腰背酸痛，牵及右腿，脉象细数，口苦干，不欲饮，舌苔薄白腻，少津。阴虚之体，肝阳偏旺，挟湿内阻，拟方：

银柴胡 9 g　青蒿梗 9 g　桑叶皮[各] 9 g　杭菊花 6 g　光杏仁 9 g
干芦根 20 g　冬瓜子 12 g　生熟苡仁[各] 15 g　天花粉 15 g　白蔻壳[后] 2 g
净蝉蜕 4.5 g　蒲公英 18 g　川贝粉[分吞] 4.5 g

4 剂

二诊　1985 年 4 月 16 日

身热已退，入夜咳痰稠黏艰咯，口苦干黏，内热咽痒微痛，右腰背连腿酸楚，脉象细数，舌苔腻白，稍干。邪热郁肺，肺失清肃，肝阳偏旺，拟方：

桑叶皮[各] 9 g　杭菊花 6 g　光杏仁 9 g　净蝉蜕 4 g　地骨皮 15 g
生苡仁 24 g　黑山栀 9 g　茅芦根[各] 20 g　蒲公英 18 g　全瓜蒌[切] 12 g
云茯苓 12 g　嫩射干 9 g　川贝粉[分吞] 4.5 g　牛　黄[研/吞] 0.6 g

4 剂

编者：病患素体阴虚阳亢，罹感冒而夹湿内阻，见午后恶寒、潮热。一诊以三仁汤、桑菊饮、千金苇茎汤合方化裁治疗，并虑其素体阴虚阳亢，配以治疗阴虚潮热的银柴胡、青蒿，四剂而热退。二诊时见咳痰为显，轻调数味，转为清肺润燥，利咽止咳，并加牛黄清热解毒利咽，且凉肝息风而制肝阳，新病宿疾兼顾。

(3) 王女，13 岁，感冒

一诊　1985 年 10 月 8 日

经常感冒，咳嗽痰多，面色苍白少华，脉细滑，苔薄白。肺气不足，易为外邪所乘，兼有脾湿。拟方：

生黄芪 12 g　生白术 6 g　青防风 9 g　炙甘草 3 g　云茯苓 10 g

广陈皮 6 g　制半夏 6 g　仙鹤草 20 g　炒苡仁 18 g　白豆蔻后 2 g
焦楂曲各 9 g　全当归 9 g

5 剂

二诊　1985 年 10 月 13 日

加感外邪，夜间咳嗽，痰多薄白，脉浮小滑，苔薄白。拟方：

净麻黄先煎 4 g　光杏仁 9 g　生甘草 3 g　云茯苓 10 g　广陈皮 6 g
制半夏 6 g　白芥子 9 g　莱菔子 9 g　粉前胡 9 g

5 剂

(4) 苏女，63 岁，时邪夹湿（感冒）

一诊　1985 年 10 月 9 日

今年起感冒频发，目前喉痒，恶寒，头胀，背痛骨楚，口稍干，脉浮带数，苔薄腻。时邪外感，挟湿滞内阻，拟方：

荆　芥 9 g　薄　荷后 3 g　冬桑叶 9 g　光杏仁 9 g　青防风 9 g
嫩射干 9 g　云茯苓 12 g　炒枳壳 9 g　玉桔梗 4.5 g　连翘心 12 g
晚蚕沙包 10 g　炒苡仁 20 g　焦楂曲各 9 g

3 剂

二诊　1985 年 10 月 12 日

咽喉红痒作梗，易感冒，脉细，舌边红，苔薄。拟方：

炙生地 15 g　生甘草 3 g　大青叶 15 g　淡竹叶 6 g　京元参 10 g
玉桔梗 4.5 g　嫩射干 9 g　北沙参 10 g　制首乌 15 g　桑叶皮各 9 g

7 剂

(5) 高男，69 岁，虚人感冒后

一诊　1985 年 3 月 8 日

有慢支、肺气肿病史，阴虚体质，感外邪后曾发热咽痛、咳嗽气急、头胀，经西药治疗后，五日热退，但余症未解，纳呆，脉象滑数，舌质红，苔薄口干。外邪痰热未清，拟方：

京元参 12 g　南沙参 12 g　桑叶皮各 9 g　光杏仁 9 g　净蝉蜕 4 g
鱼腥草 24 g　蒲公英 20 g　云茯苓 15 g　制半夏 9 g　竹　沥冲 1 支
金银花 12 g　冬瓜子 15 g　生熟苡仁各 15 g　谷麦芽各 15 g

5 剂

二诊　1985 年 7 月 28 日

有慢支、肺气肿，以及陈旧性肺结核病史，经常咳嗽，咯稠痰，动则气短，逢冬较剧，易咽痛咽红。近兼感冒，鼻塞，口微干，苔薄，舌有裂纹。阴液不足之体，虚火易升，痰浊阻肺，肺弱易为邪乘，拟方：

京元参 10 g　嫩射干 9 g　桑叶皮各 9 g　杭菊花 6 g　光杏仁 9 g

净蝉蜕 4.5 g　六一散[包]18 g　冬瓜子 12 g　生苡仁 30 g　蒲公英 24 g
金银花 12 g　干芦根 20 g　淡竹叶 6 g　枇杷叶[去毛/包]10 g

5 剂

三诊　1985 年 8 月 6 日

咳痰、咽红痛及口干均得减轻，动则气促得减，午后体倦，精力渐衰之象，大便不畅，脉虚细，数象渐减，舌多裂纹，苔薄。宜肺肾同调。

北沙参 12 g　大麦冬 10 g　京元参 9 g　嫩黄精 18 g　制首乌 15 g
桑白皮 12 g　六一散[包]15 g　蒲公英 20 g　冬瓜子 12 g　川石斛[先]15 g
干芦根 20 g　炙紫菀 12 g　清炙枇杷叶 10 g

10 剂

编者：本案为虚人感冒，患者素体阴虚，反复外感。首诊为早春感冒后数日，余邪未清而肺胃受损，伯臾先生治以扶正达邪，投沙参、玄参、谷麦芽、生熟苡仁等清养肺胃之品，并用桑杏汤加鱼腥草、金银花、半夏等继续疏风清肺化痰，5 剂而愈。二诊为夏日感冒，风热扰引宿痰，虚火上炎，予桑菊饮合千金苇茎汤化裁治疗同时，并加玄参、六一散、竹叶等养阴清暑泻火；5 剂后，感冒向愈而现午后体倦、脉虚细等精力渐衰之象，故三诊时转予肺肾同调而加沙参、麦冬、黄精、何首乌等润肺益肾填精之品以收功。区区感冒咳嗽，亦因人因时审症求机，以法随机变，药因法易而理法方药丝丝入扣，从而追求出色临床疗效。

(6) 谭女，40 岁，感冒（感冒，风湿性心脏病/腹泻后）

一诊　1987 年 2 月 22 日

发现风湿性心脏病二尖瓣狭窄四年。感冒三日，喉痒，咳痰不爽，口黏干。十日前因腹泻伴休克，经医院急诊救治，二日后泻止。目前便软，日 1～2 次，无腹痛，苔白腻微黄，脉细滑。时邪上犯，湿滞未清，拟宣肺化滞。

荆　芥 10 g　青防风 10 g　嫩前胡 12 g　光杏仁 9 g　冬桑叶 9 g
象贝母 9 g　炒枳壳 9 g　云茯苓 12 g　白豆蔻[后]4 g　炒苡仁 30 g
川朴花 6 g　焦楂曲[各]10 g　大腹皮 12 g　银花炭 12 g

4 剂

二诊　1987 年 2 月 26 日

感冒咳嗽近得向愈，但便溏，纳胀脘痞，舌苔白腻渐化，脉虚细。外邪得解，湿滞渐化，脾胃健运未复，拟和化。

炒白术 10 g　炮姜炭 4.5 g　太子参 12 g　炙甘草 3 g　云茯苓 12 g
川厚朴 6 g　炒枳壳 6 g　白豆蔻[后]4 g　扁豆衣 9 g　炒苡仁 24 g
焦楂曲[各]10 g　煨木香 6 g　炒麦芽 15 g　干荷叶 20 g

5 剂

另：药后大便正常，纳食不胀后，服以下调补脾胃气血方：

潞党参 12 g　炒白术 10 g　云茯苓 12 g　炙甘草 3 g　广陈皮 6 g

煨木香 6 g　炒当归 10 g　炒白芍 10 g　补骨脂 10 g　仙鹤草 20 g
清炙黄芪 15 g　谷麦芽[各]15 g　炒枣仁 12 g　夜交藤 15 g

7 剂

三诊　1987 年 3 月 18 日

大便溏软，日 1～2 次，便后有不尽感，胃有胀气，纳后更甚，口淡，畏寒肢冷腰酸楚，有颈椎肥大史，颈项板滞，四肢大关节作痛，阴雨天更甚，动则气短，寐梦。脾肾二虚，拟复方调治。

太子参 12 g　炒白术 10 g　茯苓神[各]20 g　炙甘草 3 g　广陈皮 6 g
制香附 9 g　谷麦芽[各]15 g　沉香曲[包]6 g　潼白蒺藜[各]9 g　生黄芪 15 g
炒防风 10 g　晚蚕沙[包]12 g　汉防己 12 g　香连丸[分吞]4 g

7 剂

四诊　1987 年 4 月 3 日

大便先干后溏，较前轻减，畏寒肢冷，腰酸楚，四肢大关节阴雨天作痛，颈项板滞，夜寐欠酣，多梦，脉细，口淡，舌淡红，苔少。脾肾阳虚，颈椎肥大，治宜温运脾肾，佐以理气活血。

熟附片[先]6 g　炒党参 12 g　炒白术 12 g　炮姜炭 3 g　炙甘草 4 g
煨木香 4.5 g　制香附 9 g　云茯苓 12 g　炒当归 10 g　炒川芎 9 g
补骨脂 12 g　炒杜仲 12 g　炒枣仁 15 g　琥珀末[分吞]3 g

7 剂

五诊　1987 年 5 月 8 日

心烦不得寐四日，三日来发现早搏，夜间较多，胸闷，心悸且慌，短气盗汗，神疲乏力，脉细，苔薄白。向有风湿性心脏病史，又值经期超前六日，昨日方净，更逢烦劳，心痛复发，拟方：

太子参 15 g　麦　冬 10 g　茯苓神[各]8 g　制半夏 10 g　瓜蒌皮 10 g
北秫米[包]20 g　琥珀末[分吞]4 g　[1]交泰丸[分吞]4.5 g　汉防己 12 g　茶树根 30 g
紫丹参 20 g　炒当归 12 g　炒枣仁 15 g　降　香[后]4.5 g　糯稻根 20 g

7 剂

春　温

沈男，31 岁，春温（散发病毒性脑炎）

一诊　1984 年 4 月 5 日

劳累后高热九日，伴头痛、呕吐，收入病房七日，昏迷、谵语五日，诊为散发性病毒性脑炎。三日前因痫样发作，抽搐、呼吸暂停而行气管切开术，呼吸机辅助呼吸。顷诊，高热持续不退，不省人事，痰少色黄，无呕吐，目开口闭，四肢不温，小便自遗，大便秘结，苔黄腻，脉细小数。证属热深厥深，清窍受蒙，试拟通腑泄热，清营息风，重予醒脑开窍。

金银花 30 g　连翘心 18 g　淡子芩 12 g　生山栀 12 g　鲜石菖蒲 15 g

1　交泰丸：生川连五钱，肉桂心五分，细研，白蜜为丸，空心淡盐汤下。功效：交通心肾，清火安神。方源：《四科简要方·安神》。

生升麻 9 g　粉丹皮 9 g　广郁金 12 g　鲜生地 30 g　鲜石斛 30 g
生大黄后下 6 g　玄明粉冲 6 g　嫩钩藤 20 g　广犀角先 12 g　羚羊角粉分吞 0.9 g

1 剂

另：安宫牛黄丸 2 粒(或紫雪丹)，以水化之，分 2 次灌服。

湿　温

潘男，40 岁，时邪挟湿(伤寒)(本案剂量按每钱 3 g 换算)

一诊　1974 年 11 月 4 日

发热已历六日，微恶寒，身热朝低暮高，有汗不解，背痛减而胸骨痛又起，口苦，头晕胀，苔薄白腻，脉弦滑。时邪挟湿，仍在卫气之间，拟宣解化湿。

羌　活 6 g　青防风 9 g　淡豆豉 9 g　光杏仁 9 g　白豆蔻研/后 4.5 g
炒苡仁 24 g　制川朴 4.5 g　云茯苓 12 g　金银花 12 g　连翘心 12 g
青　蒿 9 g

1 剂

编者： 普通型伤寒患者病程极期，身热微寒，有汗热不解，虑其时邪夹湿，阻遏卫气，予三仁汤、藿朴夏苓汤合银翘散化裁，清解时邪，宣化表里之湿。

二诊　1974 年 11 月 5 日

身热七日，恶寒已罢，胸骨痛亦止，但身热朝低暮高如前，热高时后颈淋巴结胀痛，口苦干，脉浮滑，苔薄白腻。卫分之邪已入气分，蕴湿未化，再拟宣解去邪而化蕴湿。

淡豆豉 12 g　黑山栀 9 g　青防风 9 g　光杏仁 9 g　生熟苡仁各 12 g
白豆蔻研/后 3 g　藿香梗 9 g　金银花 12 g　连翘心 12 g　白毛夏枯草 30 g
[1] 甘露消毒丹包煎 18 g

1 剂

编者： 患者恶寒止而但热不寒，虑时邪离卫入气，湿热并重，加甘露消毒丹以增清热利湿之功。

三诊　1974 年 11 月 6 日

昨日微汗，腹痛便溏二次，寒热已减，胸骨痛未作，口渴减，脉浮小滑，苔白腻微黄。湿热滞蕴阻上中下焦，再拟透邪宣化。

藿苏梗各 9 g　煨葛根 9 g　川厚朴 4.5 g　青陈皮各 3 g　朱茯苓 12 g
炒苡仁 24 g　白豆蔻研/后 3 g　扁豆衣 9 g　炒银花 12 g　炒川连 2.4 g
广木香 4.5 g　焦楂曲各 9 g

1 剂

1　甘露消毒丹：飞滑石、淡黄芩、绵茵陈、藿香、连翘、石菖蒲、白豆蔻、薄荷、木通、射干、川贝母。功效：清热解毒，化浊利湿。方源：《温热经纬》。

编者：湿热滞蕴三焦，藿朴夏苓、三仁和香连丸化裁，透邪宣化。

四诊　1974 年 11 月 7 日

昨日腹泻便溏三次，无腹痛，高热已退，夜寐亦安，头晕好转，脉小滑，苔薄白微黄。邪湿交阻，湿重于热，症势已渐稳定，再拟和中化湿。

煨葛根 9 g　藿苏梗[各]9 g　川厚朴 6 g　云茯苓 12 g　白豆蔻[研/后]3 g
炒苡仁 24 g　煨木香 4.5 g　炒川连 1.8 g　车前子[包]18 g　干荷叶 12 g
焦山楂 12 g

1 剂

五诊　1974 年 11 月 8 日

今晨大便已成形，寒热亦退净，寐则汗多，神疲体倦，脉濡缓，苔薄白腻。表邪已罢，蕴湿未化，再拟和中化湿。

藿香梗 9 g　川厚朴 4.5 g　云茯苓 12 g　广陈皮 4.5 g　白豆蔻[研/后]3 g
炒苡仁 18 g　光杏仁 9 g　炒川连 1.8 g　白通草 4.5 g　浮小麦 18 g
炒麦芽 15 g

1 剂

六诊　1974 年 11 月 9 日

夜寐得安，汗出亦少，今晨大便一次，成形，腹无鸣痛，纳食得增，口微干，苔薄白微黄，脉濡滑。表邪解后，蕴湿未化，属湿温之湿重者，仍拟和中化湿。

光杏仁 9 g　炒苡仁 18 g　云茯苓 12 g　川厚朴 4.5 g　白豆蔻[研/后]3 g
化橘红 4.5 g　绵茵陈 18 g　[1]二妙丸[包]9 g　焦楂曲[各]9 g　白通草 4.5 g

2 剂

七诊　1974 年 11 月 11 日

寒热已退五日，大便正常，行走无头晕乏力，胃腹尚舒适，口不渴，脉缓小滑，舌质淡红，苔薄黄。此乃湿邪尚未净化，留恋肠胃，再拟和中化湿。

炒茅术 6 g　炒黄柏 6 g　川厚朴 4.5 g　化橘红 4.5 g　云茯苓 12 g
大腹皮 12 g　绵茵陈 18 g　炒苡仁 24 g　焦楂曲[各]9 g　白通草 4.5 g
白豆蔻[研/后]3 g

2 剂

编者：第四诊起时邪趋解，蕴湿未化，继予三仁、加减藿香正气、二妙丸化裁，和中化湿。

八诊　1974 年 11 月 13 日

纳食稍增，但食后作胀，脾失健运之故，苔黄腻渐化。[2]血常规示白细胞减少至

1　二妙丸：黄柏末、苍术末各等分，炼蜜为丸，如梧桐子大。功效：清热燥湿。方源：《症因脉治·卷三·苍柏二妙丸》。

2　血常规：检测结果已换算成现今用的国际单位，后文直接用现制单位。新旧制单位比较：红细胞(RBC)个/mm^3(旧)、$\times 10^{12}$/L(新)；白细胞(WBC)和血小板(PL)个/mm^3(旧)、$\times 10^{9}$/L(新)；血红蛋白(HB)g/dl(旧)、g/L(新)。

2 200/mm^3（2.2×10^9/L）。为气血不足，湿热未清，再拟扶正化湿。

太子参 12 g　炒茅白术^{各}4.5 g　炒枳壳 9 g　云茯苓 15 g　炒当归 9 g
炒苡仁 18 g　川厚朴 4.5 g　白豆蔻$^{研/后}$3 g　绵茵陈 18 g　六一散^{包}12 g
炒谷麦芽^{各}9 g　仙鹤草 18 g

2 剂

九诊　1974 年 11 月 15 日

寒热退后，血白细胞仍偏低，纳食不多，神疲乏力，脉缓，舌苔前半已化。气血两亏，余湿未清，再拟补气血而化蕴湿。

炒党参 12 g　炒茅白术^{各}9 g　炒枳壳 9 g　炒当归 15 g　制黄精 18 g
制首乌 18 g　仙鹤草 30 g　大　枣 5 枚　云茯苓 12 g　缩砂仁$^{研/后}$2.4 g
炒谷麦芽^{各}9 g　广陈皮 6 g

3 剂

十诊　1975 年 11 月 18 日

患者自觉纳食、大便正常，尿淡黄，寐不佳，头晕口干，脘腹无痞闷，外邪解后，余湿未清，气血两亏，再拟扶正化湿。

炒党参 15 g　炒当归 15 g　制首乌 15 g　朱茯苓 12 g　朱远志 6 g
制黄精 18 g　川朴花 4.5 g　佛手片 6 g　仙鹤草 30 g　缩砂仁$^{研/后}$2.4 g
绵茵陈 18 g　生熟苡仁^{各}12 g

6 剂

编者：本案为普通型伤寒患者，根据临床表现（外感身热缠绵，有汗不解，脘痞苔腻）作时邪夹湿（湿温）辨治。伯臾先生紧追病情发展，辨时邪湿热由卫入气，滞蕴三焦，先后予三仁、藿朴夏苓、甘露消毒、香连丸、二妙散等，步步为营，截其深入。

先生治疗时邪夹湿，邪遏卫气，重视区分湿热孰轻孰重：湿重于热者常用三仁汤或藿朴夏苓汤清宣化湿以透邪热；热重于湿者则喜加用甘露消毒丹（包煎）清利湿热。并指出，脾为湿土之脏，胃为水谷之海，时邪夹湿传变中每以脾胃为病变重心，脾胃内损者，易致湿热之邪自口鼻而入，直驱中道。本患时邪得解后，蕴湿未化而滞留胃肠，先后出现腹泻、食入脘胀等症，以及神疲乏力等气血受损的表现，故先后予和中化湿和扶正化湿而收功。

暑　湿

徐男，58 岁，暑湿（感冒）

一诊　1986 年 7 月 8 日

初起恶寒头疼，身热无汗，骨楚，二日后热退，现脘闷隐痛，纳呆，腹泻止后三日便秘，口微干，脉弦浮滑，舌质红。暑湿虽化未清，治拟芳宣畅中。（有饮酒史）

藿佩梗^{各}9 g　云茯苓 12 g　清水豆卷 10 g　生山楂 15 g　白豆蔻^{后}3 g

扁豆衣 9 g　金银花 12 g　枳椇子 10 g　川朴花 6 g　苏薄荷[后] 4 g
黑山栀 9 g　生熟苡仁[各] 15 g

4 剂

秋　温

陈女，70 岁，秋温夹湿(感冒)

一诊　1985 年 9 月 7 日

昨晨恶风身热(38℃)，有汗不解，今晨体温 37.7℃，头晕胀，咽红痒微痛，口苦干黏，胸闷纳少，脉浮小数，舌苔薄白干燥。[1] 秋温挟湿袭肺，拟辛凉清泄。

净蝉蜕 4 g　嫩射干 9 g　冬桑叶 9 g　光杏仁 9 g　云茯苓 10 g
金银花 15 g　连翘心 12 g　块滑石[包] 18 g　蒲公英 20 g　瓜蒌皮 12 g
象贝母 9 g　干芦根 20 g　甘露消毒丹[包] 24 g

3 剂

二诊　1985 年 9 月 9 日

今晨身热已退，恶风亦解，脘腹痞闷未畅，喉痒，咳痰不爽，苔腻，左边带灰，但燥象已宣，邪湿热虽化未清，脉浮小数。仍以前法出入，祛邪务尽之意。

桑叶皮[各] 9 g　光杏仁 9 g　净蝉蜕 4 g　熟牛蒡 6 g　嫩射干 9 g
浙贝母 9 g　生熟苡仁[各] 15 g　白蔻壳[后] 3 g　云茯苓 12 g　黑山栀 9 g
冬瓜子 15 g　干芦根 20 g　甘露消毒丹[包] 20 g

4 剂

三诊　1985 年 9 月 13 日

身热退清，喉痒咳痰已减，脘闷亦舒，口苦黏，脉细滑、数已平，苔薄腻左边灰未尽化。再予调理。

桑叶皮[各] 9 g　光杏仁 9 g　嫩射干 9 g　云茯苓 15 g　生熟苡仁[各] 15 g
白豆蔻[后] 3 g　绵茵陈 15 g　黑山栀 9 g　冬瓜子 15 g　干芦根 20 g
象贝母 9 g　全瓜蒌[切] 12 g

5 剂

四诊　1985 年 10 月 16 日

前日咳嗽痰黏，今日发热，38.2℃，头痛，咽红痒痛，咳痰不爽，胸脘引痛，口苦干黏，脉浮小数，舌质红，苔薄。秋邪袭肺，化热灼液为痰，拟辛凉清解化痰法。

1　秋温：温病有三：曰春温、曰秋温、曰冬温。此皆发于伏气，夏则病暑，而不病温。冬伤于寒，其气伏于少阴，至春发为温病，名曰春温。夏伤于湿，其气伏于太阴，至秋燥乃大行，发为温病，名曰秋温。气不当至而至，初冬乃大寒，燥以内收，其气伏于厥阴，冬至后，天应寒而反温，发为温病，名曰冬温。《伤寒杂病论 · 卷第四 · 温病脉证并治第六》。

[1]炒香豉 9 g	黑山栀 9 g	金银花 12 g	连翘心 12 g	薄　荷后下 3 g
光杏仁 9 g	净蝉蜕 4 g	象贝母 12 g	蒲公英 20 g	草河车 15 g
大青叶 12 g	生苡仁 20 g	干芦根 20 g	全瓜蒌切 12 g	

2 剂

五诊　1985 年 10 月 18 日

药后微汗，寒热得退，但咽红痒，咯痰不爽稠黏，胸闷气短，咳甚则脘胁引痛，口干腻，不欲饮，脉细带数较前已静，苔薄腻，舌质红边暗。外邪得化，湿阻痰浊恋肺，再拟轻宣豁痰。

清水豆卷 9 g	黑山栀 9 g	冬桑叶 9 g	杭菊花 6 g	光杏仁 9 g
云茯苓 12 g	生熟苡仁各 15 g	白蔻壳后 1.5 g	全瓜蒌切 15 g	炒枳实 9 g
川象贝各 4.5 g	净蝉蜕 4 g	淡竹叶 6 g		

4 剂

六诊　1985 年 10 月 22 日

咽痒咳痰较爽，口干黏不欲饮，纳食不馨，神疲乏力，夜寐欠酣，舌边红，苔薄腻渐化。外邪初退，痰浊挟湿未清，再拟调理。

嫩前胡 10 g	光杏仁 9 g	炒苡仁 20 g	白蔻壳后 1.5 g	云茯苓 10 g
全瓜蒌切 12 g	炒枳实 9 g	汉防己 12 g	桑叶皮各 9 g	净蝉蜕 4.5 g
炙紫菀 12 g	冬瓜子 12 g	谷麦芽各 15 g	焦山楂 12 g	

4 剂

七诊　1985 年 12 月 17 日

一周来咽喉及上颚红而干痛，咳痰不爽，黏稠色白，头额胀痛，动则胸闷气短，寐短，纳少，嗳气，便秘，口干不欲饮，脉细数促，舌边红，苔薄少津。肝阳上亢，虚火上炎，灼液为痰，肺胃蕴热而肠燥，拟复方。

南沙参 12 g	川石斛先 15 g	京元参 10 g	天花粉 12 g	羚羊角粉吞 0.3 g
生石决先 20 g	桑叶皮各 9 g	光杏仁 9 g	佛手片 9 g	川贝粉炖梨 4.5 g
冬瓜子 18 g	大麻仁研 15 g	炙内金 9 g	焦山楂 12 g	

4 剂

编者：《伤寒杂病论 · 温病脉证并治第六》有云："夏伤于湿，其气伏于太阴，至秋燥乃大行，发为温病，名曰秋温。"秋行燥令，袭人犯肺则病秋燥（温燥或凉燥），然本案秋令外感发热咳嗽而诊为"秋温"者，皆因有湿邪与温燥相夹犯肺，病情易缠绵而反复，此亦即伯臾先生常谓之"时邪夹湿"之一。

本案外感反复病延三月，先后三次发病就诊，先生治法各异。初次发热诊为"秋温夹

1　栀子豉汤：发汗吐下后，虚烦不得眠，若剧者，必反复颠倒，心中懊憹，栀子豉汤主之。栀子豉汤方：栀子擘，十四个，香豉绵裹，四合，上二味，以水四升，先煮栀子，得二升半，内豉，煮取一升半，去滓，分为二服，温进一服，得吐止者，止后服。功效：清热除烦，宣发郁热。方源：《伤寒论 · 辨太阳病脉证病并治》。

湿袭肺"，予以辛凉清泄，并予甘露消毒丹包煎清热利湿，三剂而热退燥宣，表邪得解，然因湿热未尽，转予三仁汤、桑杏汤、甘露消毒丹合方化裁收功。一个月后再次发热，咳嗽痰黏，诊为"秋邪袭肺，灼液为痰，湿阻痰浊恋肺"，予栀子豉汤、三仁汤、银翘散（桑菊饮）合方化裁以辛凉清解化痰。第三次咳嗽咽痛发病，则以"肺胃蕴热而肠燥"，仿桑杏汤合沙参麦冬汤意化裁治之。伯臾先生认为，因秋行燥令，纵有湿邪，亦须免予燥湿劫伤津液之品，故仅以辛凉清泄利湿之味治之，并时时顾护津液。

秋　　燥

陈女，71岁，秋凉化燥，时邪夹湿（上呼吸道感染）

一诊　1986年8月30日

四日来形寒身热（37.4～38℃），头胀痛，身楚骨痛，痰黏欲咳，微汗，口干燥，脉细带数，舌白燥。秋凉外袭化燥，拟辛凉宣表。

桑叶皮各 9 g　净蝉蜕 4.5 g　香豆豉 9 g　山栀子 9 g　生苡仁 18 g
冬瓜子 18 g　全瓜蒌切 12 g　金银花 12 g　干芦根 24 g　六一散包 15 g
象贝母 9 g　广郁金 9 g　绵青蒿 9 g　谷麦芽各 15 g

3剂

二诊　1986年9月1日

服药一剂，寒热、头痛、骨楚均退，但痰黏欲咳，咽痒，大便不畅，口苦干黏，间或胸闷不舒，苔白腻燥已润，脉细数带促。表邪已解，内蕴湿热未清，再拟和中清化。

清水豆卷 9 g　山栀子 9 g　桑叶皮各 9 g　光杏仁 9 g　云茯苓 10 g
块滑石包 15 g　瓜蒌皮 12 g　生苡仁 10 g　白豆蔻后 3 g　冬瓜子 15 g
干芦根 24 g　绵青蒿 9 g　江枳实 9 g　枇杷叶去毛,包 12 g　生山楂 15 g

3剂

三诊　1986年9月15日

三日来低热，朝低暮高（38℃），畏寒，咳嗽咯痰稠黏，胸闷气短，口干苦，头痛，便艰，艰寐，脉细带数，促象已除，苔白腻带灰。内蕴湿热未清，复感时邪，再拟清宣祛邪。

光杏仁 9 g　生苡仁各 15 g　白豆蔻后 4 g　全瓜蒌切 12 g　江枳实 10 g
淡黄芩 10 g　桑叶皮各 9 g　黑山栀 9 g　干芦根 30 g　冬瓜子 15 g
焦楂曲各 9 g　甘露消毒丹包 15 g

3剂

四诊　1986年9月20日

低热退清，咳嗽咯痰稠黏亦减，胸闷气短得平，口干苦黏得减，苔腻白渐化，脉细滑，已不数。表邪解，湿热虽化未清，再予和中清化，宣肺涤痰。

桑叶皮各 9 g　光杏仁 9 g　净蝉蜕 4 g　云茯苓 12 g　象贝母 12 g
川朴花 6 g　干芦根 24 g　全瓜蒌切 15 g　炒枳实 10 g　广藿香 9 g

淡子芩 9 g　冬瓜子 15 g　生苡仁 24 g　蒸百部 12 g

4 剂

五诊　1986 年 9 月 24 日

低热退后，咳嗽痰稠日轻夜甚，胸闷舒，纳食增，虚寒虚热，口干苦减，苔腻化未尽，脉濡细。阴虚之体，肺胃痰热虽化未清，仍应养阴清化。

北沙参 12 g　麦门冬 9 g　川石斛 12 g　光杏仁 9 g　川象贝各 4.5 g
桑白皮 15 g　江枳实 9 g　地骨皮 15 g　海蛤壳先 20 g　冬瓜子 15 g
生苡仁 24 g　干芦根 30 g　全瓜蒌切 15 g　云茯苓 12 g

5 剂

编者：本案为素体阴虚蕴湿者反复感冒，低热缠绵。首诊时病发于夏末秋初，伯臾先生辨之为秋凉袭肺，化热化燥，予栀子豉汤、千金苇茎汤化裁辛凉宣表；并虑夏末秋初，暑邪未尽，加六一散、绵青蒿等清化暑热，一剂而表解热退，舌燥转润。继以三仁汤和中清化内蕴之湿热，然患者服三剂辄止，未能坚持服药。二周后再度感冒，咯痰稠黏，低热缠绵，胸闷苔腻，伯臾先生认为此乃时邪夹湿，因其内湿未清，复感时邪所致，遂予三仁汤、甘露消毒丹合方化裁治疗，并虑素体阴虚，已显化燥之虞（口干苦），以干芦根 30 g，即千金苇茎汤清肺化痰保津之意，三剂而热退；继以宣肺化痰，和中、养阴清化收功。

对于时邪夹湿，伯臾先生常根据时邪性质分别处理，如为风寒夹湿者常参入三仁汤化裁；风热夹湿（湿热并重或热重于湿者）则多取甘露消毒丹 30 g 包煎；对于风寒夹湿又蕴热，或风热夹湿而湿重于热者，亦常两方并用。本案三诊时同时加了此两方，正是因为患者既感风寒又内蕴湿热，权衡下来，风寒夹湿较重，蕴热相对较轻，故甘露消毒丹仅用 15 g。由此可见伯臾先生善据患者病情遣方用药和灵活化裁、巧予斡旋的临证风格。

疫　毒

李男，23 岁，咳嗽（肺嗜酸性细胞增多症）（本案剂量按每钱为 3 g 换算）

一诊　1976 年 2 月 16 日

身热八日，微恶寒，咳嗽痰多，胸闷气急（哮喘），因吃梨过多，昨夜腹痛，便溏有黏冻，达五次，中脘隐痛，口干，苔白腻，脉小滑。血常规：白细胞 21.2×10^9/L，嗜酸性粒细胞 41%，中性粒细胞 36%，淋巴细胞 17%，单核细胞 6%。X 线胸片示：两肺纹理增深，间有小粟粒病灶，左下肺局限气肿？右下少量胸腔积液。意见：嗜酸性粒细胞增多症？追踪。病患于一周前于福建返沪途中感疫毒之邪，头痛身热，今加腹泻，为湿热夹滞交阻，乃肺肠同病，拟宣肺祛邪而化湿滞。

光杏仁 9 g　炒苡仁 24 g　白豆蔻研,后 4.5 g　青防风 9 g　乌梅肉 6 g
炙甘草 3 g　广木香 6 g　炒川连 3 g　制半夏 9 g　开金锁 60 g
焦楂曲各 9 g　雄　黄 0.9 g研末分吞

2 剂

二诊　1976年2月18日

身热退，腹泻止，阵发性咳嗽，胸闷气微急，痰较少，苔白腻稍化。食滞得化，湿热痰浊未清，前法加减。

前方去木香、黄连、焦楂曲，加金银花12 g，制半夏9 g，2剂。

三诊　1976年2月23日

咳嗽痰多，胸闷气微急，头痛，咽干，苔薄白滑，脉弦小。胸部X线检查：两下肺网状结节状阴影已大部消失；右侧胸积液吸收，左侧少量积液，心膈正常。意见：肺部嗜酸性细胞增多症。病已三周，痰浊阻肺，肺失清肃，再拟宣肺涤痰。

光杏仁9 g	粉前胡9 g	制半夏12 g	全瓜蒌[切]12 g	川黄连3 g
云茯苓15 g	汉防己15 g	泽　漆30 g	桑白皮15 g	乌梅肉9 g
青防风9 g	生甘草6 g			

6剂

四诊　1976年3月1日

咳嗽已减，咯痰尚多，胸闷口干，二便正常，纳增，苔薄腻，脉细滑。痰浊未化，肺伤余热留恋，再拟清肺而化痰浊。

南沙参15 g	麦门冬9 g	川黄连3 g	制半夏9 g	全瓜蒌[切]12 g
泽　漆30 g	炒枳壳12 g	云茯苓12 g	汉防己12 g	炙紫菀9 g
款冬花9 g				

7剂

五诊　1976年3月8日

咳嗽十减七八，痰多已少，但胸脘痞闷，口干，尿黄，自觉有内热感，头晕艰寐，脉小滑，舌淡红，苔薄。再拟清热化痰和中。

炒川连2.4 g	朱茯苓12 g	化橘红6 g	制半夏9 g	生甘草3 g
炒枳实12 g	鲜竹茹6 g	生山栀12 g	广郁金9 g	乌梅肉6 g
天竺子12 g				

7剂

六诊　1976年3月15日

咳嗽已止，痰多亦少，头晕、咽干、胸闷、纳减、乏力。肝功能检查：谷丙转氨酶（ALT）明显升高，但肝区无胀痛，脉弦小，舌质淡红，苔薄。肺热痰浊渐化，肝脏又有损伤之象，拟养肝清热而化痰浊。

制首乌18 g	墨旱莲15 g	川石斛[先]18 g	平地木30 g	铁扁担18 g
五味子4.5 g	炒黄芩9 g	乌梅肉4.5 g	炙甘草4.5 g	鱼腥草18 g
天竺子12 g	生谷芽15 g			

3剂

七诊　1976年3月22日

胸闷隐痛，略咳痰少，尿黄已清，纳食亦增，苔薄，脉弦小。邪痰肝热虽减未清，再拟祛邪清肝化痰。

旋覆花[包]9 g　杜红花 4.5 g　光杏仁 9 g　桑白皮 15 g　鱼腥草 30 g
制半夏 9 g　平地木 30 g　炒黄芩 9 g　川厚朴 6 g　贯　众 15 g
生苡仁 24 g

7 剂

八诊　1976 年 3 月 29 日

复查肝功能已正常，血常规：白细胞 6.0×10^9/L，嗜酸性粒细胞 10%，杆型 55%，淋巴细胞 30%，单核细胞 3%。纳增，精神亦佳，尿黄已清，舌边红，苔淡黄，脉细，已无自觉症状。再拟清热活血调治。

炙生地 18 g　水牛角[先]30 g　炒丹皮 9 g　炒赤白芍[各]6 g　大丹参 15 g
平地木 30 g　茜草根 15 g　金银花 18 g　制首乌 15 g　败酱草 30 g
红　藤 30 g

7 剂

九诊　1976 年 4 月 6 日

上方 7 剂。出院带回。

编者：本案患者经检查被诊断为肺部嗜酸性粒细胞增多症，亦称热带嗜酸性粒细胞增多症。本案得病于南方福建山区，虽状如肺热咳喘，但伯臾先生仍考虑其感受山区疫毒之气，肺与大肠同病，并有湿温之变。一诊时伯臾先生在宣肺祛邪而化湿滞的同时，大胆给予雄黄(0.9 g 吞服)辟秽杀虫解毒。一诊处方仅 12 味药，却包含了三仁汤、香连丸，抗过敏小复方(防风、乌梅、甘草，3∶2∶1)，并有大剂开金锁(60 g)、半夏清肺化痰，焦楂曲消导助运，雄黄辟秽杀虫。方中雄黄一味，含三硫化二砷(砒霜)，曾有报道成功治愈热带嗜伊红细胞增多症(每次 1.2 g，日服二次，四日而症状减轻，辅助检查均显著好转)，本案亦仅服二日即热退、咳减、泻止，因虑其辛温有毒，故仅服四日，中病即止。之后治疗，先后清肺涤痰、化痰和中、清肝化痰，因证而变，患者病情逐日好转。八诊时血常规示嗜酸性粒细胞徘徊于 10%(正常值：0.5%～5%)，难以进一步下降，伯臾先生考虑为热毒恋于血分，遂予犀角地黄汤(水牛角代犀角)加清热解毒之品(红藤、败酱草)而获效，患者痊愈出院。

二、肺 系 病 证

哮 病 / 喘 证

对于哮病(哮证)的治疗，伯臾先生首分发作期和缓解期，发作期治标、治肺，辨清寒、热；缓解期治本，补肺滋肾或健脾，尤其注重五脏调和。对脾虚痰盛者兼重培土生金，并告诫久服中药时宜“停服二三日，以胜胃气”；有肝气、肝阳反侮而肺气难降者，及时疏肝、柔肝、平肝；对久哮缠绵者警惕“喘脱”先兆（哮证夜发、喘则额汗、面黄带青、目神眩糊等），提前温肾、填精，以防“肺气无根”。除此，对需要久服中药治疗的，也常会以蜂蜜、饴糖等将方药收成清膏代煎，善后调治。

先生认为哮病常为猝发，颇具风邪为病的特点，故处方遣药中常加用“防风、乌梅、甘草”（3∶2∶1）小复方，一来祛风敛肺，二者该方为业内抗过敏经验方；同时，其还会参用凌霄花（凉血祛风）、合欢皮等，以其皆具抗过敏药理作用。

(1) 陆男，36 岁，哮证（支气管哮喘）（本案剂量按每钱 3 g 换算）

一诊　1975 年 12 月 10 日

自幼得哮喘病，每发于冬春二季。哮喘今冬复发迄今已两月，每夜哮喘胸闷，喉有水鸡声，妨碍睡眠。屡服中西药及注射抗生素，均无显效。清晨略咳，咯吐稠痰后始适，口干倦怠，舌边红，苔薄少津，脉细滑。阴虚之体，痰浊易化痰热，郁阻于肺，肺失宣肃，亟宜宣肺清热，化痰平喘。

嫩射干 9 g	净麻黄 6 g	光杏仁 9 g	生石膏[先] 18 g	生甘草 4.5 g
瓜蒌皮 13 g	天竺子 15 g	佛耳草 18 g	枇杷叶[包] 12 g	

5 剂

二诊　1975 年 12 月 15 日

药后哮喘即平，胸闷亦舒，夜寐得酣，清晨咳痰亦少，口干，舌边红苔薄，脉象小滑。痰热渐化，未清，仍应前法加减。

南沙参 12 g	嫩射干 6 g	清炙麻黄 4.5 g	光杏仁 9 g	生石膏[先] 15 g
生甘草 4.5 g	天竺子 12 g	佛耳草 15 g	嫩紫菀 9 g	款冬花 9 g

7 剂

三诊　1975 年 12 月 22 日

哮喘未发，咳痰亦止，寐安，纳增，精神转佳，脉细，舌质红，苔薄。痰热已化，肺伤未复，肾阴素亏，再宜调补肺肾以培本。

潞党参 12 g	北沙参 12 g	大麦冬 9 g	五味子 4.5 g	制熟地 12 g
淮山药 12 g	制首乌 12 g	云茯苓 9 g	炒丹皮 9 g	川贝母[研/冲] 3 g
佛耳草 15 g	炙款冬 9 g	冬虫夏草[另煎] 6 g		

14 剂

嘱：上方 14 剂一次浓煎加纯蜜六两（180 g），白冰糖八两（240 g），收膏。每日早晚用开水冲服一匙。

臾按：患者自幼得哮喘，每发于冬春两季，今冬复发已两月，经服中西药及注射抗生素等未能得效。因舌质红，苔薄而干，痰稠厚，依热哮施治。用麻杏石甘汤加射干清热平喘。因哮病发作前多先略咳，痰阻于肺，不易咯出，故喉有哮鸣音，加瓜蒌、天竺子化痰热，佛耳草、枇杷叶镇咳，服药后哮喘即平。二周哮喘未发，已在缓解期。发作期宜治肺，所谓急则治其标；缓解期宜培本，当滋肺肾。用生脉散补肺，六味丸加减滋肾，略佐肃肺化痰，以清膏代煎，调补善后。

(2) 顾女，15 岁，哮证(支气管哮喘)(本案剂量按每钱 3 g 换算)

一诊 1976 年 3 月 20 日

咳喘反复剧发持续七月，夜间更甚，喉有哮鸣声，不能平卧，晨起咳吐白稠痰后稍得缓解，动则头晕心慌，神疲纳少，口干，面黄带青，脉细滑，苔薄少津。哮喘日久，正气累伤，而肺中痰浊未化，拟扶正宣肺而化痰浊。

熟附片先4.5 g　嫩射干 6 g　净麻黄 6 g　光杏仁 9 g　生石膏先18 g
生甘草 3 g　泽　漆 30 g　瓜蒌皮 12 g　佛耳草 18 g　炙紫菀 9 g

3 剂

二诊 1976 年 3 月 24 日

哮喘已得轻减，夜间仅有小发，已能平卧，咳痰薄白泡沫，口干，舌尖红，苔薄白，脉细弱。哮喘频发，正气虚而痰浊未清，再拟扶正祛痰。

嫩射干 6 g　炙麻黄 4.5 g　光杏仁 9 g　生石膏先15 g　生甘草 4.5 g
制半夏 9 g　泽　漆 30 g　佛耳草 18 g　炙款冬 12 g　熟附片先4.5 g
全当归 12 g

7 剂

三诊 1976 年 3 月 31 日

一周来哮喘未发，脉细小，舌尖红，苔薄白。症情已趋稳定，仍守前法。

前方加生白果 10 枚，打去壳。7 剂。

四诊 1976 年 4 月 7 日

一周来，夜间又稍有哮鸣音，咳吐稠痰，胸闷隐痛，鼻塞，咽红痛，脉浮小数，舌质红，苔薄。加感外邪，痰浊化热，肺失清肃。再拟宣肺而化痰热。

嫩射干 6 g　炙生地 12 g　净麻黄 4.5 g　生石膏先15 g　光杏仁 9 g
生甘草 3 g　苍耳子 9 g　辛夷花 6 g　泽　漆 30 g　海浮石先9 g
佛耳草 18 g

7 剂

五诊 1976 年 4 月 14 日

本周哮喘得缓解，夜间偶有小发二次，咽红痛亦减，口干，晨起咳痰三四口，稠厚，脉细，舌质红，苔白而燥，经转将净(以往行经时发作颇剧)。症减，仍守前法出入。

嫩射干 6 g　南沙参 12 g　清炙麻黄 3 g　光杏仁 9 g　生石膏先15 g
生甘草 4.5 g　炙生地 12 g　天竺子 12 g　泽　漆 30 g　苍耳子 9 g
辛夷花 6 g　佛耳草 15 g

7 剂

六诊 1976 年 4 月 21 日

哮喘未发，喉痒亦除，夜间略咳，鼻塞已舒，脉细，舌质红已润，苔薄。

嫩射干 6 g　南北沙参各 12 g　蜜炙麻黄 3 g　光杏仁 9 g　炒黄芩 6 g
制半夏 9 g　苍耳子 9 g　生甘草 3 g　佛耳草 15 g　全当归 15 g
泽　漆 18 g

7 剂

编者：本案患者自幼哮喘，经年不愈，一诊时哮喘反复发作已持续半年余。伯臾先生虑其虽为痰热哮喘，但夜间发作较甚则提示已有阳气受损，乃久喘肺肾两亏，累及肾阳，故给予麻杏石甘加味清肺豁痰平喘的同时，加上附子重温肾阳，以防"肺气无根"致暴喘之变。先生认为"气喘之病，最为危候"，久喘更易因肾虚引发"喘脱"变证，为医须善察先兆，用药于变证之前。如本案所见"神疲纳少、动辄头晕心慌、面黄带青"等症即"喘脱"先兆也，故当用药于先，以防骤变。

(3) 王男，56 岁，哮证(支气管哮喘)

一诊　1985 年 1 月 28 日

14 岁起哮喘，反复发作至今，每发于冬春或秋冬季节交接之时，被诊为支气管哮喘，肺气肿。近日发作颇剧，咳喘，喉有哮鸣音，咳痰稠厚不爽，动则喘急，口干，脉细数，舌淡红，边齿印，苔薄白。拟方：

南沙参 12 g　麦门冬 12 g　制半夏 12 g　天花粉 15 g　嫩射干 9 g
光杏仁 9 g　鱼腥草 24 g　云茯苓 15 g　炙紫菀 12 g　款冬花 12 g
淡子芩 10 g　制熟地 10 g　全当归 12 g　野荞麦根 24 g

7 剂

二诊　1985 年 2 月 5 日

服药后咳喘、痰稠艰咯、喉中哮鸣均减，口干亦减，舌如前，苔转薄少，脉细数较静。仍前法出入。

北沙参 12 g　太子参 12 g　大麦冬 12 g　制半夏 12 g　天花粉 12 g
光杏仁 9 g　嫩射干 9 g　云茯苓 15 g　鱼腥草 24 g　炙紫菀 12 g
淡子芩 9 g　制熟地 15 g　全当归 12 g　佛耳草 18 g　生白果擘 10 粒

7 剂

三诊　1985 年 2 月 15 日

哮喘、咳嗽已止，痰亦减少，动则气喘，纳食不馨，口干，舌边红苔薄，中有裂纹，脉象虚滑。痰邪渐化，当再养肺和中，滋肾纳气。

制熟地 15 g　全当归 12 g　云茯苓 12 g　新会皮 6 g　制半夏 9 g
炙甘草 4 g　麦门冬 10 g　嫩射干 9 g　光杏仁 9 g　紫丹参 15 g
太子参 10 g　补骨脂 10 g

10 剂

编者：本例为哮证急性发作，并有稠痰，但伯臾先生虑其久罹哮病，肾精亏损，虚实夹杂，仍不避滋腻，首诊即在清肺化痰平喘同时，予滋肾润肺以扶正达邪，参入金水六君及麦门冬汤化裁。三诊时哮证得平，则转予养肺和中，滋肾纳气收功。

(4) 蒋女,72 岁,哮证(支气管哮喘)

一诊　1985 年 5 月 24 日

有哮喘病及糖尿病史,昨因外邪引发哮喘,气急痰多,泡沫状,口渴,半年来右腹带状疱疹连及后背,脉弦滑数,舌质红,苔薄腻。拟方:

嫩射干 10 g　光杏仁 9 g　粉前胡 12 g　蒲公英 24 g　板蓝根 18 g
全瓜蒌(切)12 g　京赤芍 10 g　炒黄芩 15 g　天竺子 12 g　葶苈子(包)15 g
陈枳实 9 g　鲜竹茹 9 g　生白果 10 枚

4 剂

二诊　1985 年 5 月 29 日

哮喘、喉有哮鸣音及痰多气急均得减轻,胸闷,口渴,尿频,右腹带状疱疹,两肩作痛,脉象弦滑,苔腻。治拟前方出入。

嫩射干 9 g　光杏仁 9 g　粉前胡 12 g　炙苏子 10 g　葶苈子(包)15 g
莱菔子 9 g　桑白皮 15 g　蒲公英 24 g　开金锁 30 g　鱼腥草 20 g
冬瓜子 15 g　全瓜蒌(切)12 g　生山楂 12 g　蒸百部 12 g

5 剂

三诊　1985 年 6 月 3 日

哮喘、咳嗽痰多暂止。两肩疼痛二月,左侧为甚,夜间加剧,左臂不能上举,口渴尿频依然,苔腻十化七八,脉弦滑数促。肺肾津液耗伤,风热入络,拟方:

北沙参 12 g　天麦冬(各)6 g　大生地 20 g　京元参 12 g　天花粉 18 g
淮山药 18 g　忍冬藤 18 g　络石藤 15 g　桑寄生 18 g　羚羊角粉(分吞)0.6 g
炒知母 9 g　赤白芍(各)9 g　鸡血藤 15 g　珍珠母(先)30 g　炙龟板(先)15 g

5 剂

四诊　1985 年 6 月 13 日

停药数日后,左肩痛夜剧又发,脉细数,舌质红苔薄白。拟方:

炙生地 18 g　大白芍 20 g　天花粉 15 g　忍冬藤 18 g　络石藤 15 g
淮山药 15 g　大丹参 18 g　白蒺藜(炒)10 g　川楝子 9 g　珍珠母(先)30 g
炙龟板 15 g　嫩钩藤(后)12 g　桑寄生 18 g　炒防风 9 g　豨莶草 15 g

7 剂

编者:本例患者因外邪引发哮喘,素体阴虚,邪从热化;并罹缠腰火丹半年未愈,以及左肩痹证。伯臾先生宗“急者先治”,前二诊以疏风清肺、化痰平喘为主,并清热解毒兼顾缠腰火丹;待痰喘得缓,则转治肩痹。伯臾先生辨识该患者肩痹为“肺肾津液耗伤,风热入络”,其意有二:一者近感外邪,风热未清,痹阻络脉;二者病患肩痛日轻夜重,虑及其素体肝肾阴虚,因津液灼伤而有内风扰动入络之虞,故除养阴清热,祛风通络之外,并给以滋阴平肝息风之品。

(5) 罗男,61 岁,哮证(支气管哮喘)

一诊　1985 年 12 月 22 日

有高血压、肝区胀痛病史,二周来因厨房操作过劳,感受风寒,突发哮喘,喉有水鸡声,早晚较剧，咳痰则舒，咳甚心下引痛，背恶寒，舌边红苔薄，脉浮弦滑。拟宣肺豁痰以平喘。

炙麻黄 6 g	光杏仁 10 g	炙甘草 3 g	制半夏 9 g	广陈皮 9 g
云茯苓 15 g	淡子芩 9 g	炙苏子 12 g	白芥子 10 g	莱菔子 10 g
炙紫菀 15 g	粉前胡 15 g	生山楂 15 g		

4 剂

编者：此案患者为厨师，体丰而痰湿颇盛，常因外邪引动伏痰而发哮喘。伯臾先生谨守病机，每以疏风宣肺、豁痰平喘为治，常能迅速缓解病情。本案以三拗、二陈和三子养亲合方化裁，4 剂足矣。

(6) 辛女，58 岁，哮证(支气管哮喘)

一诊　1985 年 12 月 20 日

患哮喘病 30 余年，逢气候变化则发，阴雨天则剧，发则喘促，喉有水鸡声，不能平卧。不咳无痰，动则气短，口干不多饮，畏寒，舌红无苔，脉弦细。拟清肺养肺法。

南北沙参[各] 6 g	光杏仁 9 g	嫩射干 9 g	桑叶皮[各] 9 g	大麦冬 9 g
淡子芩 9 g	瓜蒌皮 10 g	乌梅肉 6 g	青防风 9 g	生甘草 3 g
合欢皮 20 g	生白果[打] 10 g	枇杷叶[包] 12 g		

7 剂

二诊　1986 年 11 月 24 日

有哮喘病史，今冬小发，时咳痰少，但觉神疲乏力，两膝酸软，头目眩昏，右胁时有隐痛(有乙型肝炎史)，口干不欲饮，便艰二日一行，脉弦细带数，舌质红。年近六旬，气血渐亏，拟扶正而调肝肺。

北沙参 12 g	大生地 18 g	麦门冬 12 g	杭白芍 15 g	生甘草 6 g
制首乌 15 g	川楝子 9 g	延胡索 9 g	粉丹皮 10 g	全瓜蒌[切] 15 g
江枳实 9 g	潼白蒺藜[各] 10 g	川贝母 6 g	合欢花 18 g	嫩钩藤[后] 15 g

7 剂

编者：此例患者诊后，每续方继服，证得稳定。哮、喘之发，时与肝气上逆于肺，肺气失于肃降有关。张老虑及该患者常因工作压力而情志欠畅，并有乙肝病史，易致肝失疏泄，气郁犯肺，故两次皆于方中参入疏肝解郁之品(合欢皮、合欢花、川楝子、白蒺藜等)。方中防风、乌梅、甘草(9∶6∶3)及合欢皮(有抑制肥大细胞脱颗粒药理作用)四味是张老常辨病使用于过敏性疾病的药物组合。先生善获新知、择良而用，根据中药药理选加药味，也是其遣药方法之一。

(7) 尹男，23 岁，哮证(支气管哮喘)

一诊　1983 年 4 月 3 日

自幼得哮喘病，有过敏史，春秋二季发作较剧。发则哮喘，不能平卧，咳咯稠痰，口干，近小发三天，咯痰不爽，胸闷，脉滑数，舌边红苔薄。证属热哮，逢劳则发。

生白果 10 粒　光杏仁 9 g　桑叶皮各 9 g　炒黄芩 9 g　瓜蒌皮 12 g
嫩射干 9 g　合欢皮 20 g　青防风 9 g　乌梅肉 6 g　生甘草 3 g
凌霄花 15 g　佛耳草 18 g　川贝粉 4.5 g

4 剂

编者：凌霄花味辛，性微寒，本为破瘀治疗痛经的药味，记载尚具有凉血祛风的功效，用治“周身风痒，皮肤湿疹”，推测有抗过敏的作用。本案中伯臾先生选用此味，想必即用此药理！

(8) 徐男，60 岁，哮证(支气管哮喘)

一诊　1986 年 10 月 7 日

自幼有哮喘病史，间发高血压、痛风病史。哮喘近得稳定，无咯痰，但动则胸闷气短。头晕痛，颈项板滞，口疳反复发作，一周前痛风又发，面萎黄，舌红，苔薄白腻，脉小滑。肺有痰浊，肝阳偏亢，风热入络，症情夹杂，拟复方调治。

羚羊角粉分吞 0.6 g　生石决先煎 30 g　左牡蛎先煎 30 g　桑白皮 15 g　全瓜蒌切 12 g
制半夏 12 g　陈胆星 9 g　炙远志 6 g　麦门冬 12 g　汉防己 12 g
忍冬藤 18 g　赤白芍各 12 g　怀牛膝 15 g　炙内金 9 g　生山楂 12 g

5 剂

二诊　1986 年 10 月 9 日

上方服三剂后，头晕胀痛、颈项板滞均减，痛风足面红肿痛亦减，但行动登楼气喘依然，脉弦细滑，舌红，苔薄腻渐化。前方增损。

孩儿参 10 g　大麦冬 12 g　桑白皮 15 g　制半夏 12 g　瓜蒌皮 12 g
陈胆星 9 g　云茯苓 12 g　忍冬藤 18 g　络石藤 15 g　厚杜仲 15 g
桑寄生 15 g　汉防己 12 g　赤白芍各 12 g　石决明先 30 g　羚羊角粉分吞 0.6 g

7 剂

三诊　1986 年 10 月 21 日

诸恙又减轻，但头胀痛减而未已，颈项板滞尚未根除，晨起咳嗽，痰黏咯吐不爽，胸闷未舒，纳呆，夜眠好转，唯心中有事则欠酣，脉象弦细，舌边红，苔薄黄。痛风已瘥，再拟息风化痰，和中助化。

羚羊角粉分吞 0.6 g　珍珠母先 24 g　光杏仁 9 g　川象贝各 4.5 g　云茯苓 12 g
竹沥半夏 10 g　瓜蒌皮 12 g　海蛤壳先 18 g　化橘红 4.5 g　炙地龙 6 g
紫丹参 18 g　佛手片 9 g　焦楂曲各 9 g　嫩钩藤后下 12 g　京元参 10 g

4 剂

四诊　1986 年 10 月 25 日

天气渐冷，二日来哮喘小发，咳嗽痰薄白，又去西郊公园游玩 2 h，劳累过度，因之血压升动，哮喘加重，胸闷，登楼则气急，口不渴。顷诊，血压尚平稳，自测 130/80 mmHg 左右，脉弦小带数，舌边淡红，苔薄白。病久肺肾两虚，肝阳易动。拟方：

嫩射干 9 g	桑叶皮[各] 9 g	光杏仁 9 g	炙苏子 10 g	嫩前胡 12 g
莱菔子 9 g	羚羊角粉[吞] 0.3 g	明天麻 6 g	制半夏 10 g	云茯苓 15 g
潼木通 4.5 g	淡竹叶 6 g	生山楂 12 g	灵磁石[先] 30 g	

5 剂

带回方，供参考：

1）哮喘稳定时服：生晒参 50 g，蛤蚧一对，各研细末和匀，胶囊装(每粒 0.3 g)，每次吞服 5 粒，每日 2 次。

2）哮喘和血压均稳定时服：

太子参 12 g	云茯苓 12 g	炙苏子 10 g	光杏仁 9 g	川贝母 6 g
炙紫菀 12 g	炙款冬 12 g	制半夏 10 g	广陈皮 6 g	大麦冬 10 g
枸杞子 9 g	制首乌 15 g	全当归 10 g	嫩钩藤[后下] 12 g	广地龙 9 g
羚羊角粉[吞] 0.3 g				

14 剂

函诊　1987 年 1 月 8 日

今得徐先生 1986 年 12 月 22 日来信，录之：回印尼近二月，中间因受气候转变影响，曾患感冒十日，咳嗽四日，在此期间停服中药，但不发哮喘，足见国手之处方，疗效卓著。目前情况，口唇溃疡未发，血压稳定，血压 140/85 mmHg。头已不痛，痛风亦未发，睡眠很好，胃纳也佳。请问该药方是否可再续服？或需予以加减再服？在沪时曾拟上三调补方药，现在可否继续服用？敬希赐示。此次得蒙张大夫诊治，能获良效，恩同再造，无任感激之至。

伯臾先生回复并附方如下：顷得华函，拜阅详悉一切，过蒙嘉奖，深为惭愧。贵恙渐得好转，乃福人天相，药饵方能奏效也，书复致贺。承询今后调治之方，奉告于后：

1）现宜防治哮喘复发，佐以控制血压，根除痛风之方(方 1)，可连服 20 剂。

2）自觉身体舒适，哮喘、血压、痛风均未发，乃可进服调补之方以善后(方 2)。因久病正虚，非扶正强壮身体，则御邪防病之力薄弱，不能却病也。此方经常可服，并宜多服一段时间。惟有时可停服二三日，以胜胃气。如遇感冒、食滞等症，亦当暂停，待愈后再服。同时亦可加服“参蛤散”，以增强补肺肾之力。

3）平时注意预防，以杜诱发因素，极为重要。生活正常，情绪不要紧张激动；工作要劳逸结合，不可过于疲劳；天气转变、冷热，亦当注意防护，饮食荤素各半为宜，不可过食油腻；每日早晚宜散步各半小时。如能遵行上述方法，既可防病，并可强身。并附 1、2 处方各一张，余不一一，敬祝贵体康健，精神愉快！

附方：

方 1：	太子参 15 g	光杏仁 9 g	陈胆星 9 g	紫丹参 18 g	炙地龙 9 g
	大麦冬 12 g	全瓜蒌[切] 12 g	川贝母 9 g	羚羊角粉[吞] 0.3 g	忍冬藤 15 g
	桑白皮 15 g	制半夏 12 g	嫩射干 9 g	明天麻 6 g	炒白芍 15 g

20 剂

方2：生晒参6 g另炖代茶　大熟地12 g　冬虫夏草9 g另炖　枸杞子12 g　紫丹参18 g
大麦冬12 g　淮山药15 g　炙紫菀12 g　炒杜仲15 g　佛手片10 g
五味子4.5 g　云茯苓12 g　炙款冬12 g　桑寄生15 g　焦山楂12 g
30剂

编者：此案为伯臾先生对哮病稳定期患者的调治记录，包括对兼证的处理；连同函诊，长达三月余。针对多病并存的患者，先生根据轻重缓急，急者先治，有条不紊，逐一缓解病痛，获得满意疗效。并在充分了解患者情况的基础上，给予今后不同情况下的处方。尤其是函诊，不仅处方服用方法，并对饮食起居一一关照，其对病患悲悯之心跃然纸上，亦更显一位医师高明之处，乃愈病于方药之外。信函中提到"可停服二三日，以胜胃气"，为伯臾先生对久服中药时重视保养胃气的简易方法，值得我们借鉴。

(9) 曹男，52岁，哮喘/咳嗽(过敏性哮喘，慢支)

一诊　1987年6月24日

有慢性支气管炎史二十年，咳嗽乏痰。四年来兼有哮喘史，经诊为"过敏性哮喘"。近半年加剧，夜间发时不能平卧，喉有水鸣声，胸闷气喘，咳则无痰，神疲乏力，口不渴饮，五心烦热，夜寐不酣。脉弦细滑带数，舌质淡红，苔根两边薄腻。痰饮郁久化为痰浊，上逆于肺，肺失肃降，先拟[1]白果定喘汤合[2]射干麻黄汤加减。

嫩射干9 g　清炙麻黄4.5 g　光杏仁9 g　桑白皮15 g　炒黄芩9 g
制半夏9 g　全瓜蒌切12 g　云苓神各8 g　炒防风9 g　乌梅肉6 g
炙甘草3 g　北沙参12 g　生白果打10 g　炙紫菀12 g　川贝母9 g
琥珀末吞3 g

4剂

二诊　1987年6月27日

咳嗽较多，夜半至一时哮喘较剧，未能咯痰，胸闷如压，午睡起后亦有哮喘，日间下腹胀痛，脉象细滑带数，舌象如前。哮喘、咳嗽持续发作，病久邪实正虚，拟前法参以扶正。

太子参12 g　北沙参12 g　五味子4.5 g　炙麻黄4.5 g　光杏仁9 g
生白果打10 g　嫩射干9 g　瓜蒌皮10 g　制半夏10 g　茯苓神各8 g
川贝母9 g　炙紫菀12 g　款冬花12 g　蒸百部12 g　补骨脂12 g
紫石英先20 g

4剂

1　白果定喘汤：生白果二十一个(杵)，姜半夏、生桑皮、款冬花、光杏仁各三钱，苏子二钱，橘红、片芩各一钱半，麻黄一钱，生甘草五分。水煎服，或共为末，开水冲，候温灌服。功效：豁痰下气。方源：《重订通俗伤寒论》。

2　射干麻黄汤：射干三两(十三枚)，麻黄四两，生姜四两，细辛、紫菀、款冬花各三两，五味子半升，大枣七枚，半夏(大者洗)半升(八枚)。以水一斗二升，先煎麻黄，去上沫，内诸药，煮取三升，分温三服。功效：温肺化饮，下气祛痰。方源：《金匮要略·肺痿肺痈咳嗽上气病脉证治第七》。

三诊　1987年7月1日

哮喘，咳痰不利，胸闷，动则喘促，来沪后症情未得减轻，易患感冒，先有慢性支气管炎病史，继发哮喘。发时不能平卧，胸颈头额汗出，目神眩糊，顷脉细滑数，舌光淡，根苔边薄。病久肺肾两虚，痰浊阻肺，再拟[1]苏子降气汤加减。

炙苏子 9 g	粉前胡 9 g	炙紫菀 12 g	光杏仁 9 g	川厚朴 4 g
化橘红 4.5 g	竹沥半夏 10 g	广地龙 9 g	川贝母 9 g	野荞麦根 30 g
全当归 12 g	太子参 15 g	麦门冬 12 g	补骨脂 12 g	胡桃肉 1 枚
紫石英[先]20 g				

4 剂

四诊　1987年7月4日

经中西药治疗，哮喘、干咳得减，胸闷、汗出亦减，行动或登楼则气喘促，口苦微干，纳佳，夜寐不酣，脉细软而数，舌红，边薄苔。肺肾同病，气阴两伤，守法进退。

太子参 12 g	北沙参 12 g	麦门冬 10 g	五味子 4 g	炙苏子 9 g
光杏仁 9 g	野荞麦根 30 g	炙紫菀 12 g	款冬花 12 g	杭白芍 12 g
广地龙 9 g	补骨脂 12 g	紫石英[先]20 g	天花粉 15 g	酸枣仁 12 g
夜交藤 15 g				

7 剂

五诊　1987年7月11日

哮喘趋向稳定，干咳虽减未止。胸闷气短，动则更甚，神伤则寐短易醒，午睡后腹部略胀，胫酸足心热，口苦，脉细而数，舌润，苔少。肺主呼气，肾主纳气，哮喘发时治肺，平时治肾，再拟益肾肃肺，安神和中。

炙苏子 9 g	嫩前胡 10 g	光杏仁 9 g	云茯苓 12 g	炒白术 9 g
炒枳壳 6 g	炙地龙 9 g	坎炁[洗]1 条	补骨脂 12 g	枸杞子 10 g
紫石英[先]20 g	琥珀末[吞]3 g			

7 剂

另：紫河车粉胶囊 4 瓶，每次 5 粒，每日 2 次。

生晒参 10 g，蛤蚧一对。左二味研粉，每服 1.5 g，日 2 次。

六诊　1987年7月18日

病情已趋稳定，哮喘干咳大为减轻，纳食渐增，午后腹胀亦见轻，胫酸足心热稍减；惟动则喘促，仍有胸闷气短，晨起心悸脉数（每分钟 100 次左右），口苦，寐欠佳，起夜频（3～5次），脉虚细而数，舌红中光，根、边薄苔。肾为气之根，肾亏燥痰郁滞，摄纳无权。再拟滋肾纳气，润肺安神。

熟地黄 15 g	全当归 12 g	淮山药 15 g	山茱萸 9 g	云茯神 10 g

1　苏子降气汤：炙苏子、半夏（汤洗七次）、甘草、前胡、厚朴（去粗皮，姜汁拌炒）、川当归（去芦）、肉桂（去皮）、陈皮（去白）（5∶5∶4∶2∶3∶3∶3）。共为细末，每服二钱，水一盏，入生姜二片，枣子一个，苏叶五叶，同煎至八分，去滓热服，不拘时候。功效：降气平喘，祛痰止咳。方源：《太平惠民和剂局方》。

五味子 5 g	益智仁 9 g	琥珀末吞 4 g	炙苏子 9 g	光杏仁 9 g
大麦冬 10 g	川贝母 9 g	瓜蒌皮 10 g	广地龙 9 g	紫石英先 20 g
酸枣仁 15 g				

7 剂

另：生晒参 30 g，蛤蚧 3 对，两味各研末，和匀。每服 1.5 g，日 2 次。

七诊　1987 年 7 月 25 日

哮喘尚稳定，近日寐向安，尿频减，纳佳，惟午睡后腹胀口苦，今年大暑后天气反常，阴雨较凉，易诱发哮喘，曾三天夜间嗓子发紧，喉有哮鸣之声，已现复发端倪，务请注意避免受凉。时胸闷气短，登楼喘促，盖肾亏不能纳气之故。脉虚细数，舌红中光剥。拟方：

熟地黄 18 g	当归身 12 g	山茱萸 9 g	云茯神 12 g	炙远志 6 g
五味子 5 g	广地龙 9 g	益智仁 9 g	炙苏子 9 g	光杏仁 9 g
旋覆花包 9 g	麦门冬 9 g	制半夏 9 g	嫩射干 9 g	胡桃仁 2 枚

7 剂

八诊　1987 年 8 月 1 日

近日气温偏高，因贪凉两次受寒，又出现干咳、哮鸣，但较前轻减，心悸脉数，动则喘促，脉虚细，舌中剥润。肾亏气失潜纳，肺虚卫外不固，易受凉邪侵袭。拟方：

大熟地 20 g	全当归 12 g	淮山药 18 g	山茱萸 10 g	云茯神 12 g
枸杞子 10 g	鹿角片先 9 g	巴戟天 12 g	补骨脂 12 g	麦门冬 12 g
粉前胡 12 g	炙紫菀 12 g	嫩射干 9 g	炙枇杷叶 12 g	生甘草 5 g

7 剂

九诊　1987 年 8 月 8 日

哮鸣干咳，感冒后易发，但较之前大为轻减，持时短，哮亦轻，服银翘解毒片，感冒即可得解。脉虚缓，较有力，舌中红润。迭服滋补肺肾之剂，真气已有渐复之机，根元得固，佳兆也，宜守法再进。

熟地黄 20 g	山茱萸 10 g	淮山药 18 g	全当归 12 g	云茯神 12 g
淡苁蓉 12 g	巴戟天 12 g	鹿角片先 9 g	补骨脂 12 g	生甘草 5 g
嫩射干 9 g	蒸百部 12 g	麦门冬 10 g	广地龙 9 g	

14 剂

另：生晒参 30 g，蛤蚧 3 对，各研末，和匀。每服 1.5 g，日 3 次。

冬虫夏草 10 g，每日煎服 2 次，服 30 日。

紫河车粉胶囊 5 瓶，遵医嘱。

编者：本例久喘前后九诊，历时将近两个月。初起二诊分别予射干麻黄汤合定喘汤，并虑其久病肺肾两亏而加补骨脂、紫石英温肾纳气，然症未轻减。后究其先咳后喘，因咳致喘，上实下虚，转予苏子降气汤化裁，清上温下，而病有转机，渐得缓解。但仍时因受凉而哮喘发作。伯臾先生宗“哮喘发时治肺，平时治肾”，巧予斡旋，先后投金水六君、六味地黄乃至左归丸、紫河车等，并予参蛤散，以填精益肾补肺，使真气得复，根元得固而哮喘发作得以控制。

痰饮/支饮

《经》云：咳逆倚息，短气不得卧，其形如肿，谓之支饮。该病为痰饮留停胸膈，阻碍肺气宣肃所致，多见于慢性支气管炎急发（或伴肺气肿）的患者，部分进展为慢性肺源性心脏病而有心悸胸闷、肢体浮肿等。伯臾先生认为支饮稳定期亦属广义“痰饮”，习惯上也常称作“痰饮”，是谓痰饮留肺，但并非狭义痰饮之“饮留胃肠”。故将慢性支气管炎等以咳嗽痰多为主症者归入习称的“痰饮”（即慢支稳定期）；将慢性支气管炎急发表现为“咳喘倚息，短气不得卧”，或伴“其形如肿”者归为“支饮”；部分以咳嗽为主症者归为后文“咳嗽”节。伯臾先生认为尽管支饮稳定期亦常可治以“温药和之”之法，如苓桂术甘汤类，然根据辨证，又并非皆宜“温药和之”，如阴虚痰饮（痰浊、痰热）即是。

以下所录脉案大都为久罹“痰饮”，或有急性发作（支饮）。先生虑其多为虚实夹杂，无论痰浊、痰热或痰饮，皆有不同程度肺肾气虚、肾精亏耗或脾肺两亏等。故凡上述虚象显现者，在化痰、清肺等却邪同时，不忘补虚，常选用木防己汤、金水六君煎或麦门冬汤虚实兼顾，甚则参入生脉散、参蛤散、七味都气丸、人参核桃汤、金匮肾气丸等方药化裁，即便急性加重期也在所不避。其中，木防己汤是先生最为推崇之方，称该方诸药皆“将军”之品，乃正气亏虚而有痰饮化热或“老痰火”者首选，可免但用寒凉清肺致咯痰不爽，或但用温补益气而痰热益甚。

(1) 姚女，75岁，支饮（慢性支气管炎急性发作，冠心病、房颤）（本案剂量按每钱3 g换算）

一诊　1975年11月15日

因气急、胸闷二天入院，有慢性支气管炎史五六年，冠心病、房颤一年余。素有痰饮，近加感冒，咳嗽气急，口渴，内热，汗不多，尿少，高年心气不足，水湿潴留于下，二足浮肿，脉小数促，苔薄腻。邪痰郁肺则气急，心脏损伤则足肿，正虚邪实，拟扶正祛邪。

净麻黄 4.5 g	光杏仁 9 g	生石膏先 24 g	炙甘草 3 g	熟附片先 9 g
炙苏子 9 g	开金锁 30 g	鱼腥草 30 g	汉防己 12 g	泽　漆 18 g
				7剂

二诊　1975年11月22日

气急渐平，咳喘减轻，咯痰亦少，内热口渴好转，尿量增多，足肿得减，胸闷不痛，心悸且慌，四肢不温，脉细数促不匀，舌质暗。太阴邪痰日见清化，心脏亏损亦得好转，转拟温阳益气养心，活血蠲饮化痰。

熟附片先 9 g	潞党参 12 g	炙甘草 6 g	全当归 15 g	大麦冬 9 g
炒川连 2.4 g	紫丹参 15 g	杜红花 6 g	木防己 12 g	泽　漆 30 g
				5剂

臾按：本案慢性支气管炎急发，心力衰竭加重入院时，咳喘痰多，口渴，尿少足肿，本

虚标实，故用辛凉重剂，麻杏石甘汤宣肺清热定喘，并因合并心力衰竭(心脏气阳受损，饮邪内停)，故以附子参入，以温阳利水，扶正强心，使邪痰渐化，心阳得振，尿利肿消。二诊时见正虚邪恋，继以温阳益气、清肺化痰以收功，并活血化瘀兼治胸痹、心悸。

(2) 李男，74 岁，阴虚痰饮(慢性支气管炎)

一诊　1982 年 4 月 22 日

有慢性支气管炎、冠心病心肌梗死病史，时有左胸膺闷痛，伴心悸，咳嗽，痰稠白，时咯吐不爽则气急，两足冷(右足心更甚)，颧微红，纳可，二便通调，脉弦滑，尺弱，舌光红少津。劳伤心肺，心阴耗伤，病久累及气阳；痰饮化为痰热恋肺则咳逆，拟养心肺为本，化痰浊治标。

生晒参 6 g另煎冲　天麦冬各 6 g　北沙参 12 g　木防己 15 g　云茯苓 15 g
海蛤粉包 18 g　[1]半贝丸包 9 g　全瓜蒌切 12 g　光杏仁 9 g　金匮肾气丸包 10 g
生蒲黄包 12 g　广郁金 9 g

4 剂

二诊　1982 年 4 月 27 日

咳喘，痰稠色白，咯吐不爽，胸闷气短，两足冷减轻，纳食、夜寐、二便如前，午后升火颧红未平，舌光红稍淡，乏津，脉虚弦，尺较有力。痰饮四十年，由肺及心及肾，饮渐化热，阴伤气弱；夜间尿有失禁，为肾伤，固摄无能，再拟心肺肾同调，佐以化痰纳气。

制熟地 15 g　天麦冬各 6 g　生晒参 6 g另煎冲　补骨脂 15 g　核桃肉 2 枚
云茯苓 12 g　木防己 15 g　海蛤壳先 24 g　全瓜蒌切 12 g　煅牡蛎先 30 g
炒黄芩 9 g　光杏仁 12 g　五味子 4.5 g　化橘红 6 g

4 剂

另：紫河车粉 2.4 g分吞，14 剂。

三诊　1982 年 5 月 2 日

咳嗽减，咯痰较爽，痰量较多，颧红升火已平，右足心常觉冷，寐食均可，脉虚弦，两尺软弱，舌红略淡，少津。心肺肾阴伤已久，日久及气，右足冷属命火衰微，但肾水耗伤更甚，刚燥益火恐伤肾阴，火更难潜，仍守前法出入。

制熟地 20 g　天麦冬各 6 g　北沙参 12 g　补骨脂炒 15 g　核桃肉 9 g
云茯苓 12 g　木防己 15 g　福泽泻 30 g　全瓜蒌切 12 g　炒黄芩 9 g
光杏仁 12 g　五味子 6 g　化橘红 6 g　炙百部 12 g

7 剂

另：生晒参 30 g，蛤蚧尾二对，共研细末，胶囊装，每粒 0.5 g，每日 3 次，每次 4 粒。

熟附子 30 g，水浸软后捣烂，调入适量蜜糖，敷右涌泉穴。每日一次，用七日。

1　半贝散：生半夏，真川贝母(去心)，为极细末，炒微黄色，候冷装入瓷瓶。功效：止咳化痰，开郁散结。方源：《医宗金鉴·杂病心法要诀》。

编者：熟附子为泥蜜调敷右涌泉以温命门而潜虚火，不失避免附子口服刚燥益火伤阴之良策。

四诊　1982年8月27日

咳喘多年，痰多泡沫，间或痰黄，入冬则剧，行动则喘。病起痰饮，年深日久，化为痰热，灼伤阴分，久则伤气及阳，由肺及心及肾。痰饮壅肺则咳，肾不纳气则喘，脉象右部虚弦小滑，左部弦细。治拟清肺化痰，滋肾纳气，标本同治。

生晒参6 g另炖冲　大麦冬12 g　五味子4.5 g　川贝母9 g　全瓜蒌切15 g
制半夏9 g鲜竹沥拌　汉防己15 g　炙皂角6 g　海浮石先12 g　生熟地各10 g
补骨脂炒12 g　胡桃肉10 g　紫丹参15 g　紫河车粉胶囊6粒分吞

3剂

五诊　1982年9月30日

投清肺化痰、滋肾纳气之剂后，咳痰得减，气喘稍平，纳食如前，胸闷隐痛时作，颧红，按之不热，舌红稍润，边仍暗，脉虚弦小滑。痰热已有化机，滋肾于脾无碍，仍守前法。

生晒参9 g另煎冲　天麦冬各6 g　五味子6 g　生熟地各12 g　补骨脂12 g
制半夏竹沥拌9 g　全瓜蒌切15　炒黄芩9 g　汉防己15 g　生蒲黄包12 g
全当归12 g　旋覆花包9 g　旋覆梗9 g　沉香粉分吞1.2 g

3剂

六诊　1982年10月2日

药后咳痰又减，胸闷痛也暂止，傍晚清晨汗多，足冷较温，口干舌红带暗，脉虚弦而滑，纳食较馨，养肺而化痰热，滋肾而无脾胃碍滞。汗多乃卫气虚弱，卫外失固，前方参入固卫收涩之品。

生晒参9 g另煎冲　生黄芪18 g　天麦冬各8 g　生熟地各12 g　补骨脂12 g
煅龙牡各24 g　泽　漆30 g　全瓜蒌切15 g　炒黄芩9 g　光杏仁9 g
紫丹参15 g　全当归10 g　炙枇杷叶包12 g　羚羊角粉分吞0.6 g

10剂

七诊　1982年10月7日

清晨傍晚汗多已减，痰多稠黏，以早晚较多，咳则气急，胸闷隐痛暂止，纳食尚可，便艰，右足微冷，左足无力，行走欠利，脉象虚弦带滑，尺较弱，舌红稍润。多年痰饮，日久化为痰热，灼肺则咳，肾不纳气则喘，仍守原法调治。

生晒参9 g另煎冲　生黄芪20 g　煅龙牡各20 g　天麦冬各8 g　生熟地各12 g
五味子6 g　制半夏竹沥拌9 g　全瓜蒌切15 g　炙皂角6 g　炒黄芩9 g
汉防己15 g　补骨脂炒12 g　沉香粉分吞1.8 g　生蒲黄包12 g　全当归10 g
羚羊角粉分吞0.6 g

5剂

编者：本案慢性支气管炎，痰饮恋肺，久则郁而化热，并因久病及肾而有肾精亏损，肾阴肾阳俱虚。一诊即于清肺化痰同时参合木防已汤、金匮肾气丸灵活化裁，其后又配以青娥丸(补骨脂、胡桃肉),以清肺化痰、补肾纳气,随诊加减,使病情顺利控制。防己性寒凉,工于治水化饮,为治饮要药。其中,汉防己长于利湿消肿,木防己则兼祛风胜湿,本案四诊起以汉防己替换木防己,推测为增强化饮之功。最后二诊加羚羊角粉,乃因患者右足冷,左足无力,虑有风动偏枯之虞。

(3) 聂男,70 岁,支饮、水肿(慢支急性发作,肺源性心脏病心力衰竭加重)

一诊 1984 年 11 月 12 日

由慢性支气管炎延成肺气肿已数十年,继成肺源性心脏病,每逢冬季咳喘加剧。今因旅途劳累,到京后气候干燥,旧病复发,三周前因咳剧肺络损伤,咯鲜血三天。目前咳喘倚息不能平卧,咯痰稠黏如胶,口渴喜冷饮。肺病及心,由心及肾,肾不纳气,尿少而饮邪泛溢,注下则足肿,逆于上则面浮目胞肿;心血流行失畅则唇紫,手指肌肤均晦黯。舌质光红有裂纹,苔剥乏津,脉象虚弦数促。心肺肾阴液耗伤,燥热灼液为痰,咳喘后期重证。今拟养阴生津,化痰蠲饮而平喘逆。方供斟用。

原皮西洋参 12 g另炖冲　鲜铁皮石斛先煎 20 g　大生地 30 g　大麦冬 15 g
淮山药 18 g　川贝母 9 g　鲜竹沥 1 支分3次冲　全瓜蒌切 15 g　猴枣粉分吞 1.6 g
鲜茅根 30 g　桑白皮 15 g　汉防己 15 g

2 剂

二诊 1984 年 11 月 14 日

咳喘稍减,咯痰略畅,痰仍稠白,目胞、足跗浮肿未消,烦热稍减,但仍渴喜冷饮,寐短多梦,每因呼吸困难而醒,脉象虽数促已较和缓,舌质红干少津略润,舌色见暗。心肺阴伤稍复,痰热未化,心血流行未畅,症势渐得好转,仍守前法出入。

原皮西洋参 12 g另煎冲　大麦冬 15 g　大生地 30 g　生石膏先 24 g
肥知母 9 g　川贝母 9 g　全瓜蒌切 15 g　紫丹参 20 g　鲜竹沥一支冲服
益母草 20 g　琥珀粉吞 2 g　生代赭石先 24 g

3 剂

编者: 此案阴虚痰饮咳喘后期重症,急性加重,曾经西药抗感染、解痉平喘等治疗,然仍咳喘倚息,不能平卧,饮邪泛溢,面浮肢肿。伯臾先生于清肺化痰蠲饮同时,重用益气养阴生津,两剂即咳喘得缓;二诊增加活血、宁心之品,以助心主血脉、心主神明。

(4) 怀男,49 岁,痰饮、感冒、鼻渊(慢性支气管炎,感冒,副鼻窦炎)

一诊 1985 年 2 月 10 日

1982 年曾患病毒性肺炎,反复感冒后延成支气管炎,继发轻度肺气肿。2 周来又咳嗽夜剧,喉痒口干,咯痰不畅,胸闷不适,气短,脉象濡滑,舌质红,苔根薄腻。阴虚之体,邪痰恋肺,肺失肃降,拟清宣肺气而化痰浊。

南沙参 12 g　大麦冬 10 g　桑叶皮各 9 g　光杏仁 9 g　瓜蒌仁 15 g
制半夏 9 g　云茯苓 12 g　汉防己 12 g　鹿含草 18 g　鱼腥草 24 g

生熟苡仁[各]15 g　佛耳草 15 g　天竺子 20 g　清炙枇杷叶[包]12 g

5 剂

二诊　1985 年 2 月 13 日

夜间咳剧和咯痰不畅已得暂止，日间略咳，痰少，咯吐较利，此乃邪痰渐得宣化之象，脉象滑，舌边红，苔薄灰渐化。再拟前法出入。

北沙参 12 g　大麦冬 10 g　制半夏 9 g　瓜蒌仁 12 g　光杏仁 9 g
桑叶皮[各]9 g　炙紫菀 12 g　干芦根 24 g　冬瓜子 15 g　清炙枇杷叶[包]12 g
佛耳草 15 g　生苡仁 24 g

7 剂

三诊　1985 年 2 月 24 日

喉痒咳嗽向愈，精神较佳，腰脊酸楚，脉象濡滑，舌边淡红，苔薄。拟养肺化痰以善后。

太子参 12 g　北沙参 10 g　光杏仁 9 g　大麦冬 10 g　制半夏 10 g
云茯苓 12 g　瓜蒌皮 10 g　汉防己 12 g　炒苡仁 24 g　嫩黄精 20 g
炒当归 12 g　补骨脂[炒]12 g　炒杜仲 12 g　胡桃肉 2 枚　炒牛膝 12 g

14 剂

四诊　1985 年 9 月 8 日

有副鼻窦炎史和慢性支气管炎病史，鼻时流浊涕，感冒后加剧，清晨略咳白痰数口，冬令畏寒，易感寒邪，腰背酸楚，脉虚软，苔薄。肝肾不足，肺脾亦弱，治宜兼顾。

潼白蒺藜[各]10 g　冬桑叶 9 g　杭菊花 9 g　陈辛夷 9 g　苍耳子 10 g
云茯苓 12 g　炒防风 9 g　新会皮 9 g　白豆蔻[后入]3 g　生熟苡仁[各]15 g
光杏仁 9 g　[1]枳实丸[包]10 g

5 剂

另：[2]霍胆丸 1 瓶，依次分吞。

五诊　1985 年 9 月 15 日

症情如前，感冒未发，腰背酸楚暂止，口黏未清，苔薄腻，前半渐化，脉虚濡滑。蕴湿未清，脾肾亏虚略显，再守前法，稍佐扶正。

陈辛夷 9 g　苍耳子 10 g　冬桑叶 9 g　桑椹子 12 g　云茯苓 12 g
广陈皮 9 g　炒苡仁 24 g　白豆蔻[后]3 g　炒白术 9 g　炒枳实 9 g
光杏仁 9 g　嫩紫菀 12 g　炒黄芩 6 g　焦山楂 15 g　生晒参 3 g[另炖代饮]

7 剂

1　枳实丸（导气枳实丸）：枳实（麸炒）四两，荆三棱、蓬莪术（煨）、青皮（去白）、陈皮（去白）、神曲（炒）、麦蘖（炒）各一两，沉香、槟榔各半两。为细末，水煮面糊为丸，如梧桐子大。每服五十丸至六十丸，食后生姜汤送下。功效：理顺三焦，和调脾胃。方源：《御药院方》。

2　霍胆丸（清肝保脑丸）：广藿香叶、猪胆粉。功效：芳香化浊，清热通窍。《全国中药成药处方集》。方源：《医宗金鉴·卷六十五·鼻部》：奇授藿香丸（藿香连枝叶八两，研细末，雄猪胆汁和丸，如梧桐子大。每服五钱，食后苍耳子汤下，或黄酒送下）。

六诊　1985年9月22日

前日受凉，有感冒象，但不咳，无寒热，鼻塞不流涕，口黏干亦减。表虚卫外不固，肺肾二虚，拟玉屏风散加味。

生黄芪 12 g　生白术 9 g　青防风 9 g　炙甘草 3 g　云茯苓 15 g
光杏仁 9 g　陈辛夷 9 g　苍耳子 9 g　炒苡仁 24 g　白豆蔻[后]3 g
枸杞子 9 g　炒黄芩 6 g　炒杜仲 12 g　生晒参 3 g[另炖代饮]

12剂

七诊　1985年10月13日

鼻塞稍舒，略咳有黏白痰，痰饮多年遇寒则咳甚痰多，脉象细滑，舌边淡红，苔薄白。饮为阴邪，宜以温药和之，拟苓桂术甘汤加味。

云茯苓 15 g　川桂枝 3 g　炒白术 12 g　炙甘草 3 g　生黄芪 15 g
炒防风 9 g　全当归 10 g　广陈皮 9 g　制半夏 9 g　陈辛夷 9 g
苍耳子 10 g　炒苡仁 24 g　生晒参[另炖]4.5 g

12剂

八诊　1985年11月3日

感冒少发，肺气较强之征，副鼻窦炎流涕减少，晨起略咳黏痰，痰饮亦有减轻之象，脉细滑，苔薄白。再拟温化痰饮，佐以健脾益气以培本。

川桂枝 4 g　云茯苓 15 g　炒白术 12 g　炙甘草 3 g　新会皮 9 g
制半夏 12 g　潞党参 12 g　生黄芪 18 g　炒防风 9 g　陈辛夷 9 g
苍耳子 10 g　炒川芎 9 g　全当归 12 g　生晒参[另炖]4.5 g

12剂

编者：本案为慢性支气管炎，初属阴虚痰饮，反复由感冒而引发慢支急发。一、二、三诊分别予麦门冬汤、千金苇茎汤等化裁治疗获效。半年后再度急发，然已无阴虚之象，而呈肺脾肾亏虚；因副鼻窦炎，风热壅窍致浊涕倒流而咳嗽迁延，故同时加入清热宣窍之辛夷、苍耳子及霍胆丸等，获得良好效果；并虑其类“虚人感冒”，于五诊时即加入生晒参以助玉屏风散益气固表，四君子汤以培土生金，并继以苓桂术甘温化痰饮收功。

(5) 高女，60岁，咳嗽(支气管扩张，肺气肿；十二指肠球部溃疡)

一诊　1985年3月20日

支气管扩张史近30年，有肺气肿。顷诊，咳嗽痰多薄白，曾痰中挟血色红，胸部两侧隐痛。十二指肠球部溃疡多年，纳少形弱，脘腹作胀，食后更甚，口干苦，便秘，解燥屎如栗，服果导三日方解一次，夜寐欠安，服安定而睡。舌质偏红，苔薄白腻干，脉弦细数。痰浊恋肺，肺络损伤，脾胃气虚，运化无力。拟方：

南沙参 10 g　云茯苓 10 g　生苡仁 30 g　全瓜蒌[切]12 g　桑叶皮[各]9 g
川贝粉[分吞]4.5 g　火麻仁[研]10 g　干芦根 20 g　光杏仁 9 g　制半夏 6 g

炒枳实 9 g　　谷麦芽[各] 18 g

7 剂

又：经过唐山地震后腰椎受损，椎间盘突出，形体瘦弱，烦劳过度后，神疲声低，头额汗出，有不能支持之象，此虚象毕露也。另用：生晒参 1.5 g，西洋参 1.5 g，炖汤代茶，益气生津以扶正。

7 剂

二诊　1985 年 3 月 30 日

咳嗽痰多已减轻，胸膺隐痛未止，纳食略增，中脘不胀，便秘依然，然已无燥屎。舌质红，苔腻左半已化，脉象细弱，数象已平。支气管扩张络有留瘀，脾弱运化失常，传导失职，再守原意加味。

北沙参 10 g　　全瓜蒌[切] 12 g　　紫丹参 15 g　　生苡仁 20 g　　大麦冬 10 g

藿山石斛[先] 6 g　　旋覆梗 9 g　　三七片 2 片[吞]　　制半夏 6 g　　川贝粉[吞] 3 g

桑叶皮[各] 9 g　　火麻仁[研] 10 g　　陈枳实 9 g

7 剂

编者：本例支气管扩张，常年痰饮储肺，损伤肺气，津液亏耗，络伤肠枯。伯臾先生以人参益气生津，仿千金苇茎汤加减清肺化痰。其中千金苇茎汤是肺痈方，也是伯臾先生在肺系病治疗中常用处方之一，主要用于肺阴虚而见有痰瘀留肺者。对于支气管扩张患者，咯痰不臭而肺阴已伤者，他常以苇茎汤方为主；倘伴瘀血阻络胸痛者，亦常用小剂量桃仁泥(4.5 g)祛瘀通络止痛。本案胸部两侧隐痛考虑为肺络受损后络有留瘀，但一诊因痰血初止而暂未用活血之品；二诊时因胸痛未止，加丹参、三七以祛瘀止痛，亦未用桃仁，推测先生仍虑其乃咯血初瘥之瘀，宜活血止血而不宜活血破血之故。

(6) 瞿男，42 岁，阴虚痰饮(肺痨后，陈旧性肺结核，空洞)。

一诊　1985 年 4 月 12 日

1970 年患左肺结核，近检查见左肺空洞，晨起咳脓痰十口左右，无胸痛，纳佳，二便正常，口不渴，脉小弦不数，舌质红，苔薄。证属肺痨年久，肺损成洞，拟养肺以敛之。

北沙参 12 g　　大麦冬 12 g　　五味子 6 g　　白及粉[另包] 6 g(用鸡蛋 1 枚开水调服)

陈阿胶[烊冲] 9 g　　生黄芪 18 g　　全当归 9 g　　淮山药 15 g　　炙兜铃 6 g

炒黄芩 9 g　　甜杏仁 9 g　　清炙枇杷叶[包] 12 g

15 剂

又：白及粉可服 3 个月。

编者：本案为肺结核空洞肺阴亏损，痰热恋肺证，伯臾先生在滋阴清肺、培土生金的同时，使用当归补血汤和白及益气补血，生肌敛疮。其中白及一味，性凉，味苦甘，入肺经，具补肺、止血、消肿、生肌、敛疮之功。先生选用此味以补肺敛疮，促肺空洞愈合，常以滚水鸡蛋调服之，以便久服 3 个月。

(7) 孙男，75 岁，痰浊，心悸(慢性支气管炎，阵发房颤)

一诊　1985 年 9 月 9 日

痰饮多年，咳喘痰白稠黏，行动则喘甚，日晡腹部作胀不舒，漾漾欲呕，得矢气则松，大便正常，起夜 3 次，脉象濡滑，两尺均无力，舌苔白腻十化六七，口苦干。痰饮日久，化为痰浊，时届酷暑，暑易伤气，治拟化暑湿，肃肺而涤痰浊。

嫩前胡 12 g　光杏仁 9 g　炙苏子 9 g　海浮石先 12 g　生熟苡仁各 15 g
白豆蔻研/后 4 g　旋覆花包 9 g　云茯苓 12 g　法半夏 10 g　全瓜蒌切 12 g
块滑石包 15 g　台乌药 10 g　九香虫 9 g　炒当归 12 g

7 剂

编者： 痰饮日久，化为痰浊，且兼伤于暑湿时邪，选三仁汤化裁为治。

二诊　1986 年 1 月 17 日

昨加感染，痰饮咳增，痰稠黏，鼻塞流涕，咽喉干痒，胸膺窒塞不舒，寐欠酣，口干，苔薄白，脉浮滑数。邪痰交阻，肺失肃降，拟方：

炙苏子 10 g　粉前胡 12 g　光杏仁 9 g　嫩射干 9 g　云茯苓 12 g
鱼腥草 20 g　全瓜蒌切 12 g　蒲公英 20 g　川象贝各 4.5 g　嫩紫菀 10 g
炒枳实 9 g　淡竹茹 9 g　炙麻黄 3 g

3 剂

三诊　1986 年 1 月 19 日

低热已退，气喘咳痰不畅，痰黄稠厚，神疲乏力，头胀，四肢酸痛得减，舌苔白腻。邪痰有化热之象，再拟清肺涤痰。

木防己 15 g　光杏仁 9 g　粉前胡 12 g　桑叶皮各 9 g　炒黄芩 9 g
川象贝各 6 g　全瓜蒌切 12 g　嫩紫菀 12 g　鱼腥草 20 g　生蛤壳先 18 g
蒲公英 20 g　生苡仁 24 g　干芦根 20 g

4 剂

四诊　1986 年 1 月 20 日

据述，咳喘，脘腹作胀，不思纳食，神疲乏力，大便溏软，矢气多，舌苔白。湿滞内阻，拟方：

炙苏子 10 g　嫩前胡 10 g　光杏仁 9 g　川朴花 9 g　云茯苓 12 g
款冬花 10 g　广陈皮 6 g　白豆蔻后 3 g　炒苡仁 20 g　焦楂曲各 10 g
炙紫菀 12 g　大腹皮 10 g

4 剂

五诊　1986 年 6 月 14 日

5 月 29 日旅途劳累，突然发作房颤，心率加快，达每分钟 140 次，经医院救治后，房颤得止，但脉仍弦小歇止，胸闷气急，咳喘痰稠，神疲乏力，口干，不思纳食，舌苔薄白。脾、肺、心同病，治宜兼顾。

炙苏子 10 g　粉前胡 12 g　光杏仁 9 g　炒当归 10 g　云茯苓 12 g
广陈皮 6 g　太子参 12 g　炒枣仁 12 g　炙远志 6 g　生甘草 4.5 g

灵磁石[先]24 g　麦门冬 12 g　制半夏 9 g　茶树根 30 g　补骨脂 12 g

5 剂

六诊　1986 年 6 月 19 日

房颤未发，咳喘痰稠亦较减，早搏未作，夜寐多梦，胃呆不思纳食，二便如常，脉弦小滑，舌偏红，苔薄白腻。心脏症状暂得缓解，痰浊稍化，肺气已得肃降，但脾胃运化未复，心神不宁。再拟肃肺养心，和中化痰。

炙苏子 10 g　嫩前胡 12 g　光杏仁 9 g　全当归 12 g　制半夏 9 g

大麦冬 9 g　瓜蒌皮 12 g　川象贝[各]6 g　佛手片 9 g　佩兰梗 9 g

白豆蔻[后]3 g　炒苡仁 20 g　谷麦芽[各]15 g　鸡内金 9 g

7 剂

臾按： 胃不和，麦冬不宜重用。

七诊　1986 年 6 月 27 日

咳喘已减，痰稠色白稍少，精神已振，纳食较馨，脉弦滑，苔薄白腻渐化。痰浊渐化，脾胃得健，拟方：

太子参 15 g　炒白术 9 g　云茯苓 12 g　光杏仁 9 g　川象贝[各]6 g

瓜蒌皮 12 g　麦门冬 10 g　制半夏 9 g　广陈皮 6 g　佛手片 9 g

谷麦芽[各]15 g　炒当归 10 g　佛耳草 18 g

7 剂

八诊　1986 年 7 月 5 日

咳喘已减，咯痰得爽，薄白痰减少，惟头晕胀时发，活动多则气喘，脉象弦滑，舌苔薄白腻渐化。痰浊渐化，肺肾两虚，仍应调理肺肾而化痰湿。

太子参 15 g　补骨脂 12 g　云茯苓 12 g　炒白术 9 g　光杏仁 9 g

全天麻 6 g　嫩钩藤 15 g　炙苏子 10 g　嫩前胡 12 g　制半夏 10 g

新会皮 6 g　炒当归 12 g　潼白蒺藜[各]10 g　珍珠母[先]30 g　珍珠粉[分吞]0.6 g

7 剂

九诊　1986 年 7 月 24 日

前昨二日受凉，喉痒痰多，咳喘胸闷，夜寐少，脉浮数而促，早搏频发，舌质淡，苔薄白腻。凉邪束肺，痰浊内盛，气血流行被阻。拟方：

炙苏子 10 g　粉前胡 12 g　光杏仁 9 g　云茯苓 15 g　橘　皮 9 g

制半夏 12 g　沉香屑[后]1.2 g　全瓜蒌[切]15 g　老苏梗 9 g　荆芥穗 9 g

冬瓜子 15 g　炒苡仁 24 g　茶树根 30 g

4 剂

(8) 杨男，62 岁，阴虚痰饮(支气管扩张，反复感冒)

一诊　1985 年 12 月 25 日

自幼反复罹急性气管炎，继发支气管炎，又兼支气管扩张，曾咯痰带血。年久延成肺气肿，动则气喘，肺弱易于感冒则咳剧痰多。目前在稳定期，早晚略咳，痰少，畏寒，颈项易汗出，口渴，纳佳，大便干溏相间，日行3次，腹无所苦，脉弦、滑，舌净。饮为阴邪，宜予温药，病久肺虚脾弱，痰饮易于滋生，先拟调治肺、脾。

云茯苓 20 g　川桂枝 4.5 g　炒白术 12 g　炙甘草 3 g　广陈皮 6 g
制半夏 10 g　生黄芪 15 g　炒防风 9 g　补骨脂 12 g　淮山药 15 g
干荷叶 20 g　焦山楂 15 g

7剂

二诊　1986年1月6日

病史如前。近加感冒5日，咳嗽加剧，恶寒胸闷如压，口干，咯痰不爽，舌红少津，脉象弦滑。阴虚痰饮，感邪易于化热，拟宣肺去邪，生津化痰。

生麻黄[先] 4.5 g　光杏仁 10 g　生甘草 3 g　南沙参 12 g　桑叶皮[各] 9 g
粉前胡 12 g　冬瓜子 15 g　炒苡仁 24 g　鱼腥草 24 g　云茯苓 15 g
嫩紫菀 15 g

3剂

编者：本案阴虚痰饮，兼有肺脾气虚，土不生金。一诊以苓桂术甘、玉屏风化裁健脾固卫，培土生金，二陈化痰；二诊因复感风寒而咳嗽加剧，以三拗汤疏风散寒，宣肺止咳同时，加用南沙参以养阴清热护津，乃防患于未然之举。

(9) 李男，79岁，支饮(慢性支气管炎急性发作，支气管周围炎)

一诊　1986年1月13日

有慢性支气管炎病史，本月6日感冒，三天后咳嗽痰稠厚色微黄，咯痰不爽，咳时胸膺拘痛，继则低热起伏，头痛，口渴，不恶寒。西医诊断：慢性支气管炎继发性感染，支气管周围炎。有高血压、冠心病及血糖偏高史。前二日因服西药，汗出颇多，衬衣尽湿，昨夜得止。但低热未退，虚烦寐不安，起夜频(4次)。脉象滑数，左大于右，舌质淡红胖，苔薄。时邪化热，由卫转气；高龄体气已亏，汗为心液，汗多气液更虚。然目前饮邪化为痰热，不能骤补，拟银翘散合[1]苇茎汤加减，清热化痰，急则治标之法也。

金银花 15 g　连翘壳 12 g　清水豆卷 9 g　黑山栀 10 g　蒲公英 24 g
鱼腥草 24 g　桃仁泥 9 g　冬瓜子 18 g　干芦根 24 g　生熟苡仁[各] 12 g
生赤白芍[各] 6 g　生甘草 3 g

3剂

二诊　1986年1月16日

前昨二日，大便溏泄达七次，腹无胀痛，因有过敏性结肠炎病史，经常复发，今晨起已止，低热已退，咽喉干痒得减，咳嗽咯痰较爽，胸膺闷痛亦舒，口略干，寐安纳可，精神较佳。舌质红胖，苔腻已化，脉象滑数，左大已平，听诊示肺部啰音已减。邪痰渐化未清，肺失清

1　苇茎汤(《千金》苇茎汤)：苇茎二升，薏苡仁半升，桃仁五十枚，瓜瓣半升。上四味，以水一斗，先煮苇茎，得五升，去滓，内诸药，煮取三升，服一升，再服，当吐如脓。功效：清肺化痰，逐瘀排脓。方源：《金匮要略·肺痿肺痈咳嗽上气篇·附方》。

肃，脾胃气虚失运。再拟清化豁痰，调理脾胃。

南沙参 12 g　光杏仁 9 g　嫩前胡 12 g　冬桑叶 9 g　云茯苓 15 g
鱼腥草 18 g　川象贝[各]4.5 g　炒白术 4.5 g　淮山药 20 g　炒苡仁 20 g
嫩紫菀 12 g　佛手片 9 g　谷麦芽[各]15 g

4 剂

三诊　1986 年 1 月 20 日

日间痰升则咳，咯痰不爽，喉有哮鸣音，胸闷欠舒，痰饮多年，感邪后不易骤清，其他症状均得暂平，舌红胖，口稍干，脉滑尺弱。听诊肺部有少许干啰音。肺阴耗伤，日久阴伤及气，目前正虚邪痰留恋，再拟养肺豁痰。

南北沙参[各]6 g　大麦冬 9 g　桑叶皮[各]9 g　光杏仁 9 g　嫩射干 9 g
生甘草 4 g　玉桔梗 4 g　炒牛蒡 4.5 g　川象贝[各]4.5 g　清炙紫菀 12 g
款冬花 10 g　清炙枇杷叶[包]12 g

4 剂

四诊　1986 年 1 月 23 日

痰升则咳，咯痰欠爽，胸闷渐舒，喉间哮鸣音亦减，查体示肺部啰音已减少，大便较爽，寐亦正常，舌质红胖，口稍干，脉象小滑，尺弱。正虚渐复，邪痰虽化未清，仍拟养肺化痰，祛邪务尽之意。

南北沙参[各]6 g　大麦冬 9 g　云茯苓 12 g　光杏仁 9 g　桑叶皮[各]9 g
川象贝[各]4.5 g　炙紫菀 12 g　款冬花 10 g　汉防己 9 g　清炙枇杷叶[包]12 g
炒赤白芍[各]8 g　鱼腥草 18 g

7 剂

五诊　1986 年 10 月 15 日

晨起咳嗽痰多，色白稠黏，胸闷欠舒，时有左胸隐痛，因事或情绪紧张则艰寐头痛，血压目前正常，但血糖偏高。易感冒，咳嗽加剧，甚则发热，顷脉弦小滑，舌红胖。肺弱卫外不固，易为寒邪所乘，湿阻化热酿痰。思烦过度则心脏受伤，气血流行失畅，拟麦门冬汤合[1]酸枣仁汤加减。（服膏滋后，大便已不溏，亦不急迫难忍）

南北沙参[各]6 g　大麦冬 10 g　竹沥半夏 9 g　云茯苓 12 g　川象贝[各]4.5 g
炒枣仁 15 g　炒川芎 9 g　炒知母 9 g　炙远志 6 g　陈胆星 9 g
瓜蒌皮 12 g　广郁金 9 g　三七粉[分吞]3 g　紫丹参 20 g

5 剂

另：麝香保心丸 2 瓶，左胸隐痛则含用。

六诊　1986 年 10 月 18 日

时邪引发痰饮，肺气失宣，今晨起喉痒咳增，咯痰不爽，痰白稠黏，口苦干。听诊肺部

1　酸枣仁汤：酸枣仁二升，甘草一两，知母二两，茯苓二两，川芎二两。上五味，以水八升，煮酸枣仁，得六升，内诸药，煮取三升，分温三服。功效：养血安神，清热除烦。方源：《金匮要略·血痹虚劳病脉证并治第六》。

有干啰音。血检：白细胞 10.5×10⁹/L。脉象浮滑，舌红润。外邪犯肺，痰浊内阻，姑再宣肺祛邪化痰法。

冬桑叶 9 g　光杏仁 9 g　杭菊花 9 g　嫩前胡 9 g　象贝母 12 g
净蝉蜕 4.5 g　蒲公英 20 g　鱼腥草 18 g　野荞麦根 24 g　生苡仁 24 g
嫩射干 9 g　干芦根 20 g

2 剂

(10) 胡男，40 岁，痰饮/胁痛(慢性支气管炎，慢性胆囊炎/胆石症)

一诊　1987 年 2 月 5 日

慢支史八年，发现慢性胆囊炎、胆石症二年余，气候变化则易发咳嗽、痰多。胆区掣痛引及后背，脘胀不舒，近日艰寐，二便尚调，神疲乏力，脉象弦细，舌质红，光剥，满舌裂纹，脾弱生痰成饮，溃肺则咳，胆府湿热，酿成结石，拟脾胆同治。

青陈皮各 4.5 g　川楝子 10 g　鸡内金 9 g　赤白芍各 9 g　王不留行 12 g
制半夏 9 g　延胡索 10 g　大金钱草 30 g　块滑石包 18 g　广郁金 9 g
云茯苓 12 g　海金沙包 15 g　绵茵陈 15 g　生山楂 15 g　蒲公英 20 g

5 剂

二诊　1987 年 2 月 10 日

咳痰减轻，右胁掣痛亦减，中脘作胀得舒，纳食增加，二便通调，舌红光剥已转润，脉弦细尺弱。痰饮渐化，肺得清肃；胆石顽症，不易排去，仍宗前法增损。

南沙参 12 g　光杏仁 9 g　云茯苓 12 g　广陈皮 6 g　竹沥半夏 10 g
炒枳壳 9 g　延胡索 10 g　广郁金 9 g　虎　杖 20 g　大叶金钱草 30 g
广木香 6 g　海金沙包 15 g　赤白芍各 9 g　生山楂 15 g　川石斛先 15 g

5 剂

三诊　1987 年 2 月 14 日

近日咳嗽咯痰较多，色白稠黏，畏寒肢冷。胆区隐痛彻背，大便每日得通，脉缓滑，舌红裂纹(先天裂纹舌)。卫阳不足之体，加之痰饮为阴邪，宜温阳化痰治之。然胆腑结石，属湿热酿成，宜清凉泄化结石，用药矛盾，治宜斟酌两顾。

炒荆芥 10 g　嫩前胡 10 g　光杏仁 9 g　云茯苓 15 g　制半夏 10 g
延胡索 10 g　赤白芍各 9 g　炒枳实 10 g　绵茵陈 15 g　大叶金钱草 30 g
广木香 6 g　全当归 12 g　生山楂 15 g　嫩黄精 15 g

5 剂

另：制川军后 6 g，3 剂，若便秘时服用。

四诊　1987 年 2 月 21 日

咳嗽痰多十减七八，畏寒已解，胆区隐痛时发，痛彻后背，纳增便通，口不渴饮，脉弦细，舌裂已润。胆石症一时不易消散，仍宜清胆排石。

大叶金钱草 24 g　绵茵陈 12 g　云茯苓 12 g　炒枳壳 9 g　广木香 6 g

制半夏 10 g　广郁金 9 g　炒赤白芍[各] 6 g　橘红络[各] 4.5 g　全当归 12 g
生山楂 15 g　太子参 12 g　鸡内金 9 g　海金沙[包] 12 g

20 剂

(11) 顾男，70 岁，支饮(慢性支气管炎，肺源性心脏病，阵发房颤)

一诊　1987 年 3 月 18 日

有慢性支气管炎、肺气肿史 30 年，近 10 年由肺及心，而成肺心病。年初曾感外邪，咳剧痰多，近旬方解。现动则气喘，胸闷心悸，脉数，促、结互见，舌边红，苔淡黄腻。痰热滞恋于肺，病久肺心肾交亏，拟培本治标。

炒川连 3 g　沥半夏 12 g　全瓜蒌[切] 12 g　炙苏子 10 g　光杏仁 9 g
桑白皮 15 g　全当归 12 g　云茯苓 12 g　酸枣仁 15 g　炙远志 6 g
麦门冬 12 g　紫丹参 20 g　茶树根 30 g　补骨脂 12 g　生龙齿[先] 20 g
蛤蚧粉[吞] 3 g　生晒参 4.5 g

7 剂

二诊　1987 年 4 月 3 日

咳痰已少，但动则气喘，顷刻而止；心悸，昨夜曾发房颤，阵发房速，脉率近每分钟 200 次，顷刻而止，脉虚弦数，结、促均见，舌质红，口干苦黏，苔薄。肺心肾均亏，肾为气根，再拟培补益气以治本。

太子参 15 g　大麦冬 12 g　五味子 6 g　熟地黄 18 g　全当归 10 g
山茱萸 9 g　补骨脂 12 g　淮山药 15 g　紫河车 6 g　紫石英[先] 30 g
蛤蚧粉[吞] 3 g　炒枣仁 12 g　沉香片[后入] 1.2 g

7 剂

编者：本案慢支急发已过，但仍有痰喘，舌红苔黄，张老虑其痰郁化热，互结于胸肺，故以小陷胸汤为主方，同时给予益肾平喘(参蛤散、补骨脂)和养心安神。二诊时痰喘十去八九，但有房颤、房速阵发，遂以生脉散益气养阴以养心神，补肾摄纳(熟地黄、紫河车、山茱萸、蛤蚧补骨脂等)、温肺下气(紫石英、沉香片)、肺肾同治。

(12) 孙男，72 岁，痰饮(慢性支气管炎)

一诊　1987 年 4 月 14 日

有慢支病史，近年罹患冠心病，伴有早搏。去冬服膏滋后，早搏未发，但近感心中烦懊不宁，易怒，神倦欲寐，畏寒膝冷，咯痰不多，口不渴饮，脉象弦滑，右脉较大，舌质淡红，苔薄，中裂纹。心脏气阴两亏，虚火内动，痰浊恋肺，拟心肺同治。

生晒参 6 g[另煎冲]　北沙参 12 g　大麦冬 12 g　制半夏 12 g　全瓜蒌[切] 15 g
旋覆花[包] 9 g　炙甘草 4 g　鱼腥草 20 g　炙紫菀 12 g　炒枣仁 12 g
云茯苓 15 g　白莲心 9 g　炒川连 3 g　紫石英[先] 24 g

7 剂

二诊　1987年4月21日

心中烦懊不宁，易怒。神倦欲寐已瘥，畏寒膝冷亦罢，咯痰日六七次，脉弦滑，右大已平，舌质淡红，苔化，中裂纹。心火得平，气阴耗伤未复，痰浊未清，肺失清肃，仍守前法损益。

生晒参另煎冲 9 g	麦门冬 12 g	北沙参 12 g	云茯苓 12 g	制半夏 12 g
全瓜蒌切 15 g	鱼腥草 20 g	款冬花 12 g	炙远志 6 g	紫石英先 24 g
生熟苡仁各 15 g	白莲心 9 g	淡竹叶 9 g	炙甘草 6 g	

7剂

三诊　1987年5月4日

心脏症状已消失，咳嗽痰稠且多，近日亦减，脉象弦滑，苔白已化，舌中裂纹，边红。痰热恋肺，肺失清肃，心脏劳伤好转，再拟养心清肺化痰。

生晒参另煎冲 9 g	大麦冬 12 g	南北沙参各 9 g	光杏仁 9 g	全瓜蒌切 15 g
制半夏 12 g	炒枣仁 15 g	桑叶皮各 9 g	粉前胡 12 g	云茯苓 15 g
汉防己 15 g	鱼腥草 20	海蛤粉包 15 g	柏子仁 9 g	炙甘草 6 g

7剂

四诊　1987年5月18日

血压偏低，头晕倦怠，脉象虚弦，舌质红润，苔少。咳痰稠白已减，心脏劳伤，气血不足，心脑失养，痰浊渐化未清，再拟调补气血以养心脑，佐以化痰。拟方：

生晒参另煎冲 9 g	生黄芪 24 g	全当归 12 g	天麦冬各 6 g	明天麻 4.5 g
制半夏 12 g	全瓜蒌切 15 g	炒枣仁 15 g	炒白术 12 g	炒川芎 9 g
桑寄生 15 g	巴戟天 12 g	炙升麻 6 g	大熟地 20 g	杭白芍 12 g
炙甘草 9 g				

10剂

编者：本患慢支气阴两虚，痰浊恋肺证，予麦门冬汤加减，以益气养阴，化痰清肺，四诊时则兼仿金水六君。选用瓜蒌化痰，与半夏配合，兼能化痰宽胸以治胸痹，并予旋覆花散胸中结气以通血脉。因兼见畏寒膝冷，心烦不宁，虑为虚火内动之候，故一、二诊以紫石英温肾镇潜，黄连清心泻火，使虚火得平。

(13) 陈男，52岁，痰饮（慢性支气管炎）

一诊　1987年5月21日

慢支史多年，咳嗽痰多，冬、夏更甚，胸闷欠舒，夜寐短（只睡4 h左右），神疲体倦，口干黏，纳食尚可，大便成形，日2～3次，脉细滑，苔薄微黄。脾虚生湿酿痰，上储于肺，劳伤心神。拟宣肺化痰，安养心脏。

粉前胡 12 g	化橘红 6 g	炙苏子 10 g	光杏仁 9 g	制半夏 10 g
淡竹茹 9 g	江枳壳 9 g	酸枣仁 15 g	茯苓神各 8 g	肥知母 9 g
大川芎 9 g	炙远志 6 g	琥珀末分吞 4 g	山楂曲各 10 g	生熟苡仁各 15 g

10剂

编者：本案慢支，用二陈加前胡、苏子、杏仁宣肺化痰以清储痰之器，山楂曲、生熟薏苡仁健脾化湿以澈生痰之源，酸枣仁汤、琥珀养心安神助眠。方中巧用竹茹，变化出温胆汤助远志以杜痰扰心神，实为此方点睛妙笔。

(14) 陈男，71 岁，痰饮(慢性支气管炎稳定期、冠心病、2-DM)

一诊　1987 年 7 月 17 日

有慢支病史，平时多痰易咯，每日数口，不咳，寐安，纳佳，便调，苔少，中有裂纹，脉象虚弦，重按无力。有冠心病史，目前无心悸、胸痛，但时有胸闷不舒，休息后缓解；有糖尿病史，目前稳定，无"三消"症状。痰饮日久，化为痰热；高龄气阴两伤，心神不足。拟养心滋肾，化痰宽胸。

大麦冬 12 g	北沙参 12 g	竹沥半夏 12 g	川贝母 9 g	云茯苓 15 g
炒白术 10 g	制熟地 15 g	淮山药 15 g	山茱萸 9 g	枸杞子 12 g
炒枣仁 15 g	炙远志 6 g	紫丹参 15 g	旋覆花包 9 g	全当归 10 g
桑寄生 15 g				

14 剂

另：生晒参 3 g，30 剂；西洋参 3 g，30 剂。每日各 3 g，隔水蒸，早晚饮服。

编者：慢支稳定期调理，伯臾先生善用培土生金法。本案高年精亏，气阴两伤，痰浊恋肺，先生以四君子培土生金同时，取麦门冬汤、金水六君汤合方化裁，以滋肾养阴化痰。方中所取旋覆花有消痰降气止咳功效，并能散结气助丹参祛瘀通血脉以治冠心，一举两得。

悬　　饮

《经》云："饮入于胃，游溢精气，上输于脾，脾气散精，上归于肺，通调水道，下输膀胱，水精四布，五经并行"，此为人身水液正常代谢和流行情况。如相关脏器功能失常，则致水停为饮，随处积留。《金匮》云："饮后水流在胁下，咳唾引痛，谓之悬饮。"伯臾先生认为悬饮虽可以《金匮》十枣汤主治，但大戟、芫花、甘遂三味同用药力过于峻猛(除逢饮邪暴盛外)，不若控涎丹仅用大戟、甘遂来得稳妥，且其中白芥子尚有化皮里膜外之痰的功效；并认为悬饮虽属饮入胁下，亦存在饮迫胸肺，泻肺逐饮的葶苈大枣汤甚为对证，可助肺通调水道，下输膀胱以恢复水液的正常流行。此外，先生亦用牡蛎泽泻散于悬饮(胸水)治疗。对于结核性胸膜炎，则常参入"芩部丹"小复方(黄芩、百部、丹参)，业内谓其有抗结核药理作用。

夏女，24 岁，悬饮(结核性胸膜炎)(本案剂量按每钱 3 g 换算)

一诊　1977 年 5 月 16 日

初起左胸痛，半月后发高热，咳嗽，五月初入院。X 线胸透：左侧胸腔中下见积液，上缘平第四前肋上缘。现高热已退，尚有低热，略咳，痰薄，口黏，左胸仍痛，神疲纳呆，脉细小，苔白腻。水饮阻于肺络，拟泻肺而逐水饮。

苦葶苈子包 18 g　大　枣擘 6 枚　白芥子 12 g　莱菔子 9 g　光杏仁 9 g
橘皮络各 4.5 g　云茯苓 12 g　[1]控涎丹分吞 1.2 g

2 剂

二诊　1977 年 5 月 18 日

药后左胸膺不适好转，舌脉如前，仍守前法。

前方 5 剂。

三诊　1977 年 5 月 23 日

咳嗽较减，左胸胁胀痛稍轻，胃纳增加，大便隔日 1 次，苔白腻渐化，脉小滑。左胸胁水饮已有化机，仍应通络逐饮。

苦葶苈子包 24 g　大　枣擘 10 枚　旋覆花包 9 g　白芥子 9 g　莱菔子 15 g
炙苏子 9 g　木防己 12 g　控涎丹分吞 2.4 g

3 剂

四诊　1977 年 5 月 26 日

症情好转，前方 4 剂。

五诊　1977 年 5 月 30 日

服药 2 周，左胸胁胀痛十减八九，低热退清未复起，咳嗽已止，脉小滑，苔薄。X 线胸透提示：左下肋膈角消失，未见液平，考虑为左下胸膜反应增厚。左肺留饮已化，肺弱瘀血凝阻，拟养肺活血通络。

南沙参 15 g　麦门冬 12 g　紫丹参 15 g　炒黄芩 6 g　炙百部 15 g
全当归 15 g　杜红花 6 g　旋覆梗 9 g　橘红络各 4.5 g

4 剂

臾按：患者入院后，因高热、咳嗽、左胁痛，经胸透：左下肺见大片密度增高阴影，左横膈影隐约可见，右肺正常。诊断为结核性胸膜炎，用西药链霉素、异烟肼等抗痨治疗。历 2 周高热退，惟左胁痛、咳嗽未止。胸透见左下肺积液上平第四前肋上缘。西医治疗应予胸穿抽液，但患者及家属有顾虑。余告知，中医学认为本病乃水停胸胁，属悬饮，用泻肺逐水治疗，亦有得效者。遂决定用中药祛水饮观察。服上药 12 剂后，症状改善，再予胸透：左下未见液平，仅左肋膈角消失，横膈运动消失。印象：左下胸膜反应，或增厚。本例经中西医同治，西药抗痨退热快，中药逐水得到良好促胸水消退之效，可证明中西医结合治疗的临床疗效更好。

咳　嗽

《经》云："五脏六腑皆令人咳，非独肺也。"五脏六腑之咳，虽咳状各异，然"皆聚于胃，关乎肺"，治咳重点当在肺、胃。以下所选脉案皆以咳嗽为主症。先生认为，无论顿咳、燥

1　控涎丹：甘遂(去心)、大戟(去皮)、白芥子各等分，为细末，面糊为丸，梧桐子大，每服 5～10 丸，临卧姜汤送下。功效：攻逐痰饮。方源：《三因极一病证方论·卷三》。

咳，或暑风夹湿之咳、痰热敛肺之咳，皆可据其咳状特点，在治肺的同时兼治相关脏腑，而获取更好疗效。尤其久咳之证，先生每每数脏同治而获良效。

(1) 王男，76岁，咳嗽(肺癌术后)

一诊　1985年3月3日

左肺癌手术已一年，[1]趸咳咯痰不爽，口渴，面红，上目胞及肩背有癣疹作痒，纳减，神疲乏力，舌质红，薄苔渐化，脉象弦滑。热毒未清，肺胃阴伤，拟方：

皮尾参另煎3 g　北沙参12 g　大麦冬12 g　甜杏仁10 g　川贝粉分吞4 g
海蛤壳先18 g　霍山石斛先3 g　细生地15 g　天花粉12 g　[2]蛇舌草18 g
蒲公英18 g　金银花15 g　炙百部12 g　生苡仁20 g

10剂

二诊　1985年5月13日

阵咳咯痰稠黏，日五六口，面红，口渴稍减，疲倦，步履不稳，目胞癣疹作痒减轻，脉细滑，舌红边暗。热毒不易清彻，肺胃阴津耗伤，再拟原方出入。

皮尾参另煎3 g　天麦冬各6 g　白百合15 g　北沙参12 g　川贝粉分吞4 g
全瓜蒌切12 g　甜杏仁9 g　蒲公英18 g　蛇舌草18 g　汉防己15 g
生白芍12 g　炙百部12 g　生苡仁30 g　怀牛膝12 g

12剂

三诊　1985年5月25日

咳痰减少，面红，口渴，神疲乏力，步履不稳，夜尿三次，量少色黄，脉细滑，舌红绛。肺阴耗伤，热毒内蕴，再拟方：

大生地15 g　北沙参12 g　天麦冬各6 g　天花粉15 g　金石斛先15 g
干苁蓉10 g　蒲公英20 g　蛇舌草18 g　粉丹皮10 g　墨旱莲15 g
女贞子9 g　川贝粉分吞4 g　炙龟板15 g　怀牛膝12 g

12剂

四诊　1985年6月6日

面红渐退，咳痰每发于下半夜，但已减轻，步履较稳，夜尿仍频，三次量少，口渴得减，舌红绛，脉弦细。肺胃津伤，热毒虽减未清，肺失清肃，肾阴亏损，泌尿失常，再拟滋阴生津，清热解毒。

大生地20 g　淮山药18 g　山茱萸9 g　天麦冬各6 g　枸杞子12 g
肉苁蓉12 g　紫丹参15 g　天花粉15 g　金银花15 g　桑白皮15 g
蛇舌草20 g　天竺子15 g　川贝粉吞3 g　炙款冬10 g

14剂

1　趸咳：同“顿咳”。阵发性咳嗽，多见于阵发性痉挛、刺激性咳嗽。

2　蛇舌草：白花蛇舌草的异名，下同。《中药大辞典·下册》。

五诊　1985年6月18日

后半夜咳嗽痰稠已减，面红升火亦轻，口干，夜尿三次，量少色黄，精神尚佳。脉弦小不数，舌红绛少津。热毒留恋，阴液耗伤，不易骤复，再宜养阴生津，清热解毒。

北沙参 15 g　天麦冬各 6 g　五味子 6 g　生地黄 20 g　淮山药 15 g
山茱萸 6 g　桑白皮 15 g　粉丹皮 12 g　墨旱莲 18 g　天花粉 18 g
蛇舌草 24 g　肥知母 9 g　天竺子 15 g　川贝粉吞 4 g　黛蛤散[1]包 15 g

14 剂

六诊　1985年7月20日

上月曾经泄泻，住院后检查，有肺部感染（支气管炎复发），右肺闻及啰音，咳嗽痰黄稠黏。昨日便软两次，无腹痛，面红渐淡，神疲倦怠，纳少口渴，舌红不干，两足乏力，行走不稳，脉象虚软。阴伤及气，肺弱易为暑热侵犯，脾虚运化无权，拟方调治：

南沙参 12 g　川石斛先 15 g　天花粉 15 g　大麦冬 10 g　云茯苓 9 g
淮山药 20 g　白扁豆 15 g　蒲公英 24 g　桑叶皮各 9 g　地骨皮 12 g
光杏仁 9 g　野荞麦根 30 g　鱼腥草 20 g　鲜荷叶一方

7 剂

七诊　1985年7月27日

烦劳两天后，口渴较甚，纳少，大便已成形，咳痰不畅，倦怠足软，步履欠稳，脉虚迟，舌红绛少津。再拟养阴生津，清肺化痰。

南北沙参各 9 g　白百合 15 g　川石斛 15 g　天花粉 15 g　炒黄芩 9 g
六一散[2]包 15 g　桑白皮 12 g　野荞麦根 30 g　鱼腥草 20 g　蛇舌草 20 g
茅芦根各 20 g　生谷芽 18 g　枇杷叶去毛包 10 g

7 剂

八诊　1985年8月3日

夜半天明作咳，吐白稠痰数口，口干倦怠，脉象虚细，舌质红少津。热毒痰浊不易清化，阴液因之难以恢复，仍守前法出入。

大生地 15 g　南沙参 15 g　京元参 10 g　白百合 15 g　川石斛先 15 g
肥玉竹 15 g　开金锁 20 g　天花粉 15 g　蛇舌草 24 g　蒲公英 24 g
鱼腥草 20 g　茅芦根各 20 g　枇杷叶包 12 g　川贝粉分吞 4.5 g

14 剂

九诊　1985年8月24日

咳痰减少，口干，倦怠思睡，足软乏力，动则胸闷气短，脉虚弦细，舌质红。肺胃阴伤稍复，热毒痰浊亦减，仍应原意增损。

天麦冬各 9 g　北沙参 12 g　大生地 15 g　甜杏仁 9 g　川石斛先 12 g

1　黛蛤散：青黛（少许）、蛤壳（炒令通红）（1∶10），用淡齑水，滴麻油数点调服。功效：清肝泻火，化痰止咳。方源：《医说》。

2　六一散：滑石、甘草（6∶1），为细末。功效：清暑利湿。方源：《黄帝素问宣明论方》。

天花粉 15 g　蛇舌草 24 g　冬瓜子 15 g　生苡仁 30 g　鱼腥草 20 g
龙　葵 20 g　茅芦根各 20 g　粉丹皮 9 g　胡桃肉 3 个

14 剂

另：六神丸 2 支，遵医嘱。

十诊　1985 年 9 月 7 日

夜间临睡及半夜阵咳，咳稠痰三口即止，五心烦热稍平，口渴未已，舌红绛已润，脉虚弦细，尺弱。术后肺胃阴伤渐复，痰热虽化未清，仍守前法出入。

京元参 12 g　大生地 18 g　天麦冬各 9 g　阿胶珠 9 g　海蛤粉包 18 g
川石斛先 18 g　天花粉 18 g　蛇舌草 20 g　鱼腥草 20 g　川贝粉炖梨 4 g
炒丹皮 10 g　茅芦根各 20 g

14 剂

十一诊　1985 年 9 月 21 日

夜半阵咳咯痰又减，内热未起，口渴亦较减，脉虚弦缓，尺弱，舌红渐淡稍润。肺肾损伤日渐恢复，痰热亦得减少，症状趋向好转之佳象，宗原意增损。

生熟地各 9 g　天麦冬各 6 g　北沙参 12 g　生黄芪 15 g　生白芍 15
炙甘草 3 g　炙鳖甲 15 g　金石斛 18 g　天花粉 18 g　川贝粉炖梨 4 g
阿胶珠 9 g　鱼腥草 20 g　炒丹皮 10 g　茅芦根各 20 g

14 剂

十二诊　1985 年 10 月 10 日

日夜阵咳四次，每次咳稠白痰一口，内热午后较甚，面红，口渴，舌红尚润，无苔，脉虚弦滑，尺弱。热毒复燃之象，肺阴耗伤，灼液为痰，仍应清热解毒，化痰养阴，标本同治。

大生地 18 g　京元参 12 g　天麦冬各 8 g　鲜石斛 18 g　天花粉 18 g
桑白皮 18 g　地骨皮 15 g　龙　葵 20 g　白　英 18 g　乌敛梅 18 g
蛇舌草 20 g　鱼腥草 20 g　川贝粉炖梨 4 g　贯　众 15 g　败龟板先 15 g

14 剂

十三诊　1985 年 10 月 26 日

午后内热升火面红得减，咳嗽咯稠白痰未止，左胸隐痛，脉虚弦滑尺弱，舌红绛尖裂少津。仍守原意增损。

大生地 20 g　京元参 12 g　天麦冬各 9 g　北沙参 12 g　鲜石斛 18 g
天花粉 18 g　生白芍 20 g　生甘草 4 g　蜀羊泉 20 g　龙　葵 20 g
蛇舌草 20 g　山海螺 20 g　鱼腥草 20 g　原皮西洋参另煎 3 g

14 剂

十四诊　1985 年 11 月 9 日

午后升火面红又减，咳嗽咳痰不爽，痰稠厚，左胸隐痛已止，舌红绛转光红，口渴稍减。内热蕴毒虽减，阴伤肺失清肃，仍应原法出入。

大生地 20 g　京元参 12 g　天麦冬各 9 g　炒黄芩 12 g　天花粉 18 g

金石斛先18 g　光杏仁 9 g　炙紫菀 12 g　生白芍 15 g　生甘草 4 g
蜀羊泉 20 g　山海螺 20 g　蛇舌草 20 g　鱼腥草 20 g　川贝粉炖梨4.5 g

14 剂

十五诊　1985 年 11 月 23 日

昨日大便溏薄六次，无腹痛，夜间咳嗽加剧，咳痰黏稠不爽，纳减，便溏昨夜二次，今日一次，脘腹无痞胀，口干，午后升火面红虽减未平，舌红少津，脉象细滑。饮食不慎，肠胃运化失职，阴伤与内热未清，本病未已，又加标证，今拟治标为主，兼顾其本。

炒白术 9 g　淮山药 15 g　白扁豆 15 g　京元参 12 g　川石斛先15 g
桑白皮 15 g　地骨皮 15 g　金银花 12 g　光杏仁 9 g　炙紫菀 12 g
南沙参 12 g　生山楂 12 g　干荷叶 20 g　炙枇杷叶 12 g

4 剂

十六诊　1985 年 11 月 27 日

大便溏薄已愈，咳减，咯痰稠黏不爽，午后升火面红，纳呆倦怠，尿频量少，起夜四次，舌干红少津，脉象细滑。脾伤尚未完全恢复，阴虚虚火上炎，肺伤热毒未清，再拟养阴退热，清肺豁痰。

炙生地 15 g　京元参 9 g　大麦冬 9 g　北沙参 12 g　川石斛先15 g
天花粉 12 g　淮山药 18 g　白扁豆 12 g　生谷芽 18 g　光杏仁 9 g
桑白皮 15 g　地骨皮 15 g　蜀羊泉 20 g　鱼腥草 20 g　川贝粉炖梨4.5 g
补骨脂 12 g

12 剂

十七诊　1985 年 12 月 9 日

咳嗽咯痰较爽，痰黄，午后升火稍减，口干，倦怠乏力，夜尿四次，量少，舌红少津，脉细带数。阴伤及气，热毒留恋，仍宗前法出入。

北沙参 12 g　太子参 12 g　大生地 15 g　大麦冬 10 g　生黄芪 10 g
炙鳖甲先15 g　补骨脂 12 g　金樱子 18 g　桑白皮 15 g　蜀羊泉 20 g
淮山药 18 g　菟丝子 15 g　枸杞子 12 g　光杏仁 9 g　川贝母炖梨4.5 g
生谷芽 20 g

12 剂

十八诊　1985 年 12 月 21 日

咳嗽咯痰近又不爽，痰黄稠，午后升火未平，口干稍减，倦怠，起夜频而量少，脉细数，舌红。本月经华东医院复查诸项均正常，肺手术已一年八个月。阴伤及气，痰热犯肺，不易清化，高龄肾亏，仍应前方出入。

大生地 15 g　天麦冬各9 g　北沙参 12 g　白百合 18 g　阿胶珠 9 g
海蛤粉包15 g　鱼腥草 20 g　炙鳖甲先15 g　败龟板先15 g　炒丹皮 9 g
桑白皮 15 g　地骨皮 15 g　全瓜蒌切12 g　生谷芽 20 g　川贝粉 4.5 g炖梨

12 剂

十九诊　1986 年 4 月 7 日

肺炎高热退后，咳嗽咯痰稠黄不爽，午后夜间为甚，虚火颧红，口渴，纳呆，夜寐欠酣，舌绛裂纹，脉弦细数。肺胃阴液耗伤，虚火上炎，拟滋阴润肺，清热涤痰。

蛤粉炒阿胶 9 g　北沙参 12 g　大麦冬 12 g　白百合 20 g　大生地 15 g
淮山药 15 g　粉丹皮 10 g　地骨皮 15 g　炙鳖甲先 15 g　川贝粉炖梨 4.5 g
全瓜蒌切 12 g　枇杷叶去毛包 12 g

7 剂

二十诊　1986 年 4 月 14 日

咳痰痰稠、咯痰不爽已得稍减，口渴，胃纳稍馨，精神稍振，舌绛乏津，脉象虚弦数。肺胃阴液耗伤，一时不易恢复，灼液为痰，阳亢则热，互为因果。再拟滋养肺胃之阴，而佐以清热化痰。

蛤粉炒阿胶 9 g　甜杏仁 10 g　大麦冬 12 g　北沙参 15 g　炒黄芩 9 g
白百合 20 g　大生地 18 g　生甘草 4.5 g　淮山药 15 g　炒丹皮 10 g
川石斛先 18 g　炙鳖甲先 15 g　全瓜蒌切 12 g　川贝粉 4.5 g炖梨

7 剂

二十一诊　1986 年 4 月 21 日

痰黄转白稠，咳减，但后半夜仍剧，咯痰尚欠爽，幸纳食较增，午后虚火颧红略减，口渴，舌红绛乏津，脉象虚弦数象稍平。高年阴伤内热最难清彻，炼液成痰，渍肺作咳，仍应前法，滋清并进。

蛤粉炒阿胶 9 g　大生地 20 g　天门冬 10 g　大麦冬 10 g　白百合 24 g
淡子芩 12 g　甜杏仁 10 g　淮山药 18 g　生甘草 5 g　川贝母炖梨 4.5 g
瓜蒌皮 12 g　佛耳草 15 g　败龟板先 15 g　淡秋石 12 g

7 剂

二十二诊　1986 年 5 月 5 日

咳嗽痰多已减，升火颧红口渴亦较轻，但昨日复加感冒，鼻塞流涕，无寒热头疼等症，脉虚弦，舌红绛稍润。外邪稍重，内热未尽，肺阴耗伤，再拟滋阴清热，宣肺祛邪。

南沙参 12 g　肥玉竹 15 g　大生地 18 g　冬桑叶 9 g　杭白菊 9 g
光杏仁 9 g　苍耳子 10 g　辛　夷 6 g　生甘草 4 g　瓜蒌皮 12 g
淮山药 16 g　香白薇 10 g　干芦根 20 g　金银花 15 g

4 剂

二十三诊　1986 年 5 月 12 日

感冒之邪已解，宿疾痰热未化，痰稠黏色黄，咯吐不爽，动则气短，无喘促，午后升火潮红口干较减，纳可，大便通润，神疲乏力，脉仍虚弦，舌红绛，稍转润。肺胃阴伤稍复，痰热亦稍轻减，病情趋向好转之象，仍应滋阴生津，清化痰热。

蛤粉炒阿胶 9 g　蜜炙兜铃 6 g　北沙参 15 g　天麦冬各 8 g　甜杏仁 10 g
白百合 24 g　生龟板先 15 g　炙鳖甲先 15 g　云茯苓 12 g　淮山药 18 g

炙远志 4 g　　炒黄芩 12 g　　生甘草 5 g　　川贝粉[炖梨] 4.5 g

7 剂

二十四诊　1986 年 5 月 19 日

咳嗽得减，夜半较多，痰黄转白，气逆则咳，午后虚火颧红虽减未除，神疲乏力，动则气喘，口干减，舌红，脉虚弦。阴液耗损，肺失清肃，仍守前意调治。

炙生地 15 g　　大麦冬 12 g　　北沙参 15 g　　白百合 24 g　　阿胶珠 9 g
炒知母 6 g　　炒黄芩 10 g　　败龟板[先] 15 g　　炙鳖甲[先] 15 g　　云茯神 12 g
生甘草 5 g　　甜杏仁 10 g　　黛蛤散[包] 15 g　　川贝粉[吞] 4.5 g　　清炙枇杷叶[包] 12 g

10 剂

另：淡竹沥 10 支。

编者：此案为肺癌术后顿咳不已，并多次复感外邪而加重，诊疗前后历时一年半。伯臾先生细察临证诸侯，谨守病机，随证加减，反复斡旋，方药变化间体现了其治疗热毒内蕴，肺胃阴伤之顽固咳嗽以及兼证处理的丰富经验，细细读来，回味无穷。

(2) 陈女，63 岁，燥咳(肺腺瘤切除后，阵发房颤)

一诊　1986 年 1 月 11 日

左下肺“腺瘤”(3 cm)切除术后月余，创口拘急隐痛，干咳不已，旬日来纳呆，寐短仅 4 h。往有阵发房颤史，术后次日曾阵发 1 次，服药后 8 h 方缓解，有便秘史。现午后时有低热(37.2～37.3℃)，口干，时有盗汗，舌略红，苔薄，后薄腻，脉弦小数。术后气血两虚，肺燥则干咳，肠燥则便秘，心脏失养则心悸。脾胃失健，不能骤补，拟心、肺、脾同调。

太子参 12 g　　麦门冬 12 g　　北沙参 10 g　　五味子 4 g　　云茯苓 10 g
川贝母 6 g　　佛手片 9 g　　酸枣仁 12 g　　肥知母 9 g　　杭白芍 18 g
生甘草 5 g　　阿胶珠 9 g　　火麻仁[研] 12 g　　谷麦芽[各] 18 g　　茶树根 30 g

7 剂

二诊　1986 年 1 月 21 日

动则干咳，脉象加快，纳食稍馨，寐较安，午后低热未退，大便已通润，舌稍胖，苔腻渐化，脉弦小滑数。手术后正虚未复，肺燥脾弱。拟方：

太子参 12 g　　淮山药 15 g　　北沙参 10 g　　麦门冬 10 g　　光杏仁 9 g
款冬花 10 g　　茶树根 30 g　　肥玉竹 12 g　　嫩黄精 15 g　　云茯苓 10 g
佛手片 9 g　　炙紫菀 12 g　　火麻仁[研] 12 g　　谷麦芽[各] 18 g

7 剂

三诊　1986 年 1 月 27 日

动则干咳，午后低热未退，微汗，不恶寒，休息时与夜间不咳，脉率仍快，此乃心脏气血两虚之故；食少乏味，大便已得日解，舌质红，苔薄，脉数(每分钟 90 次左右)。术后正虚未复，再拟扶正养心润肺醒胃。

皮尾参[另炖] 4.5 g　　麦门冬 9 g　　北沙参 10 g　　五味子 4 g　　生黄芪 12 g

全当归 10 g　　炙紫菀 12 g　　炙鳖甲 15 g　　香白薇 10 g　　地骨皮 10 g
川石斛[先] 15 g　　淮山药 15 g　　生谷芽 20 g　　佛手片 10 g　　川贝粉[炖梨] 4.5 g
7 剂

编者：此案燥咳，兼有肠燥便秘。伯臾先生认为此证乃阴虚内燥，不属燥邪致咳，非清燥救肺汤可效，宜养阴润肺治之；且肺部术后气血两亏，肺燥脾弱，不宜骤补碍脾。方取生脉散意，并加阿胶珠、火麻仁滋阴化痰，润肠畅中。阿胶珠一般由海蛤粉炒制，减少了阿胶滋腻之性，具有滋阴润肺、化痰止咳作用。该患者并兼心脾受损，故治疗中分别兼予补脾阴（山药、茯苓）、醒胃气（佛手、谷麦芽）、养心神（酸枣仁），俟脾胃运化渐复，再酌情增加黄精、鳖甲等填精滋阴之品。

(3) 林女，54 岁，燥咳（慢性咽炎？）

一诊　1986 年 1 月 16 日

"文革"期间，曾患非典型性肺炎，以后近 20 年经常干咳，冬令尤甚，咽喉干痒，易患感冒，鼻塞流涕。有慢性结肠炎病史，动辄大便溏薄，脉象细滑，苔薄。久咳伤肺，津液不足，肺失滋润，致成燥咳，卫外失固，易罹感冒；素体脾胃薄弱，运化失职，则易便溏，治拟肺脾同调。

南沙参 10 g　　大麦冬 6 g　　冬桑叶 9 g　　光杏仁 9 g　　云茯苓 10 g
佛手片 9 g　　川贝母 6 g　　清炙紫菀 12 g　　款冬花 10 g　　清炙枇杷叶[包] 12 g
炒苡仁 18 g　　谷麦芽[各] 15 g　　生白果[去壳] 10 粒
4 剂

二诊　1986 年 1 月 20 日

琼玉膏[1] 300 g。无感冒，干咳少时，接服琼玉膏，每次半食匙，日一至两次。

三诊　1986 年 10 月 15 日

咽喉干痒，咳嗽痰少，反复感冒，鼻塞流涕，头胀咳增，脉象虚细，舌质红，苔薄，肺虚易为邪侵，形瘦体弱，肺燥挟痰，姑拟《金匮》麦门冬汤加味。

皮尾参[另煎冲] 4.5 g　　炙甘草 3 g　　炒白术 4.5 g　　大麦冬 10 g　　生黄芪 12 g
炙紫菀 10 g　　竹沥半夏 6 g　　炒防风 9 g　　焦山楂 12 g
5 剂

又：平时可用原皮西洋参 3 g，生晒参 3 g，同炖代饮，以益气养阴，增强体质，以御外邪，可以减少感冒。

(4) 谢女，67 岁，咳嗽（肺炎后）

一诊　1987 年 7 月 17 日

半年来经常感冒、咳嗽，近日曾继发肺炎，身热，咳嗽加剧，甚则痰中带血，胸闷气促，

1　琼玉膏：新罗人参（二十四两，为末）、生地黄（十六斤，九月采，捣汁。近代用干地黄煎汁）、雪白茯苓（四十八两，为末）、白蜜（十斤，生绢滤过）。地黄汁加白蜜收清膏，入人参、茯苓末收膏。功效：养血填精，益气健脾。方源：宋代《洪氏集验方》。

心悸且慌，经中、西药治疗后，X线胸片示肺部炎症吸收，肺纹增深。刻诊，身热退，咳未止，尤以夜间为甚，喉痒、痛，口干，舌红，根苔薄，脉细滑，两尺均弱。咳久心肺阴伤，肺失清肃，痰热留恋，心神失宁。拟方：滋阴清肺，养心化痰。

西洋参另煎冲3 g　北沙参12 g　大麦冬10 g　五味子4 g　蛤粉炒阿胶9 g
桑白皮15 g　地骨皮15 g　川贝母9 g　朱苓神各6 g　炒丹皮10 g
炒枣仁15 g　海蛤粉包15 g　琥珀末夜吞4 g　炙百部12 g　清炙枇杷叶包12 g
7剂

(5) 周男，57岁，咳嗽(暑风挟湿)

一诊　1987年8月10日

喉痒咳嗽1周，咳痰稠白欠爽，口微干，胸闷，脉浮滑，舌边红，苔薄白。暑风犯肺，挟湿交阻。拟方：

净蝉蜕4.5 g　熟牛蒡10 g　冬桑叶9 g　杭菊花9 g　光杏仁9 g
粉前胡10 g　云茯苓15 g　化橘红6 g　瓜蒌皮10 g　淡子芩9 g
冬瓜子12 g　象贝母9 g　炙紫菀12 g　款冬花12 g
4剂

二诊　1987年8月12日

喉痒咳嗽大减，痰量亦少，胸闷舒，口不干，脉浮滑，苔薄白。暑湿痰渐化，拟方：

净蝉蜕4.5 g　杭菊花9 g　款冬花12 g　瓜蒌皮10 g　炙紫菀12 g
光杏仁9 g　粉前胡10 g　云茯苓15 g　薏苡仁30 g　蒸百部12 g
冬桑叶9 g　象贝母9 g　化橘红6 g　冬瓜子12 g
3剂

鼻　渊

鼻渊常见于副鼻窦炎或某些慢性鼻炎患者。一般认为，实证病因常见热壅肺窍、胆火上干或脾经湿热等，虚证则多因肺气虚寒或脾气虚弱等。伯臾先生认为，病因种种还当辨证论治为要。以下所录鼻渊脉案两例，其一辨为肺气不足，藩篱失固，逢冬易受风寒，肺窍受阻而清涕长流，治以益气固表，祛风宣窍，并辨病用药给予"防风乌梅甘草"小复方抗过敏；另一例则因涕黄，伴目赤、肉瞤而先后辨为体气虚弱(肝肾两亏)，肝经风热(虚风邪痰)上扰，予养血柔肝(滋肾养肝)，清热息风(化痰平肝)治之。

(1) 杜男，40岁，鼻渊(副鼻窦炎)

一诊　1984年11月13日

患副鼻窦炎五六年，逢冬发剧，发则鼻塞，流清涕，打喷嚏，形瘦弱，面㿠白，脉浮小滑，舌淡红润。肺气不足，不能抵御外邪，今拟扶正祛邪法。

生黄芪 12 g　炒白术 9 g　青防风 9 g　苍耳子 12 g　陈辛夷 9 g
冬桑叶 9 g　乌梅肉 6 g　香白芷 6 g　炒川芎 9 g　全当归 10 g
生甘草 4 g

7剂

(2) 杜女，44 岁，鼻渊，眩晕(慢性鼻炎)

一诊　1985年2月1日

近两年来发现右鼻道炎，鼻塞，流涕色黄，易罹感冒。年余来继发右眼结膜炎，目视模糊有刺痛，右眼睑下肌肉跳动，西医检查结膜充血。有十二指肠球部溃疡病史 10 年，轻度贫血。舌质淡红，脉细小不数。体气虚弱，肝经风热上扰，但有胃病史，不宜苦寒，拟方养血柔肝，清热息风。

冬桑叶 9 g　杭菊花 6 g　黑山栀 9 g　地骨皮 12 g　嫩白薇 12 g
炒丹皮 9 g　青葙子 12 g　谷精珠 12 g　苏薄荷后 3 g　苍耳子 10 g
陈辛夷 6 g　生白芍 15 g　紫丹参 12 g

7剂

二诊　1985年3月7日

右鼻塞，无流涕，右眼睑跳动稍减，右额部时有疼痛，眩晕，甚则胸闷犯恶，目视模糊，脉细弱模糊。肝肾二亏，虚风邪痰上扰，拟方：

制首乌 18 g　潼白蒺藜各 10 g　苍耳子 12 g　大川芎 10 g　陈辛夷 6 g
枸杞子 10 g　云茯苓 12 g　制半夏 10 g　明天麻 6 g　青葙子 12 g
谷精珠 12 g　珍珠母先 24 g　嫩钩藤后 15 g　炒丹皮 10 g

7剂

编者：青葙子清肝降火，肝肾不足目疾不宜；有扩瞳作用，瞳神散大(青光眼)者不宜。

三、心 系 病 证

心　悸

伯臾先生认为，心动悸、脉结代之证亦多为本虚标实，辨证论治对标本缓急尤当权衡。对于心脏气血阴阳皆有亏损者，炙甘草汤是先生常用的方子，常依亏损程度调整各药剂量；而心阴受损为主者，则习用温病的加减复脉汤，包括介属复脉汤(一甲、二甲、三甲复脉汤)；尚有酸枣仁汤、黄连阿胶鸡子黄汤、天王补心丹等亦常依证选用尤其偏爱酸枣仁汤，谓之具调节自主神经功效，堪比“三溴合剂”。先生善用古方治疗心悸，但更重要的是用其法而不拘其药，根据患者症情灵活化裁。此外，对于伴有心律失常者，常选用万年青根、茶树根、苦参片等具有抗心律失常药理作用的药味，其中万年青常用于风热舍心或兼有心火、邪热者，而茶树根则因其性味平和，应用频度最高；对于心悸怔忪明显者，也每每根据药性和患者特点，选加紫石英、龙牡、龙齿、珍珠母等重镇安神，甚或磁石、磁朱丸、羚羊角粉等定悸镇潜之品。

(1) 杨男，43 岁，心悸（交界性早搏伴差异传导）（本案剂量按每钱 3 g 换算）

一诊　1974 年 10 月 23 日

有肝炎史，一月多来，心悸、早搏加剧，有交界性早搏伴差异传导，经常阵发性二联律、三联律，心电图示：频发交界性早搏，伴差异传导。舌红，脉濡小。劳伤心阴，血行阻滞，脉来结代；气逆肺失降肃则干咳。拟养阴活血宁心，兼润肺止咳。

北沙参 15 g　大麦冬 12 g　炒枣仁 9 g　炒当归 15 g　杜红花 6 g
桑叶皮[各] 9 g　炙百部 12 g　枇杷叶[包] 12 g　生甘草 4.5 g　灵磁石[先] 30 g

7 剂

二诊　1974 年 10 月 30 日

时有早搏，咳呛已减，清晨吐稠痰，口干，脉弦小，舌红。肺气已得清肃，心阴损伤未复，再拟滋养心阴，活血调治。

北沙参 12 g　大麦冬 9 g　五味子 3 g　陈阿胶[烊冲] 9 g　炙甘草 6 g
火麻仁[研] 9 g　炒当归 9 g　炒白芍 9 g　炙龟板[先] 24 g

7 剂

三诊　1974 年 11 月 6 日

早搏已减少，咳呛又减，口稍渴，脉弦小，舌红，舌尖芒刺。心肺阴伤未复，燥痰得化，仍守前法出入。

大生地 18 g　北沙参 15 g　麦门冬 9 g　陈阿胶[烊冲] 9 g　炙甘草 6 g
朱远志 6 g　生赤白芍[各] 6 g　杜红花 4.5 g　枇杷叶[包] 12 g　炙龟板[先] 18 g
紫丹参 15 g　左牡蛎[先] 30 g

7 剂

四诊　1974 年 11 月 13 日

疲劳后则早搏又起，近三日未发，干咳亦减，脉舌如前。心肺阴伤有好转之象，仍守前法出入。

炙生地 12 g　北沙参 12 g　麦门冬 9 g　炙甘草 6 g　陈阿胶[烊冲] 9 g
炒赤白芍[各] 6 g　紫丹参 15 g　杜红花 4.5 g　炙龟板[先] 18 g　炒谷麦芽[各] 12 g

14 剂

五诊　1974 年 11 月 27 日

早搏向愈，咳呛亦止，惟口干腿软，脉舌如前。心肺阴伤渐复，仍守前法。

前方去谷麦芽，加怀牛膝 15 g。14 剂。

六诊　1974年12月11日

早搏已止，咳呛亦愈，易倦怠，舌红尖刺，脉弦小。再拟养心阴以善后。

炙甘草9 g　北沙参18 g　大麦冬9 g　陈阿胶烊冲9 g　火麻仁研9 g
炙生地18 g　紫丹参15 g　益母草18 g　炒枣仁9 g　炙龟板先18 g

7剂

七诊　1974年12月25日

心悸心慌已止，早搏亦愈，脉弦小，舌红乏津。心阴不足，不易骤复，再拟养心阴以善后。

生甘草9 g　大生地15 g　北沙参12 g　陈阿胶烊冲9 g　麦门冬9 g
炒丹皮9 g　干石斛先18 g　火麻仁研9 g　炒枣仁9 g

14剂

编者：心阴受损而悸者，仿《温病条辨》加减复脉法治之，乃复脉中之阴，非仲景之复脉汤重在复脉中之阳；并加入介属滋肾镇潜，如[1]二甲复脉汤之意，然先生选龟板代替鳖甲，推测从其入心而鳖甲入脾也（两者皆入肝肾）。

(2) 张女，42岁，心悸、胸闷（室性早搏）（本案剂量按每钱3 g换算）

一诊　1975年5月14日

有室性早搏史年余，近日又发，有时呈二联律，心悸胸闷，咽干，夜寐短，梦多，舌红，脉结代。心阴不足，气血失和，拟养心阴而调气血。

鲜万年青30 g　全当归15 g　炙甘草9 g　广郁金9 g　全瓜蒌切12
薤白头9 g　炒川连3 g　陈阿胶9 g烊冲　大麦冬9 g　炙乳没各6 g
杜红花9 g　[2]磁朱丸分吞6 g

14剂

编者：伯臾先生治疗早搏，常用鲜万年青30 g，谓其有良好抑制早搏的作用。但因后来闻其有心脏毒性，可引起心脏传导阻滞甚或心脏骤停等，且性寒易致便泻，逐渐减少使用，并多以茶树根、苦参等取而代之。

二诊　1975年5月28日

早搏减少，胸闷较轻，精神转佳，脉小弦，兼有歇止，苔薄舌质红。仍守原法。

前方14剂。

三诊　1975年7月9日

早搏已少，动则多汗，寐梦，脉细且迟，舌苔薄质红。前法出入。

潞党参12 g　大麦冬9 g　五味子3 g　紫丹参12 g　炒当归12 g

1　二甲复脉汤：炙甘草六钱，干地黄六钱，白芍六钱，麦冬（不去心）五钱，阿胶三钱，麻仁三钱，生牡蛎五钱，生鳖甲五钱。水八杯，煮取八分三杯，分三次服。功效：育阴潜阳。方源：《温病条辨·卷三下焦篇》。

2　磁朱丸：神曲丸。神曲四两，磁石二两，光明砂一两。上三味末之，炼蜜为丸，如梧子大，饮服三丸，日三。功效：益阴明目，重镇安神。方源：《备急千金要方·七窍病上目病第一》。

炙甘草 9 g　炒枣仁 9 g　淮小麦 30 g　广郁金 9 g　磁朱丸 9 g分吞

14 剂

四诊　1975 年 8 月 20 日

3 日前经转后，早搏又小发，口干，舌质红苔薄，脉细结。以往经转时多有早搏频发，乃系经行血去，心脏失养，拟养心血佐以调经。

鲜万年青 30 g　炒当归 12 g　炙甘草 9 g　全瓜蒌切 12 g　薤白头 6 g
赤白芍各 6 g　益母草 30 g　大生地 15 g　川续断 12 g　桑寄生 12 g
大麦冬 9 g

14 剂

五诊　1975 年 9 月 10 日

早搏暂止，但近日凌晨咳剧，气急不能平卧，咯痰质稠黏，脉滑，苔薄黄腻，舌红。时邪引发痰饮，郁而化热，当宣肺化痰。

嫩射干 6 g　炙麻黄 6 g　光杏仁 9 g　生石膏先 18 g　生甘草 4.5 g
制半夏 9 g　广地龙 9 g　汉防己 12 g　葶苈子包 9 g　化橘红 4.5 g

7 剂

臾按： 此外邪引发痰饮。

六诊　1975 年 10 月 17 日

咳嗽气急已减，痰稠易咯，口干唇燥，早搏又发，苔薄腻，舌红，脉细不匀。邪痰渐化，心阴又伤，再拟润肺化痰而益心阴。

北沙参 12 g　大麦冬 9 g　制半夏 9 g　炙甘草 9 g　嫩射干 6 g
光杏仁 9 g　大生地 12 g　京元参 9 g　鲜万年青 30 g　全瓜蒌切 12 g
枇杷叶包 9 g

7 剂

七诊　1975 年 10 月 29 日

咳止喘平，早搏减少，舌红苔薄，脉细结不匀。痰热渐化，仍予调治心脏。

鲜万年青 30 g　丹　参 15 g　炒当归 9 g　炙甘草 6 g　瓜蒌皮 12 g
制半夏 9 g　炒川连 1.5 g　朱茯苓 9 g　杜红花 6 g　茶树根 30 g
广郁金 9 g

14 剂

八诊　1976 年 1 月 14 日

早搏偶发于活动后，或经行时，胸闷已瘥，气短，纳可，舌红转淡，苔薄白，脉细结。叠投调养心阴之剂，心阴损伤渐复，而心阳又现不足之象，改拟温养心阳，理气活血。

潞党参 15 g　熟附子先 9 g　川桂枝 6 g　炙甘草 6 g　炒当归 12 g
万年青 30 g　制半夏 9 g　广郁金 6 g　杜红花 6 g　光桃仁 9 g
淮小麦 30 g

7 剂

臾按： 此时由心阴伤转为心阳伤(阴损及阳)，故用药亦改为温补心阳矣。

九诊　1976年1月21日

早搏未发，余症减轻，经行时早搏较前减少甚多，脉细无结代，苔薄。治守前法。

前方21剂，于月水将至前加益母草15 g，服用1周。

十诊　1976年3月3日

早搏未作，动则气短，纳可，寐安，舌红，脉细。心阳渐振，气阴两亏，续予调补气阴。

万年青30 g　炒当归15 g　炙甘草9 g　潞党参15 g　大麦冬9 g
五味子6 g　杜红花6 g　光桃仁9 g　炙生地12 g　炒枳壳9 g
淮小麦30 g

21剂

间日服一剂

臾按：此时转为气阴两亏。

十一诊　1976年4月21日

经行超前，经期内早搏亦大为减少，脉细舌红。

前方去桃仁，加牡丹皮9 g，川续断12 g，阿胶9 g烊冲，7剂。

十二诊　1976年5月5日

平时早搏未发，本月3日经行，早搏亦未发，经行量不多，乏力，夜间咽干，舌红绛，苔薄，脉细小数。

万年青30 g　炒当归13 g　炙甘草9 g　北沙参15 g　麦门冬12 g
五味子6 g　杜红花6 g　大生地18 g　炒丹皮9 g　苦参片9 g
陈阿胶9 g烊冲

7剂

臾按：本例室性早搏，初诊时表现心阴不足，心火偏旺，气血不和，经用生脉散、炙甘草汤、黄连阿胶汤等加减调治数月后，心火平，心阴损伤渐复。但又转心阳伤，遂改用参、附、桂等温补心阳之品，历三周而心阳振。后又转气阴两虚之象，方亦专用气阴并补以收功。因此，知早搏一证，既有心阴虚，亦有心阳虚，有先心阴虚后转心阳虚者，先后可反复互见，更有心气虚与心血虚者。而标症又有气滞、血瘀、挟痰、挟湿之不同，治疗必须辨证论治，对标本缓急，尤当权衡轻重也。

(3) 孟男，68岁，心悸(冠心病)

一诊　1984年6月8日

1961年患冠心病，思烦过度则胸闷、心悸慌，晨醒汗出，寐梦倦怠，脉虚弦小。舌质淡红，根苔薄白，夜间口干。有糖尿病史，气阴两伤，拟滋阴益气，安神敛汗。

太子参15 g　大麦冬12 g　五味子4.5 g　紫丹参15 g　全瓜蒌切12 g
广郁金9 g　炒枣仁12 g　炒丹皮9 g　煅牡蛎先24 g　糯稻根24 g
茺蔚子12 g

7剂

编者：《本草纲目》记载茺蔚子可“疏风清热，养肝益心，安魂定魄”。

(4) 李男，54 岁，心悸(阵发房颤，早搏)

一诊　1985 年 5 月 18 日

交春后早搏、房颤频发，迄今已五次，过劳饱食每易诱发，脉虚弦细，舌边红苔薄，右边有瘀点。思烦操劳过度，心脑受伤，气血流行失常，不能滋养于脑，头额晕胀，目糊，双耳欠聪。拟方：

潞党参 12 g　生黄芪 18 g　制首乌 15 g　北沙参 12 g　大麦冬 12 g
紫丹参 18 g　潼白蒺藜各 10 g　桑寄生 18 g　嫩黄精 18 g　京赤芍 12 g
茶树根 30 g　苦参片 9 g　炒枣仁 12 g　失笑散[1]包 12 g

7 剂

二诊　1985 年 5 月 25 日

房颤未发，早搏时作，过饱过劳均易诱发，清晨左胸闷痛，脉弦细，舌质红苔薄，舌边瘀点已化。心神耗伤，血行不畅，再拟复脉汤法。

北沙参 12 g　大生地 18 g　大麦冬 12 g　炙甘草 4 g　大白芍 12 g
火麻仁研 10 g　紫丹参 20 g　苦参片 9 g　茶树根 30 g　桑寄生 20 g
炒枣仁 12 g　生蒲黄包 12 g　广郁金 9 g　灵磁石先 30 g

7 剂

编者：此案心悸见舌红苔薄，脉弦细，虑其心阴受损，所用“复脉汤法”，当为《温病条辨》加减复脉汤之意，舍仲景炙甘草汤中参桂姜枣(此数味复脉中之阳)，并加芍药以敛阴，使阴复则阳自留。伯臾先生善用古法而不拘古方，深得其意也。

(5) 冷男，61 岁，心悸，厥证后(阵发室上速)

一诊　1985 年 12 月 5 日

今年 10 月初，因感冒身热，又赴宴，突发心悸，心率每分钟 180 次(心电图示阵发室上速)，伴昏厥，血压下降至 40/20 mmHg，经抢救 2 日后，得到好转。目前仍有心慌、倦怠乏力，动则气短，舌嫩红口干，脉象弦小。劳伤心脏，气阴两虚，拟调补养心法。

太子参 12 g　北沙参 12 g　麦门冬 12 g　五味子 5 g　炙甘草 4.5 g
淮小麦 30 g　酸枣仁 12 g　炙远志 6 g　紫丹参 18 g　全瓜蒌切 15 g
全当归 12 g　焦山楂 15 g　佛手片 9 g

7 剂

二诊　1986 年 1 月 18 日

前方加减服月余，心慌得减，精神较佳，纳增，行动或登高则气短，寐安，便艰，目胞浮肿，脉象沉迟细，舌红根苔薄。心脏气阴二虚，不易恢复，有前列腺肥大史，尿频而淋漓不爽，肾虚气化失职也。拟方：

1　失笑散：五灵脂(酒研，淘去沙土)、蒲黄(炒香)(1∶1)，先用酽醋调二钱，熬成膏，入水一盏。食前热服。功效：活血祛瘀，散结止痛。方源：《苏沈良方》。

潞党参 15 g　北沙参 12 g　大麦冬 12 g　五味子 5 g　生黄芪 18 g
全当归 10 g　云茯苓 12 g　酸枣仁 12 g　炙甘草 5 g　火麻仁研 12 g
江枳实 10 g　紫丹参 15 g

10 剂

三诊　1986 年 2 月 1 日

行动则稍感胸闷气短，心悸慌，目胞浮肿依然，小便淋漓，近日咽痒咽干，无咳痰，口稍渴，脉沉迟细，舌红。再拟心肺同调。

太子参 12 g　淮山药 15 g　南沙参 12 g　嫩射干 9 g　光杏仁 9 g
粉前胡 10 g　云茯苓 12 g　象贝母 9 g　蒲公英 24 g　鱼腥草 20 g
净蝉蜕 4.5 g　大丹参 15 g

4 剂

四诊　1986 年 3 月 2 日

昨夜有早搏，以前劳累亦发，登高则气急胸闷，口稍干，目胞稍浮肿，有前列腺炎病史，时有尿急不畅，小便常规检测正常。脉沉弦迟，舌嫩红。心阴心气不足，肾亏于下，拟心肾同调。

北沙参 12 g　麦门冬 12 g　五味子 6 g　潞党参 15 g　炙生地 20 g
淮山药 15 g　全当归 12 g　苦参片 10 g　茶树根 30 g　枸杞子 12 g
菟丝饼 15 g　益母草 18 g　生山楂 12 g　琥珀末 4.5 g分吞

14 剂

五诊　1986 年 3 月 16 日

早搏药后二周未发，尿急稍减，目胞微肿未退，脉弦迟，舌红稍淡。症情好转，仍守前法调治。

潞党参 15 g　北沙参 12 g　天门冬 10 g　生熟地各 10 g　山茱萸 9 g
淮山药 15 g　菟丝饼 15 g　补骨脂 12 g　炒杜仲 10 g　福泽泻 18 g
汉防己 12 g　生黄芪 18 g　桑寄生 15 g　益母草 20 g

7 剂

六诊　1986 年 3 月 29 日

早搏暂止，尿急得减，目胞略浮，逢阴雨天则乏力易倦，纳食正常，脉弦小，舌红转淡。阴伤及气，再拟气阴两补。

潞党参 15 g　生黄芪 20 g　汉防己 12 g　淮山药 15 g　云茯苓 10 g
茶树根 30 g　大熟地 20 g　菟丝饼 15 g　补骨脂 12 g　枸杞子 10 g
桑寄生 15 g　全当归 10 g　佛手片 9 g

7 剂

(6) 谢男，66 岁，心悸(早搏)

一诊　1985 年 12 月 16 日

有早搏病史，今年未发，但烦劳过度则心慌不宁，甚则胸闷，神疲乏力，腰酸耳鸣，脉象弦细，舌质红。病起工作紧张，思烦过度，心脏受伤，心失血养则心慌胸闷；肝肾不足，则腰酸耳鸣，拟调补心肾为主。

生晒参另炖 6 g　太子参 12 g　大麦冬 12 g　五味子 4.5 g　大熟地 10 g砂仁2 g拌
淮山药 15 g　制首乌 15 g　旋覆花包 9 g　全当归 12 g　生黄芪 12 g
炙甘草 4.5 g　炒白芍 12 g　厚杜仲 12 g　桑寄生 18 g　酸枣仁 10 g
炙远志 6 g　广木香 6 g　佛手片 9 g　嫩黄精 20 g　全瓜蒌切 12 g
紫丹参 15 g　生山楂 12 g　北沙参 12 g　云茯苓 10 g

15 剂

编者：此案当为制膏滋拟方。对症情稳定的患者，伯臾先生常于冬季以清膏代煎，调治善后。

(7) 沈女，20 岁，心悸(二尖瓣脱垂，早搏)

一诊　1986 年 3 月 23 日

七年前突发胸闷心悸，一年来继发心痛，近日超声心动图检查提示二尖瓣脱垂。现胸闷痛时发，心悸不宁，口干，脉弦细，舌红润。劳累心脏受伤，循环失常，拟养心宁神法。

北沙参 10 g　麦门冬 10 g　薤白头 6 g　全瓜蒌切 12 g　紫丹参 20 g
旋覆梗 9 g　杜红花 6 g　全当归 9 g　苦参片 9 g　茶树根 30 g
酸枣仁 12 g　炙远志 6 g　炙甘草 3 g　灵磁石先 30 g

7 剂

二诊　1986 年 3 月 31 日

服上药后胸痛得止，胸闷未舒，动则心悸气短，脉细不齐，间有歇止，舌质红，口稍干。再拟养心活血，理气安神。

薤白头 6 g　全瓜蒌切 12 g　旋覆梗 9 g　紫丹参 18 g　苦参片 9 g
北沙参 12 g　大麦冬 12 g　大白芍 12 g　炙甘草 4.5 g　炙生地 15 g
茶树根 30 g　大麻仁研 12 g

7 剂

三诊　1986 年 4 月 7 日

胸闷已舒，动则心悸气短亦减，大便较通顺，脉濡细，无歇止，舌淡红，口微干。心脏累伤，已见好转之象，仍宗原意出入调治。

太子参 12 g　北沙参 12 g　大麦冬 12 g　五味子 4.5 g　炙生地 18 g
炒白芍 12 g　炙甘草 6 g　大麻仁 10 g　炒枣仁 12 g　茶树根 30 g
全当归 9 g　苦参片 9 g　紫丹参 15 g　细石菖蒲 6 g

14 剂

四诊　1986 年 4 月 21 日

心悸怔忡胸闷等症均得减轻，早搏亦未发，行走不觉气短，经行量多，7 日净，脉象濡细，舌质淡红。症情趋向好转，佳象也，守方调养心脏。

潞党参 10 g	北沙参 10 g	大麦冬 12 g	五味子 6 g	炙生地 20 g
炙甘草 9 g	大白芍 12 g	生黄芪 15 g	全当归 10 g	炒枣仁 15 g
茶树根 30 g	桑寄生 18 g	炒杜仲 12 g	川续断 12 g	制香附 9 g
				14 剂

五诊　1986 年 5 月 19 日

前方经加减连服四周，自觉症状均已消失，精神亦振，口不渴，便艰，纳、眠正常，脉象细弱，苔薄白。心脏损伤日渐恢复，气血循环趋向正常，当再培补心脏，巩固疗效。

潞党参 18 g	北沙参 12 g	大麦冬 12 g	五味子 6 g	生黄芪 18 g
全当归 12 g	鸡血藤 15 g	炒白芍 12 g	炙甘草 10 g	炒枣仁 15 g
桑寄生 15 g	大麻仁 12 g	制香附 9 g	川断肉 12 g	台乌药 9 g
				7 剂

六诊　1987 年 3 月 25 日

经检查发现心脏二尖瓣脱垂，服西药乏效，症见心悸且慌，胸闷倦怠，时有早搏，脉象细弱时结，舌边淡红，苔薄白，经用调补气血以养心脏，去年连服中药两月余，以上症状完全消失，恢复工作，迄今十月，未见复发，今来复查，并表感谢。顷诊，面色红润，无胸闷气短心悸等症，精神佳，正常工作不感疲劳，月经病亦愈，脉缓，舌淡红，苔中薄。气血亏虚既复，心脏得养，血行正常，仍宗前法调补。

潞党参 15 g	炙黄芪 20 g	炒白术 12 g	炙甘草 9 g	大熟地 20 g
全当归 12 g	大麦冬 12 g	五味子 6 g	广木香 4.5 g	炒枣仁 12 g
炙远志 6 g	莲子肉 9 g	佛手片 9 g		
				7 剂

嘱：以后服归脾丸，每日 12 g，分 2 次吞；生晒参每日炖服 6 g。

(8) 唐女，71 岁，心悸(室性早搏，完全性左束支传导阻滞)

一诊　1986 年 3 月 23 日

有慢性支气管炎、冠心病史。心悸心慌，略咳，艰寐，便艰，口干，纳少，倦怠。3 周前外院心电图检查示室性早搏，并有完全性左束支传导阻滞伴左前分支传导阻滞，左室肥大劳损。脉弦细滑，舌红裂纹。拟方：

北沙参 10 g	麦门冬 10 g	全瓜蒌[切] 12 g	炒枳实 10 g	朱茯苓 9 g
光杏仁 9 g	茶树根 30 g	赤白芍[各] 6 g	炙甘草 6 g	紫丹参 18 g
酸枣仁 12 g	炒知母 6 g	苦参片 9 g	淮小麦 30 g	制川军 4.5 g
				7 剂

二诊　1986 年 3 月 29 日

早搏减少，有时胸闷，劳则心慌，皮肤作痒，咳痰不爽，大便较通润，艰寐，脉弦细，舌红，右半薄白苔。拟方：

南沙参 10 g	麦门冬 10 g	光杏仁 9 g	桑白皮 12 g	全瓜蒌[切]12 g
炒枳实 10 g	茶树根 30 g	炒枣仁 12 g	炒知母 9 g	炒川芎 9 g
辰茯苓 10 g	炙甘草 6 g	苦参片 9 g	制川军 4.5 g	

7 剂

三诊　1986 年 4 月 13 日

心悸且慌又减，早搏暂愈，口干减，晨起干咳，艰寐，有时头晕；有类风湿关节炎史，近日阴雨，关节作痛较剧，脉细，无歇止，舌淡红苔薄。拟方：

北沙参 12 g	麦门冬 10 g	光杏仁 9 g	嫩射干 9 g	全瓜蒌[切]15 g
朱茯苓 12 g	炙甘草 6 g	炙远志 6 g	酸枣仁 12 g	苦参片 9 g
茶树根 30 g	交泰丸[吞]4.5 g	大川芎 9 g	豨莶草 20 g	络石藤 15 g

14 剂

四诊　1986 年 4 月 27 日

心悸慌均减，早搏偶见，但近有外邪引发痰饮，喉痒咯痰稠白，口干，艰寐，脉细滑，舌边红，苔薄。转拟宣肺化痰。

嫩射干 9 g	光杏仁 9 g	粉前胡 12 g	云茯苓 12 g	广陈皮 6 g
制半夏 10 g	全瓜蒌[切]15 g	江枳实 10 g	白芥子 9 g	茶树根 30 g
炙苏子 9 g	炒荆芥 9 g			

7 剂

编者：用炒荆芥，乃炒至金黄，以缓其发表之力。

(9) 邹男，20 岁，心悸(早搏，心肌炎后?)

一诊　1986 年 4 月 13 日

诉 1984 年 6 月曾患“病毒性心肌炎”，目前左胸闷，偶隐痛，心慌，夜寐不酣多梦，倦怠，纳呆，咽红痛，口干，早搏时发，脉细数，有歇止，舌边红，中裂纹。心阴受伤，气血流行失常，虚热上升，拟方：

大生地 15 g	京元参 10 g	大麦冬 10 g	太子参 10 g	杭白芍 15 g
生甘草 6 g	苦参片 9 g	茶树根 30 g	炒枣仁 12 g	炙远志 6 g
万年青根 15 g	嫩射干 9 g	佛手片 9 g		

7 剂

二诊　1986 年 4 月 27 日

左胸隐痛减少，行动急则感胸闷，心悸慌，早搏夜间较多，咽淡红炀痛，口干，脉象细数，间有歇止，夜寐多梦得减，舌边红，苔薄。症情稍减，拟方：

生甘草 10 g	太子参 12 g	大生地 18 g	麦门冬 12 g	杭白芍 15 g
火麻仁[打]10 g	万年青根 18 g	嫩射干 9 g	光杏仁 9 g	茶树根 30 g
苦参片 9 g	佛手片 9 g	紫丹参 15 g	酸枣仁 12 g	

14 剂

三诊　1986年5月11日

左胸隐痛又得减轻，行动缓慢已不感胸闷气急，咽喉淡红炀痛略减，但脉细数歇止，夜初卧时更频繁。心脏气阴两虚，不易恢复。拟方：

生甘草 10 g	北沙参 12 g	太子参 12 g	大生地 18 g	麦门冬 12 g
阿胶珠 9 g	杭白芍 15 g	火麻仁[打] 10 g	万年青根 18 g	茶树根 30 g
苦参片 9 g	紫丹参 15 g	炒枣仁 12 g		

14剂

四诊　1986年5月25日

左胸隐痛已止，胸闷气急未作，初睡早搏频繁依然，咽喉淡红干痛虽减未止，惟脉仍细数带促不匀，舌边暗。乃学习紧张，只服药乏效也。

大生地 20 g	麦门冬 15 g	阿胶珠 9 g	太子参 15 g	北沙参 15 g
赤白芍[各] 8 g	生甘草 10 g	茺蔚子 15 g	大麻仁[研] 10 g	杜红花 6 g
炒枣仁 12 g	苦参片 9 g	茶树根 30 g	桑寄生 15 g	万年青根 20 g

14剂

编者：方中茺蔚子味甘辛，性凉，入手、足厥阴经，为活血调经养血常用之品，亦有疏风清热之功，可治肝热头痛。该患者咽喉炀痛缠绵不已，咽喉为肝经循行所过，且患者时有舌边红，推测伯臾先生虑此乃肝热咽痛，故移用本味清肝经郁热以利咽喉？然该味不可量大或久服，“肝血不足而瞳仁散大者”（似属青光眼者？）不宜。四诊时苦参、茶树根及万年青根三味同用，必虑其早搏频发故也。

(10) 柴男，44岁，心悸、头昏（窦缓、早搏，近似晕厥）

一诊　1986年7月26日

自20余岁起时有突发头晕，体位难支，伴心搏沉重，缓慢，神志尚清，下蹲片刻后缓解。近二年时有头晕，疲乏，易感冒，近日诊疗中发现早搏每分钟4～5次，心电图示：窦缓，心率每分钟55次，$T_{\mathrm{II}、\mathrm{III}、\mathrm{avF}}$低平。顷诊：劳累则有头昏，心悸不宁，气短，胸闷，腰酸，时有小溲滴沥不爽，口微渴，舌淡红，脉迟缓。劳累过度，心肾受伤，虽在夏令，仍宜培养心肾。

太子参 12 g	大麦冬 12 g	五味子 6 g	炙生地 12 g	淮山药 15 g
潼沙苑 10 g	炒枣仁 12 g	炙远志 6 g	生黄芪 15 g	全当归 10 g
炒杜仲 12 g	桑寄生 15 g	佛手片 9 g		

7剂

(11) 严男，60岁，心悸（慢性房颤）

一诊　1986年9月7日

冠心病、房颤史已3年余，因工作紧张，劳累过度，心脏损伤，二月来心悸日夜不止，夜寐欠酣，神疲体倦，动则气短，两眼角膜微红，脉象结代，三五不调，舌质淡红边齿印，苔薄。

气血流行失常，心神不宁，拟养心安神、益气活血。

孩儿参 15 g　麦门冬 15 g　五味子 6 g　大生地 15 g　赤白芍各 9 g
紫丹参 18 g　光桃仁 9 g　炒枣仁 15 g　生石决先 30 g　羚羊角粉分吞 0.6 g
炙远志 6 g　茶树根 30 g　白莲子 15 粒　磁朱丸包 10 g

7 剂

二诊　1986 年 10 月 14 日

工作劳顿过度，未得休息，房颤心悸未止。面黄，倦怠气短，夜寐不酣，舌胖，苔中腻，脉结代，三五不调。心脏损伤，气血流行失畅，拟前法增损。

旋覆梗 9 g　全瓜蒌切 15 g　制半夏 12 g　炒党参 12 g　麦门冬 12 g
大丹参 18 g　炙生地 20 g　云茯神 12 g　炙远志 6 g　炒枣仁 15 g
炒知母 9 g　炒川芎 9 g　炙甘草 9 g　赤白芍各 10 g　灵磁石先 30 g

7 剂

三诊　1986 年 10 月 21 日

感冒已瘥，房颤未止，面黄乏力，夜寐不酣，纳佳，大便日三四次，质软，脉虚细结代，舌淡红胖苔薄腻。心脏劳伤日久，动则气急，心神失宁，心失血养则悸动不安。仍宜益气活血而养心脏。

炒党参 18 g　生黄芪 24 g　炒白术 15 g　炒当归 10 g　熟地黄 20 g砂仁 3 g 拌
大川芎 9 g　鸡血藤 18 g　炒枣仁 15 g　炙远志 6 g　炒白芍 15 g
炙甘草 9 g　大丹参 18 g　灵磁石先 30 g　煅龙骨先 24 g

7 剂

另：生晒参每日 6 g，炖服。

四诊　1986 年 11 月 2 日

思烦过度，未得休息，心悸怔忡频发不止，寐短，神疲倦怠，左白睛发赤，脉结代，三五不调，舌淡红胖。心脏损伤，肝阳易升，拟复方调治。

生熟地各 15 g　炒白术 10 g　淮山药 18 g　墨旱莲 18 g　炒白芍 20 g
粉丹皮 10 g　石决明先 30 g　太子参 18 g　北沙参 15 g　麦门冬 12 g
炒枣仁 15 g　炙远志 6 g　茶树根 30 g　万年青根 30 g　炙甘草 9 g
羚羊角粉吞 0.3 g

7 剂

五诊　1986 年 11 月 16 日

左白睛发赤已退，昨起胸部隐痛已得缓解，精神较佳，仍有心悸怔忡不宁，胃纳佳，大便溏薄，日行三次，寐短早醒，仅 4 h 则难再入睡，脉象弦滑，歇止虽减，仍结代不匀，舌质淡红胖，中后苔薄白。病久心脏损伤一时难以恢复，脾胃运化失健，拟心脾同调。

炒党参 18 g　生黄芪 24 g　炒白术 15 g　五味子 6 g　补骨脂 12 g
淮山药 18 g　仙　茅 12 g　仙灵脾 15 g　炒白芍 15 g　炒枣仁 15 g

炙远志 6 g　大丹参 18 g　琥珀粉分吞 3 g　青龙齿先 20 g　煅龙骨先 20
大麦冬 12 g　炙甘草 9 g　茶树根 30 g

14 剂

六诊　1986 年 11 月 30 日

偶有胸闷隐痛，劳累后仍有心悸不宁，大便日行四次，无腹痛，质软溏，夜寐转安，纳食佳，脉歇止不匀，舌淡红，苔薄白。心脏损伤已久，气血流行失常，累及脾肾则运化无权，气失藏纳，再拟养心活血为主，佐调脾肾。

炒党参 18 g　麦门冬 12 g　五味子 6 g　生黄芪 24 g　炒当归 12 g
炒白术 15 g　淮山药 15 g　炒白芍 15 g　嫩黄精 18 g　大熟地 20 g 蔻仁3 g拌
炙甘草 9 g　炒枣仁 15 g　大丹参 18 g　茶树根 30 g　桑寄生 18 g
佛手片 9 g　煅龙齿骨各 15 g

14 剂

(12) 沙女，54 岁，心悸(阵发房颤、室性早搏)

一诊　1986 年 10 月 28 日

今年 8 月因心悸怔忡不宁，经心电图检查示房颤、室性早搏，经住院治疗 2 周后，症情控制后出院，有胆固醇增高史，出院诊断：阵发房颤，室性早搏，高胆固醇血症。近房颤又发 2 次，但时间较短，左胸闷隐痛，艰寐，口稍干，脉细滑带结，舌质淡红，少苔。思烦过度，心脏受伤，血不养心，气血循环失常。拟方：

太子参 12 g　旋覆花包 9 g　大麦冬 12 g　全瓜蒌切 15 g　炒枳实 9 g
茶树根 30 g　灵磁石先 30 g　大丹参 15 g　全当归 10 g　赤白芍各 6 g
酸枣仁 15 g　炙远志 6 g　苦参片 9 g　桑寄生 15 g

7 剂

二诊　1986 年 11 月 6 日

药后房颤未发，早搏未现，胸脘隐痛亦舒，但夜寐不酣，寐短易醒，不恶寒，口不渴。脉弦细，尺更弱，舌淡红润。心脏损伤已趋稳定，再拟调养心脏气血，巩固疗效。

炒党参 15 g　麦门冬 12 g　五味子 6 g　炒枣仁 12 g　炒川芎 9 g
炒知母 6 g　云茯苓 10 g　炙远志 6 g　炙甘草 9 g　淮小麦 30 g
炒白芍 15 g　紫丹参 18 g　茶树根 30 g　桑寄生 15 g　生黄芪 15 g

7 剂

三诊　1986 年 2 月 27 日

春节操劳过度，心悸早搏复发，未即休息，初九夜间早搏频繁，经服西药后，近日早搏已止，心悸气短，行动更甚，倦怠，寐欠酣，脉细滑，舌红边暗。心脏受伤，神不守舍，气血流行失常也。拟方：

太子参 15 g　麦门冬 12 g　五味子 4.5 g　炙甘草 6 g　炙生地 15 g
炒当归 10 g　炒白芍 15 g　淮小麦 30 g　炒枣仁 15 g　茶树根 30 g

大丹参 15 g　灵磁石先 30 g　佛手片 9 g　陈阿胶另烊冲 9 g

7 剂

(13) 安男，46 岁，心悸(早搏)

一诊　1987 年 6 月 18 日

早搏四月整，日少夜频，寐短，心悸怔忡，胸闷不舒，心电图检查示有右心室肥大。口苦干，伴有胃窦炎，舌边暗齿印，苔白腻微黄，脉弦滑。痰湿交阻，清阳失展，心脏劳伤。拟方：

薤白头 9 g　瓜蒌皮 12 g　制半夏 10 g　茯苓神各 6 g　川厚朴 9 g
紫丹参 20 g　焦楂曲各 12 g　炒苡仁 30 g　老苏梗 10 g　白豆蔻研/后 4 g
苦参片 9 g　茶树根 30 g　炒枣仁 15 g　淮小麦 30 g　生龙齿先 18 g

4 剂

二诊　1987 年 6 月 22 日

早搏减少，夜寐仍短，中脘胀痛，纳食不多，左胸闷心悸均减，苔白腻黄渐化，舌边齿痕，脉弦滑。痰湿虽化未清，脾胃未和，气血流行较畅。再拟心胃同调。

制香附 9 g　老苏梗 10 g　制川朴 9 g　云茯苓 15 g　广陈皮 9 g
制半夏 10 g　白豆蔻研/后 4 g　焦楂曲各 10 g　紫丹参 15 g　白蒺藜 10 g
炒延胡 9 g　茶树根 30 g　炒枣仁 15 g　淮小麦 30 g　夜交藤 18 g

5 剂

(14) 朱女，7 岁，心悸(早搏，腮腺炎后)

一诊　1987 年 6 月 28 日

1986 年底患病毒性腮腺炎，寒热咽痛，一周始退，夜间早搏频繁，经检查拟诊“病毒性心肌炎”。近二月来，翅嗽颇剧，脉细数促，舌边淡红，苔薄。风热舍心，邪痰郁肺，治宜心肺同调。

青防风 9 g　炙苏子 9 g　粉前胡 10 g　光杏仁 9 g　白芥子 9 g
云茯苓 9 g　款冬花 12 g　炙紫菀 12 g　蒸百部 12 g　制半夏 9 g
全当归 9 g　紫丹参 12 g　苦参片 6 g　茶树根 24 g

7 剂

二诊　1987 年 7 月 5 日

翅嗽痰多大减，夜间早搏亦已减少，纳食不多，面色㿠白，舌红润，脉细数。邪痰渐化未清，心脏受伤，再拟活血养心，宣肺化痰。

太子参 10 g　麦门冬 9 g　生甘草 4.5 g　大生地 10 g　紫丹参 12 g
全当归 9 g　炙苏子 9 g　杭白芍 10 g　茶树根 24 g　炙紫菀 12 g
款冬花 12 g　蒸百部 12 g　制半夏 9 g　佛手片 9 g

7 剂

三诊　1987年7月12日

咳嗽减而未止，早搏六夜未发，昨因活动过多早搏又见，纳食较增，面色㿠白，脉细数，舌红润。守法增损。

炙生地 10 g　杭白芍 10 g　炙甘草 5 g　麦门冬 9 g　太子参 10 g
紫丹参 12 g　蒸百部 12 g　炒枣仁 9 g　全当归 9 g　[1]童子益母草 15 g
茶树根 24 g　款冬花 12 g　炙紫菀 12 g　制半夏 9 g

7剂

四诊　1987年7月19日

夜间偶有早搏，咳嗽十减七八，面色㿠白好转，脉濡细数，舌淡红，苔少。仍应活血养心，佐以肃肺。

太子参 10 g　麦门冬 9 g　生甘草 5 g　杭白芍 10 g　紫丹参 12 g
炒阿胶 4.5 g　酸枣仁 10 g　茶树根 24 g　全当归 9 g　童子益母草 15 g
炙紫菀 10 g　炙款冬 10 g　佛手片 6 g　谷麦芽各 12 g

7剂

五诊　1987年7月26日

活动过多，近二夜早搏又见，咳嗽偶有，纳食不多，脉濡细，舌淡红润。肺邪得解，心脏损伤未复，拟方：

太子参 10 g　麦门冬 9 g　五味子 4 g　炒白芍 9 g　炙甘草 5 g
大丹参 12 g　佛手片 6 g　炙生地 9 g　炒枣仁 9 g　全当归 9 g
桑寄生 10 g　茶树根 24 g　炙百部 10 g　生谷芽 15 g

7剂

六诊　1987年8月2日

早搏暂止，玩乐太过，汗出多，面色㿠白，脉细弱数，苔薄。病延日久，心脏受伤，不易速愈，拟方：

炙甘草 5 g　太子参 10 g　麦门冬 9 g　炙生地 10 g　阿胶珠 4.5 g
五味子 4 g　淮山药 12 g　炒白芍 9 g　炒枣仁 9 g　茶树根 24 g
紫丹参 12 g　佛手片 9 g　桑寄生 12 g　豆蔻仁研/后 3 g

7剂

编者：此[2]加减复脉汤法。

七诊　1987年8月9日

早搏未发，汗多亦减，面色好转，纳食不多，脉细弱数较缓。症情趋向好转，守法续进。

北沙参 10 g　太子参 10 g　麦门冬 9 g　五味子 4 g　炙生地 10 g

1　童子益母草：为益母草第一年基生叶，功同益母草，有养血、活血作用。

2　加减复脉汤：炙甘草六钱，干地黄六钱，生白芍六钱，麦冬（不去心）五钱，阿胶三钱，麻仁三钱。水八杯，煮取八分三杯，分三次服。剧者加甘草至一两，地黄、白芍八钱，麦冬七钱，日三，夜一服。功效：滋阴养血，生津润燥。方源：《温病条辨·卷三　下焦篇》。

炒白芍 9 g　生谷芽 15 g　炙甘草 5 g　炒枣仁 9 g　陈阿胶另烊冲 4.5 g
淮山药 12 g　桑寄生 12 g　佛手片 9 g　合欢皮 12 g

7 剂

八诊　1987 年 8 月 16 日

早搏未见，汗多得减，面色好转，脉细弱数，舌红润。心脏损伤，一时难复，仍守效方再进。

炙生地 10 g　太子参 10 g　麦门冬 9 g　五味子 4 g　炙甘草 5 g
佛手片 9 g　淮山药 12 g　桑寄生 12 g　炒枣仁 10 g　陈阿胶另烊冲 4.5 g
制首乌 10 g　忍冬滕 9 g　炒白芍 10 g　童子益母草 12 g

7 剂

(15) 姚女，62 岁，心悸(早搏)

一诊　1987 年 6 月 28 日

四月来发现早搏，以午后和夜间为多，届时自测脉率每分钟 42～120 次，律不齐，经心电图检查为房性早搏，伴心慌胸闷，无胸痛，纳可寐安，脉象弦缓，舌苔薄腻，质淡。有十二指肠球溃疡史，有胆石症史，现均稳定。思烦过度，心脏受伤，气血流行失常，宜治心律失常为主。

太子参 15 g　麦门冬 12 g　五味子 6 g　紫丹参 15 g　全当归 12 g
益母草 15 g　桑寄生 15 g　炒枣仁 15 g　炙远志 6 g　苦参片 6 g
茶树根 30 g　灵磁石先 30 g　制半夏 9 g　佛手片 9 g

7 剂

二诊　1987 年 7 月 5 日

早搏已经减少，心慌胸闷亦随减，但精神不振，目倦乏力，纳食尚可，夜寐时或不酣，脉缓，舌淡红。心脏损伤已有减轻之机，气血流行较畅，再拟活血养心安神。

太子参 15 g　大麦冬 12 g　五味子 6 g　炙生地 15 g　炒白芍 12 g
全当归 12 g　桑寄生 15 g　炒枣仁 15 g　大丹参 18 g　童子益母草 20 g
炙甘草 6 g　茶树根 30 g　苦参片 6 g　琥珀末分吞 3 g　灵磁石先 30 g
川桂枝 3 g

7 剂

(16) 王男，70 岁，心悸(慢性房颤，风心病，冠心病)

一诊　1987 年 8 月 6 日

有风心病和冠心病病史，房性早搏和阵发房颤，1986 年底起房颤无休止，服西药维持，迄今未能复律。有隐性糖尿病史，颈、腰椎骨质增生，目前尚稳定。倦怠乏力，胃纳一般，眠尚可，脉象濡细不匀，时结，舌质淡红，苔薄白。症以房颤为主，拟益气养心，活血镇静安神，冀气血流行正常，房颤逐渐得到控制。方供斟用：

生晒参另炖冲 9 g	大麦冬 15 g	五味子 6 g	炙甘草 6 g	炙生地 20 g
炒白芍 18 g	云茯神 12 g	炒枣仁 15 g	黑芝麻研包 15 g	桑寄生 20 g
制首乌 20 g	佛手片 9 g	紫石英先 24 g	青龙齿先 24 g	
				7 剂

编者： 紫石英性暖而补，镇心定悸。

胸痹/心痛

伯臾先生认为凡胸部闷痛，轻重不一，或因胸阳痹阻，或因心脉失养，皆可依胸痹诊治。以下十九则脉案涉及的疾病大多为冠心病（心绞痛、心肌梗死），但亦不乏心包积液、病毒性心肌炎、心律失常等。胸痹属冠心病患者大都虚实夹杂，病程长，兼证多，也常宿疾合并新病，伯臾先生谨守病机，依证调治，随证加减，尤其数则调治长达一年以上的脉案，充分展示了先生的调治功力。另外，其善以散剂、汤剂参合使用，甚则清膏代煎善后。散剂多以参三七粉为主体，谓其活血养血益气，或合沉香降气宽胸、细辛散寒宣痹，或伍肉桂、桂枝温阳、通阳，或配以人参（红参、生晒参、移山参）益气活血通脉。散剂常用配方：

移山人参，参三七，川桂枝（或厚肉桂），沉香粉（5∶3∶3∶2）；

红参，桂枝，参三七，制半夏（2∶1∶1∶2）；

生晒参，参三七，沉香粉，西藏红花（或丹参）（3∶2∶1.5∶2）。

(1) 陈女，36 岁，胸闷（心肌炎后）（本案剂量按每钱 3 g 换算）

一诊　1975 年 12 月 16 日

病毒性心肌炎后，反复左胸闷、隐痛三月，以夜间发作为多，病发则汗出懒言。四肢冷，口干，脉细弱，舌边红，苔薄。邪毒舍心，心脏受损，目前虽邪毒渐解，然心脏气血已亏，气虚行血无力则胸闷，阳气不达四末则肢冷，拟补心气而行心血，温心阳而利气机。

潞党参 12 g	炙甘草 4.5 g	全当归 12 g	熟附片先 9 g	川桂枝 9 g
薤白头 6 g	全瓜蒌切 12 g	降香屑后 4.5 g	炒川连 3 g	汉防己 12 g
				10 剂

二诊　1975 年 12 月 26 日

服药后，左胸闷痛旬日内仅小发一次，恶寒肢冷已减，左肩板滞亦较松，寐短，咽红稍干痛，脉细弱，舌红，苔薄白，血沉由之前 36 mm/h 降至 18 mm/h，心电图示心肌损伤有好转之象。再拟养心安神，滑利气机。

川桂枝 4.5 g	薤白头 6 g	全瓜蒌切 12 g	熟附片先 4.5 g	炒川连 1.8 g
炙甘草 4.5 g	大麦冬 9 g	朱茯苓 9 g	炒枣仁 9 g	紫丹参 15 g
火麻仁研 12 g	炒延胡 9 g	磁朱丸夜吞 6 g		
				7 剂

(2) 刘女,84 岁,胸闷,脘痞(心包积液,消化性溃疡?)

一诊　1984 年 11 月 12 日

发现心包积液三月余,经服激素控制病情,目前胸闷嗳气,泛吐清水涎沫,食后脘腹作胀,动则气短,脉搏心率增快,畏寒肢冷,大便不畅,尿频少量,脉弦细滑,舌苔白腻,舌质淡。心脾两虚,水湿潴留心包,脾胃运化失健,本虚标实,治拟兼顾。

熟附片先 9 g　川桂枝 6 g　汉防己 15 g　生黄芪 15 g　炒白术 9 g
炒枳实 12 g　旋覆花包 10 g　代赭石先 24 g　制半夏 12 g　云茯苓 24 g
川椒目 4.5 g　大腹皮 12 g　焦楂曲各 9 g

5 剂

另:沉香粉 1.8 g,10 剂,胶囊装(0.3 g/粒),每次吞服 2 粒,日 3 次。

编者: 此案饮邪羁心停胃,治以防己黄芪、苓桂术甘、真武及旋复代赭诸汤合方化裁。

(3) 高男,62 岁,真心痛,喘证(冠心病急性心肌梗死,左心衰)(本案剂量按每钱 3 g 换算)

一诊　1976 年 8 月 14 日

前夜起左胸绞痛剧烈,心电图示:急性前壁心肌梗死,低电压趋势,症见气急不能平卧,怕热汗多,足冷,昨日未解大便,口黏,苔白腻,舌边有瘀斑,脉右沉细,左弦小滑。痰湿瘀阻于心络,不通则痛,症势在危重中,急拟回阳而化痰湿瘀。

熟附片先 9 g　薤白头 9 g　全瓜蒌切 12 g　制川军 9 g　川厚朴 6 g
炒枳实 15 g　制半夏 9 g　光桃仁 9 g　杜红花 6 g　全当归 18 g
失笑散包 12 g　(浓煎一剂)

1 剂

另:胸痛时服冠心苏合丸 1 粒。

编者: 仅 11 味药,却包含了多方化裁,除大黄附子温下回阳外,有瓜蒌薤白半夏汤通阳散结、涤痰宽胸,小承气汤导滞降逆畅中,桃仁红花煎、失笑散祛瘀通络止痛。

二诊　1984 年 8 月 15 日

气急渐平,胸闷剧痛得减,口干,脉舌如前。症势虽减,尚未稳定,仍守前法。

上方加黄连 1.5 g　(浓煎一剂)

1 剂

编者: 一味黄连,化裁出小陷胸汤,清热涤痰宽胸。

三诊　1984 年 8 月 16 日

左胸绞痛已止,胸闷较舒,气短,喉有黏痰,咯吐不爽,便解燥屎,脉弦小迟,苔淡黄腻,口干。心络留瘀渐化,痰热中阻,再拟清化痰热、利气活血。

薤白头 9 g　全瓜蒌切 12 g　川黄连 3 g　制半夏 9 g　甜杏仁 9 g
广郁金 9 g　江枳实 15 g　制川军 9 g　光桃仁 9 g　杜红花 6 g
冬瓜子 15 g　生苡仁 24 g　(浓煎一剂)

3 剂

四诊　1984年8月19日

胸闷呼吸不畅，夜间少寐，口干，舌苔淡黄腻，脉弦滑。痰热阻于心络，血气失于流畅，再拟清热化痰、利气活血。

全瓜蒌[切] 12 g　薤白头 9 g　制半夏 9 g　川黄连 3 g　江枳实 9 g
广郁金 9 g　生苡仁 9 g　白豆蔻[后] 2.4 g　全当归 18 g　益母草 30 g
潞党参 12 g （浓煎一剂）

2剂

五诊　1984年8月21日

左胸闷痛暂止，但夜寐不酣，纳呆，足冷内热，脉弦小，舌淡红，苔薄白。心肾不交，再拟交泰丸加味。

厚肉桂[后入] 1.8 g　川黄连 1.8 g　紫丹参 15 g　全当归 9 g　炒枣仁 9 g
炒知母 6 g　朱茯苓 9 g　炒川芎 4.5 g　炙甘草 3 g　缩砂仁[后] 2.4 g
谷麦芽[各] 18 g

4剂

六诊　1984年8月25日

语言不利如前（有脑梗死后遗症），心律紊乱已好转，便秘二日，夜不安寐，内热而四肢冷，口干苦，脉弦小滑。8月24日心电图示：急性前壁心肌梗死，室性早搏二联律。心脏损伤，气血失布，再拟益气养心，清热活血。

熟附片[先] 6 g　川黄连 3 g　潞党参 12 g　大麦冬 15 g　炙甘草 4.5 g
朱茯苓 12 g　炒枣仁 9 g　全当归 15 g　益母草 30 g　天竺黄 9 g
灵磁石[先] 30 g

3剂

七诊　1984年8月28日

胸闷已舒，头晕目花，言语较利，两足冷，苔薄白腻，脉弦细。心阳不足，痰湿中阻，再拟清心通阳而化痰湿。

熟附片[先] 9 g　川黄连 2.4 g　潞党参 12 g　川厚朴 6 g　炒苡仁 24 g
广陈皮 6 g　朱茯苓 12 g　全当归 15 g　益母草 30 g

3剂

八诊　1984年8月31日

左胸无闷痛，但不思纳食，四肢不温，夜寐不酣，苔薄白腻，脉沉细。痰湿瘀中阻，心阳失展，脾失健运，再拟温通心阳，健脾化湿。

熟附片[先] 9 g　莲子心 1.5 g　川桂枝 6 g　薤白头 6 g　全瓜蒌[切] 12 g
炒茅术 6 g　川厚朴 6 g　江枳实 12 g　全当归 15 g　益母草 30 g
白豆蔻[后] 1.5 g

4剂

九诊　1984年9月4日

纳食稍增，二便均利，二足微温，口干，脉弦细，苔白腻稍化，舌边红。肠胃湿滞已得下泄，蕴热未清，心脏尚未恢复正常，再拟通阳清热，利气活血。

熟附片先6 g　小川连 3 g　薤白头 6 g　全瓜蒌切12 g　广郁金 9 g
益母草 30 g　川石斛先18 g　朱茯苓 9 g　左牡蛎先30 g　江枳实 12 g

5 剂

十诊　1984 年 9 月 18 日

胸闷虽减未除，便艰，内热足冷，有类中风史，言语欠清，右肢活动欠利，脉弦小，苔薄腻。内风痰热，心脏损伤未复，再拟前方出入。

生石决先30 g　川黄连 3 g　制半夏 9 g　全瓜蒌切12 g　朱茯苓 12 g
江枳实 12 g　紫丹参 15 g　枸杞子 9 g　杜红花 6 g　左牡蛎先30 g

7 剂

十一诊　1984 年 10 月 4 日

头晕目视模糊，内热耳鸣，言语欠利，舌质淡红，脉弦小。类中风后，痰湿留恋，心脏病而兼肝阳上亢。

大生地 15 g　制首乌 18 g　麦门冬 12 g　薤白头 6 g　全瓜蒌切12 g
川黄连 3 g　制半夏 9 g　陈胆星 4.5 g　生石决先30 g　左牡蛎先30 g
潼白蒺藜各9 g

7 剂

十二诊　1984 年 12 月 4 日

夜寐渐安，纳食已增，有时稍有胸闷，二便正常，面色皖白好转，苔薄腻，脉细。11 月 23 日心电图示：陈旧性前壁心肌梗死，室性早搏。心阳不振，心血亦亏，再拟温通心阳，佐以益气养血。(出院方)

潞党参 12 g　生白术 9 g　生黄芪 12 g　朱茯苓 9 g　全瓜蒌切12 g
薤白头 6 g　川桂枝 3 g　全当归 9 g　炒枣仁 9 g　炒枳壳 9 g
福泽泻 12 g

7 剂

臾按：患者因急性心肌梗死入院，伴有心律失常，室性早搏，低钾血症，且有类中风病史(1970 年中风)，症势错杂严重。经中西医综合治疗，得以转危为安而出院。

(4) 薛女，62 岁，胸痹(冠心病心绞痛，慢性胆囊炎)

一诊　1982 年 4 月 7 日

有冠心病病史，心绞痛时发，心悸慌，头晕，面黄，便干，怕冷，口干欲饮，脉弦细，舌淡红。拟心肝同调。

旋覆花包9 g　杜红花 6 g　全瓜蒌切12 g　全当归 10 g　赤白芍各12 g
炙甘草 3 g　生蒲黄包12 g　制香附 9 g　紫丹参 15 g　川楝子 12 g
炒玄胡 12 g　生山楂 15 g　大麦冬 10 g

4 剂

编者：[1]旋覆花汤下气散结，活血通络；调肝以[2]金铃子散疏肝泄热，活血止痛。

二诊　1982年4月11日

心绞痛稍劳则发，往有慢性肝炎史，近经检查发现慢性胆囊炎，面色灰黄，大便艰，尿频（有尿感史），脉弦细，苔薄。前法出入。

薤白头 6 g　全瓜蒌切 12 g　全当归 10 g　紫丹参 15 g　赤白芍各 12 g
青陈皮各 4.5 g　失笑散包 12 g　云茯苓 15 g　杜红花 6 g　降香屑后 6 g
生大黄后入 6 g　焦楂曲各 15 g　炒黄芩 6 g　四川金钱草 30 g

7剂

(5) 杜男，73岁，胸痹（冠心病心绞痛、陈旧性心梗，心力衰竭，慢性支气管炎）

一诊　1983年5月22日

诉1971年有前壁急性心肌梗死史，近5～6年时有频发房性早搏，并常因情绪紧张诱发心痛。刻诉，左胸时有痞闷隐痛，近月足跗中度浮肿，朝轻暮重，大便成形，日行二次，夜尿频多（起夜三次），血压素低（100/70 mmHg），脉象左寸细弱，左关尺虚弦，右手虚弦，舌质淡红苔薄白。病久心气已虚，营血不足，心脏失养，脾弱水湿下注，治拟调养心脾，理气和血而化水湿。

熟附片先 6 g　炒白术 9 g　炒白芍 12 g　云茯苓 15 g　紫丹参 15 g
炒当归 10 g　旋覆梗 9 g　炒延胡 9 g　生黄芪 15 g　汉防已 12 g
川桂枝 4 g

4剂

二诊　1983年5月27日

服上方后，心前区阵痛减而未已，午后（14:00—15:00）及半夜（23:30—24:00）仍时有阵发性心前区隐痛，伴左胸痞闷，3～5分钟后缓解，两足跗轻度浮肿，素有痰饮，每日咯痰数口，夜寐向安，二便如前。脉左寸细弱，余部虚弦而小，舌质淡红，苔中后薄白。心电图示无特殊变化。心气耗伤已久，阳亦累亏，血随气行，气虚不能鼓动血液正常运行；痰湿郁阻，心脉失畅，心区阵痛与足肿，亦与此有关，再拟前法参入化痰湿之品。

熟附片先 9 g　川桂枝 5 g　炒白术 10 g　云茯苓 15 g　新会皮 6 g
制半夏 12 g　紫丹参 15 g　炒当归 10 g　失笑散包 10 g　广郁金 9 g
炒枣仁 10 g　炙远志 6 g　生晒参另煎冲 6 g

5剂

另：参三七粉1 g，沉香粉1 g，二味和匀，每日分2次吞，连服10日。

1　旋覆花汤：旋覆花三两，葱十四茎，新绛少许。上三味，以水三升，煮取一升，顿服之。功效：下气散结，活血通络。方源：《金匮要略·五脏风寒积聚病脉证并治第十一》。

2　金铃子散：金铃子（川楝子）、延胡索（1∶1），为细末，每服三钱，酒调下。功效：疏肝泄热，活血止痛。方源：《太平圣惠方》。

三诊　1983年6月1日

心前区隐痛，两日来未发，神疲体倦亦好转，足跗微肿已退，经常咯薄白痰数口，尿频量多，纳食正常，夜寐亦安。脉左寸细弱稍有力，余部虚弦而小，舌边淡红，左微灰，苔中、后薄白腻。心阳心气已有逐渐恢复之机，血气流行亦有恢复之象，病情趋好转之佳兆也。前法既见效机，自当扬鞭再进。

熟附片[先]9 g　生晒参[另煎冲]6 g　生黄芪 18 g　汉防己 12 g　炒白术 12 g
云茯苓 15 g　川桂枝 6 g　炙甘草 4.5 g　紫丹参 15 g　全当归 12 g
生蒲黄[包]12 g　制半夏 12 g

5剂

四诊　1983年6月6日

劳累后心前区隐痛辄发，唯势不重，时间亦短，停用利尿药后，小便量仍为1 500 ml左右，足跗微肿，左腰酸痛，近稍感风邪，头胀略咳痰清白，精神尚佳，脉象左寸细弱，余部虚弦而小，苔白已化，舌质淡红，左边微紫。高龄心肾两亏，平素畏寒，阳虚之质，再拟温阳养心而和气血。

熟附片 9 g[先煎]　红参片 3 g[另煎冲]　生黄芪 12 g　青防风 9 g　光杏仁 12 g
汉防己 12 g　川桂枝 6 g　炙甘草 4 g　紫丹参 15 g　全当归 12 g
失笑散[包]10 g　制半夏 10 g　猪茯苓[各]15 g

5剂

另：参三七粉 1 g，细辛粉 0.6 g，二味和匀，每日分 2 次吞服，续服 10 日。

紫河车粉每日 10 粒，分吞，10 瓶。

五诊　1983年6月11日

心前区有规律性阵发隐痛，痛势虽轻、短但未止，尿量每日 1 500 ml 左右，跗肿未消，纳、便、寐均正常，精神好转，咳减，咯痰稠黏，左腰痛止。脉象左寸及余部均较有力，舌质淡红，苔薄白腻。思烦过度，心肾损伤，一时不易恢复；痰湿内阻，气血流行时为阻碍。再拟温阳养心以治本，佐化痰湿以治标。

熟附片[先]9 g　红参片[另煎]4.5 g　生黄芪 15 g　汉防己 12 g　炒白术 10 g
猪茯苓[各]15 g　川桂枝 6 g　炙甘草 4.5 g　淮小麦 30 g　炒枣仁 12 g
制半夏 12 g　全瓜蒌[切]10 g　失笑散[包]12 g　青龙齿[先]20 g

7剂

另：参三七粉 1 g，细辛粉 0.6 g，二味和匀，每日分 2 次吞服 10 日。

紫河车粉胶囊每日 10 粒，分吞，10 瓶。

六诊　1983年6月28日

两日来心前区阵发性隐痛未发，足跗肿十消七八，咳少，咯薄白痰，精神疲倦，尿频略减，脉象虚弦，舌质淡红，苔薄白。心肾阳虚较振，痰湿未化，心脏气血流行渐畅，冠心病得趋稳定佳象也。前方既见效机，仍守前法，巩固疗效。

熟附片[先]9 g　红参片[另煎]4.5 g　鹿角片[先]9 g　全当归 10 g　生黄芪 15 g
汉防己 12 g　猪茯苓[各]15 g　川桂枝 6 g　炙甘草 4.5 g　淮小麦 30 g

生熟枣仁各6 g　制半夏 12 g　全瓜蒌切12 g　失笑散包12 g　豆蔻仁研/后3 g

7 剂

另：参三七粉 1 g，肉桂粉 0.6 g，二味和匀，每日分 2 次吞服，服 10 日。

补肾养心方：

干苁蓉 10 g　淮山药 12 g　山茱萸 6 g　巴戟天 9 g　柏子仁 9 g
炒枣仁 12 g　炙远志 6 g　生蒲黄包10 g　淮小麦 30 g　炙甘草 4 g
炙内金 9 g

7 剂

七诊　1983 年 7 月 22 日

代诊转述，患者精神较佳，纳食转馨，心痛有时不发，发则每于未时和子时，历时约半小时，须含消心痛 2 片后缓解，心电图 ST 段时有下降(未见图)。拟方：

1) 红参 4.5 g，麦冬 9 g，生蒲黄包12 g，每日煎服。

2) 移山人参 60 g，参三七 30 g，厚肉桂 24 g，各研细末，和匀，每日 4 g，胶囊装，分 2 次吞服。

八诊　1983 年 8 月 10 日

代诊转述，患者服上二方，各方面均有进步。心痛近来大为减轻，夜半已不发作，午后隐痛亦较前为轻，瞬即停止，有时不发。精神亦佳，已无疲倦欲睡之象，纳食均增。二便、睡眠亦正常。

嘱再服一月后，根据实际情况，再为拟方调治。

九诊　1983 年 11 月 4 日

函诊诉三月内心区隐痛大为减轻，平均每月仅发 4 次，痛势轻，时间短，心电图亦无异常。10 月 26 日因右胁、中脘剧痛，经检查发现胆石症，即予手术摘除胆囊。近来形寒厚衣，夜间咳嗽，咯痰薄白爽利，偶有稠厚，乃痰饮复发之象；目前纳食减少，神疲乏力，夜间尿频，清长，二足跗肿，服西药利尿则肿减，无气急，此乃脾肾二虚作肿，不能常服利尿药。

愚拟方药于后：

红参片 4.5 g另煎　大麦冬 10 g　炙苏子 10 g　光杏仁 9 g　制半夏 10 g
全瓜蒌切12 g　汉防己 12 g　生黄芪 15 g　炒白术 9 g　云茯苓 10 g
白豆蔻研/后3 g

14 剂

另：移山人参 50 g，参三七 30 g，川桂枝 30 g，沉香粉 20 g。

各研细末和匀，胶囊装，每次 2 g，吞服，每日 2 次。

编者：伯臾先生根据患者夜尿频多，足跗肿，无气急，判断为脾肾两虚作肿，不宜常服利水之品，故予防己黄芪汤或苓桂术甘汤等益气通阳化饮治之。

十诊　1984 年 6 月 15 日

冠心病，左胸膺有板紧感，偶有隐痛，持时短。去年有胆石症手术史，食欲尚佳，但饮食辛辣则觉不适，有慢支史，咳吐薄白痰，平素畏寒，足跗微肿，口不渴，精神尚可，脉虚弦细。心阳心气不足，气血流行失畅，脾湿生痰聚饮，治拟温阳益气，和血化痰。

熟附片先煎 9 g　猪茯苓各 15 g　紫丹参 15 g　炒白术 10 g　汉防已 12 g
炒当归 10 g　川桂枝 4.5 g　制半夏 12 g　炒枣仁 12 g　全瓜蒌切 12 g
广郁金 9 g　生晒参另炖冲 4.5 g

4 剂

十一诊　1984 年 6 月 19 日

药后胸痛未发，左胸稍有板滞感，咳嗽咯痰较爽，得矢气而腹胀得舒，足跗微肿，小便量正常，脉虚弦小滑，舌质淡红，苔薄白腻。适逢梅令，湿气偏盛，心阳心气均虚，脾湿痰饮易生，治守前法出入。

熟附片先煎 9 g　炒白术 10 g　川桂枝 4.5 g　全当归 10 g　紫丹参 18 g
全瓜蒌切 15 g　制半夏 12 g　陈胆星 9 g　光杏仁 9 g　生熟苡仁各 15 g
白豆蔻研/后 3 g　生晒参另炖冲 4.5 g（如无陈胆星则改制南星 6 g）

10 剂

嘱：如药后感咳痰较少，上方去杏仁、陈胆星，加炒川芎 9 g，生黄芪 15 g，汉防已 15 g，五剂后无不良反应，黄芪改 20 g。以上可连服 1 个月，每服 3 日停 1 日。

一月后改服下方：

红参片、生晒参各 3 g另炖冲　大麦冬 9 g　云茯苓 12 g　炒当归 10 g
大丹参 18 g　鲜荷梗 1 根

30 剂

另：生晒参 60 g，沉香粉 20 g，参三七 30 g，桂枝 30 g。

以上各味研细末，和匀胶囊装，每日服 3 次，每次 1 g。（善后用）

十二诊　1984 年 11 月 12 日

近因劳累过度，晨起目胞浮肿，傍晚足跗肿，早晚痰多欲咳，活动或登高则气急、心慌，平素畏寒，起夜频而量少，脉虚弦小滑，舌质嫩红而润。心阳心气不足，叠投温补心脏之剂，胸痹病已得好转稳定，然仍宜避免过劳，以免复发，慎之。拟方如下：

熟附片先煎 10 g　生黄芪 20 g　云茯苓 15 g　紫丹参 18 g　红参片另煎冲 4.5 g
炒白术 10 g　制半夏 12 g　益母草 18 g　汉防已 15 g　川桂枝 6 g
全瓜蒌切 15 g　大麦冬 10 g

7 剂

另：一周后粉剂善后：

红参 60 g，桂枝 30 g，参三七 30 g，制半夏 60 g。

以上各药研细末和匀，胶囊装，每日服 4.5 g，分 3 次吞服。

编者：本案是伯臾先生善用散剂调治的范例。调治长达一年半，结合使用散剂，或同用以增其效，或间用以善后。

(6) 边女，63 岁，胸痹(冠心病心绞痛)

一诊　1983 年 9 月 29 日

有冠心病心绞痛史 10 年，慢性结肠炎史。四日来心绞痛已发三次，发则胸闷绞痛，上引咽喉、口齿、面颊，含硝酸甘油后逐渐缓解。面色灰黄，神疲乏力，畏寒四肢不温，纳少，脉沉迟细，舌边淡红，苔薄白。阳虚之体，浊阴上僭清阳之位，即《金匮》所谓阳微阴弦，即胸痹而痛是也。拟通阳宣痹，滑利气机法。

川桂枝 3 g　薤白头 6 g　全瓜蒌[切] 10 g　云茯苓 10 g　制半夏 9 g
紫丹参 15 g　沉香片[后入] 1.2 g　缩砂仁[研/后] 3 g　炒当归 10 g　生蒲黄[包] 12 g
3 剂

另：生晒参 30 g，参三七 20 g，沉香粉 15 g。

各研细末，和匀，胶囊装(0.3 g/粒)，每次服 4 粒，日 2 次。

二诊　1983 年 10 月 2 日

药后心绞痛得止未发，胸闷亦舒，气逆得平，四肢转温，仍有畏风，面黄乏力，脉象迟细，舌边淡红，舌底静脉曲张，苔薄白。心阳稍振，心气虚弱，浊阴痰瘀未化，再拟养心通阳而化痰瘀。

太子参 12 g　大麦冬 9 g　川桂枝 3 g　旋覆梗 9 g　全当归 10 g
云茯苓 10 g　制半夏 9 g　全瓜蒌[切] 10 g　生蒲黄[包] 12 g　紫丹参 12 g
炒枣仁 10 g　炙远志 6 g
10 剂

另：生晒参 30 g，参三七 20 g，沉香粉 15 g，西藏红花 20 g。

各研细末和匀，胶囊装(0.3 g/粒)，每次服 4 粒，日 2 次。

(7) 林女，61 岁，胸痹/晕厥(冠心病，TIA?)

一诊　1983 年 9 月 29 日

有冠心病史多年，五年前曾在国外昏倒十余小时始醒，当时拟诊“脑供血不足”。顷诊，左胸闷，时有隐痛，倦怠乏力，脉细滑，舌边红，苔薄腻。劳伤心脏，痰湿交阻，气滞血流失畅，拟瓜蒌薤白汤加味。

全瓜蒌[切] 12 g　薤白头 6 g　制半夏 9 g　云茯苓 10 g　紫丹参 15 g
全当归 10 g　制香附 9 g　生蒲黄[包] 12 g　降香屑[后入] 4.5 g　焦山楂 12 g
3 剂

(8) 周女，64 岁，胸痹(冠心病，慢性胃炎)

一诊　1983 年 12 月 13 日

冠心病十余年，心痛每于疲劳后发(以心气虚为多)，右胸闷，时心痛彻背，前日起胆囊区作痛，大便不成形，日二三次，胃脘有烧灼感，无泛酸作痛，苔薄白，脉右关弦滑，左手小弦，两尺弱。心气不足，胃热肠弱，胆有郁热，虚实错杂，拟复方图治。

太子参 12 g　大麦冬 10 g　炒白术 6 g　炒干姜 2 g　川黄连[姜汁炒] 1.5 g
炙甘草 2 g　淮山药 12 g　绵茵陈 10 g　紫丹参 12 g　广郁金 9 g
2 剂

二诊　1983年12月15日

胆囊区作痛未发，胃中烧灼感得减，大便已正常。昨夜因梦惊醒后心慌，今日胸闷倦怠，脉细，苔薄白腻。胆胃蕴热已减，烦劳心神耗伤，痰气中阻，拟薤白半夏瓜蒌加味。

薤白头 6 g　瓜蒌皮 10 g　制半夏 9 g　朱茯苓 12 g　炒枳壳 9 g
炙远志 6 g　紫丹参 12 g　炒枣仁 10 g　灵磁石先煎 20 g　生山楂 15 g
太子参 12 g　淮小麦 30 g

3 剂

三诊　1983年12月18日

晨起精神不振，胸闷欠舒，稍劳或情绪紧张胸闷即发。夜寐尚安，烦梦亦少，大便正常。口干微黏，苔薄白腻，脉细弱，右部带滑。根据症情脉舌，心气心神不足为主，略兼痰湿，同询邦学弟共商，仿十味温胆意。

生晒参另煎冲 4.5 g　云茯苓 10 g　佛手片 6 g　制半夏 9 g　潼白蒺藜各 9 g
旋覆梗 9 g　瓜蒌皮 9 g　炒枣仁 10 g　炙远志 6 g　炒当归 9 g
生龙齿先煎 15 g

5 剂

又：如胸闷减轻，可加黄精 15 g，炙甘草 3 g，去旋覆梗。

四诊　1984年4月24日

有冠心病病史，以前有房早，今年 3 月心电图示：窦性心律，T 波异常，不完全右束支传导阻滞，偶发室早。顷诉劳则左胸刺痛彻背，胆囊经检查无特殊发现，胃肠消化薄弱，大便日二三次，细而不溏，无脘痛，夜寐欠安，日间倦怠，足软，头晕，脉左寸细弱，余部濡滑，苔薄边有齿印。心主血，心气虚则血行失畅，早搏时作，其源在此。今拟补心气以活血，和脾胃以安神。

太子参 12 g　大麦冬 12 g　紫丹参 20 g　云茯苓 12 g　炒白术 6 g
炒枳壳 6 g　炒当归 9 g　炒川芎 9 g　炙甘草 3 g　煅瓦楞先 20 g
炒枣仁 9 g　炙远志 6 g　茶树根 30 g

3 剂

另：参三七片 1 瓶，每次服 2 片，日 3 次，口服。

五诊　1984年4月27日

右胸闷，左胸痛时发，时间短，痛势轻，早搏虽少未止；咽、口、鼻有热感，清晨咯吐浓痰，色黄或绿（有副鼻窦炎病史），思烦过度则发，大便如常，脉虚细带弦，舌边齿印，苔薄。心气心阴不足，脾胃薄弱，痰热郁阻于肺，治拟兼顾。

北沙参 12 g　大麦冬 12 g　桑叶皮各 9 g　嫩射干 6 g　瓜蒌皮 9 g
紫丹参 15 g　益母草 15 g　生甘草 3 g　淮小麦 30 g　炒枣仁 10 g
苦参片 4.5 g　茶树根 30 g　青龙齿先 18 g　淮山药 12 g

3 剂

另：霍胆丸 1 瓶，遵医嘱。

六诊　1984年4月30日

右胸闷，左胸痛均得缓解，心悸心慌早搏亦未发，此乃心病已趋缓解之征，但昨散步后头晕，测血压为140/70 mmHg，收缩压偏高；中脘不舒，然咽红及口鼻烘热、干燥已见减轻，脉弦小而滑，尺弱，苔薄白。肝气肝阳上升，今拟养心宁神，理气平肝。

北沙参10 g　大麦冬10 g　潼白蒺藜各9 g　生石决先24 g　夏枯草15 g
黑山栀9 g　生甘草3 g　淮小麦30 g　炒枣仁10 g　炙远志6 g
朱茯苓10 g　广郁金9 g

7剂

另：参三七片4瓶，每次2片，每日2次。

嘱：肝气肝阳之证平后，着重调理心脏。根据症情，属心气心阴不足，神不安舍，气血流行因过劳等影响易于失常，当拟调治心脏以培本。

大麦冬10 g　紫丹参15 g　益母草15 g　瓜蒌皮9 g　炙甘草4 g
淮小麦30 g　炒枣仁12 g　炙远志6 g　云茯苓10 g　潼白蒺藜各9 g
淮山药15 g　苦参片4.5 g　茶树根30 g

10剂

另：生晒参2 g，西洋参2 g，左两味煎汤冲服兼代茶。

七诊　1984年7月24日

有冠心病史，疲劳后胸闷心悸心慌，气短，夜间时有早搏，心电图报告示：室性异位搏动，部分导联ST段下移0.1 mV，脉濡细，舌质淡。思烦过度，心脏受损，心气不足，血行失畅，拟养心气以畅血流。

生晒参6 g另炖冲　北沙参10 g　大麦冬12 g　紫丹参18 g　炒白芍15 g
炙甘草6 g　炒当归9 g　生黄芪15 g　益母草18 g　制香附9 g
茶树根30 g　苦参片9 g　琥珀粉夜吞1 g

4剂

八诊　1984年7月28日

投养心活血之剂后，胸闷得舒，心悸慌未发，脉细弱，舌质淡红。目前为冠心病稳定阶段，仍拟保养心脏为主。

前方去苦参片，加炒枣仁12 g，10剂。

另：生晒参50 g，沉香粉25 g，参三七30 g，丹参50 g。

以上四药各研细末和匀，胶囊装，每日服1.5 g，日3次。

九诊　1984年11月11日

情绪紧张或疲劳过度则右胸闷，左胸刺痛，甚或彻背，此乃诱发胸痹之候，心电图示有相应动态变化。平时心慌乏力，四肢不温，畏寒，头部反觉烘热，颃面色㿠白，舌苔薄白，舌质淡红有齿印，脉濡细。近检胆固醇[1]240 mg/dl（即6.21 mmol/L）。平时宜养心益气，

1　mg/dl：血液生化检测中部分指标的旧制单位，括弧里为已经换算的新制国际单位（mmol/L）。为便于阅读，后文皆直接改为现用的国际单位。

安神和血以治本；发病则应遵急则治标，予理气活血法。拟方如下。

平时服：

生晒参另冲4.5 g　生黄芪15 g　炒当归10 g　紫丹参15 g　云茯苓10 g
瓜蒌皮10 g　制半夏9 g　生山楂18 g　福泽泻15 g　珍珠母先24 g
绵茵陈18 g　玉米须15 g

4剂

发时服：

旋覆梗6 g　旋覆花包6 g　杜红花6 g　制香附9 g　云茯苓12 g
紫丹参18 g　炒延胡9 g　失笑散包10 g　制半夏9 g　瓜蒌皮10 g
沉香片后1.2 g　白蒺藜10 g

4剂

十诊　1984年12月3日

近因发音改变（沙哑），经五官科医院检查示声带轻度水肿，口干，易受凉作咳。素有高血压史，血压升动则头晕且眩；有冠心病病史，左胸时或隐痛，右胸闷，连及中脘不适，查总胆固醇7.25 mmol/L。脉弦细，舌边红，苔薄。先拟清利咽喉，平肝理气而和血脉。

京元参10 g　净蝉蜕4.5 g　熟牛蒡6 g　桑叶皮各9 g　生甘草4 g
玉桔梗4 g　白蒺藜10 g　广郁金9 g　生山楂15 g　绵茵陈18 g
生石决先煎24 g　生谷麦芽各15 g

4剂

十一诊　1984年12月7日

发音较清，咽部亦较舒。冠心病左胸痛近日未发，惟觉倦怠乏力，稍冷则咳，有时右胸闷，中脘不舒，寐、食尚可，天气转凉，时有血压升动。有轻度贫血，胆固醇偏高。脉细滑，左寸较弱，舌边红，苔薄。冠心病多年，心脏损伤，气血不足易于运行失畅，虚中夹实，治拟兼顾，拟方：

太子参12 g　大麦冬12 g　紫丹参18 g　炒当归10 g　炒白芍15 g
炙甘草2 g　仙鹤草24 g　全瓜蒌切12 g　广郁金9 g　绵茵陈15 g
生山楂15 g　福泽泻15 g　生麦芽15 g　干荷叶15 g

7剂

十二诊　1985年5月3日

冠心病心区刺痛阵发，痛时彻背，胸闷不舒，脉细弱迟带滑，舌质淡红，苔薄腻。心气亏耗，痰浊上僭，清阳失展，拟养心气而化痰浊，滑利气机。

太子参12 g　大麦冬9 g　旋覆梗9 g　瓜蒌皮10 g　云茯苓10 g
制半夏9 g　干菖蒲6 g　广郁金9 g　紫丹参12 g　炒川芎6 g
佛手片9 g　炒枣仁10 g　炙远志6 g

7剂

十三诊　1985年5月17日

有胸痹病史，心气不足，肺卫虚弱，遇风易患感冒，鼻塞咳嗽，头胀不舒，《经》谓：“邪之所凑，其气必虚。"是也。近日感邪咳嗽 7 日未愈，标急于本，当先治标，拟宣肺化痰以平喘。

熟牛蒡 9 g　桑叶皮[各] 9 g　光杏仁 9 g　嫩前胡 10 g　象贝母 10 g
炒枳壳 6 g　玉桔梗 4 g　嫩射干 9 g　冬瓜子 12 g　炒荆芥 9 g
炙百部 10 g　嫩紫菀 10 g

5 剂

(9) 刘男，60 岁，胸痹(冠心病心绞痛，高血压，高血压性心脏病)

一诊　1985 年 3 月 20 日

1976 年 10 月发生急性心肌梗死，神志时明时昧旬余，经西医治疗渐见好转；1978 年冬季再次心肌梗死，神识昏糊五日方清。现活动、劳累与情绪紧张后心痛即发，上引肩臂，后彻背部，怕热懒动，口干苦，纳、眠、二便正常，脉沉细滑，苔薄腻，舌质淡红，舌下静脉紫暗较粗。病久气阴亏虚，肝热扰心，血滞心脉，治拟益气养阴，清肝养心，活血通脉。

北沙参 12 g　大麦冬 12 g　生石决[先] 30 g　夏枯草 20 g　桑寄生 18 g
制黄精 15 g　云茯苓 12 g　紫丹参 20 g　赤白芍[各] 9 g　炙甘草 4 g
失笑散[包] 12 g　炙乳没[各] 4.5 g　炒黄芩 9 g　全瓜蒌[切] 15 g　广郁金 9 g

7 剂

二诊　1985 年 3 月 30 日

服药后心绞痛旬日仅发 2 次，痛时引肩彻背，然均未服药，痛自缓解。口干苦稍减，头晕微痛，无胸闷心慌等症，纳、眠均佳，脉弦小滑，舌边红带暗，苔薄腻前半已化。烦劳过度，心脏受伤，血瘀心络，肝阳未平，再拟前法增损。

北沙参 12 g　大麦冬 15 g　紫丹参 20 g　云茯苓 12 g　全瓜蒌[切] 15 g
旋覆梗 10 g　嫩黄精 18 g　桑寄生 20 g　赤白芍[各] 9 g　脾约麻仁丸[包] 12 g
炙乳没[各] 4.5 g　陈枳实 10 g　炙甘草 4 g　羚羊角粉[分吞] 0.6 g

7 剂

另：参三七片每日 4 片，分 2 次吞，服 10 日。

(10) 陶男，38 岁，胸闷(室性早搏史)

一诊　1985 年 5 月 15 日

1983 年 10 月感冒咳嗽，咽红痛，接着出现室性早搏，历四月方止。之后，室早又多次反复发生，有时持续一月方愈。目前，胸闷不适，伴有脘腹作胀，食后更甚，口渴咽痒，黏痰咯吐不爽，便艰，脉小滑，苔薄腻。烦劳过度，心脏受伤，痰湿热互阻，拟方：

嫩射干 9 g　光杏仁 9 g　桑白皮 12 g　全瓜蒌[切] 15 g　薤白头 6 g
制半夏 9 g　鲜竹茹 9 g　炒枳实 10 g　云茯苓 12 g　紫丹参 18 g
炒枣仁 10 g　杜红花 6 g　焦楂曲[各] 10 g

7 剂

二诊　1985年5月24日

胸闷如压，连及右胸，早搏未发，脘腹作胀稍减，咽痒咯痰亦转轻，脉小滑，舌质淡红苔薄，口干。仍守前法出入。

薤白头 9 g　全瓜蒌[切] 15 g　制半夏 10 g　嫩射干 9 g　光杏仁 9 g
桑叶皮[各] 9 g　象贝母 9 g　广郁金 9 g　紫丹参 20 g　杜红花 6 g
白豆蔻[后] 3 g　炒苡仁 24 g　焦楂曲[各] 9 g　煅瓦楞[先] 20 g

7剂

(11) 王男，66岁，胸痹/厥脱(下壁急性心肌梗死伴心源性休克后)

一诊　1985年9月1日

有冠心病病史，脑动脉瘤手术后腹型癫痫、慢支等，十天前感冒高热(39.5℃)，拟诊上呼吸道感染收入病房，经西药2日治疗，寒热得退，但感左胸闷，气攻及腹，热虽退而脉仍数(每分钟90余次)，经心电图检查示急性膈面(下壁)心肌梗死，第三日血压下降，由150～160/80～90 mmHg下降至70/50 mmHg，汗多倦怠，神志迷糊，急用野山人参粉每次吞1.5 g，一日内服三次，血压上升至120～130/70～80 mmHg，神清，精神稍振。刻诊，胸闷渐舒，汗出，便干尚通，尿黄，口干，脉仍数，两颧烘热。高年心气已虚，血行失畅，慎防因虚致变，今拟养心扶正，和血宁神，方供各大医师裁正。

生晒参[另炖代饮] 9 g　大麦冬 15 g　生白芍 18 g　生甘草 3 g　紫丹参 18 g
云茯苓 15 g　炙远志 6 g　全瓜蒌[切] 12 g　广郁金 9 g　细石菖蒲 6 g
泽兰叶 15 g　夏枯草 18 g

4剂

(12) 叶男，59岁，胸痹(左室高电压，冠心病?)

一诊　1985年9月27日

去年8月突发胸闷不适，经地震局医务室查心电图提示：心肌缺血；9月2日华东医院体检心电图示：心肌轻度损伤，高电压。自觉左胸闷，偶有隐痛，四肢时麻，过劳则倦怠，凌晨有黏痰，纳便、夜寐正常，脉弦细，尺弱，舌质淡红，苔薄白。思虑过度，心脏累伤，属中医胸痹，拟养心宽胸豁痰调治。

太子参 12 g　大麦冬 12 g　五味子 6 g　旋覆花[包] 9 g　全瓜蒌[切] 15 g
制半夏 9 g　云茯苓 15 g　紫丹参 18 g　全当归 12 g　广郁金 9 g
杜红花 6 g

7剂

二诊　1985年10月8日

胸闷较舒，两胁酸痛隐隐，肢麻已除，晨起有黏痰，余均正常，脉沉弦细，舌质淡红。劳伤心脏，痰浊中阻，再拟原意增损。

潞党参 12 g　麦门冬 12 g　五味子 6 g　云茯苓 15 g　全瓜蒌[切] 15 g

制半夏 10 g　炒枳壳 9 g　广郁金 9 g　紫丹参 18 g　全当归 10 g
降香屑后 6 g　益母草 20 g

7 剂

三诊　1985 年 10 月 18 日

天气阴雨则胸闷不舒，隐痛未发，头晕，黏痰已少，脉沉细弱，舌淡红苔少。心脏劳伤，一时不易恢复，气滞痰阻，仍守前法增损。

潞党参 12 g　大麦冬 12 g　五味子 6 g　炒枣仁 12 g　炙远志 6 g
云茯苓 12 g　制半夏 9 g　全瓜蒌切 15 g　旋覆梗 9 g　杜红花 6 g
广郁金 9 g　细石菖蒲 6 g

7 剂

四诊　1985 年 10 月 26 日

胸膺已较舒畅，精神稍振，头晕减，时有气短，少量黏痰，口不干渴，舌质红，苔薄黄。心脏损伤有好转之象，仍守前法出入。

潞党参 15 g　大麦冬 12 g　五味子 6 g　云茯苓 12 g　制半夏 10 g
全瓜蒌切 15 g　旋覆梗 9 g　全当归 10 g　炙远志 6 g　细石菖蒲 6 g
广郁金 9 g　[1]归脾丸分吞 9 g

7 剂

五诊　1985 年 11 月 5 日

左胸闷隐痛均得暂舒，惟阴雨天稍感不适，精神亦较佳。10 月 26 日在华东医院心电图提示：心肌轻度损害，较前好转。脉象细滑，舌淡红润，边有齿印。症情已得好转，原意增损调治。

炒党参 15 g　麦门冬 12 g　五味子 6 g　生黄芪 15 g　炒当归 12 g
炒枣仁 12 g　淮小麦 30 g　炙甘草 3 g　紫丹参 15 g　制半夏 9 g
全瓜蒌切 12 g　广郁金 9 g　云茯苓 10 g

10 剂

另：归脾丸 1 瓶，每日 9 g，分吞。

六诊　1985 年 11 月 15 日

胸闷隐痛未发，但阴雨天仍感不适，脉象细滑，舌淡红。经调补心脏气阴和活血祛瘀后，症情日趋好转，佳象也。拟方：

炒党参 15 g　麦门冬 12 g　五味子 6 g　生黄芪 18 g　童子益母草 18 g
炒当归 12 g　炒枣仁 12 g　柏子仁 12 g　炙远志 6 g　云茯苓 12 g
制半夏 9 g　全瓜蒌切 12 g

7 剂

1　归脾丸(九芝堂)：党参、白术(炒)、黄芪(蜜炙)、甘草(蜜炙)、茯苓、远志(制)、酸枣仁(炒)、龙眼肉、当归、木香、大枣(去核)。功效：益气健脾，养血安神。方源：《医学六要 · 治法汇 · 卷一》。

另：归脾丸 1 瓶，每日 9 g，分吞。

(13) 陈女，63 岁，胸痹/心悸(冠心病，房颤)

一诊　1985 年 11 月 4 日

因反复发作性胸闷，曾有数次胸闷加剧，面色苍白，冷汗，心率慢，每分钟 50 次左右，经服药休息后缓解，经检查被诊断为“冠心病”。近两月发作加频，常因情绪紧张而发作，伴心率加快，每分钟 100 次左右，甚则心悸心慌难以承受，心电图提示快速房颤，心率每分钟 130 次，经静脉推注去乙酰毛花苷(西地兰)注射液后得缓解，继服地高辛维持。现感仍时有心悸，神疲乏力，寐短，纳减，习惯性便秘，服大黄片得解，脉弦小滑，舌苔白腻。胸痹日久，气血两亏，流行失常，痰湿内阻，拟方：

旋覆梗 10 g　全当归 10 g　制半夏 9 g　全瓜蒌切 15 g　云茯苓 12 g
炒枳实 10 g　炒枣仁 12 g　熟附片先 3 g　炒川连 3 g　淮小麦 30 g
焦楂曲各 10 g　炒川芎 6 g　灵磁石先 30 g

5 剂

二诊　1985 年 11 月 11 日

一周来房颤未发，便已转畅，惟时有喉痒干咳，上胸部时觉隐痛，上半夜盗汗，舌苔白腻渐化，脉象虚弦带数(每分钟 84 次)。胸痹气血流行较畅，兼见燥邪犯肺之象，拟心肺同调。

冬桑叶 9 g　光杏仁 9 g　南沙参 10 g　净蝉蜕 4.5 g　生甘草 3 g
全瓜蒌切 15 g　江枳实 10 g　制半夏 6 g　茶树根 30 g　苦参片 9 g
炒枣仁 12 g　糯稻根 20 g　桃仁泥 6 g　益母草 20 g　枇杷叶去毛包 12 g

5 剂

三诊　1985 年 11 月 18 日

房颤未发，左胸偶有隐痛，干咳时作，乏痰，脉象细滑，舌质红，苔后薄腻。X 线片提示：左肺下叶有阴影如桂圆大，光滑似良性肿瘤。痰瘀凝结肺络，心病稳定，治肺为主。

光桃仁 10 g　全当归 12 g　广地龙 9 g　广郁金 9 g　杜红花 9 g
赤白芍各 9 g　炙僵蚕 9 g　全瓜蒌切 15 g　炙生地 18 g　大川芎 6 g
蒲公英 24 g　江枳实 10 g

7 剂

另：[1] 牛黄醒消丸 2 瓶，遵医嘱分吞。

(14) 胡男，74 岁，胸痹(冠心病)

一诊　1986 年 4 月 12 日

冠心病多年，劳累或情绪紧张则感胸闷不适，间或隐痛，心悸且慌，甚则阵发脉率加

1　牛黄醒消丸：人工牛黄，人工麝香，乳香(制)，没药(制)，雄黄。功效：清热解毒，消肿止痛。方源：《卫生部颁药品标准中药成分制剂第四册》。

快至每分钟 100 次以上，有时缓则每分钟 50 次左右。神疲体倦，心神素亏，经常失眠，有时虽服安眠药亦难以入睡，纳食、二便如常。脉象弦滑，左寸较小，舌质淡红，苔薄白。操烦过度，心脏受伤，气血羸亏，心失所养，循环有失常度，阴阳失交，神不安舍，致成失眠。

生晒参另煎冲 6 g　大麦冬 12 g　五味子 4.5 g　生黄芪 15 g　全当归 10 g
旋覆梗 9 g　瓜蒌皮 10 g　云茯苓 12 g　炙远志 6 g　炒枣仁 12 g
炒川芎 9 g　石菖蒲 6 g　[1]交泰丸分吞 4.5 g

4 剂

二诊　1986 年 4 月 16 日

左胸痞闷得舒，隐痛未发，精神较佳，亦无心悸心慌，然夜寐依然不酣，梦扰纷纭，脉左寸虚细，余部虚弦，舌边尖红，苔薄。心脏气阴两虚，心脉失养，阴阳不交，亦因心气不足之故，仍宜滋养心脏气阴，安神而交阴阳。

生晒参另炖冲 6 g　大麦冬 12 g　五味子 4.5 g　北沙参 12 g　生黄芪 20 g
全当归 10 g　炒枣仁 15 g　炒白芍 12 g　云茯神 12 g　炙远志 6 g
青龙齿先 15 g　淮山药 18 g　交泰丸夜吞 3 g　佛手片 9 g

7 剂

三诊　1986 年 4 月 23 日

冠心病稳定，然夜寐不酣，寐短易醒，多梦，口不渴，脉象左寸较小，余则虚弦带劲，舌边尖红，苔薄。伏案日久，脑力渐耗，中医谓“心藏神”，神伤则不守舍，仍应滋养心脑，以冀恢复神气，心肾得交，阴阳和怡，则能入睡矣。

炒枣仁 12 g　炒知母 6 g　炒川芎 6 g　云茯神 15 g　炙远志 6 g
炙甘草 3 g　大麦冬 12 g　淮小麦 30 g　大红枣 7 枚　青龙齿先 20 g
花龙骨先 24 g　夜交藤 18 g　五味子 6 g　琥珀末 3.0 g胶囊装夜吞

7 剂

四诊　1986 年 4 月 30 日

服上药后夜寐较安，但日间眩晕，视物旋转。近几日眩晕已止，口不渴，纳便正常，余恙皆安，脉左寸稍好转，余部弦劲，舌质红润，苔薄。心神耗伤，不守于舍，肝胆风阳易动，再拟养心安神，滋肝潜阳。

生晒参另炖冲 6 g　大麦冬 12 g　五味子 6 g　炒枣仁 15 g　炒知母 6 g
炒川芎 6 g　云茯神 12 g　炙远志 6 g　淮小麦 30 g　炙甘草 3 g
潼白蒺藜各 9 g　制首乌 15 g　生龙齿先 15 g　嫩钩藤后 12 g　琥珀粉吞 1.5 g
炒白芍 12 g

7 剂

1　交泰丸：生黄连五钱，肉桂心五分。研细，白蜜为丸，空心淡盐汤下。功效：交通心肾，清火安神。方源：《四科简要方·安神》。

五诊 1986年5月8日

近两日因座位不适，时间太长，气血流行缓慢，不能滋养心脏，气血两亏，胸闷不适，略有心悸心慌，以后逐渐消失，夜寐尚安，左寸稍好转，余部弦劲亦减缓。此胸闷之属虚者，治拟滋养心脏气血，佐以安神。

大麦冬 12 g　五味子 6 g　生黄芪 15 g　炒当归 10 g　炒枣仁 15 g
炒知母 6 g　炒川芎 6 g　云茯神 12 g　炙远志 6 g　淮小麦 30 g
制首乌 15 g　青龙齿先 15 g　细石菖蒲 4.5 g　旋覆梗包 9 g

7剂

六诊 1986年5月14日

胸闷得舒，偶有劳累后感觉胸闷，但较前亦轻，心悸心慌改善，精神日佳，夜寐接近正常。每日散步，活动锻炼，并做气功，已无劳累之感，脉左寸小弱，余部均佳，舌色红润少苔。叠进调补心脏气血，安神镇静之剂，尚觉合度，仍守原意调治。

天麦冬各 6 g　五味子 6 g　生黄芪 15 g　炒当归 10 g　炒知母 6 g
炒枣仁 15 g　炒川芎 6 g　云茯神 12 g　柏子仁 9 g　淮小麦 30 g
青龙齿先 15 g　桑寄生 15 g　细石菖蒲 4 g　佛手片 9

14剂

七诊 1986年5月28日

胸痹症状逐渐消失，夜寐亦得好转，但近来大便虽成形而不实，日1～3次，无腹胀腹痛，纳食正常，脉虚弦滑，舌边红，少苔。1952年行胃切除术，1981年行胆囊切除术。胃主纳，脾主运，证属脾弱运化失常。治拟养心宁神，参入健脾助运，以对宿疾巩固疗效，健脾则纠正运化。

大麦冬 12 g　五味子 6 g　云茯神 12 g　生黄芪 15 g　炒当归 9 g
炒枣仁 12 g　炒川芎 6 g　炙远志 6 g　淮山药 18 g　炒苡仁 20 g
焦山楂 12 g　香谷芽 15 g　佛手片 9 g　干荷叶 20 g　炙内金 9 g

14剂

八诊 1986年6月4日

服上药七剂后，脾胃健运恢复正常，大便成形日一次，纳佳，夜寐亦酣，但神疲倦怠，不论日夜均有欲睡之象，脉象重按豁豁然。《金匮》所谓阳气外张之象，属劳伤心脾，累月经年，为极虚之征，其脉重按豁豁然不能作实脉论治；察舌色红润则口不渴可知。再拟调养心脾。

生黄芪 18 g　全当归 10 g　大麦冬 12 g　五味子 6 g　云茯神 12 g
炒枣仁 12 g　炒川芎 9 g　嫩黄精 15 g　炒白术 6 g　淮山药 15 g
炒苡仁 20 g　白莲心 15 枚　桑寄生 15 g　佛手片 9 g

7剂

迭进调养心脾二月，胸痹症状消失，纳食正常，为方便调理计，用上方略加数味煎成清膏。

移山人参 9 g另炖收膏时加入，龙眼肉 6 g，紫河车 4 g，焦山楂 12 g，加入上方，15 剂。上方浓煎二次，取清汁，加蜂蜜 300 g、饴糖 300 g 收膏。每次滚水冲服二匙，早晚各一次。

编者：清膏代煎，善后调理，夏季亦然。此夏季膏方之范例。

(15) 朱男，53 岁，真心痛/脱证(内闭外脱)(急性心肌梗死，心脏骤停复苏后植物状态)

一诊　1986 年 6 月 6 日

4 月 15 日晚急性广泛前壁心肌梗死，并发心脏骤停，经心肺复苏后以呼吸机辅助维持，其间并发肺部感染、下肢深静脉血栓，以及上消化道出血(十二指肠球部溃疡)。经救治，感染控制，上血已止，仍处植物状态，脑电图无生物电波。

目前患者处植物状态，身热起伏，汗多如豆，以上半身为主，二便通利，浅反射较前活跃，脉沉细，左沉细弱，舌红润，根苔薄白。目前病证已至危险阶段，此为内闭外脱之证，治之不宜开，当扶正固本以救脱。勉拟益气养心，流动气血。是否有当，供贵院各大医师参考。

野山人参 4.5 g，西洋参 4.5 g，二味另炖，代茶。

大麦冬 15 g，五味子 6 g，广郁金 9 g，紫丹参 18 g，炙生地 15 g，炒丹皮 10 g，鲜石菖蒲 3 g，川贝母 9 g，鲜茅芦根各 30 g。1 剂。

倘平素服参不适，病已至此，并与他药合用，其效则异，虚则受补，有故无殒。

臾按：心肌梗死理当流通气血以治标，扶正补虚以固本，此适于一般神清患者。神昏者当开窍，如至宝、紫雪、安宫、苏合香丸之类。二三日内能窍开神清者，预后佳；倘一周以上仍不醒者，开窍之法无效，其因或为邪盛，或为正夺。患者神昏已达 50 日，此证开窍之法不宜。其脉沉细，左沉细弱，当为虚象；二便得利，亦非实象。舌红润，根苔薄白，尚未化燥化热。病情危笃，《金匮》言胸痹证当责其极虚也，此证正属此类，故治疗当以补益为主，养心补脑，流动气血，勉处此方，以供斧正。患者薄白苔，故无须用化湿药；倘若白腻则当用化痰湿之品。望色十分重要，目前患者面色尚和，大肉未脱，故未至绝证。此证汗多乃因热而作，身热得退则汗止。

二诊　1986 年 7 月 2 日

上方连服十剂，服药后，对刺激反应略显灵敏，会睁眼，然仍无意识。脑电图无生物电波，心电图示梗死部位已形成瘢痕，有室壁瘤形成。6 月 6 日迄今已发热二次(39.3～38.5℃)，均一日即退。目前仍然神昏，人工呼吸机维持呼吸，T 37.5～37.6℃，神志昏糊，大肉尽脱，其面如妆，身汗颇多，皮肤湿润，舌淡红，苔薄，脉沉细近微，趺阳脉未及。根据脉证，气阴两竭，随时有汗多亡阳之险，虽有扶正回阳之法，恐亦难以奏效，勉拟育阴扶正，聊尽人事，方候斟用。

大生地 20 g　山茱萸 9 g　陈阿胶烊冲 9 g　大麦冬 12 g　五味子 6 g
野山参另炖 4.5 g　生晒参另炖冲 5 g　花龙骨先 24 g　炙鳖甲先 15 g

2 剂

(16) 宋男,65 岁,胸痹(冠心病)

一诊　1986 年 7 月 6 日

反复左胸闷痛五年,近半年来加剧,动则气急,时颈项板滞,脊背酸楚,时有头晕(有颈椎病史,C_{3-4}、C_{4-5}右侧椎间孔狭窄);中脘纳食稍多则胀(有慢性胃炎史),口干、苦,间有痛风发作,足趾红肿而痛。唇稍绀,舌红,苔薄黄,脉弦小滑。劳伤心脏,气血不和,间有湿热,证多兼夹,先拟治疗胸痹为主。

薤白头 9 g　全瓜蒌[切]15 g　制半夏 9 g　云茯苓 15 g　紫丹参 18 g
全当归 12 g　广郁金 9 g　失笑散[包]12 g　忍冬藤 12 g　三妙丸[包]15 g
炒延胡 10 g　焦楂曲[各]10 g

7 剂

二诊　1986 年 7 月 13 日

左胸闷痛大为减轻,气血流行渐畅,但动辄气短,神疲乏力,头晕,足趾肿痛经服西药(秋水仙碱、消炎痛等)后暂得消退,因有吐、泻等副作用,已停用。口干渴稍减,午后唇绀,苔薄黄渐化,脉弦小滑,模糊不爽。心脏内伤已久,目前工作尚紧张,因之一时不易恢复。再拟滋养心脏气阴,佐以滑利气机,以畅血流。

西洋参[另炖冲]4.5 g　太子参 12 g　大麦冬 12 g　五味子 4.5 g　旋覆梗 9 g
全瓜蒌[切]15 g　制半夏 9 g　紫丹参 18 g　杜红花 9 g　桑寄生 18 g
佛手片 9 g　六一散[包]18 g　益母草 20 g　广郁金 9 g

7 剂

三诊　1986 年 7 月 20 日

近日大便软溏,日行 3～4 次,腹无胀痛,小便较多,脉象弦小,重按带劲,右脉尤甚,此乃肝强脾弱之故,先哲谓木克土之证也。

前方全瓜蒌改瓜蒌皮 9 g,加炒白术 9 g,淮山药 18 g,炒扁豆 12 g。9 剂。

四诊　1986 年 7 月 30 日

胸痛基本未发,唯本周一下午左胸隐痛,伴心悸早搏。动辄气短,略咳无痰,平时若多言、劳累后仍有胸闷隐痛,大便转实,日行二次,无腹痛,口稍干苦,脉象弦小,右大已平。心脏损伤未复,气虚偏重,再拟生脉散益气滋阴,佐以调和气血。

生晒参[另炖冲]6 g　大麦冬 12 g　五味子 6 g　生黄芪 15 g　炒白术 10 g
淮山药 15 g　旋覆花[包]10 g　瓜蒌皮 10 g　杜红花 6 g　炒枣仁 15 g
紫丹参 15 g　生蒲黄[包]12 g　佛手片 9 g　干荷叶 20 g

7 剂

五诊　1986 年 8 月 8 日

旬日来劳累或多言后左胸闷,有隐痛欲发之象,曾有两次服麝香保心丸后,即得舒适。目前神疲体倦较前得减,口微渴,大便、夜寐均正常。脉象弦小,舌质淡红润,苔根薄腻。心脏气阴受伤,一时难以恢复,仍守原意增损。

生晒参[另炖冲]6 g　大麦冬 12 g　五味子 6 g　北沙参 12 g　云茯神 12 g

炙远志 6 g	炒枣仁 15 g	广郁金 9 g	茶树根 30 g	大白芍 12 g
紫丹参 15 g	炙紫菀 12 g	细石菖蒲 4 g	炙甘草 4 g	

7 剂

近日因事拟赴广州，拟散剂以便服用：生晒参 6 g，参三七 3 g，沉香粉 0.9 g。15 剂。共研粉，每日分 2 次吞服。

六诊 1986 年 12 月 7 日

劳累后左胸感胸闷、隐痛，但较前为轻，症趋稳定。仍有动辄气短，神疲乏力，有时心悸，口干，咳吐少量泡沫痰，唇略紫，脉细弦，舌边略暗，苔少。心脏劳损，瘀阻脉络，继拟益气养心，活血通络法。

生晒参另炖冲 9 g	大麦冬 12 g	五味子 6 g	旋覆梗 9 g	杜红花 6 g
紫丹参 18 g	橘红络各 4.5 g	生蒲黄包 12 g	淮山药 15 g	炒白术 9 g
炒枣仁 12 g	佛手片 9 g			

7 剂

(17) 缪男，60 岁，胸痹(冠心病，CABG 术后)

一诊 1986 年 11 月 17 日

三年前突感胸闷头晕，经当地医院住院诊疗，拟诊为冠心病(三支病变，均阻塞达 80%以上)，即行冠状动脉搭桥手术。目前稍劳则气短、头晕、四肢酸软，晨起喉有黏痰，咯出则舒，情绪紧张则症情加剧，纳佳寐安，脉弦细，舌质淡红，口微干。思烦过度，心脏损伤，心不主血，肝失血养，虚风上僭则眩；心病及肾，肾不纳气，登高则气急。拟益气养心，滋肾纳气。

生晒参先煎冲 6 g	大麦冬 15 g	五味子 6 g	炙生地 18 g	丹 参 20 g
潼白蒺藜各 10 g	明天麻 6 g	全当归 12 g	炒白芍 15 g	制半夏 10 g
全瓜蒌切 15 g	炒枣仁 15 g	补骨脂 12 g	灵磁石先 30 g	

7 剂

(18) 凤男，68 岁，胸痹、脘痛(冠心病，慢性胃炎)

一诊 1986 年 12 月 17 日

有冠心病史，左胸闷痛时发，有慢性浅表性胃炎、胃黏膜脱垂，口苦干，喉有黏痰艰咯，右上腹胀痛，脉弦迟，舌淡红，苔薄白，中裂纹。拟胃心同治。

瓜蒌皮 12 g	制半夏 9 g	旋覆花包 9 g	炒当归 12 g	制香附 9 g
炒白芍 15 g	淮山药 15 g	孩儿参 12 g	炒白术 9 g	云茯苓 10 g
缩砂仁后 3 g	广陈皮 9 g	紫丹参 15 g	谷麦芽各 15 g	

7 剂

不 寐

伯臾先生认为，不寐一证，虽有心主神明功能受损，但往往关乎五脏，诸如心脾两虚或营卫失和而阳不入阴、心肾不交或肾精亏损而精不养神、肝热扰心或心肝血虚等等。临证虽离不开养心安神、宁心镇静的方药，但细询病因、详审病机以及时调整五脏功能才是不寐治疗的关键，常可获事半功倍之效。从所录脉案可见先生治不寐常于不寐之外而获良好疗效；对于严重失眠者，亦不乏配合使用珍珠粉、琥珀粉、羚羊角粉等吞服，或交泰丸、磁朱丸等包煎或吞服，以重镇安神。

(1) 谷女，62 岁，不寐（失眠、高血压）

一诊 1981 年 11 月 15 日

有高血压病史多年，服降压药后，血压维持正常。经常寐短早醒，醒后似寐多梦，耳鸣面黄乏力，口干苦，肝气肝阳偏亢，犯胃克脾则频频嗳气，有时泛酸，但得嗳后胸闷可舒，脉弦细迟，舌边淡红，苔薄腻微黄少津。拟清肝和胃，利气降逆。

白蒺藜 12 g　广郁金 9 g　旋覆梗 10 g　代赭石[先]15 g　生石决[先]24 g
杭菊花 6 g　炒吴萸 0.9 g　炒川连 2 g　煅瓦楞[先]20 g　朱茯苓 10 g
焦楂曲[各]9 g　夜交藤 15 g

3 剂

二诊 1981 年 11 月 18 日

嗳气得减，近日泛酸未作，但大便艰燥，先干后润，二日一解，口舌干，脉弦细，苔中后白腻微黄。肝阳肝气尚未平潜，痰湿热中阻，消化传导失常也，再拟前法出入。

生石决[先]24 g　炒黄芩 6 g　朱茯苓 10 g　江枳实 10 g　全瓜蒌[切]12 g
汉防己 12 g　广郁金 9 g　半贝丸[包]9 g　焦山楂 12 g　[1]更衣丸[夜吞]4.5 g

3 剂

三诊 1981 年 11 月 21 日

大便已通顺，寐短易醒，口干，视物模糊，有时口苦，纳食正常，苔腻渐化，脉弦细。肝阳上升，内热未清，心神不足，再拟清肝潜阳，安神调治。

川石斛[先]15 g　天花粉 12 g　生石决[先]24 g　炒丹皮 9 g　谷精珠 10 g
杭白芍 10 g　青葙子 9 g　朱茯苓 10 g　嫩钩藤[后]12 g　珍珠母[先]20 g
夜交藤 12 g

3 剂

四诊 1981 年 11 月 24 日

白睛微赤已退，嗳气稍减未止，口渴得减，仍视物模糊，寐短易醒，醒后再睡则模糊，血压尚稳（150/80 mmHg），脉弦细，舌边齿印，苔薄白根厚。气逆则胃胁不适，肝气肝阳未平，再拟前法出入。

川石斛 15 g　潼白蒺藜[各]9 g　杭白菊 6 g　炒丹皮 9 g　瓜蒌皮 10 g
旋覆梗 9 g　代赭石[先]18 g　煅瓦楞 20 g　生石决[先]24 g　广郁金 9 g

1　更衣丸：朱砂（研飞入面）、芦荟（研细）（5∶7），滴好酒少许和丸。功效：泻火，通便，安神。方源：《先醒斋医学广笔记·卷一》。

八月札 9 g　　嫩钩藤后 12 g　　谷精珠 12 g

4 剂

(2) 胡男，68 岁，不寐(失眠)

一诊　1982 年 3 月 26 日

感冒两旬，近日夜间兴奋不得眠，日间倦怠乏力，昨夜用镇静剂稍得好转，口咽微干，日间仍有低热，傍晚得平，纳食尚可，二便正常，脉象弦滑微浮，舌边红，苔薄白腻。根据苔脉，余邪尚未清彻，体质虽虚，尚需清理余邪，乃“祛邪务净”之义。

桑叶皮各 9 g　　甘菊花 6 g　　清水豆卷 9 g　　黑山栀 9 g　　云茯苓 10 g
制半夏 9 g　　炒枳壳 9 g　　炙远志 6 g　　炒枣仁 15 g　　煅牡蛎先 24 g
青龙齿先 20 g　　焦楂曲各 9 g

1 剂

另：琥珀末吞 1.8 g，装胶囊(0.3 g/粒)，必要时夜服。7 剂。

(既往史：1952 年因十二指肠球部溃疡行胃次全切除术；1956 年曾患风湿痛；1965 年诊断为动脉硬化；1978 年诊断为胆囊炎，怀疑有隐性糖尿病；1979 年诊断为迁延性肝炎；1980 年诊断为冠心病；1981 年行胆囊手术；有肺大泡病史)

二诊　1982 年 3 月 27 日

夜寐得酣，晨醒尚感倦怠欲寐，纳食二便均正常，脉象弦滑转和缓，重按乏力，尺弱，苔薄白腻稍化。余邪见减，心神耗伤，气阴两亏，今拟养心宁神而化余邪。

太子参 12 g　　麦门冬 10 g　　制半夏 9 g　　云茯苓 12 g　　全当归 10 g
大川芎 6 g　　生熟枣仁各 9 g　　炒知母 9 g　　青龙齿先 20 g　　焦楂曲各 10 g
光杏仁 10 g　　炒苡仁 24 g

1 剂

三诊　1982 年 3 月 28 日

昨夜睡寐尚佳，晨起倦怠也得好转，午时仍有低热，余证同前，脉象弦滑又转小，带数，苔薄白。时邪渐解，心虚不易骤复，再拟昨法加减。

前方去太子参、杏仁、苡仁，加生晒参另煎冲 4.5 g，白豆蔻后入 3 g，[1] 朱砂安神丸包 9 g，1 剂。

四诊　1982 年 3 月 29 日

夜寐渐安，体温今晨也得正常，脉弦，重按乏力，苔薄白较昨稍化，余邪阳亢之势日趋减轻。外邪渐清，转入调理阶段，仍守昨法略为加减，方候指正。

生晒参另煎冲 4.5 g　　麦门冬 10 g　　云茯苓 12 g　　全当归 10 g　　白豆蔻后 3 g
大川芎 6 g　　生熟枣仁各 9 g　　炒知母 6 g　　青龙齿先 20 g　　焦楂曲各 10 g

1　朱砂安神丸(兰州佛慈)：朱砂(另研，水飞为衣)、黄连(去须，净，酒洗)、炙甘草、生地黄、当归。功效：镇心安神，清热养血。方源：《内外伤辨惑论》。

制首乌 20 g　朱砂安神丸[包] 9 g

1 剂

另：琥珀末 1.2 g，装胶囊（0.3 g/粒），夜服，服 7 日。

五诊　1982 年 3 月 30 日

感冒向愈，但阅读用脑后头晕微痛，体温略升，脉亦稍数，舌苔薄白腻十化六七，脉弦劲见缓，仍嫌带数，此乃邪虽解，而心脑受伤已久，不易骤复，拟用生脉散合酸枣仁汤加减。

生晒参[另炖/冲] 6 g　大麦冬 12 g　五味子 4.5 g　生熟枣仁[各] 9 g　云茯苓 12 g
炒川芎 6 g　炒知母 6 g　淮小麦 24 g　生黄芪 15 g　全当归 10 g
青龙齿[先] 24 g　白豆蔻[后] 3 g

1 剂

六诊　1982 年 3 月 31 日

现感无不适，唯夜寐尚欠理想，精神较佳，苔薄白，根稍腻，脉弦较柔和。正虚脾湿尚未净化，仍宗昨法，参化脾湿。

生晒参[另炖冲] 6 g　大麦冬 12 g　五味子 4.5 g　炒枣仁 15 g　云茯苓 12 g
炒知母 6 g　淮小麦 24 g　生黄芪 20 g　全当归 10 g　川朴花 4.5 g
炙远志 6 g　青龙齿[先] 24 g　白豆蔻[后] 3 g

1 剂

七诊　1982 年 4 月 1 日

症情稳定，精神好转，脉象如昨，苔薄白根腻又见化。守昨法加用养心之品。

生晒参[另炖冲] 6 g　天麦冬[各] 6 g　五味子 4.5 g　嫩黄精 20 g　炒枣仁 15 g
炙远志 6 g　云茯苓 12 g　炒知母 6 g　炒川芎 6 g　川朴花 4.5 g
生黄芪 20 g　全当归 10 g　佛手片 9 g

1 剂

另：珍珠粉 0.3 g，每夜吞，服 4 日。

八诊　1982 年 4 月 2 日

精神如昨，因工作需要，亟应大剂益气养心，支持体力，苔薄白，根腻日见清化，脉象如昨。邪湿已化，正虚未复，仍宗前法，更进一筹。

前方：生晒参改野山人参[另煎冲] 6 g，去黄精，加大熟地 15 g，1 剂。

九诊　1982 年 4 月 5 日

症情日趋好转，昨日夜寐颇佳，脉弦渐见静小，舌边嫩红，苔薄白，脉略嫌数，亦心气亏虚之象。仍守前法，续予调补。

野山参[另煎冲] 4.5 g　天麦冬[各] 6 g　五味子 4.5 g　大熟地 15 g　炒枣仁 15 g
炙远志 6 g　云茯苓 12 g　炒知母 6 g　炒川芎 6 g　川朴花 4.5 g
制半夏 9 g　生黄芪 20 g　全当归 10 g　佛手片 9 g

1 剂

另：珍珠粉 0.3 g，琥珀粉 1.5 g，夜吞，服 5 日。

十诊　1982年4月6日

近日适当工作尚能承担，此乃体力渐有恢复之象，稍有耳鸣，脉弦转和，略数，舌如前。仍宗前法巩固。

天麦冬[各]6 g　五味子4.5 g　大熟地15 g　炒枣仁15 g　云茯苓12 g
炒知母6 g　炒川芎6 g　川朴花4.5 g　制半夏9 g　生黄芪20 g
全当归10 g　佛手片9 g　青龙齿[先]24

7剂

另：野山人参4.5 g，每日另煎代茶饮，服7日。

(3) 廖男，45岁，不寐(失眠)

一诊　1982年3月27日

胸闷痰多，夜寐欠佳，乏力，脉象沉细，舌质淡红，苔薄。思烦过度，心肝受伤，脾胃失调，拟调心肝，和胃化痰。

旋覆花梗[各/包]6 g　杜红花4.5 g　全瓜蒌[切]12 g　制半夏10 g　云茯苓12 g
广陈皮6 g　炙甘草3 g　淮小麦30 g　炒枣仁10 g　炒白术10 g
炒枳实10 g　全当归10 g

3剂

二诊　1982年3月31日

夜寐较安，胸闷转舒，痰多亦减，但晨起眵多，脉细滑，苔薄。仍守前法。

旋覆花梗[各]6 g　炒延胡9 g　潼白蒺藜[各]9 g　云茯苓12 g　川贝母4.5 g
制半夏9 g　全瓜蒌[切]12 g　炒黄芩6 g　淮小麦30 g　炒枣仁10 g
广郁金9 g　合欢皮15 g

3剂

三诊　1982年4月17日

夜寐渐安，胸闷转舒，有时微痛，黏痰较少，咯吐稍爽，口干，纳可，便调，脉细滑，舌淡红，苔薄。仍守前法出入。

桑叶皮[各]9 g　炒黄芩6 g　全瓜蒌[切]12 g　川贝母6 g　制半夏6 g
海浮石[先]10 g　炒枣仁9 g　炙远志6 g　炙甘草3 g　淮小麦30 g
云茯苓10 g　紫丹参12 g　旋覆花[包]9 g　炒赤芍12 g

12剂

(4) 顾女，64岁，不寐，口疳(失眠、口腔溃疡、慢性胃炎)

一诊　1982年4月20日

有萎缩性胃炎，裂孔疝，泌尿道感染，神经症等病史。顷诊，寐艰早醒，神疲乏力，面色萎黄，纳少，食入脘胀，口疳，脉弦滑重按无力，舌质红，苔薄中裂。烦劳过度，心脾受伤，拟心脾同调。

潼白蒺藜[各]9 g　淮山药 12 g　云茯苓 10 g　琥珀粉[吞]0.9 g　珍珠粉[吞]0.3 g
炙远志 6 g　紫丹参 12 g　炒枣仁 9 g　炒川芎 6 g　炒知母 6 g
淮小麦 24 g　炙甘草 3 g　夜交藤 15 g

5 剂

(5) 李男，73 岁，不寐，胸痹(失眠、冠心病心绞痛)

一诊　1982 年 12 月 15 日

有高血压、冠心病、腰扭伤、失眠等病史。目前失眠严重，寐短易醒，每夜仅睡三四个小时，次日头晕不舒；左胸闷，时发心绞痛，有时腰痛，口干苦，两颧微红，纳食、二便正常，脉弦小滑，舌质红胖。肝肾阴虚，肝阳偏亢，上升则颧红耳鸣；思烦过多，心神受伤，神不安舍，气失调畅则胸闷寐短；腰为肾腑，肾亏则腰痛。拟滋补肝肾以潜肝阳，养心调气以宽胸安寐，方候指正参用。

西洋参[另炖冲]4.5 g　大生地 15 g　大麦冬 10 g　炒川连 4 g　陈阿胶[烊冲]9 g
鸡子黄[冲]一枚　炒白芍 15 g　炒丹皮 10 g　紫丹参 15 g　羚羊角粉[分吞]0.9 g
炒枣仁 18 g　广郁金 9 g

3 剂

另：琥珀粉 2 g，临睡吞。

臾按： 今巧遇北京西学中同仁，是位擅长中、西医的教授。曾与北京诸西学中医生十余人，分两批至沪曙光医院随余临床学习半年，时在 1960 年，瞬息间已过 22 年。今能得重逢，实出意料之外也。

二诊　1982 年 12 月 18 日

药后心火肝阳得减，颧红口苦干渐退，仍寐短不酣，动则腰痛，偶有胸闷，脉细右寸弱，舌红转淡而润。心气心神亏虚，神不守舍难以骤复，再拟《金匮》酸枣仁汤加味。方候指正参用。

西洋参[另炖冲]4.5 g　太子参 12 g　炒枣仁 18 g　炒知母 4.5 g　炒川芎 4.5 g
云茯神 12 g　炙甘草 2 g　淮山药 15 g　紫丹参 15 g　制半夏 6 g
北秫米[包]20 g　菟丝饼 12 g

3 剂

另：珍珠粉 0.3 g，夜吞。

三诊　1982 年 12 月 21 日

虚烦不得寐，寐亦不酣而短。冠心病目前无症状，无颧红和五心烦热，脉虚弦而小，舌质淡红而润。此乃思烦过度，心脑早伤，一时不易恢复，仍拟前意养心安神调治，缓图功效。方候参考。

炒枣仁 18 g　炒知母 9 g　炒川芎 6 g　云茯苓 10 g　炙甘草 3 g
淮小麦 30 g　大红枣 7 枚　青龙齿[先]24 g　黑山栀 9 g　制半夏 9 g
北秫米[包]20 g　炙远志 6 g

3 剂

另：珍珠粉 0.6 g，分 2 次吞。

四诊　1982 年 12 月 24 日

不寐已得好转，每夜能睡 5 h，左胸无不舒，腰部酸痛未发，纳佳，口不渴，二便正常，脉象濡缓，尺部重按有力，舌色淡红润。有慢支痰饮宿疾，因脾虚生湿生痰，心神损伤已有恢复之象，仍宗前意复方图治。

炒枣仁 18 g	炒知母 6 g	云茯苓 10 g	炒川芎 6 g	炙甘草 3 g
制半夏 9 g	北秫米[包] 20 g	太子参 12 g	炒白术 9 g	大麦冬 9 g
全当归 10 g	炒杜仲 12 g			

5 剂

另：珍珠粉 0.6 g，分吞。交泰丸 1.5 g，卧前 1 小时服。

五诊　1982 年 12 月 29 日

夜寐已酣，胸闷亦舒，每日咯痰三四口，多坐腰部作胀且酸，脉象濡缓，舌色转淡。冠心病、慢支均在稳定阶段，肾亏气血不和则腰酸胀，再从以上三病复方调治。

生晒参[另炖冲] 3 g	大麦冬 10 g	紫丹参 15 g	炒枣仁 15 g	全当归 10 g
云茯苓 12 g	炒白术 10 g	木防己 12 g	制半夏 10 g	北秫米[包] 20 g
炒狗脊 20 g	片姜黄 9 g			

9 剂

另：珍珠粉 0.6 g、参三七[研] 1.2 g，二味和匀，分 2 次吞。交泰丸 1.5 g，睡前吞，5 剂。

编者：此案初见阴虚火旺兼肝阳上亢，伯臾先生先予黄连阿胶鸡子黄汤加羚羊角粉、琥珀粉以滋阴潜阳，镇静安神，一剂而心火、肝阳得减。继则虑其思烦过度，心气心神受损而虚烦不寐，寐而不酣；思虑伤脾，营卫失度、阴阳失和则卫不入阴而“目不瞑”，遂予酸枣仁汤（养血安神，清热除烦）合半夏秫米汤（交通阴阳，和调营卫），并参合甘麦大枣汤、四君子汤等化裁，珍珠粉镇静安神等，使严重失眠获得满意缓解。

(6) 蒋男，52 岁，不寐，痰核（失眠、淋巴腺囊肿）

一诊　1983 年 5 月 15 日

二月前右颈淋巴结肿大，经医院同位素扫描，拟诊良性淋巴腺肿大，兼患失眠，只睡 4～5 h，舌质淡红苔薄，脉虚弦，右大于左。拟方：

炒枣仁 15 g	炒川芎 6 g	炒知母 9 g	云茯苓 10 g	炙甘草 3 g
生牡蛎[先] 30 g	夏枯草 15 g	陈海藻 12 g	淡昆布 12 g	制首乌 18 g
炒白芍 18 g	磁朱丸[吞] 6 g			

5 剂

另：[1] 夏枯草膏 2 瓶，每次冲 1 匙，日 2 次。

1　夏枯草膏：夏枯草。功效：清火，散结，消肿。方源：《中华人民共和国药典》2010 版第一部。又方：夏枯草膏：京夏枯草一斤半，当归、白芍（酒炒）、黑参、乌药、浙贝母（去心）、僵蚕（炒）各五钱，昆布、桔梗、陈皮、抚芎、甘草各三钱，香附（酒炒）一两，红花二钱。浓煎，去滓，漫火熬浓，加红蜜八两，熬膏，瓷罐收贮。功效：化硬消坚。方源：《医宗金鉴·卷六十四外科心法要诀·项部》。

(7) 周女,48岁,不寐(失眠)

一诊 1985年9月23日

子宫肌瘤手术摘除已二年,腹胀脘嘈,艰寐多梦,纳少,脉细弱,舌红,口黏。倦怠乏力,劳伤脾胃,心神不宁,拟方:

潼白蒺藜各 9 g	淮小麦 24 g	炒枣仁 10 g	淮山药 12 g	云茯苓 12 g
炒枳壳 9 g	绿萼梅 4 g	夜交藤 18 g	炒当归 10 g	炒白芍 12 g
银柴胡 9 g	省头草 9 g	谷麦芽各 15 g		

5剂

编者: 此案银柴胡乃银州柴胡,为柴胡中无伤津劫阴之虞者,表散发汗力弱。凡阴虚而需用柴胡方者,伯臾先生常选此味,以避劫阴或表散太过,并谓此乃业师丁甘仁之法。后文脉案所用"银柴胡"者大都为银州柴胡,除与青蒿、地骨皮、白薇等同用者方为凉血退虚热之银柴胡。

(8) 黄男,32岁,不寐(失眠)

一诊 1985年10月

烦劳过度,心脏受伤,二月来艰寐,日间倦怠乏力,易汗,时头晕肌酸;夏秋之交,兼有湿热,尿少且黄,脉弦小滑,舌质淡红,苔薄。拟予养心安神而化湿热。

北沙参 12 g	大麦冬 12 g	五味子 6 g	云茯苓 12 g	炒枣仁 15 g
炒知母 9 g	炒川芎 9 g	六一散包 18 g	生熟苡仁各 15 g	糯稻根 20 g
左牡蛎先 30 g	夜交藤 18 g			

7剂

(9) 左女,68岁,不寐(失眠)

一诊 1987年2月13日

思烦过度,心神受伤,夜寐3小时醒后不能再入睡,已经四夜,脉象弦细,舌质红少津,有裂纹。拟滋阴养心以安寐。

炙生地 18 g	北沙参 12 g	大麦冬 12 g	炒枣仁 15 g	炒知母 9 g
炒川芎 6 g	云茯神 12 g	生甘草 3 g	淮小麦 30 g	柏子仁 9 g
夜交藤 20 g	大白芍 18 g	延胡索 9 g	生山楂 12 g	金钱草 30 g

7剂

心 衰 病

伯臾先生善用益气温阳,活血祛饮的方法治疗心衰病。对于水肿不明显者,主张宗"温药和之",益气行水,如苓桂术甘汤类,或防己黄芪汤等,并嘱不宜反复利水逐饮而致阳损及阴(参阅本节"胸痹/心痛"-杜男案),尤其是已在使用西药利尿剂者;如有饮溢肌肤

(水肿)或饮凌心肺(咳喘倚息不能平卧),则予温阳利水,如真武汤、济生肾气丸之类,并加用猪苓、车前子、葫芦瓢等;对饮邪壅盛者或伴胸、腹水者,每每合用葶苈大枣泻肺汤、己椒苈黄丸等,甚则黑白丑研末分吞(中病即止)。同时更注重基础心血管病的中医药治疗,以进一步改善心脏功能。

(1) 闵男,90岁,心衰病(心力衰竭,痰饮,高血压,冠心病)

一诊　1985年6月28日

有高血压、冠心病、前列腺炎等病史。2个月前寒热心悸,经住院治疗后,寒热退,继发尿涩痛(尿路感染),服抗生素后尿感症状消退,但胃纳大为减退,倾诉头晕倦怠乏力,气短,但欲寐,下肢无力,步履欠利,站立不稳,足胫略肿,痰多色白稠,味咸,夜间喉有哮声,脉虚弦迟不匀(每分钟60次),舌淡红少津有瘀斑,舌底静脉粗显。心电图示:心房颤动、心室早搏、Ⅰ度房室传导阻滞。虽心力衰竭明显,然脾运已弱,难受重补,当先调理脾胃。

太子参10 g　炒白术9 g　云茯苓10 g　炙甘草3 g　新会皮9 g
制半夏9 g　全瓜蒌[切]12 g　制南星4.5 g　全当归10 g　仙　茅12 g
生山楂15 g　谷麦芽[各]15 g

10剂

二诊　1985年7月8日

药后纳食稍增,胸闷,咳痰稠白,甚则呼吸困难,唇紫绀,心动悸,天明恶寒汗出,下肢肿,舌淡白苔薄,脉虚迟带结。冠心病心力衰竭,痰饮犯肺症重,拟强心肃肺化痰法,然若气急甚难缓解,应及时往医院急诊。

熟附片[先]9 g　炒党参15 g　炒白术芍[各]12 g　猪茯苓[各]15 g　葶苈子[包]15 g
大红枣10枚　炙苏子10 g　光杏仁9 g　制半夏10 g　全瓜蒌[切]12 g
全当归12 g　生山楂15 g　煅牡蛎[先]30 g

7剂

三诊　1985年7月15日

据述呼吸困难未发,胸闷,咳痰稠白依然,唇甲紫绀未减,下肢肿较甚,尿频量少,头晕,纳如前,大便较通顺,日二三次。心力衰竭未得好转,要求转方:

熟附片[先]12 g　炒党参15 g　生黄芪20 g　汉防己15 g　白术芍[各]12 g
全瓜蒌[切]12 g　猪茯苓[各]15 g　葶苈子[包]15 g　大红枣10枚　炙苏子10 g
制半夏10 g　全当归12 g　车前子[包]50 g　川椒目4.5 g

4剂

四诊　1985年8月2日

服药后大小便较多较畅,面浮足肿稍退,但倦怠乏力,步履艰难,喉有哮鸣音,咯痰稠白黏,时有心悸心慌,或伴结代脉,胸闷,气微喘,天明形寒微汗,舌苔薄白腻,质淡,脉虚细迟。服温阳益气之剂,未见胀满不适,九旬之年,气血均已大亏,心肾之寒,尤为突出,仍守前法增损。

熟附片先15 g　潞党参 20 g　生黄芪 30 g　炒白术 15 g　炒白芍 12 g
葶苈子包15 g　大红枣 10 枚　炙苏子 12 g　制半夏 12 g　制熟地 15 g
厚肉桂后2 g　全当归 12 g　猪茯苓各20 g　川椒目 4.5 g　车前子草包/各30 g
5 剂

另：红参 6 g,另煎代茶。

五诊　1985 年 8 月 4 日

据家属述,上药服一剂后,胸闷中脘隐痛,但大小便较通畅,足肿稍减,胃呆纳少,因脾运失健之故。嘱:

上方去熟地,减黄芪 10 g,加白豆蔻仁后3 g,4 剂。

六诊　1985 年 8 月 8 日

据家属述,昨起大便溏泄,日行五次,无腹痛。咳痰稍减,动则胸闷气急,胃纳不佳,心悸且慌,倦怠声低,面浮足肿未退。症势尚未稳定,再拟强心益气健脾,肃肺化痰。

熟附片先15 g　炒白术 15 g　炒白芍 12 g　猪茯苓各18 g　生姜皮 3 g
生黄芪 20 g　汉防己 12 g　潞党参 18 g　厚肉桂后2 g　川椒目 4.5 g
炙苏子 10 g　粉前胡 12 g　炒当归 9 g　益母草 20 g
7 剂

七诊　1985 年 8 月 15 日

据家属述,唇紫退,咳痰减轻,尿少,足肿未消,乏力,纳食增,口不渴,大便日二三次,苔薄腻。症情暂稳定,仍防增变。

熟附片先15 g　炒白术 15 g　炒白芍 12 g　猪茯苓各18 g　生黄芪 24 g
汉防己 12 g　炙苏子 10 g　炒党参 18 g　厚肉桂后2 g　川椒目 4.5 g
紫丹参 20 g　炒当归 10 g　泽兰叶 18 g　旋覆花包9 g
10 剂

八诊　1985 年 8 月 28 日

足肿面浮肿减,胸闷咳痰,心悸,动则气促,纳便尚可,尿短频数不爽,早搏结代脉未发,心衰稳定阶段,舌淡红,中裂纹,苔腻化。前方合度,仍应心肺脾同调。

熟附片先15 g　炒党参 20 g　炒白术 15 g　炒白芍 12 g　生黄芪 24 g
汉防己 12 g　车前子草各30 g　厚肉桂后2 g　补骨脂 12 g　川椒目 4.5 g
炒当归 12 g　炒川芎 9 g　炙苏子 10 g　制半夏 10 g　桑寄生 15 g
14 剂

九诊　1985 年 9 月 27 日

足肿面浮如前,秋凉后咳嗽加剧,痰稠白艰咯,气喘,夜间喉有哮鸣音,动则喘甚,胸闷忧郁则心悸慌,脉虚弦迟兼结,舌质淡红稍暗,舌中剥意已消。心脾肾阳虚,痰饮逆肺,高年心衰,难图功效,拟方:

熟附片先15 g　炒白术 15 g　炒白芍 12 g　猪茯苓各15 g　生姜皮 4 g

生黄芪 24 g　川桂枝 9 g　炒当归 12 g　汉防己 15 g　炒川芎 9 g
杜红花 9 g　葶苈子[包] 12 g　大红枣 10 枚　全瓜蒌[切] 12 g　炙紫菀 12 g
10 剂

十诊　1986 年 1 月 18 日

心力衰竭足肿面浮，行动气促，咳喘痰多，服西药后稳定。近日纳呆，神疲乏力，两胁经脉拘痛，口稍干，半夜醒后自觉寒冷彻骨，然有高血压史，诉服温补药血压易于升动，脉虚弦迟，舌质淡。拟养心益气，调理脾胃而化水湿以退肿。

炒党参 12 g　炒白术 12 g　淮山药 15 g　猪茯苓[各] 15 g　汉防己 12 g
生黄芪 15 g　桑白皮 12 g　大腹皮 12 g　炒枣仁 12 g　茶树根 24 g
淮小麦 24 g　谷麦芽[各] 18 g　佛手片 9 g　紫丹参 15 g
7 剂

十一诊　1986 年 2 月 6 日

据函述：精神好些，在室内能散步，夜间能平卧熟睡，面浮足肿未退，气喘咳嗽痰薄白，胃口时好时坏，大便时艰，脉如前。高年心衰，肾弱脾虚，仍守前意调治，带病延年。

炒党参 12 g　炒白术 12 g　淮山药 15 g　生黄芪 18 g　汉防己 12 g
猪茯苓[各] 15 g　福泽泻 20 g　大腹皮 12 g　桑白皮 12 g　炒当归 12 g
炒枣仁 12 g　制半夏 9 g　全瓜蒌[切] 12 g　佛手片 9 g　制首乌 15 g
茶树根 24 g
10 剂

十二诊　1986 年 3 月 11 日

面浮足肿十减其八，大便得通，纳食稍增，咳喘痰稠黏白，中脘痞闷，阴雨天感不适，动则气喘加剧，休息得平，尿频量少，近来早搏未发，但情绪紧张则心悸，脉虚弦迟，舌质淡白，有裂纹、瘀点，唇紫暗。心肺脾肾功能均弱，仍宗前法增损。

炒党参 15 g　炒白术 12 g　淮山药 15 g　汉防己 12 g　生黄芪 20 g
全当归 12 g　猪茯苓[各] 15 g　制半夏 10 g　全瓜蒌[切] 12 g　炙苏子 10 g
茶树根 30 g　紫丹参 18 g　佛手片 9 g　制黄精 18 g　生谷芽 18 g
10 剂

十三诊　1986 年 5 月 31 日

停药二月，面浮，足跗肿上及臀部，上月起加剧，服双氢克尿塞（氢氯噻嗪）后尿量增多则肿减，停药后复肿，动则气喘，神疲乏力，头晕，大便艰，眠食尚佳，脉虚弦迟（每分钟 50 次），无结代。心衰日久，水湿潴留，拟方：

汉防己 15 g　生黄芪 20 g　炒白术 10 g　炒党参 15 g　淮山药 15 g
猪茯苓[各] 20 g　福泽泻 24 g　官肉桂[后] 3 g　紫丹参 20 g　全当归 12 g
万年青根 24 g　炙甘草 9 g　茶树根 30 g　佛手片 9 g　川椒目 4.5 g
10 剂

十四诊　1986年12月3日

冠心病足跗肿，面浮，大便艰，尿频量少，痰多稠黏，咯吐不爽，动则气喘，偶有心悸心慌，心电图示：Ⅱ度房室传导阻滞，脉濡迟，舌淡白，唇稍紫。心肾均衰，水湿易积，泛溢肌肤而肿，酿痰贮肺则咳。拟方：

熟附片^先^4.5 g　炒白术 9 g　炒白芍 10 g　猪茯苓^各^15 g　生姜皮 4 g
汉防己 15 g　生黄芪 18 g　福泽泻 18 g　紫丹参 15 g　潞党参 15 g
全当归 12 g　焦山楂 12 g　火麻仁^研^12 g　谷麦芽^各^15 g　半贝丸^包^10 g

7剂

十五诊　1986年12月18日

据其子所述，尿量较多，足跗肿得退，大便已通润，口角多涎沫外流，动则气喘，黏痰艰咯。水湿已得下泄，心肾之阳稍振，仍守前法。

前方附片改 6 g，白术改 15 g，加佛手 10 g，去谷麦芽。12剂。

编者：本案心衰，兼痰饮恋肺。初起叠投益气温阳，蠲饮平喘之方，症情得以趋稳。然停药数月后症情再次加重，患者因担心血压升动拒用附子，心肾之阳难复而饮邪日盛；后复予真武汤和防己黄芪汤等方得缓解。

(2) 林女，70岁，心衰病/胸痹(慢性心力衰竭，冠心病)

一诊　1987年4月8日

冠心病史多年，有轻度血糖升高。时夜间胸闷烦懊，汗出口渴；时有左心衰竭加重。行动气喘伴足跗浮肿，神疲体倦，经常感冒，近有便血色鲜，脉象弦滑，右手较大，舌边红，苔薄中腻。心病日久，阴伤及气，肺热卫外不固，拟养心化痰，清肺宁络。

北沙参 15 g　大麦冬 12 g　五味子 4.5 g　炒枣仁 15 g　鲜石斛 18 g
大生地 24 g　川贝母 9 g　天花粉 15 g　炒丹皮 10 g　紫丹参 30 g
生白芍 18 g　炒槐花 12 g　炒枳实 9 g　汉防己 15 g　茶树根 30 g
煅牡蛎^先^30 g　糯稻根 20 g　参三七粉^吞^3 g

7剂

二诊　1987年4月15日

夜间胸闷烦懊得减，汗出亦止，便血色鲜已止，口渴稍减，仍神疲倦怠，右肩臂痛，屈伸欠利，无肢麻，行动气喘，时左少腹有气上逆，得嗳则舒。脉象如前，舌胖边红，苔腻渐化，仍守前法增损。

北沙参 12 g　鲜石斛 18 g　天花粉 15 g　大生地 24 g　大麦冬 12 g
桑白皮 15 g　地骨皮 15 g　广郁金 9 g　旋覆花^包^9 g　代赭石^先^24 g
川贝母 9 g　紫丹参 20 g　赤白芍^各^10 g　忍冬藤 15 g　络石藤 15 g

7剂

三诊　1987年4月22日

嗳气下腹胀得舒，右肩痛得减，便血止后未发，卧位时间有气向上逆而咳呛，登楼则心慌气促，胸闷减，脉弦滑，舌红渐淡，苔中腻。心脏损伤不易恢复，肝肺蕴热未清，仍宗前法增损。

金石斛先 20 g	大生地 30 g	北沙参 12 g	大麦冬 12 g	天花粉 15 g
嫩白薇 12 g	炒槐花 15 g	生白芍 15 g	紫丹参 20 g	广郁金 9 g
白蒺藜 12 g	旋覆花包 9 g	代赭石先 24 g	炙乳没各 4.5 g	络石藤 15 g
				7 剂

脉　　痹

伯臾先生认为动脉硬化(包括粥样硬化)，或伴狭窄、闭塞，当属脉痹之证，多与肝肾阴亏，经脉失于濡润，或痰浊内蕴，痹阻脉道有关，且多伴瘀血内阻。所录脉痹两案，一属阴亏，一属痰瘀，先生谨守病机，分而治之。对于腹主动脉瘤，先生随时获取新知，翻阅《实用内科学》后获知有并发破裂之危候，故慎用、避用破血逐瘀之品。

(1) 乌男，76 岁，脉痹/阴虚痰饮(腹主动脉瘤，慢性支气管炎，高血压)

一诊　1983 年 9 月 21 日

高龄阴虚之体，腹部主动脉硬化、扩张(腹主动脉瘤)。经检查有轻度高脂血症和轻度糖尿病；血压偏高，服降压药维持量，血压得稳定。素有慢支史，容易感冒，咳嗽痰多，纳、眠正常。脉象弦滑，二尺稍弱，舌质偏红，中有裂纹。阴液已见亏损，肝胃内热，经脉失于濡润；肺弱卫外不固，易为邪侵。姑拟滋阴生津而润经脉，兼益肺固表；尚宜注意饮食，劳逸结合，方可奏效。

炙生地 18 g	制首乌 15 g	北沙参 12 g	天麦冬各 6 g	生白芍 15 g
粉丹皮 10 g	陈海藻 12 g	淡昆布 12 g	福泽泻 15 g	生山楂 15 g
				3 剂

另：霍山石斛 6 g，煎汤代茶，服 5 日。

二诊　1983 年 9 月 24 日

服药后大便艰难已转润爽，腹部亦觉舒畅，脉仍弦滑，右寸较为有力。舌质红，中部裂纹已缩小，阴液稍有恢复之象。经脉全赖阴液滋润荣养，一旦阴液亏耗则易日趋硬化；肺弱卫外不固，素有痰饮，易罹感冒咳嗽，治宜兼顾。

炙生地 20 g	制首乌 15 g	生黄芪 12 g	北沙参 12 g	天麦冬各 6 g
炒白芍 15 g	墨旱莲 15 g	陈海藻 15 g	福泽泻 15 g	生山楂 15 g
				3 剂

另：霍山石斛 6 g，另煎代茶，服 3 日。

三诊　1983 年 9 月 27 日

大便已得润爽，尿频次数减少而尿量增加，有前列腺炎病史，病发时尿频量少刺痛。

腹部舒适，晨起咯吐稠痰3口，因有痰饮之故。有轻度白内障，目视稍逊。肾阴不足，肝阳易亢，肝主筋（经）脉，筋脉失于阴液滋养，腹部主动脉硬化之原也。舌质红，中部裂纹稍小，脉象弦滑较缓，左关较有力，治守前法出入。

西洋参3 g另煎冲　大生地20 g　天麦冬各6 g　制首乌18 g　大白芍18 g
陈木瓜9 g　陈海藻15 g　川贝母去心6 g　瓜蒌实切15 g　汉防己15 g
福泽泻20 g　墨旱莲15 g

10剂

另：霍山石斛6 g，煎汤代茶，连服10日。

(2) 章男，64岁，脉痹（右髂-股动脉粥样硬化闭塞截肢后、高血压）

一诊　1985年6月5日

有高血压病史，窦性心动过速多年，右髂-股动脉粥样硬化伴闭塞，足部有溃疡，四个月前施右下肢膝下截肢术。目前行动则两腿有酸麻感觉，晨起略咳，咯稠黏白痰数口，眠、食均好，脉象右大于左，弦滑数（每分钟100次左右），舌质淡红，苔薄白腻。体肥痰湿之体，痰湿由肺脾而入经脉，血脉痹塞，拟化痰浊，和血脉，通经络，养心脏。

云茯苓15 g　广陈皮9 g　制半夏10 g　炒枳实9 g　鲜竹茹9 g
制南星9 g　紫丹参18 g　全当归12 g　杜红花9 g　生黄芪15 g
炙地龙9 g　桑寄生18 g　炒枣仁12 g　炒槐花12 g

5剂

二诊　1985年6月25日

倾诊诸恙如前，药后症情尚稳，脉象虚弦小数，右大较缓，舌苔薄白腻渐化。动脉硬化，心悸脉数，皆恙久根深，一时不易根除，仍守原意增损调治。

生黄芪20 g　全当归12 g　紫丹参18 g　赤白芍各6 g　杜红花9 g
炙地龙9 g　桑寄生18 g　云茯苓15 g　佛手片10 g　制半夏10 g
太子参15 g　大麦冬12 g　炒枣仁12 g　炒槐花12 g　灵磁石先30 g

30剂

（附记：手术病理报告：胫前动脉上段和胫后动脉中段，中-重度粥样硬化，病变阻塞部分血管腔并有血栓形成，已机化；足背、足底外侧皮肤和皮下组织产多灶性坏死，胫前后动脉中膜钙化）

癫　狂

樊女，46岁，癫狂（脑外伤后谵妄）（本案剂量按每钱3 g换算）

一诊　1974年9月21日

撞伤后二十四天，神志昏迷，左手、二下肢不能活动，脉弦数，舌干。头脑受伤，血瘀阻络，拟醒脑活血通络。

光桃仁 12 g　杜红花 9 g　全当归 18 g　大生地 18 g　炒川芎 6 g
炒赤芍 9 g　广郁金 9 g　鲜石菖蒲 15 g　广地龙 9 g　麝　香冲 0.15 g
[1]至宝丹 2 粒日夜各服1粒

2 剂

二诊　1974 年 9 月 30 日

上方续服 3 剂。顷诊，烦躁狂叫，日夜不休，神识时清时昧，便秘，头痛，舌苔干腻转淡黄腻，脉弦小数。受伤后血瘀未化，《伤寒论》有“蓄血发狂”之症，与阳明热盛发狂不同，拟[2]抵当汤加味，化瘀清神。

炙水蛭 9 g　虻　虫 9 g　光桃仁 12 g　全当归 18 g　杜红花 9 g
朱茯苓 15 g　生大黄后 6 g　鲜石菖蒲 15 g　广郁金 9 g　生山栀 15 g

3 剂

三诊　1974 年 10 月 7 日

烦躁狂叫较减，神志时明时昧，腹痛便秘，解则燥屎，苔黄腻，脉涩而数，蓄血未化，瘀阻脉络，左上肢及二下肢已能活动，再拟活血化瘀通络。

虻　虫 9 g　地鳖虫 6 g　光桃仁 12 g　杜红花 9 g　制川军 9 g
炒枳实 12 g　玄明粉冲 6 g　炒川芎 6 g　炒川连 3 g　陈胆星 9 g
鲜石菖蒲 12 g　生山栀 15 g

7 剂

（因水蛭缺货，故改用地鳖虫。）

四诊　1974 年 10 月 14 日

腹痛已止，便秘解燥屎，神识时明时昧，左手右足稍能活动，但烦躁不安，谵语躁扰，脉弦涩，苔淡黄腻带灰。受伤严重，瘀阻未化，心中烦热，肝阳上亢，再拟活血化瘀，清心平肝。

虻　虫 9 g　地鳖虫 9 g　光桃仁 12 g　杜红花 9 g　制川军 9 g
全当归 30 g　炒川连 3 g　生牡蛎先 30 g　灵磁石先 30 g　生山栀 15 g
骨碎补 12 g　炒枳实 12 g

7 剂

五诊　1974 年 10 月 21 日

烦躁惊叫已得轻减，昨日便软 3 次，神识渐清，但不能言语，不思纳食，舌苔黄腻，脉弦

1　至宝丹（北京同仁堂）：生乌犀（研，水牛角代）、生玳瑁屑（研）、琥珀（研）、朱砂（研，水飞）、雄黄（研，飞）、牛黄（研）、龙脑（研）、麝香（研）、安息香、金箔（半入药，半为衣）、银箔（研）。功效：化浊开窍，清热解毒。方源：《宋·太平惠民和剂局方》。

2　抵当汤：水蛭（熬）、虻虫（去翅足，熬）各三十个，桃仁（去皮尖）二十个，大黄（酒洗）三两。上四味，以水五升，煮取三升，去滓，温服一升，不下更服。功效：攻逐蓄血。方源：《伤寒论·辨太阳病脉证并治中》。

小滑。脉络血瘀渐化，惟痰湿热又阻中焦，再拟活血和中而化湿热。

炒川连 1.8 g　朱茯苓 12 g　化橘红 4.5 g　制半夏 9 g　炒枳实 9 g
全当归 18 g　炒川芎 6 g　光桃仁 9 g　杜红花 6 g　大地龙 9 g
白豆蔻研 2.4 g　石菖蒲 9 g

7 剂

六诊　1974 年 10 月 28 日

神志时明时昧，有幻觉胡言，胸闷两胁痛，大便不能自解，腹胀，不思纳食，但舌苔黄腻渐化。脾胃运化未复，再拟活血清神，和中醒胃。

银柴胡 9 g　全当归 15 g　炒川芎 6 g　杜红花 6 g　光桃仁 9 g
炒枳壳 9 g　朱茯苓 12 g　佛手片 6 g　炙山甲片先 6 g　石菖蒲 9 g
春砂仁研/后 2.4 g　炒谷麦芽各 15 g

10 剂

七诊　1974 年 11 月 7 日

幻觉得瘥，神志亦清，但脘腹作胀，仍不思食，便艰，低热，左腿伤口未敛，二下肢不能活动，脉弦小滑，舌苔黄腻退而又起。瘀血未净，脾胃失健，湿热易生，今拟黄连温胆汤参入化瘀之品。

炒川连 3 g　云茯苓 9 g　广陈皮 6 g　制半夏 9 g　炒枳壳 9 g
炒竹茹 6 g　全当归 12 g　光桃仁 9 g　焦楂曲各 9 g　沉香粉分吞 1.8 g

10 剂

八诊　1974 年 11 月 15 日

胃纳已增，言语謇涩，神清，便艰，苔黄腻前半已化，舌质红，脉细小。痰湿热渐化，气阴两亏，再拟调补气阴而化痰湿。

太子参 12 g　川石斛先 18 g　全当归 12 g　紫丹参 15 g　朱茯苓 9 g
制半夏 9 g　石菖蒲 9 g　陈胆星 6 g　佛手片 6 g　炒谷麦芽各 12 g

10 剂

编者：本案脑外伤后昏迷三周余，伯臾先生以其瘀阻脑络，处以通窍活血汤合至宝丹；3 剂后，见其躁狂谵语，日夜不休，大便干结，状如伤寒“蓄血发狂”，虽非“蓄血膀胱”，亦实属“瘀蓄脑络”，遂投抵当汤半月余，配以涤痰宣窍，渐得神识转清，躁扰趋宁。

痫　　证

胡男，3 岁，痫证（散发性脑炎后，癫痫）

一诊　1982 年 10 月 9 日

散发性脑炎后五月余，近日眼角、口唇偶有抽动，片刻即止，神志尚未恢复，口不能言，口多涎水，大便软，面色灰滞，脉细而数，舌质嫩红，苔薄。肝肾亏损，虚风易动，脾虚不能摄涎，病久药宜缓调，以求稳步得效。

制首乌 12 g　山茱萸 4.5 g(如无山茱萸则用潼蒺藜 9 g 代之)　淮山药 15 g
枸杞子 10 g　炒白术 9 g　云茯苓 15 g　香橼皮 6 g　太子参 10 g
熟附子先 3 g　川桂枝 2 g　全　蝎 1.5 g　五味子 4.5 g

4 剂

又：据述今日曾呕吐 2 次，加用和胃止吐药：制半夏 9 g，黄芩 3 g，生姜 2 片。煎汤 30 ml。

二诊　1982 年 10 月 13 日

昨日起腹泻，迄今已六次，水样便，无黏冻，未呕吐。今晨口唇抽搐阵发一次，脉细弱而数，舌红转淡，苔薄白腻。此系脾胃亏虚，饮食失慎引起腹泻，泻下之物有酸味，急拟健脾和中助运以止泻。

熟附片先 4.5 g　炒白术 9 g　藿香梗 6 g　云茯苓 12 g　炮　姜 3 g
炒防风 9 g　焦楂曲各 10 g　白豆蔻后 3 g　煨木香 6 g　银花炭 9 g
鲜荷叶一角　炒车前子包 15 g

1 剂

编者：车前子盐炒，使弱其性寒，祛湿利尿以缩便。

三诊　1982 年 10 月 14 日

昨日下午起大便溏泄已止，未呕吐，但神情较软，夜寐尚安，右面部抽动，今日已四次，时间较短，流涎依然，小便较昨为多，面黄，舌质淡红，苔薄白腻稍化，脉细弱带数。脾肾之气耗伤，湿滞虽减未尽，虚风动荡，再拟温补脾肾，平虚风，和胃化湿滞。

熟附片先 6 g　青龙齿先 15 g　制半夏 9 g　炒白术 9 g　明天麻 4.5 g
太子参 12 g　灵芝草 9 g　川桂枝 2 g　炒白芍 9 g　炙甘草 3 g
全蝎粉吞 0.6 g　炒楂曲各/包 9 g　春砂仁后 3 g　云茯苓 10 g

1 剂

四诊　1982 年 10 月 15 日

据述今日抽搐较剧，共三次，其中一次跌地，发时面、甲青紫。泻下后正气大伤，虚风挟痰上扰，再拟扶正息风镇潜法。

生晒参另煎冲 6 g　炒白术 9 g　制半夏 9 g　明天麻 4.5 g　灵芝草 9 g
全蝎粉冲 1 g　制蜈蚣 1.5 g　青龙齿先 18 g　嫩钩藤后 12 g　朱远志 6 g
砂仁研/后 3 g

1 剂

五诊　1982 年 10 月 16 日

据述，药后无抽搐，精神状态好，药尚应症，前方续治。

上方改生晒参另煎冲 4.5 g，余药味不变。1 剂。

六诊　1982 年 10 月 17 日

抽搐之症昨起止发，大便已转正常，亦无呕吐，面色灰滞已退，精神亦渐恢复，口角流涎，神志尚未正常，脉细带数，舌质淡红，苔薄白腻。症情得趋稳定，但仍应注意饮食和外感，方宗益气健脾息风调治。

生晒参[另煎]4.5 g　灵芝草 9 g　制半夏 9 g　炒白术 9 g　明天麻 4.5 g
炒当归 6 g　炒白芍 9 g　全蝎粉[冲]1 g　制蜈蚣 1 g　嫩钩藤[后]12 g
春砂仁[后]3 g　炒山楂 12 g　珍珠粉[冲]0.3 g

3 剂

七诊　1982 年 10 月 18 日

患散发性脑炎 5 月余，目前症状尚属稳定，兹拟治疗方案于后（用于中、西医结合救治）。

甲方：益气健脾息风方药。

生晒参[另煎]4.5 g　炒白术 9 g　炒白芍 9 g　嫩钩藤[后]12 g　灵芝草 9 g
明天麻 4.5 g　全蝎粉[冲]1 g　炒山楂 12 g　制半夏 9 g　炒当归 6 g
制蜈蚣 1 g　春砂仁[后]3 g　珍珠粉[冲]0.3 g

嘱：此方服 3 剂后，抽搐未发，可去制蜈蚣加生黄芪 10 g，再服 7 剂。服后仍无抽搐症状出现则去全蝎粉，加入乌梢蛇 9 g。

乙方：滋肾柔肝解语方药。

制首乌 10 g　淮山药 12 g　干苁蓉 6 g　枸杞子 9 g　补骨脂[炒]9 g
青龙齿[先]15 g　干石菖蒲 4 g　炒白芍 9 g　净蝉蜕 4 g　凤凰衣 3 g
玉蝴蝶 1.5 g　春砂仁[后]3 g　珍珠粉[冲]0.3 g

服法：服甲方 10 剂之后，甲、乙两方应交替轮服（暂服二个月为一疗程）。

嘱：① 如有抽搐可加用全蝎和蜈蚣；② 遇有感冒或胃肠道感染则停服上药。

编者：幼儿脑炎后遗脑瘫，失语，继发癫痫。伯臾先生虑其肝肾亏损，虚风内动，初起仿金匮肾气丸组方治之；后因脾虚饮食失慎致泻，正气大伤而土虚木旺，转予益气健脾，息风镇潜而癫痫得以止发。案末为中西医结合方案拟方。分别治疗失语（滋肾柔肝解语方）及癫痫（益气健脾息风方）后遗症。

郁　证

(1) 费女，49 岁，百合病（自主神经功能紊乱，更年期）

一诊　1985 年

摘除子宫已二年，易惊惕，眩晕，一周内发左偏头痛，或龈痛、咽痛、口疳，间或腹痛气逆则频频作嗳，两手颤动，工作 2 h 后即倦怠乏力，曾拟诊“自主神经功能紊乱”，脉象细迟，舌淡红。证属气阴二虚，虚火虚风易动，真气上冲则嗳，拟复方调治。

太子参 12 g　北沙参 12 g　制首乌 18 g　川石斛[先]15 g　大白芍 20 g
生甘草 3 g　磁朱丸[包]6 g　白百合 20 g　炒知母 6 g　淮小麦 30 g
炒枣仁 15 g　代赭石[先]20 g　旋覆梗 9 g　羚羊角粉[吞]0.3 g

7 剂

(2) 许男,41岁,郁证(焦虑症)

一诊　1987年1月11日

两年来,记忆力减退,头额部气冲上至巅顶作痛,口苦,鼻嗅、口味均异常,感情淡漠,性欲减退,纳食不馨,大便正常,无高血压病史,脉弦小滑,右关略数,舌边齿痕,苔薄白微黄。思烦过度,心脑受伤,上部动荡不定,应予镇潜;内则肺胃失调。虚实相夹,治拟兼顾。

珍珠母[先]30 g	煅石决[先]30 g	潼白蒺藜[各]10 g	紫石英[先]18 g	太子参 12 g
生白术 9 g	云茯苓 12 g	炒枳壳 9 g	广陈皮 9 g	制半夏 9 g
淡竹茹 9 g	川朴花 6 g	粉萆薢 12 g	生山楂 15 g	

7剂

二诊　1987年2月16日

头额部气冲已解,鼻嗅、口味亦正常,口苦,不知饥饱,记忆力减退,夜寐不宁,多梦、梦语,文案写作思路迟钝,脉弦小滑,苔薄白,根较腻。肝藏魂,心藏神,思烦过度,心肝受伤,夹痰湿交阻,拟复方调治。

紫丹参 18 g	太子参 15 g	茯苓神[各]6 g	青龙齿[先]20 g	紫石英[先]18 g
广陈皮 9 g	制半夏 10 g	炒枳实 10 g	陈胆星 9 g	细石菖蒲 6 g
炙远志 6 g	炒枣仁 15 g	炒知母 6 g	炒川芎 9 g	琥珀粉[夜吞]3 g

14剂

三诊　1987年3月26日

夜寐较安,口苦已除,但纳食未馨,记忆力较前为差,脉象弦小,两尺较弱,性功能减退。用脑过度,心神受伤,肾亦累亏,再拟调补心肾,佐以柔肝。

太子参 15 g	大麦冬 12 g	五味子 6 g	炒枣仁 15 g	炒知母 9 g
炒川芎 9 g	茯苓神[各]6 g	制熟地 18 g	制首乌 15 g	枸杞子 12 g
补骨脂 12 g	大白芍 15 g	桑椹子 15 g	佛手片 9 g	陈胆星 9 g
左归丸[分吞]12 g	琥珀粉[夜吞]3 g			

14剂

四诊　1987年7月13日

近来夜寐不酣又作,多梦,梦语,记忆力减退,纳食不馨,口苦,苔薄白腻,边淡红,齿印,脉弦细,两尺较弱。思虑过度,工作烦忙,精神受伤,脾运失健,痰湿易生,干扰心神,拟安养心神而化痰湿。

生白术 10 g	炒枳壳 9 g	云苓神[各]9 g	化橘红 6 g	制半夏 10 g
炒竹茹 9 g	炒川连 3 g	陈胆星 9 g	炒枣仁 15 g	炒知母 9 g
炒川芎 9 g	细石菖蒲 6 g	炙龟板[先]15 g	琥珀粉[夜吞]4.5 g	

14剂

四、脾胃病证

胃痛

伯臾先生善治胃痛，不仅是对建中汤类的灵活使用，更在于他对胃痛患者病因病机的准确把握。根据临证所见，其常用的治则方药包括：气滞胃痛（肝气犯胃），治以平肝理气，因常伴气滞血瘀，故取沉香降气散合丹参饮；胃阴损伤，治以养阴生津，取沙参麦冬汤，或养胃汤合五汁饮；脾胃虚寒，予温中健脾，取小建中汤；寒重剧痛，治以温阳散寒，取大建中汤；火郁胃痛，治以清肝泄热，理气和胃，取化肝煎；寒热夹杂，予以辛开苦降，扶养中气，取半夏泻心汤或黄连汤；停饮胃痛（胃中留饮）通阳化饮，和胃止痛，取苓桂术甘汤合小半夏汤或生姜半夏汤。

(1) 耿女，40岁，胃痛（慢性胃炎）（本案剂量按每钱3 g换算）

一诊　1975年10月14日

因半年来食后脘胀不适，逐渐消瘦而收住入院，胃镜检查示：慢性浅表性胃炎（萎缩性）。症见纳呆，口干，胃脘隐痛，食后作胀，泛恶吞酸1 h后始适，便秘与腹泻交替发作，脉细，苔白。胃主纳，脾主运，胃热脾弱，拟先清胃和运。

炒川连 2.4 g　炒吴萸 1.5 g　炒白术 6 g　炒枳壳 9 g　老苏梗 9 g
化橘红 4.5 g　鸡内金 9 g　紫丹参 12 g　白檀香 3 g　砂仁壳[后] 2.4 g
7剂

二诊　1975年10月21日

作呕已止，中脘隐痛，食入作胀，无泛酸，口干而不欲饮，饮后不适，脉细，苔薄白滑。胃热平而脾虚运化失职，再拟调治脾胃。

太子参 9 g　白蒺藜 6 g　紫丹参 12 g　炒当归 9 g　云茯苓 9 g
制香附 9 g　鸡内金 9 g　谷麦芽[各] 12 g　炒白芍 9 g　佛手片 6 g
7剂

三诊　1975年10月28日

中脘隐痛止，恶心已平，胃胀减轻，纳食增加，大便或软或硬，脉小弦，苔薄白润。胃病已趋稳定，仍守前法出入。

前方去太子参，加炒党参 9 g，缩砂仁[研/后] 4.5 g。7剂。

四诊　1975年11月4日

胃痛止后，纳少食胀，大便3日1次，腹鸣，夜寐不佳，神疲乏力，口干不欲饮，脉细小，苔白滑。胃病日见好转，再拟前法出入。

潞党参 9 g　紫丹参 12 g　朱茯苓 9 g　制半夏 9 g　制香附 9 g
全当归 12 g　炒枣仁 9 g　炒白芍 9 g　炒枳实 9 g　缩砂仁[研/后] 2.4 g
7 剂

五诊　1975 年 11 月 11 日

大便已正常，食后尚胀，口干，脉细小，苔薄白。脾胃两虚，运化未健，再拟调补脾胃。

潞党参 9 g　炒白术 6 g　炒枳实 9 g　云茯苓 9 g　紫丹参 12 g
全当归 12 g　制香附 9 g　缩砂仁[后] 2.4 g　鸡内金 9 g　淮小麦 30 g
7 剂

六诊　1975 年 11 月 18 日

中脘胀痛，均得轻减，纳食已增，大便转软，夜寐梦多，脉濡小，舌淡红润。胃病渐愈，思虑过多，心神受伤，前法参入安神之品。

前方去枳实，加朱茯苓 9 g，朱远志 6 g。7 剂。

七诊　1975 年 11 月 25 日

中脘胀痛向愈，食油腻尚感不适，纳可，梦多已减，便艰，脉细，舌净。心神得宁，脾胃运化已得好转，再拟调理脾胃，稍佐润肠。（出院带回方）

潞党参 9 g　炒白术 6 g　江枳实 9 g　全当归 15 g　炒枣仁 9 g
炒川芎 6 g　制香附 9 g　鲜首乌 30 g　佛手片 6 g　谷麦芽[各] 12 g
10 剂

臾按：胃痛原因不一，有寒热虚实之分，更有肝气犯胃，郁久化热而脾气不足者，本症即属此类。故用左金清肝抑木，枳术丸健脾和中，丹参饮理气和血止痛，肝胃调和后用调补脾胃以收功。

(2) 马男，58 岁，胃痛(慢性萎缩性胃窦炎)

一诊　1979 年 12 月 20 日

中脘胀痛多年，近年加剧，胃镜检查示慢性萎缩性胃炎（主要胃窦部）。食入则胀痛甚，多饮则胃中不适，口黏，无泛酸，大便每日 1 次，脉弦小滑，舌质带暗，苔薄白腻。胃病脾运失常，湿滞中阻，不通则痛，拟和胃健脾而化湿滞。

太子参 10 g　生白术 10 g　炒枳壳 6 g　紫丹参 15 g　全当归 10 g
云茯苓 12 g　川厚朴 4.5 g　沉香粉[吞] 0.9 g　生山楂 15 g　缩砂仁[研/后] 3 g
苏罗子[1] 9 g　凤凰衣 6 g
4 剂

二诊　1979 年 12 月 24 日

药后中脘痛得止，纳食不多，口黏而干。仍守前法出入。

1　苏罗子：即娑罗子。

前方去川朴，加泽兰叶 10 g，制半夏 9 g。7 剂。

三诊　1980 年 1 月 2 日

纳少，食入即胀，胃脘时有隐痛，口干，痰黏，脉虚细，舌质淡红，苔薄白。再拟养胃化湿。

太子参 12 g　淮山药 12 g　炒白术 9 g　炒枳壳 6 g　云茯苓 12 g
川朴花 4.5 g　佛手片 6 g　肥玉竹 12 g　凤凰衣 6 g　紫丹参 12 g
全当归 9 g　炒白芍 9 g　八月札 9 g　炒谷麦芽各 12 g

7 剂

四诊　1980 年 1 月 24 日

中脘隐痛已止，纳食稍增，脉虚软，舌边红，苔薄白腻。脾气不足，兼有蕴湿，胃失和运，再拟前法出入。

太子参 15 g　炒白术 10 g　淮山药 12 g　炒枳壳 6 g　云茯苓 12 g
川朴花 4.5 g　缩砂仁研/后 3 g　紫丹参 12 g　肥玉竹 12 g　凤凰衣 6 g
炒当归 9 g　八月札 9 g

10 剂

五诊　1980 年 2 月 25 日

药后脘痛未发，胀亦得舒，纳食渐增，最近胃镜检查示：贲门部炎症好转，胃体中下部萎缩性胃炎仍存在，脉虚细，舌淡红无华。再拟调补脾胃，巩固疗效。

炒党参 12 g　炒白术 9 g　淮山药 15 g　炙黄芪 12 g　川桂枝 3 g
炒白芍 9 g　炙甘草 3 g　全当归 9 g　凤凰衣 6 g　苏罗子 9 g
香橼皮 6 g　谷麦芽各 12 g

7 剂

六诊　1980 年 4 月 3 日

中脘痛偶发，较前大为轻减，纳食增，脘胀亦松，大便日行，脉虚弦，舌质淡红，苔薄白。劳伤脾胃已久，药后已得好转，仍守前法。

炙黄芪 15 g　全当归 10 g　川桂枝 4.5 g　炒白芍 10 g　炙甘草 3 g
炒苍白术各 6 g　炒党参 12 g　制香附 9 g　缩砂仁研/后 3 g　饴　糖冲 30 g

14 剂

编者：本案劳伤脾胃，兼有湿滞。先予和胃健脾化湿；湿滞得解，转予温中健脾，取芪归建中。方中凤凰衣，先生常用于萎缩性胃炎，谓其含胃激素，可改善胃黏膜萎缩；并常伍玉竹同用，谓其养阴而不滋腻，有保护黏膜作用（水解物含阿拉伯胶糖）。

(3) 吴男，58 岁，胃痛（球溃术后残胃炎）

一诊　1983 年 5 月 15 日

八年前因十二指肠球部溃疡曾手术行胃大部切除术，一个月前因吃糯食后，有中脘胀痛，伴呕吐苦水。经胃镜检查，残胃黏膜水肿，胆汁反流，当时经西药治疗得缓解。目前食多则脘胀，口苦干，倦怠乏力，大便先干后软，量不多，不畅感。脉虚弦小，舌质淡红，苔薄黄。

太子参 10 g　炒白术 10 g　炒枳壳 6 g　云茯苓 12 g　制香附 9 g
紫苏梗 6 g　白蒺藜 10 g　淮山药 15 g　佛手片 10 g　炒川连 2 g
焦楂曲各 9 g　炒苡仁 18 g　白豆蔻研/后 2 g

5 剂

二诊　1983 年 7 月 10 日

服前药八剂后，大便已一次较畅，纳增，脘胀减，寐较安，精神亦振，口黏苦，脉弦小，舌质红，苔薄黄。脾胃湿热虽化未楚。

太子参 12 g　炒白术 10 g　淮山药 12 g　云茯苓 15 g　新会皮 6 g
炒竹茹 6 g　炒枳壳 6 g　炒川连 2.4 g　制半夏 9 g　汉防己 12 g
佛手片 9 g　生谷麦芽各 15 g　白豆蔻后 3 g

7 剂

(4) 刘男，74 岁，胃痛/咳嗽(慢性胃炎，慢性支气管炎、肺气肿)

一诊　1984 年 7 月 10 日

有规律性饥饿感，稍食则安，时嗳气，脐腹部作胀，时轻时重，经胃镜检查诊为慢性浅表萎缩性胃炎。往有慢支史多年，延成肺气肿，咳嗽咳痰不畅，口渴。脉象虚弦带数，舌质红无苔。素体阴虚，痰饮郁久化为痰热，胃阴伤而脾气弱，运化失职，腹胀亦属气虚之故。拟清养肺胃，益气豁痰。

北沙参 15 g　大麦冬 12 g　制半夏 6 g鲜竹沥6 g拌　生黄芪 15 g　炒白芍 15 g
炙甘草 4 g　淮山药 15 g　云茯苓 12 g　紫丹参 15 g　苏罗子 10 g
瓜蒌皮 12 g　生谷芽 15 g　清炙枇杷叶包 15 g

7 剂

二诊　1984 年 7 月 17 日

脘腹胀满稍减，咳痰亦减，下午口渴喜冷饮，但饮后不适，舌质红，无苔，脉虚弦较和。此乃胃热脾弱，运化失职，痰热阻滞，肺失肃降，再拟前法出入。

金石斛先 20 g　北沙参 15 g　大麦冬 12 g　天花粉 18 g　淮山药 18 g
八月札 9 g　桑叶皮各 9 g　生黄芪 18 g　炒白芍 15 g　炙甘草 4 g
生升麻 6 g　紫丹参 20 g　合欢皮 18 g　合欢花 9 g

7 剂

编者：生升麻，甘平，微寒，清胃热而不败胃。

三诊　1984 年 8 月 4 日

中脘饥则不舒，得食则减，脐腹时胀，晨起咳呛、口渴，诸恙均见减轻，脉象虚弦，尺弱，舌质红。气阴两伤，肺胃同病；动则气短，肾亦累伤。再拟前法出入。

生黄芪 20 g　炒白芍 15 g　炙甘草 4 g　太子参 15 g　淮山药 20 g

大麦冬 12 g　金石斛[先]18 g　紫丹参 20 g　生升麻 6 g　川贝粉[吞]4.5 g
绿萼梅 4.5 g　凤凰衣 6 g　清炙枇杷叶[包]12 g

10 剂

另：生晒参 30 g，参三七 30 g，蛤蚧 30 g，三味各研细末，和匀。每次 1.5 g，吞服，每日 3 次。

四诊　1984 年 8 月 22 日

下午四时许有饥饿感，稍食则舒，中脘腹部有时作胀，时嗳气，口干，便渐转实，日二次，喉有黏痰，动则气短，脉弦较和，数象已退，舌质红。1974 年起患胃窦炎、浅表性胃炎，更发展为萎缩性胃炎，胃病逐渐加重，一时不易速愈，再拟前意出入调治。

生黄芪 20 g　炒白芍 15 g　炙甘草 4 g　肥玉竹 12 g　太子参 15 g
淮山药 20 g　生谷麦芽[各]18 g　凤凰衣 6 g　北沙参 12 g　生升麻 6 g
八月札 9 g　合欢皮花[各]9 g　川贝粉[吞]4.5 g　川石斛[先]15 g

12 剂

另：生晒参 30 g，参三七 30 g，蛤蚧 30 g，三味各研细末和匀，每次 1.5 g，吞服，每日 3 次。

五诊　1984 年 9 月 14 日

饥饿感已平，脐腹部作胀亦减，头晕乏力，喉有黏痰，艰咯，日四五口，口苦干，舌质红，苔根薄白，脉弦小滑。胃痛已得减轻，慢支痰浊未化，颇虑入冬加剧，再拟清化痰浊，养胃利气。

大麦冬 12 g　北沙参 12 g　瓜蒌皮 12 g　川贝母 6 g　制半夏 10 g[竹沥10 g拌]
生黄芪 20 g　炒白芍 15 g　炙甘草 4 g　乌梅肉 6 g　川石斛[先煎]15 g
光杏仁 9 g　生升麻 6 g　合欢皮花[各]12 g　生谷麦芽[各]15 g

14 剂

另：生晒参 45 g，参三七 30 g，蛤蚧 30 g，三味各研细末和匀，每日吞服，每次 1.5 g，每日 3 次。

六诊　1984 年 10 月 6 日

脘痛腹胀及饥饿感虽减未止，喉有黏痰，咯吐不畅，上午有四五口，登高则气促，脉象虚弦滑，间有歇止，舌质，口干。胃病渐得好转，慢支日久延成肺气肿，累及心脏，血行失畅则成早搏，再拟肺胃心同治。

太子参 15 g　北沙参 12 g　大麦冬 12 g　炒白芍 18 g　制半夏 10 g[竹沥10 g拌]
瓜蒌皮 15 g　炙甘草 6 g　海蛤壳[先]24 g　紫丹参 20 g　全当归 10 g
苦参片 9 g　生谷麦芽[各]15 g　生黄芪 18 g

14 剂

另：生晒参 50 g，参三七 30 g，蛤蚧 30 g，沉香粉 12 g，各研细末和匀，胶囊装，每日 4.5 g，分 3 次吞。

(5) 陈女,15岁,胃痛(胃神经症)

一诊　1985年10月9日

反复中脘刺痛三年,时发时止,已经X线钡餐摄片,无特殊发现。今年8月起脘痛复发迄今,时轻时剧,无泛酸,自觉内热口干,形寒,舌质红,根苔薄黄,脉濡细带数。思烦过度,脾胃气阴受伤,拟健脾养胃,和血理气。

太子参 9 g　干石斛[先] 15 g　炒赤白芍[各] 12 g　炙甘草 4 g　银柴胡 9 g
炒枳壳 9 g　紫丹参 18 g　炒延胡 9 g　八月札 9 g　徐长卿 18 g
左金丸[分吞] 2.4 g　谷麦芽[各] 18 g

7剂

臾按: 目前清补,治以理气血止痛为主,待痛止后议补。

二诊　1985年10月20日

服上药三剂后,中脘刺痛已止,内热亦平,舌质淡红,根苔薄黄已化,脉小滑已不数。脾胃受伤已得好转,气血流行亦利,面色萎黄无华,再拟调养脾胃,佐以益血之品。

炒党参 9 g　炒扁豆 10 g　炒白术 6 g　炒白芍 15 g　云茯苓 9 g
白莲子 6 g　炙甘草 4 g　制香附 9 g　淮山药 15 g　谷麦芽[各] 18 g
仙鹤草 24 g　八月札 9 g　佛手片 9 g　干石斛[先] 15 g

7剂

三诊　1985年11月3日

中脘痛二旬余未发,纳食增强,二便正常,面色萎黄好转,粪检:蛔虫卵少许。脉细弱,舌质淡红,苔薄腻渐化。再拟调理脾胃,佐以养血。

炙黄芪 18 g　炒当归 12 g　炒白术 9 g　炒党参 12 g　云茯苓 9 g
淮山药 15 g　炒扁豆 12 g　川石斛[先] 12 g　仙鹤草 30 g　苏芡实 12 g
白莲心 6 g　谷麦芽[各] 15 g　香橼皮 9 g　炒白芍 9 g

10剂

四诊　1985年11月17日

前日食香蕉后,中脘又发隐痛,次日得愈,畏寒无泛酸,大便正常,脉象细弱,舌质淡红润。脾胃受伤,中虚则痛也,再拟归芪建中汤加减。

全当归 12 g　炙黄芪 15 g　川桂枝 4.5 g　炒白芍 12 g　炙甘草 4 g
云茯苓 10 g　炒白术 9 g　佛手片 9 g　淮山药 15 g　仙鹤草 30 g
谷麦芽[各] 15 g

7剂

(6) 徐女,43岁,胃痛(十二指肠球部炎症)

一诊　1986年3月30日

左脘腹胀痛不适已七年余,纳食后更觉不舒,无泛酸,有时头晕,便艰,二日一次,脉弦细,苔薄。X线钡餐摄片示:十二指肠球部炎症。宜调中和胃润肠。

紫丹参 15 g　制香附 9 g　姜黄连 3 g　淡吴萸 1 g　云茯苓 9 g
八月札 9 g　川楝子 9 g　延胡索 9 g　炒白芍 18 g　炙甘草 4 g
大麻仁[研] 12 g　苏罗子 9 g　谷麦芽[各] 15 g

7 剂

二诊　1986 年 4 月 6 日

药后大便每日得通较爽，左脘腹胀痛亦减，口淡咽干，脉细舌净。脾胃气阴两虚，仍守前法出入。

太子参 12 g　淮山药 15 g　川石斛[先] 12 g　大白芍 18 g　炙甘草 4 g
川楝子 9 g　云茯苓 9 g　大麻仁[研] 12 g　炒川连 2 g　紫丹参 15 g
八月札 9 g　谷麦芽[各] 15 g　凤凰衣 9 g

7 剂

三诊　1986 年 4 月 13 日

左脘腹作胀又减，口淡咽干亦轻，但日间小腹作胀，尿频不爽，量少色黄，脉细，舌红。气阴二虚，膀胱宣化失司，拟方：

太子参 12 g　淮山药 15 g　川石斛[先] 12 g　炒白芍 18 g　六一散[包] 18 g
八月札 9 g　生升麻 6 g　粉萆薢 12 g　云茯苓 12 g　肥知母 6 g
大麻仁[研] 12 g　凤凰衣 9 g　谷麦芽[各] 15 g

7 剂

四诊　1986 年 5 月 11 日

左脘腹及小腹作胀均减，稍觉不适，腰酸楚，带多色白稠，尿频不爽而热，夜睡前较剧。脾胃运化好转，但肾虚膀胱失约，湿热下注带脉。拟方：

银柴胡 10 g　江枳实 9 g　炒白芍 15 g　生甘草 3 g　川石斛[先] 12 g
潼白蒺藜[各] 9 g　云茯苓 12 g　粉萆薢 12 g　肥知母 6 g　椿根皮 15 g
大麻仁[研] 12 g　谷麦芽[各] 15 g　生升麻 9 g　凤凰衣 6 g

7 剂

五诊　1986 年 6 月 1 日

左脘腹及小腹作胀得瘥，睡前尿频不爽亦减，有痛经史，近日经转，右少腹作痛，有血块，色暗紫，平时淋漓 7 日方净，脉象弦细，舌淡红，少苔。胃病接近痊愈，然寒瘀下阻挟湿。拟方：

制香附 9 g　艾绒炭 4 g　台乌药 9 g　云茯苓 12 g　全当归 12 g
赤白芍[各] 6 g　紫丹参 15 g　缩砂仁[研/后] 3 g　潼白蒺藜[各] 10 g　谷麦芽[各] 18 g
大麻仁[研] 12 g　炒杜仲 12 g　太子参 10 g　佛手片 9 g　淮山药 15 g

7 剂

(7) 沈女，23 岁，胃痛

一诊　1986 年 10 月 21 日

胃痛引胁已久，食入脘胀，左胸隐痛且闷，检查心电图示：窦性心律不齐，房室传导阻滞。舌红润，脉细数带促。拟方：

炒白术 9 g	江枳壳 9 g	紫丹参 15 g	沉香片[后] 1.2 g	缩砂仁[研/后] 3 g
薤　白 6 g	瓜蒌皮 12 g	生蒲黄[包] 12 g	全当归 12 g	赤白芍[各] 9 g
制香附 9 g	银柴胡 9 g	谷麦芽[各] 15 g		

7 剂

(8) 冷男，62 岁，胃痛(慢性胃炎)

一诊　1986 年 10 月 25 日

有慢性胃炎和胃小弯溃疡史，胃脘不适，无泛酸，便艰，二三日一次，脉弦细，舌质淡红，少苔。近日胃镜示：萎缩性胃炎、胃窦炎和胃小弯溃疡。脾气胃阴不足，运化失常，拟方：

太子参 10 g	淮山药 15 g	北沙参 10 g	麦门冬 9 g	肥玉竹 12 g
云茯苓 10 g	炙甘草 4 g	[1] 香连丸[包] 4 g	凤凰衣 6 g	炒白芍 12 g
炙乌梅肉 6 g	黑芝麻 10 g	绿萼梅 4.5 g	谷麦芽[各] 15 g	

7 剂

二诊　1986 年 11 月 2 日

中脘不舒得减，纳食尚可，口微干，神疲乏力，大便二三日一次，舌淡红，脉弦细。胃病多年，不易速愈，拟方：

北沙参 12 g	麦门冬 10 g	肥玉竹 12 g	太子参 12 g	淮山药 15 g
炙甘草 4.5 g	嫩黄精 15 g	凤凰衣 6 g	杭白芍 12 g	大麻仁[打] 12 g
炙乌梅 6 g	绿萼梅 4.5 g	谷麦芽[各] 15 g	紫丹参 15 g	

7 剂

三诊　1986 年 11 月 17 日

中脘不舒虽减未除，胃痛多年，习惯性便秘，二三日一次，四肢不温，脉象细弦，舌淡红，裂纹。脾气胃阴两亏，仍应益气养胃。

太子参 12 g	生黄芪 15 g	全当归 12 g	北沙参 12 g	麦门冬 10 g
肥玉竹 12 g	淮山药 15 g	凤凰衣 6 g	杭白芍 12 g	炙甘草 4 g
乌梅肉 6 g	紫丹参 15 g	谷麦芽[各] 15 g	大麻仁[打] 12 g	

10 剂

编者： 本案为胃阴亏损的慢性胃炎患者，伯臾先生用芍药甘草汤酸甘化阴，缓急止痛，属萎缩性胃炎而胃酸缺乏，加用乌梅肉以助酸甘化阴。

(9) 陈女，17 岁，胃痛/痛经(慢性胃炎？/月经失调)

一诊　1987 年 4 月 14 日

中脘绞痛五日，饥则痛，食亦痛，无泛酸，有嗳气，大便失常，脉细苔薄。饮食失节，脾

1　香连丸：黄连(用吴茱萸同炒，去吴茱萸)、木香(5∶1)。功效：清热祛湿，行气止痢。方源：《太平惠民和剂局方》。

胃受伤,兼受寒邪也。拟温运和中以止痛。

老苏梗 9 g　白蒺藜 12 g　制香附 9 g　紫丹参 15 g　白檀香 4.5 g
缩砂仁[后] 4 g　淡吴萸 4 g　炮　姜 4 g　炒白芍 10 g　谷麦芽[各] 15 g
鸡内金 9 g　苏罗子 9 g

5 剂

二诊　1987 年 4 月 19 日

药后中脘绞痛即得缓解,但因攻读紧张,脘痛又起,较前轻减。有痛经史,昨日经临,少腹痛胀,平时经行量多,淋漓 6 日方净,脉虚细,苔薄渐化。拟和中温运,佐以调经。

制香附 9 g　白蒺藜 12 g　炒白芍 12 g　炙甘草 3 g　紫丹参 12 g
沉香片[后] 1.2 g　春砂壳[后] 3 g　陈艾绒 4 g　炒荆芥 10 g　台乌药 9 g
炒当归 12 g　绿萼梅 4.5 g　玫瑰花 4.5 g　谷麦芽[各] 15 g　八月札 9 g

7 剂

三诊　1987 年 4 月 26 日

经行五日净,量多已减,中脘绞痛亦止,纳食见增,腰略酸,苔白已化,脉濡细。脾胃劳伤得复,再拟和中养胃,佐以调经。

太子参 10 g　炒白术 9 g　炒枳壳 6 g　白蒺藜 10 g　炒白芍 12 g
炙甘草 3 g　佛手片 9 g　淮山药 15 g　炒当归 12 g　紫丹参 12 g
生谷芽 15 g　厚杜仲 12 g　川续断 12 g　肥玉竹 12 g

10 剂

(10) 邵男,54 岁,胃痛(胃憩室)

一诊　1986 年 5 月 10 日

中脘嘈杂,不思纳食,食少,无泛酸,神疲乏力,头晕,大便通,脉弦细,舌淡苔黄腻。X 线钡餐摄片示:胃有憩室。湿热滞伤胃,胃失和降。拟方:

藿香梗 9 g　川厚朴 6 g　制半夏 9 g　云茯苓 15 g　左金丸[吞] 4.5 g
生熟苡仁[各] 15 g　白豆蔻[研/后] 3 g　佛手片 9 g　谷麦芽[各] 18 g　楂　曲[各] 10 g

4 剂

编者: 嘈杂食少,湿热滞胃,治以藿朴夏苓合左金法。

(11) 苏女,64 岁,胃痛(急性胃肠炎后)

一诊　1986 年 8 月 18 日

一周前在普陀山因饮食不慎,肠胃受伤,运化失职而泄泻,中脘痛,下腹胀。经治疗后泄泻已止,但中脘隐痛及腹胀未舒,皮肤作痒,往有梅尼埃病病史,过劳则发,口黏,脉象濡滑,舌苔白腻。脾弱湿胜,拟和中化湿。

炒茅术 9 g　藿香梗 9 g　川厚朴 6 g　制半夏 9 g　云茯苓 15 g

白豆蔻研/后 3 g	炒苡仁 24 g	大腹皮 12 g	新会皮 6 g	焦楂曲各 10 g
鸡内金 9 g	荷　梗 1 支	地肤子 10 g	白鲜皮 15 g	嫩钩藤后 12 g
				4 剂

编者：暑天伤于不洁饮食，湿滞中焦，以藿朴夏苓汤治之。

(12) 陈男，30 岁，胃痛(球部溃疡?)

一诊　1983 年 4 月 3 日

中脘嘈杂，饥则胃痛，头晕眼黑，过劳则艰寐，口干，舌质红苔薄。拟方：

潼白蒺藜各 9 g	杜黑豆 20 g	炒白芍 18 g	炙甘草 3 g	炒当归 10 g
焦山楂 12 g	紫丹参 15 g	煅瓦楞先 20 g	太子参 10 g	黑山栀 9 g
炒枳壳 9 g	八月札 9 g	苏罗子 9 g		
				4 剂

(13) 谢女，37 岁，胃痛(胃小弯溃疡，胃炎)

一诊　1985 年 6 月 30 日

中脘作胀，甚则掣痛，嘈杂欲呕，无泛酸，便软时溏，病延七年，经 X 线钡餐摄片和胃镜检查，均拟诊为胃小弯溃疡，胃窦炎。头晕左头额作痛，神疲乏力，纳减，脉细，舌淡红，中裂纹。拟和中养胃，平肝调气。

太子参 10 g	炒白术 9 g	炒白芍 15 g	炙甘草 4 g	紫丹参 15 g
凤凰衣 6 g	云茯苓 10 g	淮山药 15 g	川楝子 9 g	延胡索 9 g
谷麦芽各 15 g	左金丸分吞 4.5 g	苏罗子 10 g		
				7 剂

(14) 朱男，35 岁，胃痛(十二指肠球部溃疡?)

一诊　1986 年 10 月 15 日

半年来中脘隐痛不舒，饥则发，得食稍安，大便解燥屎，脉象弦细，苔薄。饥饱失常，中虚胃痛，拟当归建中汤加味。

炒当归 12 g	川桂枝 6 g	炒白芍 18 g	炙甘草 4.5 g	煨　姜 6 g
大　枣 7 枚	饴　糖冲 30 g	制香附 9 g	凤凰衣 6 g	炒谷芽 15 g
				5 剂

(15) 祝男，33 岁，胃痛(十二指肠球部溃疡、胃炎)

一诊　1986 年 12 月 23 日

有十二指肠球部溃疡伴畸形及胃窦炎史多年，中脘隐痛，饥则发，多食或进油腻亦发，大便先干后软，消化不良，脉虚细，苔薄白。饮食失节，烦劳过度，脾胃受伤，拟黄芪建中汤加味。

生黄芪 18 g	川桂枝 6 g	炒白芍 15 g	炙甘草 4.5 g	炮　姜 4.5 g
大红枣 5 枚	饴　糖 2 匙	潞党参 10 g	炒白术 10 g	云茯苓 10 g
广陈皮 9 g	制半夏 9 g	广木香 4.5 g	春砂仁[研/后] 3 g	焦山楂 12 g
				7 剂

(16) 胡男，49 岁，胃痛(胃癌术后)

一诊　1985 年 10 月 15 日

有胃小弯溃疡史多年，中脘痛，泛酸，今年 7 月 13 日因黑便、胃痛纳胀，手术切除胃 3/4(溃疡伴癌变)，现创口有压痛，晨起感疲倦，口干黏夜甚，纳尚可，便通；曾经 3 次化疗，致白细胞减少(3.6×10^9/L)和血小板减少(66×10^9/L)，舌边尖红，苔薄黄，脉弦小滑。热毒未清，气阴已伤，拟扶正清热解毒。

北沙参 12 g	麦门冬 12 g	川石斛[先] 15 g	大白芍 20 g	生甘草 3 g
天花粉 18 g	蜀羊泉 25 g	蛇　莓 15 g	龙　葵 25 g	白花蛇舌草 20 g
[1]米仁根 25 g	仙鹤草 30 g	鸡内金 9 g	谷麦芽[各] 18 g	
				7 剂

二诊　1985 年 10 月 21 日

口干黏得减，大便较软润，纳食尚可，脉弦小，舌质红，苔薄黄中裂纹。证似趋向稳定，仍守前法出入。

北沙参 15 g	大麦冬 15 g	川石斛[先] 15 g	淮小麦 15 g	大白芍 20 g
生甘草 4 g	蜀羊泉 25 g	蛇　莓 15 g	龙　葵 25 g	米仁根 25 g
仙鹤草 30 g	鸡内金 9 g	炒贯众 15 g	生谷芽 20 g	
				10 剂

脘　　痞

脘痞多见于慢性胃炎、胃下垂、胃肠功能紊乱、消化不良或胃神经症等，或因脾胃虚弱，或因食滞、痰湿、肝气阻滞，导致气机升降失司。伯臾先生指出，治痞首先宜分清虚实，痞之属虚者，虽感痞满，仍当补气益脾，建中举陷，和胃降逆，宜理气而不宜破气；痞之属实者，当治其实，或化痰湿，或导食滞，或疏肝郁，俟气顺痞消再调脾胃。

(1) 袁女，63 岁，脘痞/心悸(慢性胃炎、早搏)

一诊　1982 年 2 月 28 日

患萎缩性胃炎，饮冷则胃中不适。有高血压、早搏、心率慢(每分钟 60 次)，早搏偶发，过劳则心率更慢，每分钟 54 次，胸闷隐痛，血压上升。阴雨天则足跗痛，不红肿，尿酸略增

1　米仁根：即薏苡根。

高。顷脉细缓，舌质偏红，中淡，口微渴。拟复方调治。

潼白蒺藜各 9 g	炒白芍 15 g	炙甘草 3 g	淮山药 15 g	凤凰衣 6 g
佛手片 9 g	苏罗子 9 g	茶树根 30 g	紫丹参 15 g	桑寄生 18 g
嫩黄精 15 g	炒川芎 10 g	粉萆薢 12 g	谷麦芽各 15 g	

7 剂

另：参三七片 1 瓶，每日 5 片，分吞。

二诊　1982 年 3 月 8 日

胃中不适已舒，早搏一周内只发二次，左胸偶有隐痛，足跗轻肿，有时隐痛，尿微黄，量不多，口微渴，寐较安，脉细缓，舌质红润。仍宗原意增损。

紫丹参 20 g	麦门冬 12 g	炒枣仁 12 g	炒白芍 15 g	炙甘草 3 g
淮山药 15 g	嫩黄精 15 g	桑寄生 20 g	炒川芎 10 g	茶树根 30 g
猪茯苓各 20 g	佛手片 10 g	广郁金 9 g	谷麦芽各 18 g	

7 剂

另：参三七片 1 瓶，每日 5 片，分吞。

三诊　1982 年 3 月 15 日

药后中脘已舒，早搏未发，左胸偶有隐痛，时有头痛，足跗肿已退，尿量稍增，脉细弦迟，舌质红。肝阳上亢，心脏易伤，拟方：

羚羊角粉吞 0.3 g	炒白芍 15 g	炙甘草 3 g	紫丹参 20 g	麦门冬 12 g
竹叶卷心 6 g	炒枣仁 12 g	桑寄生 20 g	炒川芎 10 g	汉防己 12 g
广郁金 9 g	谷麦芽各 18 g	珍珠母先 24 g		

7 剂

另：参三七片，每日 5 片，分吞。

四诊　1982 年 3 月 22 日

头痛减，早搏发一次，时间短，下腹胀，多矢气，左胸隐痛减少，脉弦细迟，舌淡红，裂纹少津，动则气短，足跗肿退，血压 160/80～90 mmHg。拟方：

羚羊角粉吞 0.3 g	北沙参 12 g	麦门冬 12 g	紫丹参 18 g	生白芍 18 g
炙甘草 3 g	嫩黄精 18 g	肥玉竹 10 g	广郁金 9 g	茶树根 30 g
全当归 10 g	八月札 9 g			

7 剂

另：参三七片，每日 4 片，分吞。

五诊　1982 年 3 月 30 日

脘腹作胀于情绪紧张，饮食不慎或烦劳过度时易作，或伴早搏，心悸且慌（但较前已减轻），血压时有升动，纳少，易感冒，头胀、鼻塞、喉痒，微恶寒，不咳，时有艰寐早醒，脉弦细迟，舌苔薄白。症多夹杂，拟复方调治。

潼白蒺藜各 9 g	夏枯草 12 g	炒白芍 15 g	炙甘草 3 g	生黄芪 12 g
全当归 10 g	茶树根 30 g	汉防己 12 g	北辛夷 6 g	桑寄生 15 g

嫩黄精 15 g　炒枣仁 12 g　云茯苓 12 g　灵磁石先 30 g

7 剂

另：参三七片，每日 3 片，吞服。羚羊角粉 0.3 g，10 支，每日 0.3 g，吞服。

六诊　1982 年 5 月 3 日

前方加减服用月余，脘痞腹胀已舒，大便已成形，寐亦安，唯早搏仍时有阵发，发时胸闷、心慌不宁，脉象迟细，舌淡红润，苔薄。仍宗前法出入。

太子参 12 g　麦门冬 12 g　五味子 4 g　炙甘草 3 g　淮小麦 30 g
小红枣 7 枚　交泰丸分吞 3 g　炒枣仁 12 g　炙远志 6 g　佛手片 9 g
灵磁石先 24 g　淮山药 18 g　茶树根 30 g　桑寄生 18 g　参三七片 3 片吞

7 剂

(2) 陆男，55 岁，脘痞(内脏下垂、鼻衄)

一诊　1985 年 1 月 7 日

1965 年后发现内脏下垂，以后渐重。形体瘦长，X 线钡餐检查示胃下垂 15 cm，伴全内脏下垂。顷诊，脘腹时胀，纳减，神疲乏力，大便成形，晨起需解 3 次方尽。近时有腰痛，或足跟疼痛，间有少量齿衄，曾服红参等温补则鼻衄甚多。脉虚弦，苔薄白。

太子参 12 g　嫩黄精 20 g　炒白术 9 g　生升麻 6 g　云茯苓 15 g
枳椇子 12 g　淮山药 20 g　墨旱莲 15 g　粉丹皮 10 g　薏苡仁 30 g
仙鹤草 24 g　制首乌 20 g　谷麦芽各 18 g　生山楂 15 g

7 剂

二诊　1985 年 1 月 21 日

胸闷晨起时较剧，心悸，近鼻衄一次，腹胀纳呆，脉虚弦，舌淡润。

太子参 10 g　生黄芪 12 g　炙甘草 4 g　炒白术 10 g　云茯苓 10 g
淮山药 15 g　制首乌 15 g　炒白芍 12 g　麦门冬 10 g　炒枣仁 12 g
墨旱莲 15 g　谷麦芽各 15 g　干荷叶 20 g　佛手片 6 g

7 剂

三诊　1985 年 1 月 28 日

脘腹胀得减，鼻衄未发，脉虚弦，舌红润。内脏下垂，胀为必然之症；齿鼻之衄，肝血蕴热。内脏下垂宜升补，肝热宜凉降，证属矛盾，调治不易。

太子参 15 g　生黄芪 18 g　淮山药 18 g　炒白术 9 g　制首乌 20 g
潼蒺藜 10 g　桑寄生 15 g　墨旱莲 15 g　生升麻 4.5 g　谷麦芽各 15 g
干荷叶 20 g

7 剂

编者：生升麻升阳举陷而清热。

四诊　1985 年 2 月 4 日

鼻衄未发，向有齿衄少量，血小板 70×10^9/L，偏低，脘腹胀，卧则松，乃内脏下垂之故，舌红，脉细不数。气阴两虚，当补当升提。

潞党参 10 g　太子参 12 g　生黄芪 20 g　炒白术 10 g　淮山药 18 g
炙生地 15 g　制首乌 15 g　北沙参 10 g　潼蒺藜 10 g　生升麻 6 g
干荷叶 20 g　谷麦芽[各]15 g　墨旱莲 12 g

12 剂

五诊　1985 年 2 月 17 日

前日上午鼻衄又发，约 60 ml，经止血后得止，艰寐胸闷，舌红，脉虚细。拟养血和中。

炙生熟地[各]8 g　制首乌 18 g　淮山药 15 g　茜草根 15 g　墨旱莲 15 g
炒白芍 15 g　生甘草 4 g　仙鹤草 30 g　大红枣 5 枚　炒枣仁 10 g
生藕节 20 g　谷麦芽[各]15 g

10 剂

六诊　1985 年 3 月 4 日

鼻衄止后未发，倦怠乏力，胸闷，时头晕耳鸣，颈项板滞不利，牵掣左背筋脉拘痛，夜间足胫常有拘挛抽痛，便溏，日 3 次，脉虚细，舌红润带暗。内脏下垂，气血不足，筋脉失于滋养也。拟方：

潞党参 12 g　炒白术 12 g　生黄芪 20 g　云茯苓 15 g　淮山药 20 g
潼白蒺藜[各]10 g　炒白芍 15 g　炙甘草 4 g　五味子 4.5 g　煨肉果 9 g
补骨脂 12 g　干荷叶 20 g　补中益气丸[包煎]10 g

10 剂

七诊　1985 年 3 月 15 日

夜间足胫拘急抽痛得减，腹胀渐舒，内脏下垂有好转之象，近右胁不慎碰伤，刺痛颇剧，脉虚细不爽，舌红润。前法参入活血之品。

潞党参 15 g　生黄芪 20 g　炒白术 12 g　云茯苓 12 g　淮山药[打]20 g
炒白芍 18 g　炙甘草 4 g　炒当归 10 g　炒川芎 10 g　小青皮 6 g
炙乳没[各]4.5 g　干荷叶 20 g　参三七片[分吞]4 片

10 剂

(3) 周女，22 岁，脘腹痞胀(急性胃肠炎后)

一诊　1985 年 9 月 9 日

农活过劳，脾胃受伤，又因受寒夹滞，致吐泻三日，泻止后脘腹胀痛不舒，神疲乏力，脉浮小滑不数，苔薄白，口干腻。治拟芳宣和中，调和肝胃，藿朴夏苓汤加枳术丸意，芳香理气和中。

藿香梗 9 g　川厚朴 6 g　制半夏 9 g　云茯苓 12 g　炒苡仁 20 g
白豆蔻[研/后]3 g　生白术 9 g　炒枳壳 9 g　焦楂曲[各]10 g

4 剂

二诊　1985 年 9 月 13 日

脘腹胀已舒，纳食亦增，然神疲乏力，面萎黄，目胞微浮，脉象细滑，舌红苔薄。湿滞已化，气血两亏也，拟方：

生黄芪 15 g　炒当归 10 g　炒党参 10 g　炒白术 9 g　云茯苓 9 g
炙甘草 3 g　仙鹤草 30 g　大红枣 7 枚　白豆蔻研/后 3 g　新会皮 6 g
汉防己 12 g

7 剂

(4) 周女，68 岁，脘痞(胃下垂)

一诊　1985 年 11 月 9 日

有胃下垂史十年，纳少，食后左脘腹作胀，轻度压痛。有颈椎骨刺，头颈板痛；胆囊结石多年，便秘，三日一行；素有失眠，寐短早醒(只能睡 3 h 左右)，口不渴，脉虚弦细滑，舌质红苔薄不匀。拟先治胃安神。

太子参 10 g　生白术 6 g　云茯苓 9 g　炙甘草 3 g　广陈皮 6 g
制半夏 6 g　须谷芽 18 g　制香附 9 g　春砂仁研/后 3 g　炙升麻 6 g
江枳壳 6 g　炒枣仁 12 g　北秫米包 15 g　夜交藤 18 g

7 剂

二诊　1985 年 11 月 16 日

服药及食后左脘腹作胀稍减，便秘依然，头颈板痛稍减，夜寐仍短，脉象虚弦细，舌苔后半薄腻。恙久根深，难取速效，仍以建运脾胃安神为主。

太子参 12 g　炒白术 9 g　云茯苓 9 g　炙甘草 3 g　新会皮 6 g
炒枳实 9 g　制沉香曲 6 g　缩砂仁研/后 3 g　淮山药 15 g　炙升麻 6 g
炒扁豆 10 g　大麻仁研 10 g　炒枣仁 12 g　夜交藤 20 g　交泰丸吞 3 g

7 剂

三诊　1985 年 11 月 23 日

食后左脘腹作胀得减，纳食稍馨，精神较佳，头颈板痛得减，便秘，二日一次，夜寐稍增(约 4 h)，平时血压偏低(110/70 mmHg)，脉象细弱，舌质淡红，根有薄苔。前法得效，仍宗前法增损。

太子参 12 g　炒白术 10 g　云茯苓 9 g　炙甘草 3 g　佛手片 9 g
淮山药 15 g　炒川连 1.5 g　厚肉桂 1.5 g　炒枳实 9 g　大麻仁研 12 g
炙升麻 6 g　炒当归 9 g　炒枣仁 12 g　夜交藤 20 g

7 剂

四诊　1985 年 11 月 30 日

前进食饭粒过硬，左脘腹作胀不舒，改食面条后较为舒适，牙龈萎缩，不能装牙，咀嚼无力，食物更难消化也。大便较爽，二日一行，精神渐振，然仍时有眩晕，寐如前，脉象细弱，舌质红嫩，根苔薄白。中年操劳过度，脾胃受伤，再宗调治脾胃为主。

太子参 12 g　炒白术 9 g　云茯苓 9 g　香橼皮 9 g　淮山药 15 g
白扁豆 12 g　酸枣仁 12 g　炒枳实 9 g　大麻仁研 12 g　全当归 10 g

炙升麻 6 g	潼白蒺藜各 9 g	炒川芎 6 g	合欢皮 6 g	菟丝饼 10 g
生谷芽 18 g				

7 剂

五诊　1985 年 12 月 7 日

食后左脘腹作胀已减，纳馨，眩晕减，精神更得健旺，足膝软弱有力，大便二日一次，脉象细弱，舌质淡红，根苔薄白。高年正亏，兼之中年操劳过度，脾胃受伤，筋脉失养，再拟扶正而益脾胃。

太子参 12 g	炒白术 9 g	淮山药 15 g	云茯苓 10 g	白扁豆 12 g
佛手片 9 g	生黄芪 6 g	炒当归 9 g	大川芎 9 g	炒枣仁 12 g
炒枳实 9 g	大麻仁研 12 g	炙升麻 6 g	制首乌 15 g	炒谷芽 20 g

7 剂

六诊　1985 年 12 月 14 日

投调补脾胃之剂后，左脘腹作胀又减，入冬以来后头项板胀，两肩酸楚，寐短，大便较通润，脉细，舌嫩红，根苔薄白。脾胃气弱，风邪易乘虚而入，血亏筋脉失营，心神失养，再拟复方调治。

生黄芪 9 g	炒防风 9 g	炒白术 9 g	全当归 10 g	炒川芎 9 g
煨葛根 9 g	云茯苓 9 g	炒枣仁 12 g	炙远志 6 g	炒枳实 9 g
大麻仁研 12 g	夜交藤 20 g	太子参 12 g	佛手片 9 g	炒桑枝 20 g

7 剂

七诊　1985 年 12 月 21 日

左脘腹作胀日渐好转，夜寐亦进步，后头项板胀较舒，惟两肩及右腰酸楚，入冬加重，脉细，舌淡红，苔薄白。脾胃运化已得好转之象，仍守前法增损。

孩儿参 12 g	生黄芪 9 g	炒防风 9 g	炒白术 9 g	云茯苓 10 g
大川芎 9 g	白豆蔻 3 g	炒当归 10 g	煨葛根 9 g	炒枳实 9 g
大麻仁研 12 g	炒枣仁 12 g	炒桑枝 20 g	厚杜仲 12 g	佛手片 9 g

7 剂

八诊　1985 年 12 月 28 日

饮食后左脘腹作胀渐瘥，两肩、右腰酸楚和颈项板滞亦得减轻，脉细较有力，舌质淡红，根苔薄腻。脾胃运化向健，气血流行渐畅，络中邪瘀有撤化之机，再予前意调治。

孩儿参 15 g	生黄芪 12 g	炒防风 9 g	炒白术 9 g	川桂枝 3 g
全当归 10 g	大川芎 9 g	鸡血藤 15 g	炒枣仁 12 g	大麻仁研 12 g
炒枳实 9 g	炒杜仲 12 g	合欢皮 18 g	香谷芽 15 g	

10 剂

九诊　1986 年 1 月 11 日

左脘腹作胀和筋脉拘急日渐向愈，纳食转馨，便已通顺，日一次，劳累后头顶筋脉微痛，两肩酸楚和颈项板滞亦见好转，已能转侧俯仰自如，脉象细弱，亦较有力，舌质淡，苔薄白。前方得效，守法增损。

太子参 15 g　生黄芪 12 g　炒防风 9 g　川桂枝 3 g　炒白芍 9 g
炒白术 9 g　炒当归 10 g　炒川芎 9 g　鸡血藤 15 g　络石藤 12 g
炒杜仲 12 g　嫩黄精 18 g　炙甘草 3 g　佛手片 9 g　白豆蔻[研/后] 3 g

10 剂

十诊　1985 年 1 月 25 日

左脘腹作胀拘急未发，头顶痛亦止，颈项板滞、两肩酸楚亦得向愈，纳食较增，精神亦佳，高年正虚，四肢不温，脉象虚细，舌根薄腻。脾胃运化转常，仍宗前法调治，增强体质为主。

太子参 15 g　炒白术 10 g　云茯苓 9 g　川桂枝 4.5 g　炒白芍 10 g
炙甘草 4 g　厚杜仲 12 g　生黄芪 15 g　炒防风 9 g　炒当归 10 g
大川芎 9 g　嫩黄精 18 g　补骨脂 12 g　鹿角片[先] 9 g　白豆蔻[研/后] 3 g
络石藤 12 g

10 剂

十一诊　1985 年 5 月 24 日

阴历除夕曾发高热，先患肺炎，继又尿感，经住院治疗而愈。外邪退后，神疲乏力，颈椎骨刺，头顶、双肩酸痛，尤以左肩为甚，腰脊酸痛，下肢乏力，步履维艰，胃下垂多年，纳少易胀，脉象细弱，舌边红，苔薄白。高年正气大亏，筋脉失荣，仍拟调养脾胃，活血和络。

太子参 12 g　生黄芪 12 g　炒白术 9 g　炒防风 9 g　炒当归 10 g
川桂枝 4 g　炒白芍 10 g　炙甘草 4 g　大川芎 9 g　杜红花 6 g
鸡血藤 15 g　炙升麻 6 g　厚杜仲 12 g　川续断 12 g　白豆蔻[研/后] 3 g

10 剂

十二诊　1985 年 6 月 4 日

头顶肩痛略减，食后脘腹作胀亦轻，仍腰脊酸痛，下肢无力，步履欠利，日前因食香蕉，腹痛便溏，一日即瘥，脉仍细弱，舌质红润，苔白已化。脾运稍健，颈椎肥大不易速愈。仍守前法增损。

生黄芪 15 g　炒白术 10 g　炒防风 9 g　全当归 10 g　川桂枝 4.5 g
炒白芍 10 g　炙甘草 4 g　炒党参 10 g　炙升麻 6 g　炒川芎 9 g
鸡血藤 15 g　佛手片 9 g　炒杜仲 12 g　嫩黄精 15 g　谷麦芽[各] 15 g

10 剂

十三诊　1985 年 6 月 21 日

胃下垂多年，气虚下陷，脾弱运化失职，饮食不慎，一周前便溏软六次，后反便秘，昨日用开塞露后解而不畅，下腹作胀，嗳气频频，神疲乏力，下肢软弱，口黏，苔薄白腻，脉象细滑。正虚而挟湿滞，再拟和中运化。

炒茅术 6 g　川厚朴 6 g　新会皮 6 g　云茯苓 10 g　焦楂曲[各] 9 g
炙升麻 6 g　大腹皮 9 g　白豆蔻[研/后] 3 g　旋覆花[包] 9 g　仙鹤草 18 g

炒川芎 9 g　　谷麦芽各 15 g

5 剂

十四诊　1985 年 6 月 28 日

头顶两肩痛减轻，便秘已通，腹胀得减，嗳气矢气较少，纳食稍增，神疲乏力，脉象濡细，舌苔白腻渐化。胃下垂，气虚下陷，补中益气汤本为主方，但高年脾弱运化迟钝，温补重剂难投，今拟制小其剂，并佐和运。拟方：

太子参 10 g　炒白术 9 g　云茯苓 9 g　生黄芪 10 g　全当归 9 g
炙升麻 4.5 g　炒防风 9 g　川桂枝 3 g　炒白芍 6 g　旋覆梗 9 g
白豆蔻后 3 g　炒川芎 9 g　佛手片 9 g　绿萼梅 4 g

7 剂

(5) 张男，52 岁，脘痞(胃肠功能紊乱?)

一诊　1985 年 11 月 16 日

用脑过度，头晕，胸脘痞闷，自觉气向上逆，神疲倦怠，大便量少不畅，纳食乏味，脉象虚迟缓尺弱，舌质淡红，苔薄，有齿印。证属劳伤，痞之属虚者，拟予调补外，还以休养为要。

炒党参 15 g　生黄芪 20 g　淮山药 15 g　麦门冬 12 g　干石斛先 15 g
云茯苓 12 g　甜杏仁 9 g　全瓜蒌切 12 g　制半夏 9 g　旋覆花包 9 g
补骨脂 12 g　紫丹参 18 g　沉香屑后 1.2 g

7 剂

二诊　1985 年 11 月 25 日

作虚痞治，服气阴两补，佐以疏理气机之剂，诸恙均得减轻，脉仍如前，苔薄。方药合度，再宗原法增损。

炒党参 18 g　生黄芪 24 g　淮山药 15 g　大麦冬 12 g　天门冬 10 g
云茯苓 12 g　全当归 12 g　仙鹤草 24 g　全瓜蒌切 12 g　制半夏 9 g
紫丹参 18 g　旋覆花包 9 g　炒枣仁 12 g　沉香屑后 1.2 g

10 剂

三诊　1985 年 12 月 13 日

气逆已平，胸脘痞闷亦舒，略咳乏痰，脉虚缓，舌边红，苔薄腻。前方得效，守法再进。

前方去旋覆花、天冬、半夏、沉香，加桑叶皮各 9 g，光杏仁 9 g，炙紫菀 12 g，枇杷叶包 12 g。

10 剂

四诊　1985 年 12 月 31 日

思劳过度则胸腹气逆不舒，余均正常，脉虚细，舌边红，苔薄。劳则病发，属虚无疑，仍应虚则补之，但应节劳，方可奏效。

炒党参 18 g　生黄芪 24 g　大熟地 24 g　淮山药 15 g　五味子 6 g
酸枣仁 12 g　嫩黄精 20 g　云茯苓 10 g　麦门冬 12 g　全瓜蒌切 12 g
制半夏 9 g　全当归 12 g　紫石英先 20 g　补骨脂 12 g

10 剂

(6) 沈女,76 岁,脘痞

一诊 1985 年 12 月 5 日

中脘时胀,食后更甚,嗳气,口黏,苔白腻,脉细滑。拟调气和中化湿。

白蒺藜 10 g　制香附 9 g　川朴花 9 g　云茯苓 12 g　炒苡仁 18 g
白豆蔻[后] 3 g　炒枳壳 9 g　佛手片 9 g　焦楂曲[各] 9 g　炒吴萸 2 g
炒川连 1 g

7 剂

(7) 马女,46 岁,脘痞(慢性胃炎?)

一诊 1986 年 4 月 7 日

饮食失节,操劳过度,中脘痞胀隐痛多年,时轻时剧,嗳气,无泛酸,心悸腰酸,大便正常,脉虚细,舌淡红,口不渴。劳伤脾胃,运化失职,拟调理脾胃。

太子参 12 g　炙甘草 3 g　生黄芪 12 g　紫丹参 15 g　佛手片 9 g
炒白术 9 g　制香附 9 g　全当归 10 g　旋覆梗 9 g　云茯苓 10 g
缩砂仁[研/后] 3 g　炒白芍 15 g　谷麦芽[各] 15 g

7 剂

二诊 1986 年 4 月 21 日

中脘痞胀已减,偶有隐痛,间有嗳气,但无泛酸,畏寒,大便日二次,成形,脉象细弱,舌淡红润。脘痛得食则减,证属劳伤脾胃,中虚作痛,拟归芪建中汤加味。

全当归 10 g　生黄芪 15 g　川桂枝 4 g　炒白芍 12 g　炙甘草 4 g
淡干姜 3 g　大红枣 5 枚　饴　糖 20 g　制香附 9 g　炒白术 10 g
缩砂仁[研/后] 3 g　谷麦芽[各] 15 g

7 剂

三诊 1986 年 4 月 28 日

中脘隐痛已止,痞胀依然,与纳食无关,脉细滑,夜寐多梦,舌淡红,苔薄。劳伤脾胃,运化失常,兼有气滞,拟方:

太子参 10 g　炒白术 9 g　朱茯苓 15 g　炙甘草 2 g　广陈皮 6 g
制半夏 6 g　制香附 9 g　缩砂仁[研/后] 3 g　川朴花 6 g　炙远志 6 g
谷麦芽[各] 15 g　沉香片[后] 1.2 g　琥珀末[吞] 1.5 g

7 剂

(8) 张女,60 岁,脘痞(急性肠炎后)

一诊 1986 年 7 月 20 日

初起泄泻,三日得止,但脘痞纳少,食后作胀,神疲乏力,头晕胀,时或肢麻,畏风,脉象细滑,舌苔薄白腻。暑湿未清,脾胃失运,拟芳宣畅中。

广藿香 9 g　陈佩兰 9 g　川厚朴 6 g　制半夏 6 g　云茯苓 12 g

佛手片 9 g	块滑石[包]20 g	白豆蔻[研/后]3 g	生苡仁 24 g	金银花 12 g
山楂曲[各]10 g	荷　梗 1 支	谷麦芽[各]15 g		

4 剂

(9) 刘男，52 岁，脘痞(急性胃肠炎后、血脂异常)

一诊　1986 年 11 月 4 日

日前饮食失慎而大便溏泄，经治泻止后有脘胀，纳呆，胸闷绵绵，往有胆固醇、三酰甘油偏高史 6 年，脉象濡细，舌淡红，少苔。尿检：红细胞 3～5 个/HP，白细胞 0～1 个/HP。先拟和胃理气。

炒白术 10 g	江枳壳 9 g	川厚朴 6 g	云茯苓 12 g	广陈皮 6 g
制半夏 9 g	焦楂曲[各]10 g	白豆蔻[研/后]4 g	炒枣仁 12 g	大腹皮 12 g
藿香梗 9 g	炒麦芽 18 g	生苡仁 24 g	大川芎 9 g	

5 剂

二诊　1986 年 12 月 3 日

登高则气促，左胸膺已无不适，纳食夜寐尚可，脉象沉弦细，舌质淡红，苔薄白。思烦过度，心脏受伤，今拟益气养心，以杜发展。

潞党参 15 g	生黄芪 18 g	大麦冬 12 g	五味子 6 g	炒枣仁 15 g
炙远志 6 g	广木香 3 g	桑寄生 18 g	云茯苓 12 g	全瓜蒌[切]12 g
紫丹参 18 g	福泽泻 20 g	生山楂 15 g	佛手片 10 g	

7 剂

(10) 张女，65 岁，脘痞(慢性胃炎)

一诊　1987 年 4 月 25 日

得胃炎五个月，中脘不舒，上则作嗳，下则矢气，多食作胀，无泛酸，有时血压偏高(150/90 mmHg)，左肺已摘除，脉弦细，舌红，口少干。饮食失节，胃腑受伤，肝气横逆，胃更受制，拟养胃理气，平肝畅中。

太子参 10 g	紫丹参 15 g	沉香片[后]1.2 g	缩砂仁[研/后]3 g	旋覆花[包]9 g
凤凰衣 9 g	代赭石[先]18 g	云苓神[各]6 g	淮山药 15 g	八月札 9 g
苏罗子 9 g	谷麦芽[各]15 g	佛手片 9 g		

7 剂

嘈杂/嗳气

(1) 周男，59 岁，嘈杂易饥(消化性溃疡?)(本案剂量按每钱 3 g 换算)

一诊　1977 年 3 月 26 日

患者素有高血压、高血压心脏病、慢支之疾。1977 年 2 月 16 日因肺部感染诱发急性左心衰，收住病房，经用青霉素、链霉素控制感染和纠正心衰，病情日见稳定好转。数年来常有半夜后善饥而进食的习惯，因感半夜后心嘈易饥，频频求食，曾服中药三周余(原方摘录于下：1977年3月5日脉弦数，舌质红。心脏损伤好转，肝阳亢盛，胃热善消谷，拟清肝和胃：生石决明先30 g，左牡蛎先30 g，夏枯草15 g，炒黄芩9 g，川石斛18 g，炒知母9 g，柿蒂9 g)，善饥未见减轻。顷诊，咳嗽气急已减，头晕足软，血压波动(220/110 mmHg)，夜半饥饿多食，脉弦劲，舌边红齿印，苔薄。肝阳胃热日久，势必耗伤气阴，先拟平肝益气和阴。

潞党参15 g　大麦冬18 g　川石斛18 g　败龟板先24 g　炙鳖甲先24 g
杭白芍15 g　炙甘草6 g　天花粉18 g　嫩钩藤后15 g

7剂

二诊　1977年4月2日

血压波动趋降(180/96 mmHg)，夜半饥饿欲食已十年，脉弦劲。屡投养胃清热之剂，疗效不显，《金匮要略》云："脉弦大为劳"，胃热则消谷善饥，但中虚亦有求食之证，今拟益气养胃法。

潞党参15 g　生黄芪15 g　炒白术9 g　淮山药15 g　白扁豆15 g
左牡蛎先30 g　杭白芍15 g　败龟板先18 g　制首乌18 g

3剂

此方继服14剂。

三诊　1977年4月23日

血压稳定，半夜多食亦瘥，有时心悸不宁，脉弦硬较缓，苔薄腻。前方有效再进。

上方加紫丹参18 g，光杏仁12 g，全当归18 g。7剂(出院带回)。

编者：嘈杂欲食乃中焦脾胃病证，临证因病因不同而表现、治疗各异。有谓伤食嘈杂，须消导通滞；胃热嘈杂，当清中宫胃火；胃寒嘈杂，宜暖中土脾胃，而肝胃不和嘈杂，惟疏肝和胃宜之。然伯臾先生认为中虚亦有嘈杂求食之证。本案病延10年，虽有肝阳胃热之象，然屡投清肝和胃效罔，其脉动弦，先生依据"脉大为劳"之训，作中虚求食治之，以益气养胃而获效，经年宿疾得半月余调治即霍然而愈。

(2) 陈男，67岁，嗳气(十二指肠球部溃疡、胃下垂)

一诊　1987年1月15日

有十二指肠球部溃疡、胃下垂病史，半年前曾经X线钡餐摄片示胃无器质性病变。两年来嗳气频频，伴神疲乏力，口干燥，无反酸，脉弦细，苔薄黄而干。病久脾胃阴液耗伤，拟养胃降气法。

北沙参12 g　川石斛先15 g　肥玉竹12 g　旋覆花包9 g　代赭石先20 g
法半夏6 g　淡竹茹9 g　绿萼梅6 g　合欢皮15 g　佛手片9 g
谷麦芽各18 g　生山楂12 g　瓜蒌皮9 g

7剂

编者：嗳气一证，有虚实之分。实者以食滞、肝郁为常见，宜消导；虚者乃脾胃虚弱为主。本案久罹胃病，脾胃虚弱，纳运失常，胃液耗损，胃气不和。伯臾先生治以益阴养胃降逆，仿沙参麦冬汤意，合旋覆代赭汤化裁治之。

腹　　痛

中医学依腹痛部位不同，有胃脘痛、脐腹痛、小腹痛、少腹痛等不同称谓，皆属腹痛范畴，涉及病种不仅为胃肠疾患。以下所录腹痛数案涉及慢性胰腺炎、肠系膜上动脉压迫综合征、胰腺脾脏切除术后、虫积、慢性结肠炎、输卵管结扎术后等内、外科及妇科疾患，不乏顽疾重症。伯臾先生详审病机，依证施治，效如桴鼓，使部分患者免受反复手术之苦。

(1) 李女，42 岁，腹痛(慢性复发性胰腺炎)(本案剂量按每钱 3 g 换算)

一诊　1974 年 11 月 1 日

1973 年 5 月起患急性胰腺炎，今年正月起胰腺炎反复发作，常觉上腹部胀痛，今年 5 月起腹痛，便溏量多，日三次，色深黄，形寒肢冷，口干不多饮，头晕纳少，形肉减瘦，脉细，舌红润。素体气阴两虚，脾胃运化失常，久泄损及脾阳，久痛邪毒入络，络指血分而言。拟桂枝汤加活血解毒之品。

川桂枝 4.5 g　炒赤白芍各 6 g　生甘草 3 g　炒银花 9 g　广木香 4.5 g
炒川连 1.5 g　炒当归 12 g　鸡内金 9 g
红藤 30 g，败酱草 30 g(二味煎汤代水煎药)。

7 剂

二诊　1974 年 11 月 6 日

上腹痛、畏寒肢冷均减，便溏好转，日仅一次，仍未成形，无黏冻。昨起左上唇角有疱疮，面黄乏力，口干不多饮，脉细小，舌红。脾阳不振，而患胰腺炎和口唇热疮，治之过温则助热，偏凉则伤阳，再拟益气清热解毒。

太子参 12 g　淮山药 15 g　炒赤白芍各 6 g　生甘草 3 g　炒银花 12 g
香连丸分吞 3 g　杜红花 6 g　炒当归 9 g　鸡内金 9 g
红藤 30 g，败酱草 30 g(二味煎汤代水煎药)。

7 剂

三诊　1974 年 11 月 15 日

慢性胰腺炎，上腹部作痛已得轻减，纳后胀痛、便溏次数已少，畏寒肢冷，脉细，舌红润。再拟[1]薏苡附子败酱散加味温通解毒。

生熟苡仁各 15 g　熟附片先 4.5 g　败酱草 30 g　全当归 15 g　炒赤白芍各 9 g

1　薏苡附子败酱散：薏苡仁十分，附子二分，败酱五分，上三味，杵为末，取方寸匕，以水二升，煎减半，顿服，小便当下。功效：排脓消痈，温阳散结。方源：《金匮要略·疮痈肠痈浸淫病脉证并治第十八》。

杜红花 4.5 g　炙乳香 4.5 g　制香附 9 g　制首乌 12 g　炒谷麦芽各 15 g

14 剂

四诊　1974 年 12 月 5 日

上腹胀痛持续 5 个月不愈，半月来始得逐渐减轻，便溏亦已成形，畏寒减，有时烘热微汗，纳食也见增，但多食则脘胀不适，口不干，面黄，四肢不温，脉细，舌淡红润。胰腺炎已有向愈之象，但阳虚脾胃运化未健，再拟前法出入。

生熟苡仁各 15 g　熟附片先 4.5 g　败酱草 30 g　银柴胡 9 g　炒白芍 9 g
生甘草 4.5 g　云茯苓 9 g　佛手片 6 g　全当归 12 g　炒谷麦芽各 12 g

10 剂

五诊　1974 年 12 月 18 日

慢性胰腺炎，胀痛半月未发，已有向愈之象。便溏转干，二日一次。向有慢性结肠炎，面黄好转，肢冷畏寒，一周来左足面有结节性静脉炎，色红触痛。再拟薏苡附子败酱散合[1]当归四逆汤法。

熟附片先 4.5 g　生熟苡仁各 15 g　败酱草 30 g　全当归 15 g　潼木通 6 g
炒赤芍 12 g　王不留行 15 g　怀牛膝 15 g　杜红花 6 g　忍冬藤 15 g

7 剂

编者： 本案反复发作的慢性胰腺炎，腹痛、腹泻，证属脾阳不振，邪毒入络，在"治之过温则助热，偏凉则伤阳"的境遇下，伯臾先生先以桂枝汤加活血解毒之品（红藤、败酱草）治之，俟纳后胀痛好转、便溏次数减少，转予薏苡附子败酱散温通解毒收功。

(2) 周男，52 岁，腹痛（肠系膜上动脉压迫综合征）（本案剂量按每钱 3 g 换算）

一诊　1976 年 1 月 15 日

1971 年起，脐腹部胀痛，有时剧痛难忍，食后 4 h 更加鸣响而痛，大便通畅，X 线摄片：示胃肠无器质性病变。后至中山医院进一步检查，诊为"肠系膜上动脉压迫综合征"，嘱逢剧痛时，俯卧可痛减，试之果然。右少腹较左少腹隆起，按之软。近年症状日益加剧，壮实之躯日渐消瘦，自觉食物不能通下则泛吐猪肝色涎沫，脉缓，苔薄白，舌边暗。血瘀气滞则胀痛，痰饮滞留肠间则鸣响，姑拟活血理气，化痰降浊。

炒川芎 9 g　全当归 6 g　炒赤芍 12 g　紫丹参 18 g　杜红花 6 g
炒川椒 4.5 g　炒吴萸 4.5 g　制香附 9 g　降香屑后 6 g　制半夏 9 g
炒川连 1.5 g

7 剂

（据云，因丹参由外地托人带来，故上方于 2 月 12 日开始服。）

1　当归四逆汤：当归三两，桂枝（去皮）三两，芍药三两，细辛三两，甘草（炙）二两，通草二两，大枣（擘）二十五枚。上七味，以水八升，煮取三升，去滓，温服一升，日三服。功效：温经散寒，养血通脉。方源：《伤寒论·辨厥阴病脉证并治》。

二诊　1976年2月19日

右下腹胀痛鸣响均得轻减，自觉饮食已能下通，呕吐已止，纳食亦增，脉缓小，苔薄。血瘀已有化机，痰饮得从下泄，仍守前法出入。

全当归 15 g　川桂枝 4.5 g　炒赤白芍各 6 g　白通草 4.5 g　炙甘草 3 g
紫丹参 18 g　炒川芎 9 g　杜红花 6 g　炒吴萸 3 g　炒川椒 4.5 g
汉防己 12 g　川椒目 6 g

7剂

三诊　1976年3月11日

服药以来，纳食增加，食后右下腹已不绞痛，虽有鸣响，但亦减轻，大便每日得通，惟仍干燥，舌略暗，脉弦小。症情已得好转，仍守前法出入。

全当归 15 g　川桂枝 4.5 g　炒赤白芍各 6 g　白通草 4.5 g　紫丹参 18 g
杜红花 6 g　炒川芎 6 g　台乌药 9 g　汉防己 12 g　川椒目 6 g
制川军 6 g

7剂

四诊　1976年3月25日

右少腹绞痛近来未发，腹部隆起膨胀亦平，胃肠鸣响十减八九，纳食见增，大便润畅，体重增加 3[1] 公斤，脉弦小，舌暗渐褪，苔薄。症情日趋好转，宜仍守前法出入。

全当归 15 g　川桂枝 6 g　炒赤白芍各 6 g　炙甘草 6 g　紫丹参 18 g
炒川芎 9 g　败酱草 30 g　汉防己 12 g　制川军 6 g　台乌药 9 g
白通草 4.5 g

7剂

编者：本案系肠系膜上动脉压迫综合征，腹痛、肠鸣，甚则泛吐咖啡色涎沫，病延 5 年，日趋加重。伯臾先生据“其人素盛今瘦，水走肠间，沥沥有声”辨之为痰饮；然痛久不愈，舌暗、脉缓，认为必有瘀滞入络。病痰饮者当宜温药和之，胃肠饮瘀互结者以通阳祛瘀。活血祛瘀方众多，伯臾先生独选当归四逆以祛瘀通脉，其欲桂枝通阳（振奋脾胃阳气）以助化饮之意自明；虑其痰饮顽疾，苓桂术甘尚难担逐饮重任，故仿己椒苈黄意加防己、椒目、制川军，先后又参以花椒、乌药等温中散寒理气以助化饮。5 年腹痛顽疾，服药月余即其病若失。

(3) 丁男，37 岁，腹痛（胰腺术后，脾切除后）

一诊　1979年9月27日

五月前发生中上疼痛，甚则不能忍受。一月前手术时发现胰腺已硬化，切除脾及胰，保留胰头。术后腹痛仍不止，食入即痛，引及左背肩，大便不畅，如羊屎，三四日一次，寐欠酣，脉弦滑左小。病灶虽切除，但术后气阴两伤，而余毒未清，蕴结肠胃，络脉受伤，拟攻补

1　公斤：即千克。

兼施法。

生晒参另煎冲 6 g　麦门冬 9 g　大白芍 18 g　生甘草 6 g　大红藤 30 g
败酱草 30 g　益母草 20 g　虻　虫 6 g　广郁金 12 g　生大黄后 6 g
火麻仁研 12 g

7 剂

二诊　1979 年 10 月 4 日

左上腹作痛未止，手术已经月余，面色萎黄，口干，舌红中剥，脉弦小。胰腺术后，气阴两亏，胃失和降，肠失传导则大便不畅，再拟滋养气阴，和胃润肠。

皮尾参另炖冲 6 g　生黄芪 15 g　银柴胡 9 g　大白芍 30 g　生甘草 4.5 g
川石斛先 20 g　全当归 10 g　鳖甲煎丸包 9 g　川楝子 9 g　生大黄后 6 g
生谷芽 15 g

4 剂

三诊　1979 年 10 月 11 日

据家属述，上腹隐痛，口干便结，纳少，现重入瑞金医院检查中。拟方仅供参考。

银柴胡 9 g　炒黄芩 9 g　制半夏 8 g　生大黄后 9 g　赤白芍各 15 g
生甘草 3 g　北细辛 3 g　大红藤 20 g　败酱草 20 g　潼木通 15 g

3 剂

四诊　1979 年 10 月 15 日

前日起，中上腹剧痛又发，注射杜冷丁方可缓解，迄今剧痛未止，痛甚则吐，便秘两日未解，脉弦小数，舌红中剥，苔薄黄而干。热毒鸱张，肠胃津液灼伤，拟予[1]增液承气汤加减，生津以通腑。

北沙参 30 g　大麦冬 20 g　京元参 15 g　川石斛先 20 g　生大黄后 9 g
炒枳实 12 g　大麻仁研 12 g　桃仁泥 12 g　芒　硝冲 9 g　赤白芍各 12 g
生甘草 4.5 g　败酱草 30 g　大红藤 20 g

3 剂

五诊　1979 年 10 月 18 日

服药后，昨、今二日解燥屎少许，中上腹剧痛得减，口干欲饮，略能纳食，脉沉弦，舌红而干。津液耗伤，肠胃燥屎尚未尽下，仍应前法出入。

前方去川石斛、桃仁，加鲜生地 30 g，番泻叶泡服 6 g。

14 剂

六诊　1979 年 10 月 22 日

药后大便得下颇畅，量多热臭，昨起已减少，日行一次，上腹剧痛未发，纳食稍增，寐亦较安，头晕口干，舌红稍润，脉弦小。仍拟养阴生津，清热通腑，减去峻攻之品。

1　增液承气汤：玄参一两，麦冬（连心）八钱，细生地八钱，大黄三钱，芒硝一钱五分。水八杯，煮取三杯，先服一杯，不知再服。功效：滋阴增液，通便泄热。方源：《温病条辨·卷二　中焦篇》。

前方去番泻叶，改生大黄后12 g，赤白芍各15 g，加皮尾参另煎冲6 g。

3剂

七诊　1979年10月25日

近四日腹痛未发，大便又秘，口干，纳食每餐一两，舌鲜红，脉弦小。肠胃津液耗伤未复，传导因之失常，仍拟增液承气汤法。

鲜生地40 g　大麦冬15 g　京元参15 g　皮尾参另炖冲6 g　粉丹皮12 g
生白芍30 g　生甘草4.5 g　生大黄泡茶饮15 g　玄明粉冲12 g　大红藤20 g
败酱草20 g

4剂

八诊　1979年10月28日

服药后便溏日行二次，下后腹胀得舒，口干头晕耳鸣，腹痛之后未发，脉小滑，舌转淡红润。胃肠津液耗伤渐复，六腑以通为用，仍拟养阴通腑。

大生地20 g　京元参12 g　川石斛先20 g　皮尾参另炖冲6 g　生白芍20 g
生甘草4.5 g　金银花15 g　生大黄后入12 g　玄明粉冲9 g　大红藤20 g
败酱草20 g

3剂

九诊　1979年11月1日

昨天大便一次，量较少，下腹觉胀不舒。自觉大便量多则舒适，腹无胀满，舌转红润，脉弦小。本证属胰腺手术后，热毒灼伤津液，肠燥则大便艰难，仍应生津滋液，清热通腑。根据胰腺炎病特点治疗。

皮尾参另炖冲6 g　大生地20 g　京元参12 g　麦门冬12 g　生白芍30 g
火麻仁研12 g　郁李仁9 g　江枳实12 g　生大黄后15 g　玄明粉冲10 g
大红藤20 g　败酱草20 g

4剂

十诊　1979年12月3日

中上腹痛未复发已五旬，素有便秘，停药后大便2日未解，下腹略感不适，脉弦小，舌红润。出院已旬日，自觉病痛已消失，除体虚大便易秘外，无其他症状，仍守前法调治，巩固疗效。

北沙参20 g　麦门冬12 g　京元参12 g　川石斛先15 g　火麻仁切12 g
炒枳实10 g　生大黄泡茶服9 g　生白芍15 g　生甘草4.5 g　蜂　蜜冲30 g
制首乌15 g

7剂

编者：据此案描述，推测可能为术后肠粘连腹痛，素有便秘。伯臾先生辨之为术后余毒蕴结胃肠，热毒灼伤津液，肠燥便结，不通则痛，故以增液承气汤治之，并不惜重剂，使燥屎得下而通则不痛。凡腹痛患者伴有热毒内蕴者（胃肠、肝胆或泌尿系感染），先生常用红藤、败酱草二味（20～30 g）清解蕴毒，每获良效。

(4) 李男,9 岁,腹痛(虫积)

一诊　1982 年 10 月 16 日

午饭前常发腹痛,因而纳食不多,便艰,面黄稍有白斑,脉细舌净。似属肝脾气滞兼有虫积,拟理气驱虫法。

银柴胡 9 g　炒白芍 18 g　炒枳实 10 g　台乌药 9 g　沉香曲各 6 g
鸡内金 3 g　焦山楂 10 g　乌梅丸包煎 15 g

3 剂

二诊　1982 年 10 月 19 日

饭前腹痛未止,面色晄白,口角有隐白斑,脉细,舌淡红,苔少。再拟和中驱虫法。

制香附 9 g　全当归 9 g　炒白芍 15 g　炒川椒 3 g　紫丹参 12 g
南瓜子 9 g　使君子 9 g　陈鹤虱 6 g　花槟榔 12 g　乌梅丸 9 g打碎和蜜吞服

3 剂

(5) 张男,56 岁,腹痛/胸痹(慢性结肠炎,冠心病?)

一诊　1985 年 6 月 10 日

有慢性结肠炎史四年余,下腹时胀时痛,便软不畅,口苦干,近年胸闷时痛,上引及肩,心电图检查曾示心肌劳损,脉弦细迟,苔薄白腻。肠有垢滞,传导不畅,思烦过度,心脏受损,气血流行失畅,宜治胸痹为主,治肠为佐。

薤白头 3 g　瓜蒌皮 12 g　制半夏 9 g　云茯苓 12 g　炒防风 9 g
炒赤白芍各 6 g　银花炭 12 g　紫丹参 18 g　失笑散包 15 g　炒枳壳 9 g
焦楂曲各 9 g　台乌药 9 g　杜红花 6 g

30 剂

编者: 本案用瓜蒌薤白半夏汤可谓一举两得。伯臾先生认为瓜蒌性甘寒,上能通胸膈之痹塞,下能导肠胃之积滞,能治"肠风泻血、赤白痢"(《大明本草》);薤白性辛温,有辛通滑利、温中通阳之功,能化秽浊之气,以散阴寒之结,所以上能开胸痹,下能"治泄痢下重"。二味相合,通阳化浊,滑利气机,上治胸痹闷痛,下疗泄痢下重,不独用于痢疾之里急后重,对于泻而不爽肠有垢滞的泄泻、腹痛患者皆可用之,具有滑利通下而不伤正气的优点;里急后重甚者,可加升麻以升降合法,相反相成。

(6) 朱女,41 岁,腹痛(输卵管结扎后/慢性胆囊炎)

一诊　1985 年 12 月 20 日

输卵管结扎术后十余年,两少腹每月酸痛三四日,平时左胸腹胀痛,痛甚彻背,纳少,面黄,头晕目糊,耳鸣腰痛,晕甚则发厥,神疲乏力,口干,脉象细涩,舌淡红,苔薄腻。

潼白蒺藜各 9 g　川楝子 12 g　炒延胡 12 g　制香附 9 g　炒白术 9 g
炒枳实 9 g　炒苡仁 24 g　炒当归 12 g　炒川芎 9 g　赤白芍各 6 g
仙鹤草 30 g　鸡血藤 15 g　生山楂 15 g　川厚朴 6 g　失笑散包 12 g

10 剂

二诊　1985年12月30日

药后诸恙均减，面黄依然，纳增，晕厥未发，左少腹胀痛减而未除，畏寒，肢欠温，夜寐多有肢麻，脉细涩，苔薄腻。再拟理气活血，佐调奇经。

制香附 9 g	川桂枝 4 g	赤白芍各 6 g	炙甘草 4 g	炒当归 12 g
大川芎 9 g	巴戟天 12 g	台乌药 9 g	鸡血藤 18 g	炒白术 10 g
炒枳实 9 g	延胡索 12 g	失笑散包 12 g	紫石英先 20 g	川续断 12 g

10剂

三诊　1986年1月20日

前药服后，症状均减，1月3日突发胸闷剧痛，汗出肢冷，历七小时始止，往有慢性胆囊炎史，平时脘胁(右)隐痛，面黄乏力，脘胀，四肢发麻，右腿筋脉酸痛时发，畏寒，头晕胀，寐较安，脉细涩，舌质淡红，苔薄口干。腹痛日久，血气亏耗，仍宗前法出入。

银柴胡 10 g	炒枳实 10 g	炒白芍 18 g	炙甘草 3 g	制香附 9 g
青陈皮各 4.5 g	紫丹参 15 g	白蒺藜 10 g	炒当归 10 g	延胡索 9 g
荔枝根 15 g	炒川芎 9 g	谷麦芽各 15 g	怀牛膝 12 g	

10剂

泄　　泻

伯臾先生善治脾胃疾病，对慢性泄泻亦多独到经验。其擅用桂枝汤调治脾胃病证，认为对于脾胃虚寒的泄泻患者，该方有振奋胃肠功能、温通止痛之功，尤其桂枝一味，辛能散邪，凡泻而不爽，肠有垢滞者，不宜单用理中辈闭门留寇，当用桂枝汤温通散邪，并常配以薤白、瓜蒌以通阳化浊导滞。但先生治泻亦并不囿于桂枝汤类，精于辨证，谨守病机依然是其疗效出众的根本。以下收入的泄泻诸案涉及慢性结肠炎、内脏型荨麻疹、肠功能紊乱等疾病，先生常不避通因通用，如以少腹逐瘀汤治疗寒、湿、瘀凝结肠道者；对腹鸣攻扰、肠中辘辘有声的饮留胃肠之泻者，每多加用防己、椒目，甚或葶苈子等分消水饮；并根据患者辨证特点，灵活选用丸剂(香连丸、四神丸、越鞠丸、牛黄醒消丸等)，或分吞或入煎。

(1) 石男，44岁，痛泻(慢性结肠炎)(本案剂量按每钱3 g换算)

一诊　1974年8月3日

少腹痛则大便，质软夹有白色黏冻，日二三次，病延年余，经乙状结肠镜检查，发现肠黏膜充血水肿，有三个溃疡病灶，脉弦小、舌净。寒、湿、瘀凝结肠中，病久渐入血分，拟少腹逐瘀汤加减，通因通用。

川桂枝 6 g	小茴香 3 g	炒赤白芍各 9 g	炒当归 15 g	大川芎 6 g
光桃仁 9 g	杜红花 6 g	失笑散包 12 g	广木香 4.5 g	

5剂

二诊　1974年8月9日

服上药后最初两次大便量多，有白冻，少腹痛减，昨起大便次数已减，日一次，脉小滑，舌净。仍守前法出入。

川桂枝 4.5 g　炒赤白芍[各] 9 g　小茴香 3 g　炒当归 18 g　光桃仁 12 g
杜红花 9 g　大川芎 6 g　失笑散[包] 12 g　台乌药 9 g　香连丸[分吞] 4.5 g
败酱草 30 g

7剂

三诊　1974年8月17日

大便已成形，日一次，便时腹痛已止，大便检验已无红细胞、白细胞，脉细滑，苔薄白。寒湿瘀已有化机，仍守前法再进，祛邪务尽之义。

前方10剂。

四诊　1974年8月23日

近日腹部又隐痛，大便成形，稍有黏冻，苔薄，脉小滑。血瘀已化，湿郁化热，再拟调理肠胃。

银柴胡 12 g　炒赤白芍[各] 9 g　炒枳壳 9 g　生甘草 4.5 g　乌梅肉 9 g
炒当归 15 g　薤白头 6 g　全瓜蒌[切] 12 g　广木香 4.5 g　荠菜花炭 12 g

5剂

五诊　1974年8月27日

大便已正常，稍有腹痛，肠中湿热渐化，仍守前法出入。

前方去银柴胡，加蚂蚁草30 g。7剂。

六诊　1974年9月4日

大便正常，脐腹部稍有隐痛，纳食正常，脉弦小，舌净。肠中湿热虽化未清，脾虚气滞失舒，再拟温中理气而化湿热。

川桂枝 4.5 g　炒白芍 18 g　炙甘草 4.5 g　煨　姜 4.5 g　大红枣 5枚
广木香 4.5 g　炒银花 12 g　台乌药 9 g　小茴香 3 g　荠菜花炭 12 g
蚂蚁草 30 g

7剂

七诊　1974年9月20日

大便已正常，便前稍有腹痛，脉弦小，舌净。病久湿热虽化，脾气虚弱，气滞未舒，仍守前法出入以善后。

川桂枝 6 g　炒白芍 12 g　炙甘草 4.5 g　煨　姜 2片　大红枣 5枚
广木香 4.5 g　大腹皮 12 g　小茴香 4.5 g　炒当归 12 g

10剂

又：经中山医院乙状结肠镜检查及X线摄片，均证明结肠已无病变。

臾按：本案慢性结肠炎经过多种检查治疗，病延1年未愈。根据肠中寒湿瘀凝结，用少腹逐瘀汤加减（桂枝易肉桂），温通化瘀，病减大半；继则瘀化，而肠中湿郁化热，且病久脾虚气滞，寒热夹实，虚实同见，再用桂枝汤加清肠之品，温清同用以收功。

(2) 刘男，51岁，泄泻(慢性结肠炎)(本案剂量按每钱3 g换算)

一诊　1974年10月7日

中脘作胀，腹鸣攻扰，大便溏泄，日一次，无腹痛，脉小滑，苔根白腻。脾胃两虚，水饮易生，不能吸收，以致脘胀便溏，拟和中而化水饮。

霍苏梗[各]9 g	制川朴4.5 g	汉防己12 g	炒川椒4.5 g	葶苈子[包]9 g
猪茯苓[各]9 g	香连丸[分吞]3 g	大青叶12 g	福泽泻12 g	炒谷麦芽[各]15 g
佛手片4.5				

7剂

二诊　1974年10月15日

有慢性结肠炎史多年，大便溏泄不畅量少，腹鸣，无腹痛，口干，脘胀，食后尤甚，纳少寐短，脉弦小，舌质红，苔根薄黄。脾胃薄弱，不能吸收水饮，饮停于胃则胀，饮注于肠则泄，再拟和中化饮。

炒白术9 g	炒枳壳9 g	猪茯苓[各]12 g	福泽泻15 g	汉防己12 g
炒川椒4.5 g	葶苈子[包]12 g	薤白头6 g	全瓜蒌[切]12 g	焦楂曲[各]9 g
香连丸[分吞]3 g				

7剂

三诊　1974年10月28日

大便溏泄不爽已瘥，但中脘作胀未舒，饮酒则腹鸣胀甚，脉弦小滑，苔淡黄腻。肠中水饮已化，但胃中仍有留饮，运化因之失职，故纳少作胀，仍拟和中化饮。

制香附9 g	老苏梗9 g	白蒺藜9 g	猪茯苓[各]12 g	福泽泻15 g
制川朴6 g	汉防己12 g	炒川椒4.5 g	沉香屑[后]1.8 g	焦楂曲[各]9 g
[1]越鞠丸[包]9 g				

7剂

四诊　1974年11月11日

肠鸣已减，脘胀未舒，大便溏薄日一次，尚畅，脉小滑，苔薄白腻，咽干已减。脾虚未复，水饮虽化未清，再拟和中化饮。

藿苏梗[各]9 g	炒茅白术[各]4.5 g	制川朴4.5 g	广陈皮6 g	云茯苓15 g
汉防己12 g	炒川椒4.5 g	葶苈子[包]9 g	焦楂曲[各]9 g	沉香粉[分吞]1.8 g
干荷叶12				

5剂

五诊　1974年11月25日

中脘不舒退而复起，大便溏薄不爽，清晨一次，无腹痛，口干，苔根腻，脉小滑。脾胃久虚，易于生湿，运化因此失职，再拟和中化饮。

1　越鞠丸：香附、川芎、苍术、神曲、栀子(各等分)，为末，水丸如绿豆大，每服二至三钱，温开水送下。功效：解诸郁。方源：《丹溪心法》。

炒茅白术各4.5 g	制川朴4.5 g	广陈皮6 g	猪　苓15 g	川椒目6 g
香连丸分吞3 g	沉香片后1.8 g	焦楂曲各9 g	汉防己12 g	[1]四神丸包9 g
干荷叶15 g				

7剂

六诊　1974年12月2日

服药三剂后，大便即成形，脘腹亦转舒，口干不多饮，纳食欠馨，有时腹鸣，脉小滑，苔根白腻。水饮虽化未清，脾胃运化未复常度。前方既见效机，毋庸更张。

前方加白豆蔻后下2.4 g。7剂。

编者：本案慢性结肠炎，辨为脾胃虚弱，饮留胃肠之泄，治疗重在和中化饮，健脾助运。然数诊后便仍溏薄不爽，转虑其湿蕴气滞，久泻脾肾之阳受损，遂增香连丸、四神丸包煎，并去葶苈苦泄下降，改椒目伍防己分消胃肠留饮，三剂即症得好转。

(3) 雷男，40岁，泄泻(慢性结肠炎)(本案剂量按每钱3 g换算)

一诊　1976年1月9日

有肝炎病史，肝区时有隐痛，三个月来腹鸣，便软不成形，无黏冻，日3～4次，夜艰于寐，苔白滑，脉弦细，经检查被诊断为慢性结肠炎。两周前乙结镜检示，入肠23 cm见整个肠壁血管模糊、水肿，黏液较多，未见赘生物及其他异常。脾胃虚弱，水湿内阻，传导失常，拟调理脾胃，化饮助运。

川桂枝4.5 g	炒白术芍各9 g	炙甘草3 g	云茯苓12 g	煨　姜3 g
广木香4.5 g	大　枣5枚	制半夏9 g	北秫米包18 g	炒枣仁9 g
川椒目6 g	焦楂曲各9 g			

7剂

二诊　1976年1月16日

大便已成形，艰寐好转，腹不痛，但有肠鸣腹胀，脉弦小，舌淡滑。脾虚水饮未清，再拟前法出入。

川桂枝4.5 g	炒白芍9 g	炙甘草3 g	煨　姜3 g	大　枣5枚
川椒目9 g	汉防己12 g	云茯苓12 g	炒白术9 g	福泽泻15 g
台乌药9 g				

7剂

编者：饮留胃肠，肠鸣腹泻，温药和之，并以防己、椒目分清留饮。

三诊　1976年1月23日

饮食油腻即泻，肠鸣腹胀已减，脉细，苔滑。水饮虽化未清，仍守前法。

川桂枝6 g	炒白芍9 g	炙甘草3 g	煨　姜4.5 g	大　枣5枚

1　四神丸：肉豆蔻(煨)、补骨脂(盐炒)、五味子(醋制)、吴茱萸(制)、大枣(去核)。功效：温肾散寒，涩肠止泻。方源：《内科摘要》(《本事方》二神丸、五味子散)。

汉防己 15 g　川椒目 6 g　炒白术 12 g　福泽泻 15 g　云茯苓 12 g
广木香 4.5 g

14 剂

四诊　1976 年 2 月 6 日

大便已成形，日一次，食后肠鸣腹胀亦减，脉细，苔滑。脾胃阳气渐振，水饮渐化，症情好转，仍守前法。

前方炒白术改 15 g，加炒党参 12 g。14 剂。

(4) 颜女，25 岁，痛泻(内脏型荨麻疹)(本案剂量按每钱 3 g 换算)

一诊　1976 年 4 月 16 日

前夜起腹痛，便溏，低热，呕吐，下半体风疹(荨麻疹)作痒，上半身较少，今日吐泻已止，中脘不舒，口干，脉象细滑，舌淡红，苔薄。风邪湿热阻于脾胃，拟和中祛风清化。

炒川连 2.4 g　炒黄芩 6 g　淡干姜 4.5 g　制半夏 9 g　青防风 9 g
乌梅肉 6 g　生甘草 3 g　苦参片 9 g　炒赤白芍各 9 g　焦山楂 12 g

3 剂

二诊　1976 年 4 月 19 日

昨夜腹痛，大便溏泻三次，呕吐一次，下肢风疹较少，作痒，口干不欲饮，恶寒少汗，腹痛喜温喜按，脉象细小，舌边淡红润，苔薄白。热化风、寒挟湿，阻于肠胃，再拟温宣化湿法。

川桂枝 4.5 g　炒赤白芍各 6 g　炙甘草 3 g　生姜片 4.5 g　大　枣 3 枚
青防风 9 g　乌梅肉 6 g　荆芥穗 9 g　制半夏 9 g　香连丸分吞 3 g
焦楂曲各 9 g

2 剂

三诊　1976 年 4 月 21 日

昨日腹泻十次，为白色黏冻样，泻后腹痛消失，迄今未再泻，下肢痒疹亦少，脉细，苔薄。风寒湿渐化，仍守前法。

前方 2 剂。

臾按：本例属内脏型荨麻疹，初诊作风邪湿热侵犯肠胃，用半夏泻心汤加减，寒热并用。而芩连之外再加苦参、芍药，偏于寒凉，腹痛、吐利、风疹加剧。复诊时根据腹痛喜温喜按以及恶寒、苔白、脉细，辨证属风寒挟湿阻于肠胃，用桂枝汤加荆防等温通疏风消滞之品，下利白色黏冻 10 次后，诸恙均瘥。因此，中医药对寒热之辨证非常重要。患者认为她的风疹与月经有关，故至妇科调理。故本例只供学习用，不能选作验案。

(5) 王男，59 岁，泄泻/脘痞(慢性结肠炎，胃窦炎)

一诊　1982 年 4 月 17 日

有慢性结肠炎、胃窦炎、十二指肠球部溃疡史，三周前乙状结肠镜检示有结肠息肉(距肛门 18 cm 处)。目前便软，日三次，无腹痛、肠鸣，面晄白，倦怠，下午腹部坠胀，脉虚缓，舌淡红带剥。拟方：

太子参 12 g　炒白术 6 g　云茯苓 10 g　炙甘草 3 g　炒白芍 18 g
焦楂曲各 9 g　炒槐花 9 g　全当归 12 g　汉防己 10 g　赤小豆 20 g
败酱草 15 g　广木香 6 g

5 剂

二诊　1982 年 4 月 27 日

炒党参 15 g　炒白术 12 g　淡干姜 6 g　炙甘草 4.5 g　云茯苓 12 g
淮山药 15 g　赤小豆 30 g　全当归 12 g　补骨脂 12 g　汉防己 12 g
杜红花 6 g　败酱草 20 g　大红藤 15 g

5 剂

三诊　1982 年 5 月 5 日

经 X 线钡餐摄片，拟诊胃窦炎、胃黏膜脱垂。中脘作胀，食后亦胀，口干，夜半有时口泛清水，大便软，不成形，日 1 次，下腹胀不舒，时有隐痛，脉濡细，舌淡红。

太子参 12 g　炒白术 9 g　云茯苓 12 g　淮山药打 18 g　炒白芍 18 g
炙甘草 4 g　炒当归 10 g　赤小豆 20 g　北沙参 10 g　白扁豆炒 10 g
汉防己 12 g　焦楂曲各 9 g　干荷叶 12 g

5 剂

四诊　1982 年 6 月 5 日

电子肠镜检查：18 cm 处绿豆大小息肉一粒，肠黏膜稍充血。息肉活检报告：肠黏膜稍充血。现脘胀纳少，头晕乏力，大便先干后软，日 2 次，腹隐痛，脉濡弱，舌质红，口苦干。拟胃肠同调。

太子参 10 g　炒白术 9 g　炒枳壳 6 g　云茯苓 10 g　炒白芍 15 g
淮山药 12 g　全当归 9 g　炒川连 2.4 g　煨木香 4.5 g　夏枯草 12 g
川石斛先 12 g　生谷麦芽各 12 g　炒槐花 6 g

5 剂

五诊　1982 年 6 月 19 日

太子参 10 g　南沙参 12 g　冬桑叶 9 g　光杏仁 9 g　麦门冬 9 g
炒扁豆 12 g　制半夏 9 g　云茯苓 10 g　木防己 12 g　淮山药 15 g
炒白术 9 g　炒白芍 15 g　香连丸包 5 g

14 剂

另：牛黄醒消丸每日 3 g，分吞。20 剂。

六诊　1982 年 7 月 6 日

咳嗽得瘥，口渴亦减，纳后中脘时胀，便前脐腹作痛且胀，大便较软，色黄，脉象沉细，舌红花剥。仍拟胃肠同调。

太子参 12 g　北沙参 12 g　肥玉竹 10 g　川石斛先 12 g　淮山药 15 g
云茯苓 10 g　炒白术 9 g　香连丸包 4 g　大贝母 12 g　桑白皮 10 g
炙枇杷叶 12 g　生槐花 6 g　炒当归 10 g　炒白芍 12 g　牛黄醒消丸分吞 3 g

(6) 杨男，60 岁，痛泻/腹胀(肠功能紊乱)

一诊　1984 年 11 月 4 日

纳食不多，时有腹胀，大便得通，夜寐不酣，多梦，头晕且胀，神疲乏力，口干不欲饮，去年迄今体重减轻 6 kg，脉虚细，两尺细弱，舌质淡红，苔薄白腻。操劳过度，肾、胃、心、脑受伤，气血乏生化之源，拟和中健脾，养心安神。

太子参 12 g　炒白术 9 g　炒枳壳 9 g　云茯苓 12 g　新会皮 6 g

制半夏 9 g　北秫米[包] 18 g　炒枣仁 12 g　炒川芎 9 g　淮小麦 30 g

琥珀粉[夜吞] 1.5 g　潼白蒺藜[各] 10 g　香谷芽 15 g

7 剂

二诊　1984 年 11 月 18 日

近两夜凌晨(2～4 时)肠鸣腹痛，大便溏薄，午后腹部作胀，晚餐欠馨，食不知味，寐短多梦，日间倦怠，脉细滑，舌苔薄腻根厚。肠胃消化传导失常，思烦过度，心脑神伤，一时不易恢复，再拟调和肠胃，养心安神。

炒防风 10 g　炒白术 9 g　炒白芍 12 g　炙甘草 3 g　广木香 6 g

炒川连 2 g　银花炭 10 g　淮小麦 30 g　炒枣仁 10 g　大腹皮 10 g

焦楂曲[各] 9 g　琥珀粉[夜吞] 1.5 g

7 剂

另：沉香粉每日 1.2 g，胶囊装，分 2 次吞服。7 剂。

三诊　1984 年 11 月 25 日

脾胃虚弱，运化传导失常已十余年，时轻时剧，下腹作胀，食后或午后为甚，甚则腹痛便溏，今年春节起症情加重，近服中药，大便已成形，日二次，午后腹胀未已，无腹痛，口黏干，脉濡细，苔薄灰，舌边红。脾虚病久，气滞则胀为实，但气虚下陷亦胀属虚，本证虚实夹杂，治拟标本兼顾。

炒白术 10 g　炒防风 9 g　炒白芍 10 g　炙甘草 3 g　台乌药 10 g

大腹皮 10 g　白豆蔻[后] 3 g　炒苡仁 24 g　九香虫 6 g　炒谷麦芽[各] 18 g

淮小麦 30 g　琥珀粉[夜吞] 1.5 g　淮山药 15 g　[1]补中益气丸[包] 12 g

7 剂

四诊　1984 年 12 月 2 日

午后、食后腹胀已舒，脉象濡细，舌边红，苔薄白。脾胃劳伤已久，运化失常一时难复，虚中挟实，药用攻补尚能得效，再宗前法更进一步。

生晒参[另炖冲] 4 g　炒白术 10 g　炒防风 9 g　炒白芍 12 g　炙甘草 4 g

台乌药 9 g　大腹皮 10 g　白豆蔻[后] 3 g　炒苡仁 24 g　淮山药 15 g

淮小麦 30 g　炒枣仁 9 g　琥珀粉[夜吞] 1.5 g　补中益气丸[包] 15 g

7 剂

1　补中益气丸：黄芪(蜜炙)、甘草(蜜炙)、党参、白术(炒)、当归、升麻、柴胡、陈皮。功效：补中益气，升阳举陷。方源：《脾胃论·卷中》。

五诊　1984年12月10日

昨晨六时脐腹部胀痛又发，历二小时始止，便溏不爽量少，日三次，平时下腹胀午后为甚，脉象弦细，舌苔白腻。工作繁重过度，又因饮食失慎，肠病宿疾因之复发，根据病因脉舌，先从寒湿治疗，以观动静，再商调治。

老苏梗 9 g　制香附 9 g　白蒺藜炒 10 g　炒白术 9 g　炒枳壳 9 g
云茯苓 10 g　白豆蔻后 3 g　台乌药 9 g　川桂枝 3 g　炒白芍 10 g
焦楂曲各 9 g　大腹皮 10 g

4 剂

六诊　1984年12月16日

腹胀午后与晚餐后较剧，得矢则舒，胃呆纳少，夜寐欠酣，日间神倦，项背酸楚，口干黏淡，脉虚弦细，两尺均弱。先天不足，脾胃虚弱，肠病宿疾，运化失常，再拟调补脾胃，和中理气。

太子参 10 g　炒白术 10 g　炒枳壳 6 g　云茯苓 12 g　炒防风 9 g
川桂枝 4 g　炒白芍 10 g　炒川椒 3 g　台乌药 9 g　炙升麻 6 g
补骨脂 12 g　炙鸡内金 9 g　补中益气丸包 15 g

7 剂

七诊　1984年12月23日

腹胀下午为甚，兼有腹鸣，便软，日二次而畅，脐腹部有压痛点，口黏苦干，喜热饮，纳食不多，有时泛恶，脉细较有力，舌质淡胖，白腻苔渐化。慢性结肠炎已多年，据痛有定处，虑其久病每多入络，再拟调理脾胃，泄化湿热，和血通络，标本同治。

太子参 10 g　炒白术 9 g　炒枳壳 9 g　云茯苓 15 g　姜汁炒川连 1.5 g
炒吴萸 2 g　制半夏 9 g　台乌药 9 g　川椒目 3 g　汉防己 12 g
补骨脂 12 g　炒谷麦芽各 18 g　补中益气丸包 15 g

7 剂

另：参三七粉每日 1.5 g，胶囊装，每日分 2 次吞服，服 14 日。

臾按：脐腹部有压痛点，考虑瘀留肠络，可用活血化瘀，以参三七粉日服 1.5 g 为妥，养血化瘀而不伤血。

八诊　1984年12月30日

入夜腹胀，腹鸣无痛，便软日二次，纳食不多，艰寐，乏力，口苦黏微干，舌苔白腻，脉细。曲肠久病，肠胃功能低下，不易骤复，仍从调理脾胃入手，佐化湿滞。

炒白术 10 g　炒枳壳 9 g　云茯苓 15 g　炒防风 6 g　淮山药 15 g
炒白芍 10 g　绵茵陈 12 g　生熟苡仁各 15 g　炙升麻 6 g　大腹皮 10 g
焦楂曲各 10 g　谷麦芽各 18 g　交泰丸夜吞 2 g

7 剂

另：参三七照服。

九诊　1985年1月6日

前日清晨脐腹痛又发，约二小时始已，大便溏软，日二次，腹胀稍减，腹鸣未止，胃呆纳少，艰寐乏力，头晕目涩、口苦黏较减，稍干，脉细滑，苔薄白腻渐化。胃主纳，肠主运，胃肠同病，病久虚者为多，但肠络留垢，虚中夹实，仍守前法增损。

炒防风 9 g	炒白芍 15 g	云茯苓 15 g	炙甘草 3 g	佛手片 9 g
生熟苡仁各 15 g	绵茵陈 15 g	炒瓜蒌皮 10 g	玉桔梗 4.5 g	大腹皮 10 g
台乌药 9 g	九香虫 6 g	炒谷麦芽各 18 g	交泰丸夜吞 2 g	
				7 剂

另：参三七粉每日 1.5 g，分吞。服 20 日。

十诊　1985 年 1 月 13 日

脐腹痛未发，下腹胀减轻，便软日二次，口淡，二目干涩，津液失于上充，艰寐稍安，精神稍振，坐后初起步履欠稳，脉细滑，尺部较有力，舌根薄白苔。肠垢渐化，胃气得醒，病证已有好转之佳象，仍宗效方增损。

炒防风 9 g	云茯苓 15 g	绵茵陈 12 g	九香虫 6 g	炒白芍 15 g
生熟苡仁各 15 g	玉桔梗 4.5 g	炒谷麦芽各 18 g	炙甘草 3 g	香橼皮 6 g
炒瓜蒌皮 9 g	台乌药 9 g	交泰丸夜吞 2 g	清炙枇杷叶包 10 g	
				7 剂

(7) 陈男，52 岁，痛泻／咳嗽(肠功能紊乱／气管炎)

一诊　1987 年 3 月 10 日

三年前因受寒及饮食不慎，致腹痛肠鸣和腹泻，迄今每遇饮冷即腹痛作泻，泻后则舒，面色萎黄少华，乏力，易感冒，咳嗽痰白，咽喉淡红，微痛不肿，舌边齿印，苔白滑，脉象沉细。肺脾两虚，卫外不固，脾失健运则易作泻，拟玉屏风散合理脾之品。

生黄芪 18 g	炒白术 12 g	炒防风 10 g	陈广皮 6 g	炒白芍 12 g
淮山药 18 g	云茯苓 12 g	炙甘草 4 g	扁豆衣 10 g	凤凰衣 6 g
台乌药 9 g	煨木香 6 g	焦楂曲各 10 g	干荷叶 15 g	[1]附桂八味丸包 9 g
				7 剂

二诊　1987 年 3 月 17 日

本周小腹鸣痛，便溏发二次，喉咽梗痛得瘥，但两年来经常咳嗽，咳痰薄白不爽(以前仅于冬令咳嗽，似属痰饮)，脉沉细滑，苔滑。肺脾肾均已累伤，再拟温化痰饮，健脾益肾。

云茯苓 12 g	川桂枝 6 g	炒白术 12 g	炙甘草 3 g	炒防风 10 g
炒白芍 12 g	广陈皮 6 g	光杏仁 9 g	炙苏子 10 g	嫩前胡 10 g
制半夏 10 g	北芡实 15 g	淮山药 15 g	附桂八味丸包 12 g	

三诊　1987 年 3 月 24 日

咳嗽痰薄已减大半，咽喉隐痛。本周以来，腹部鸣痛仅发一次，嗳气，次晨便溏，平时

1　附桂八味丸：(即肾气丸)：干地黄八两，山药、山茱萸各四两，泽泻、丹皮、茯苓各三两，桂枝、附子(炮)各一两。右八味末之，炼蜜和丸如梧桐子大，酒下十五丸，加之二十丸，日再服。功效：温补肾阳。方源：《金匮要略·血痹虚劳病脉证并治第六》。

便软成形，脉象细滑，舌苔白滑。脾肾两虚，运化欠佳，下为便软不实，上则咳嗽咯痰，再拟调治脾肾为主。

太子参 15 g　炒白术 12 g　炮姜炭 4.5 g　炙甘草 3 g　肉豆蔻 9 g
补骨脂 12 g　云茯苓 12 g　川桂枝 4 g　炙苏子 10 g　光杏仁 9 g
嫩前胡 12 g　煨木香 6 g　焦楂曲[各] 10 g　干荷叶 20 g　附桂八味丸[吞] 12 g

7 剂

四诊　1987 年 3 月 31 日

本周内肠鸣腹痛一次，大便溏薄较前减轻，早晚有顿咳，痰薄白，平时略有腹鸣，脉象细滑，苔白滑。痰饮上渍于肺则咳，下注于肠则腹鸣，再拟苓桂术甘合己椒苈黄丸法。

云茯苓 15 g　川桂枝 4 g　炒白术 12 g　炙甘草 3 g　汉防己 12 g
炒川椒 6 g　葶苈子[包] 12 g　光杏仁 9 g　嫩前胡 12 g　炙苏子 10 g
煨木香 4.5 g　焦楂曲[各] 9 g　[1]右归丸[吞] 10 g

7 剂

五诊　1987 年 4 月 7 日

星期日大便溏薄达四次，无腹痛，腹鸣虽减未止，早晚顿咳未平，舌苔白滑，脉细。肠中水饮虽化未净，春寒痰饮未化，再拟前法出入，轻其制。

云茯苓 15 g　川桂枝 6 g　炒白术 12 g　炙甘草 3 g　汉防己 15 g
川椒目 6 g　葶苈子[包] 9 g　制半夏 9 g　嫩紫菀 12 g　福泽泻 15 g
炙百部 12 g　鱼腥草 15 g　附桂八味丸[包] 12 g

7 剂

六诊　1987 年 4 月 14 日

近三日大便已成形，每日一次，腹部隐痛虽减未止，腹鸣见瘥，咳痰未止，胃纳欠佳，面色憔悴，神疲体倦，脉虚尺弱。体气虚弱，再拟调脾入手。

太子参 15 g　炒白术芍[各] 12 g　炒防风 9 g　云茯苓 15 g　淮山药 20 g
北芡实 12 g　煨木香 6 g　汉防己 15 g　川椒目 6 g　补骨脂 12 g
炒谷麦芽[各] 15 g　干荷叶 20 g　炙甘草 4 g　附桂八味丸[包] 12 g

7 剂

七诊　1987 年 4 月 28 日

服药期间腹痛，腹泻均瘥。近因出差，停药三日，加上饮食油腻，又见腹部隐痛，大便二次，第一次成形，第二次便溏，咳嗽已轻，尚未尽止，无痰，咽不痛，舌淡红，苔薄，脉濡细。

前方去太子参、芡实，加潞党参 12 g，生黄芪 18 g。7 剂。

八诊　1987 年 5 月 5 日

大便已成形，日行一二次，纳寐均佳，唯食入有腹鸣，面色见清，苔薄，舌淡红胖，脉细

1　右归丸：熟地黄、附子（炮）、肉桂、山药、山茱萸（酒炙）、菟丝子、鹿角胶、枸杞子、当归、杜仲（盐炒）。功效：温补肾阳，填精止遗。方源：《景岳全书·卷五十一》。

软。脾气虚弱，阳气升举无力，治拟前法，参以补中益气法。

炒党参 15 g　生黄芪 18 g　炒白术芍各 12 g　炒当归 12 g　广陈皮 6 g
炒柴胡 10 g　炙升麻 9 g　炒防风 10 g　煨木香 6 g　川椒目 6 g
汉防己 12 g　补骨脂 12 g　淮山药 18 g　附桂八味丸吞 12 g

7 剂

九诊　1987 年 5 月 12 日

药后腹鸣腹痛均减，腹不胀，大便日行一次，时见二次，寐安，苔薄，脉软。治拟前法，更进一筹。

炒党参 15 g　生黄芪 20 g　炒白术芍各 12 g　炒当归 12 g　广陈皮 6 g
炒柴胡 10 g　炙升麻 10 g　炒防风 10 g　煨木香 6 g　川椒目 6 g
汉防己 12 g　补骨脂 12 g　淮山药 18 g　炮　姜 4.5 g　附桂八味丸吞 12 g

10 剂

十诊　1987 年 7 月 1 日

大便已正常，易感冒，时有咳嗽，少痰，口微渴，脉虚缓，苔薄腻。肺脾两虚，卫外不固，拟六君子合平胃散加减。

炒党参 15 g　炒白术 12 g　云茯苓 12 g　炙甘草 4.5 g　广陈皮 9 g
制半夏 9 g　炙黄芪 20 g　炒防风 9 g　炙紫菀 12 g　炙款冬 12 g
补骨脂 10 g　淮山药 15 g　附桂八味丸吞 12 g

7 剂

十一诊　1987 年 7 月 14 日

体虚，卫外不固，风寒暑湿交感，恶风，头胀，咽红微痛，胸闷纳呆，口微干，脉浮小滑，苔薄腻。拟芳宣祛邪，和中化湿。

鲜藿佩各 10 g　陈香薷 4 g　薄荷叶后 4.5 g　冬桑叶 9 g　云茯苓 12 g
炒枳壳 9 g　玉桔梗 6 g　光杏仁 9 g　六一散包 15 g　炒枣仁 24 g
连翘壳 10 g　鲜荷叶一角　白豆蔻后 4 g　焦山楂 12 g

7 剂

十二诊　1987 年 7 月 28 日

寒热退后一周，鼻塞咳嗽，痰少，中脘不舒，倦怠乏力，口腻干，苔薄白，脉浮小滑。暑热虽化未清，肺失宣肃，胃失和适，再拟祛邪宣肺，和中化湿。

嫩前胡 12 g　光杏仁 10 g　冬桑叶 9 g　鲜藿佩各 10 g　云茯苓 15 g
化橘红 6 g　白豆蔻吞 4 g　炒苡仁 30 g　六一散包 18 g　大腹皮 12 g
焦楂曲各 10 g　炒白术 9 g　炒枳实 10 g

4 剂

十三诊　1987 年 7 月 31 日

咳嗽虽减未止，纳食较佳，精神渐振，口微干，苔薄黄，脉浮小滑。暑热未清，暑邪伤气，拟益气清暑，和中化湿。

太子参 12 g　生白术 12 g　炒枳壳 9 g　生黄芪 15 g　炒防风 9 g

鲜藿佩[各]10 g　六一散[包]20 g　云茯苓 12 g　嫩紫菀 12 g　款冬花 12 g
炙百部 12 g　佛耳草 20 g　淡子芩 30 g

4 剂

十四诊　1987 年 8 月 5 日

经常出入空调办公室，乍寒乍热，肺失宣肃，喉痒咳嗽未止，咯痰不爽，苔淡黄，脉浮小滑。再从前法出入。

炙麻黄 10 g　光杏仁 12 g　炙紫菀 12 g　炙款冬 12 g　蒸百部 15 g
淡子芩 30 g　佛耳草 20 g　云茯苓 15 g　化橘红 9 g　制半夏 10 g
鲜藿佩[各]10 g　六一散[包]30 g

4 剂

口　疳

楚女，60 岁，口疳（复发性口疮、过敏性鼻炎）

一诊　1982 年 4 月 5 日

近六七年来，逢春、秋则口舌碎痛时发，眼、鼻、喉干燥作痒，凌晨喷嚏连连，时有心慌，或左胸膺隐痛，脉细，舌淡红。心肺肝阴伤液少，日久阴伤及气，先拟滋阴祛风润燥。

炙生地 12 g　肥玉竹 12 g　北沙参 12 g　川石斛[先]12 g　青防风 9 g
乌梅肉 6 g　生甘草 4 g　炒赤白芍[各]6 g　陈辛夷 4.5 g　夏枯草 12 g
白鲜皮 10 g　炒枣仁 10 g

3 剂

二诊　1982 年 4 月 9 日

清晨眼、鼻作痒及喷嚏均得轻减，口疳此愈彼起，迄今三十年，夜寐短，脉细，舌淡红。仍守前方加减。

炙生地 15 g　肥玉竹 15 g　北沙参 15 g　川石斛[先]15 g　青防风 9 g
乌梅肉 6 g　生甘草 4 g　潼木通 4.5 g　竹叶芯 6 g　炒枣仁 12 g
炒知母 6 g　夜交藤 20 g

7 剂

五、肾系病证

淋　证

淋证有热淋、血淋、石淋、膏淋、气淋及劳淋之分，常因膀胱湿热，或有肝郁气滞，进而影响膀胱气化；亦有因脾肾亏虚，中气下陷或下元不固而排尿淋漓。伯臾先生认为临证多见诸因兼夹，治须兼顾。淋证初起或久淋而又急性发作，多有湿热，必先清利宣化；淋证日久脾肾亏虚，当重补中固肾。其指出淋证急性发作时虽有身热恶寒无汗，然属太阳腑证而非经证，不可发汗，乃下焦湿热为病本，唯清利下焦为治，湿热化而淋证愈，其表证自瘥。

清利下焦，除常用清热利湿方药，伯臾先生擅用红藤、败酱草、马齿苋、秦皮等治疗胃肠道感染的药味，同样获得良好疗效。

(1) 陈女，28 岁，膏淋（乳糜尿）（本案剂量按每钱 3 g 换算）

一诊　1973 年 4 月 24 日

患乳糜尿已七月余，尿浊，赤白相杂，甚则为膏，腰酸头晕乏力，脉虚弦，舌淡红。脾肾两虚，湿热下注，膀胱宣化无权，不能分清泌浊，致成膏淋，拟调补脾肾而化湿热。

潞党参 12 g　生黄芪 12 g　炒白术 9 g　云茯苓 9 g　粉萆薢 12 g
炒知柏各 6 g　制熟地 15 g　小蓟草 30 g　茜草根 12 g　墨旱莲 12 g
威喜丸[1]分吞 9 g

5 剂

二诊　1973 年 4 月 29 日

药后尿浊稍清，仍有红白冻块，脉舌如前，仍守前法。

前方续服，10 剂。

三诊　1973 年 5 月 12 日

小便混浊已减，仍感不爽，腰酸痛较轻，脉沉细，舌红润。湿热渐化未清，仍因前法出入。

潞党参 12 g　生黄芪 12 g　炒白术 9 g　制熟地 15 g　淮山药 12 g
粉萆薢 12 g　小蓟草 30 g　墨旱莲 15 g　福泽泻 12 g　益母草 15 g
威喜丸分吞 9 g

10 剂

四诊　1973 年 5 月 25 日

小便混浊已清，腰酸头晕亦减，脉弦细，苔薄。膏淋已瘥，仍拟培补脾肾以善后。

潞党参 15 g　生黄芪 12 g　炒白术 9 g　制熟地 15 g　淮山药 12 g
山茱萸 9 g　枸杞子 12 g　杭菊花 9 g　金狗脊 12 g　威喜丸分吞 9 g

10 剂

附：小便化验记录。

1973 年 4 月 24 日：蛋白（＋＋），红细胞（＋＋＋＋），脂肪滴找到。

1973 年 5 月 11 日：蛋白少量，红细胞（＋）。

1973 年 5 月 19 日：蛋白（－），红细胞未见，脂肪滴未见。

1　威喜丸：黄蜡、白茯苓（去皮，用猪苓同于瓷器内煮二十余沸，取出晒干，不用猪苓），茯苓为末，融黄蜡，搜为丸，如弹子大。功效：利湿，补肾固下。方源：《太平惠民和剂局方·卷五》。

1973 年 6 月 8 日：蛋白(—)，红细胞未见，脂肪滴未见。

臾按： 乳糜尿属中医学“膏淋”，病系脾肾二亏，湿热下注，膀胱宣化无权，不能分清泌浊，但有伤气伤血之别。伤气者尿混白，伤血者色赤，气血两伤者赤白均见。本例即属后者，故用参、芪、术补脾气，熟地、山药、山茱萸以滋肾，知、柏、萆薢、茯苓清化湿热；威喜丸用以利湿固涩。患者曾在外治疗八月余，未能得效，用上方治疗二旬竟得告痊。时隔二年后因事来沪复查亦属正常。

(2) 任男，56 岁，淋证/癃闭(前列腺炎，尿潴留)(本案剂量按每钱 3 g 换算)

一诊　1975 年 6 月 25 日

有前列腺肥大史，尿少且痛，色黄，足肿按之如泥，凹陷不起，面色灰滞微虚浮。本月 6 日起尿闭，曾经 3 次导尿，稍通不畅。现尿频而量少，脉沉细涩，舌边红，苔白干燥。湿热下注膀胱，宣化失司，病属淋证，治拟清利消肿。

炒知柏各 9 g　肉桂粉吞 1.5 g　萹蓄草 18 g　潼木通 9 g　块滑石包 30 g
金钱草 30 g　大红藤 30 g　败酱草 30 g　光桃仁 12 g　汉防已 12 g
虎　杖 30 g　生升麻 9 g

7 剂

二诊　1975 年 7 月 2 日

小便较利，量亦增多，尿痛已止，足肿已消 2/3，苔薄白，脉沉细。超声波检查，药前膀胱充盈 500 ml，目前残余尿仅 100 ml。肿消尿利，水湿已得下泄之机，前法再进。

前方 7 剂。

三诊　1975 年 7 月 9 日

药后小便次数减少，量多色深黄，足肿又退，纳呆，乏力，脉沉细，苔薄，质红。再守原意。

前方加生黄芪 15 g。7 剂。

四诊　1975 年 7 月 16 日

药后小便次数又减，每夜 1～2 次，量多混浊味臭，色黄，足肿大减，脉细涩，苔滑。再守原意。

炒知柏各 9 g　肉桂粉吞 1.2 g　粉萆薢 12 g　大红藤 30 g　败酱草 30 g
生苡仁 12 g　潼木通 9 g　淡竹叶 9 g　虎　杖 30 g　生黄芪 12 g
汉防已 9 g　六一散包 30 g

7 剂

五诊　1975 年 7 月 22 日

尿混色黄量较少，足肿虽减未尽，面灰黄，舌质淡红，苔薄白。前列腺炎属湿热下注，足肿系脾肾两亏。拟方：

炒知柏各 9 g　[1] 肉桂丸分吞 3 g　大红藤 30 g　败酱草 30 g　熟附片 6 g

1　肉桂丸(同仁堂)：肉桂(去粗皮)。功效：补元阳，暖脾胃。方源：《本草纲目 · 卷三十四》。

白术芍[各]9 g　　猪茯苓[各]12 g　　福泽泻 18 g　　川椒目 6 g　　虎　杖 30 g

7 剂

六诊　1975 年 8 月 6 日

上方去肉桂丸(无货)又服 7 剂,足肿已退尽,面浮亦平,尿量多色淡黄,水湿已从下泄之故,泌尿科检查膀胱尿残余尿只有少许,脉沉细,舌淡红胖。仍守前法。

前方续进 7 剂。

后病家电告,谓尿利肿退,已无自觉症状,前药服完后已停药。

编者: 脾肾两亏,湿热下注,膀胱气化失司。治以滋肾通关丸、真武汤加清热利湿逐饮(红藤、败酱草、虎杖、防己、椒目)。

(3) 庞女,29 岁,淋证(慢性肾盂肾炎急发)(本案剂量按每钱 3 g 换算)

一诊　1975 年 11 月 25 日

有肾盂肾炎病史多年,急性发作一周,恶寒无汗,高热(40℃)头痛,腰酸痛,尿频尿急,尿痛不爽,色黄,胸闷作呕,口干不多饮,脉浮小滑数,舌尖红,苔白腻微黄。尿常规检查示:蛋白(++),白细胞(+++),红细胞(+),颗粒管型少许。湿热蕴阻下焦,膀胱宣化失司,属太阳腑证,不可发汗解表;中焦脾胃兼有蕴湿。治宜清利下焦湿热,佐以畅中化湿。

炒知柏[各]9 g　　金银花 15 g　　净连翘 15 g　　金钱草 30 g　　块滑石[包]30 g
潼木通 4.5 g　　制川朴 9 g　　炒枳实 9 g　　白豆蔻[研/后]4.5 g
大红藤 30 g　　败酱草 30 g　　(二味煎汤代水煎药)

3 剂

二诊　1975 年 11 月 28 日

服药二剂,高热退清,尿频尿急尿痛亦大为轻减,作呕已止,惟腰酸未已,苔白腻渐化,脉象小滑。尿常规检查示:蛋白极微,白细胞 6～8 个/HP,红细胞 2～3 个/HP,未见管型。下焦湿热虽化未清,脾胃蕴湿亦得下泄而有化机,再拟和中清化。

炒知柏[各]9 g　　北秦皮 15 g　　马齿苋 30 g　　金钱草 30 g　　六一散[包]30 g
梗通草 30 g　　萹蓄草 18 g　　白豆蔻[后]3 g　　川厚朴 6 g
大红藤 30 g　　败酱草 30 g　　(二味煎汤代水)

3 剂

三诊　1975 年 12 月 2 日

小便已爽,亦无热痛感,多坐感腰酸,纳增,苔白腻化净,脉象濡滑。尿常规检查示:尿蛋白(—),白细胞 0～1 个/HP,未见红细胞和管型。中下焦湿热均得清化,仍应清利,祛邪务尽之义。

炒知柏[各]6 g　　北秦皮 15 g　　马齿苋 30 g　　土茯苓 30 g　　金钱草 30 g
六一散[包]18 g　　炒狗脊 12 g　　厚杜仲 9 g　　白豆蔻[后]2.4 g

大红藤 30 g　　败酱草 30 g　　（两味煎汤代水）

8 剂（出院带回）

臾按： 本例诊断为肾盂肾炎急性发作，即中医学淋证，加感外邪而复发。初起恶寒壮热头痛，属太阳经证，但有尿频尿急尿痛，系淋证的症状，病因为下焦湿热，由外感引发，是太阳经腑同病矣。淋病属下焦湿热为患，虽由外感引发而有恶寒、高热、头痛等表证，但外邪在下焦，下焦湿热为病本，当重在治（病）本，经清利下焦湿热，湿热化而淋证得愈，且身热表证亦退，此亦辨病与辨证相结合之法也。若见恶寒高热头痛而治其表证是舍本逐末，临床实践证实无效。方中红藤、败酱草取其清热解毒；秦皮、马齿苋本是治肠中湿热之品，今移治淋证亦颇有效。

(4) 苏女，63 岁，淋证（尿路感染）

一诊　1985 年 10 月 20 日

尿感近发已旬日，少腹作胀，尿频尿急，有泡沫，腰酸，倦怠，口干，舌边尖红，苔薄黄，脉细数。湿热逗留下焦，膀胱宣化失常。拟方：

蒲公英 24 g　　金银花 12 g　　带心连翘 12 g　　云茯苓 15 g　　粉萆薢 12 g
二妙丸包 9 g　　六一散包 15 g　　台乌药 10 g　　生山楂 15 g　　桑寄生 15 g
川续断 12 g

5 剂

(5) 王女，40 岁，淋证（尿路感染，肾移植后）

一诊　1986 年 7 月 4 日

肾移植后三月余，服激素和排异药物，近月合并尿路感染，尿频，小腹作胀不舒，尿检示大肠杆菌阳性，面浮肿，久坐腰脊疼痛，头颈汗多，夜寐稍短，每夜 5 h。病久正虚，拟先治尿感为主。拟方：

粉萆薢 12 g　　蒲公英 20 g　　马齿苋 24 g　　金银花 15 g　　块滑石包 15 g
红　藤 20 g　　土茯苓 20 g　　车前子包 18 g　　台乌药 9 g　　制黄精 15 g
桑寄生 15 g　　生熟苡仁各 15 g　　生山楂 12 g　　败酱草 20 g

7 剂

二诊　1986 年 8 月 28 日

肾移植已五月余，目前主要下半夜不能入寐，日间头晕倦怠，背脊偶然作痛，面圆体胖（皮质激素反应），骨质疏松，辅助检查提示：尿常规（—），脉细，舌微黄，口稍干。仍宜滋肾壮骨，清热解毒。

炙生地 15 g　　淮山药 15 g　　土茯苓 20 g　　肥玉竹 15 g　　肥知母 9 g
大川芎 9 g　　炒枣仁 15 g　　琥珀末吞 3 g　　红　藤 20 g　　炙远志 6 g
桑寄生 15 g　　补骨脂 12 g　　川续断 12 g

30 剂

(6) 董男，35 岁，血淋(输尿管结石)

一诊　1980 年 12 月 26 日

二日前夜间突发腰痛，即去医院急诊，尿常规示：红细胞满视野，蛋白(＋)，经留院观察诊治，症状缓解。现仍感腰痛较剧，排尿涩痛不畅，神疲纳少，脉弦细，舌边尖红，苔薄腻。今检尿常规示：红细胞(＋＋＋)，蛋白少量。证属湿热下注，似有成石之象，治拟清利。

炒黄柏 9 g　肥知母 9 g　大红藤 15 g　萹　草 15 g　金钱草 30 g
生鸡金 12 g　焦楂炭 15 g　生地炭 15 g　地榆炭 20 g　藕节炭 20 g
墨旱莲 20 g　生蒲黄包 12 g　川续断 15 g

7 剂

药后症状好转，医务室嘱患者按上方连服数剂。

二诊　1981 年 1 月 17 日

诉右侧腰部仍有隐痛，排尿已畅不痛，精神好转，胃纳已增，口干欲饮，舌红润，脉弦细。膀胱摄片(1980 年 12 月 30 日)提示：右输尿管中段结石可能；今尿常规示正常。再予以清热利湿，滋肾化石。

大叶金钱草 30 g　海金沙包 15 g　生鸡金 12 g　萹　草 12 g　炒黄柏 9 g
肥知母 9 g　炙生地 15 g　焦楂炭 15 g　墨旱莲 20 g　桑寄生 12 g
川续断 12 g　金狗脊 12 g　枸杞子 10 g

7 剂

(7) 岳女，3 岁半，血淋(肾盂肾炎，血尿)

一诊　1985 年 6 月 9 日

有肾盂肾炎史一年，尿血反复发作，甚则尿检红细胞满视野，尿中白细胞不高，时有颗粒管型，此肾脏损伤之象。偶亦尿常规正常。近日咽红痛，尿黄不爽，无痛，脉细数，舌红花剥。儿童纯阳之体，偏于阴虚者多。拟方：

大生地 12 g　京元参 9 g　嫩射干 4.5 g　桑白皮 9 g　炒知母 6 g
大小蓟各 9 g　萹　草 12 g　金银花 9 g　生甘草 3 g　梗通草 3 g
淡竹叶 4.5 g　鲜茅根去芯 18 g　墨旱莲 12 g

7 剂

二诊　1985 年 10 月 13 日

活动多则尿频尿少，时或刺痛，夜间盗汗，脉细，舌花剥。尿检示：红细胞(＋)，白细胞 3～4 个/HP，蛋白微量。肾虚湿热留恋，拟方：

大生地 12 g　云茯苓 9 g　蒲公英 18 g　萹　草 12 g　淮山药 15 g
梗通草 4 g　炒贯众 12 g　净连翘 9 g　粉丹皮 9 g　生草梢 3 g
仙鹤草 18 g　淡竹叶 6 g

7 剂

(8) 陈男，40 岁，血尿(肾盂肾炎?)

一诊　1986 年 9 月 7 日

称五年前服西药副作用损伤肾脏(?)，经中药调治，经久方愈。一周前因在外地劳累过度，加感时邪，旧病复发，发热，腰酸，血尿，尿检示红细胞(＋＋＋＋)，白细胞(＋＋)。经当地医院抗生素治疗 4 日，高热退，血尿控制，精神好转，尿检白细胞亦少见，口干燥，脉弦小，两尺较弱，舌质红。邪热虽化未清，肾伤血热，治以滋肾凉血清热。

炙生地 20 g　北沙参 12 g　京元参 12 g　川石斛先 15 g　小蓟草 18 g
墨旱莲 18 g　炒丹皮 10 g　淮山药 15 g　块滑石包 18 g　黑山栀 10 g
白茅根 20 g　米仁根 24 g　炒知母 9 g

5 剂

二诊　1986 年 10 月 7 日

服上药后症即得好转。近早晚咳痰减轻，咯吐尚爽，倦怠乏力，口苦干，纳寐均佳，尿黄，大便正常，脉弦小，右手较大，舌质红，腻苔化。尿检：蛋白(＋)，颗粒管型 3～4 个/HP，白细胞 3～5 个/HP，红细胞 5～7 个/HP。肺邪虽化未清，肾损复发，仍应前法出入。

桑叶皮各 10 g　光杏仁 9 g　粉前胡 12 g　嫩射干 9 g　象贝母 9 g
冬瓜子 15 g　苏芡实 18 g　炙生地 20 g　京元参 12 g　太子参 12 g
墨旱莲 18 g　粉丹皮 10 g　生苡仁 30 g　枸杞子 12 g　葎　草 18 g

5 剂

三诊　1986 年 10 月 13 日

咳痰已减，但咽喉红肿疼痛，口干，腰酸，神疲乏力，寐酣，纳佳，尿检示蛋白(＋)，红细胞(＋)，脉弦细滑，舌红苔薄。症情好转，仍守前法。

大生地 24 g　京元参 12 g　北沙参 12 g　嫩射干 10 g　炙僵蚕 9 g
炒丹皮 10 g　光杏仁 9 g　象贝母 9 g　山　栀 10 g　米仁根 30 g
葎　草 24 g　金银花 15 g　肥知母 9 g　金樱子 12 g　桑寄生 15 g

5 剂

另：冰硼散 2 瓶，少量，吹敷咽喉。

四诊　1986 年 10 月 18 日

咳减，咽痛止，口干亦减，纳增，脉细，苔薄，舌红。尿检示蛋白(＋)，红细胞 1～2 个/HP。再益肾。

太子参 18 g　北沙参 12 g　京元参 12 g　大生地 24 g　嫩射干 9 g
光杏仁 9 g　肥知母 9 g　米仁根 30 g　葎　草 24 g　金樱子 15 g
苏芡实 15 g　桑寄生 15 g　枸杞子 10 g

7 剂

五诊　1986 年 10 月 25 日

咽红痛及咳嗽均退，但腰酸乏力，纳、眠正常，脉弦小，苔薄白。尿检：蛋白微量，颗粒

管型3～4个/HP,红细胞1～2个/HP。肾脏损伤得复,接近痊愈。拟方:

太子参 15 g	生白术 9 g	云茯苓 12 g	潼白蒺藜各 9 g	枸杞子 12 g
淮山药 15 g	全当归 12 g	炒杜仲 12 g	桑寄生 15 g	菟丝子 12 g
米仁根 30 g	苏芡实 15 g	白豆蔻研/后 3 g		

7剂

六诊　1987年2月4日

血尿宿疾已愈,半年来腰痛未发,面色萎黄亦转正常,纳食增加,精神振作,日常工作已不感疲乏,脉象虚缓,舌质红润,苔薄。肾虚血热已平,再拟滋肾养血,巩固疗效。

大熟地 24 g	淮山药 15 g	山茱萸 9 g	云茯苓 12 g	当归身 10 g
大白芍 12 g	潞党参 15 g	生黄芪 20 g	枸杞子 12 g	炒杜仲 12 g
墨旱莲 15 g	潼蒺藜 12 g	干苁蓉 12 g	炒丹皮 9 g	

14剂

编者: 本案并无小便频数短涩,滴沥刺痛等淋证表现,故当属尿血,非淋证也,以滋肾凉血为治。

(9) 王男,20岁,血淋(尿路感染)(本案剂量按每钱3 g换算)

一诊　1976年4月22日

血淋一年,反复发作,发时尿频尿痛,量少色赤,腰酸痛。目前尿后刺痛,并有余沥不尽感,脉弦小,舌质红,中裂边暗。尿检:红细胞(++++),蛋白极微。尿痛者属淋,血淋属君相火旺,湿热伤血者居多;尿血以脾肾虚,不能摄血者为多。但痛在尿前、尿后又有不同,尿前痛属实,尿后痛多虚。今拟滋阴凉血,清热化湿。

大生地 18 g	炒川连 3 g	墨旱莲 12 g	大小蓟各 15 g	炒丹皮 9 g
茜草根 18 g	粉萆薢 12 g	生草梢 3 g	炒黄柏 6 g	福泽泻 9 g

4剂

二诊　1976年4月29日

患者服上方后症情好转,自续三剂。刻诉,血淋渐止,右腰胁作痛,夜寐胸闷,盗汗,纳佳,面色灰黄,苔薄腻,脉弦小。君相火减,湿热渐化,肾阴损伤未复,再拟滋阴清化。

大生地 18 g	梗通草 4.5 g	甘草梢 3 g	炒丹皮 9 g	大小蓟各 15 g
炒知母 6 g	墨旱莲 12 g	炒杜仲 9 g	福泽泻 12 g	

4剂

三诊　1976年5月3日

尿频尿痛症状消失,腰疼未已。

前方加川续断12 g。3剂。

四诊　1976年5月6日

血淋止后未发,腰疼亦减,脉弦细,舌尖红,苔薄。尿常规复查(—)。君相之火虽减未平,湿热渐化,肾亏未复,再拟滋养心肾而化湿热。

大生地 18 g	梗通草 4.5 g	甘草梢 3 g	竹叶心 6 g	炒知柏各 6 g
大小蓟各 15 g	益元散[1]包 18 g	炙龟板 18 g	炒狗脊 15 g	川续断 12 g

5 剂(出院带回)

臾按：君相火旺而兼湿热下迫，伤于血分，致成血淋，病久肾阴累伤，药用清君相之火，化下焦湿热以治标，滋补肾阴以培本。经年血淋，10余剂得愈。

(10) 孙男，70 岁，淋证/小便不禁/痿证(前列腺肥大，腰椎病)

一诊　1986 年 4 月 23 日

有小便不禁五年，经常尿感，今年已发四次，发则尿频不禁，大便艰，尿黄短，外院检查：前列腺中度肥大。腰椎肥大近二十年，两下肢萎软无力，行走不便，已成痿证。脉弦滑带数，舌苔淡黄腻。拟方：

粉萆薢 12 g	肥知母 9 g	怀牛膝 12 g	云茯苓 12 g	全当归 10 g
光桃仁 9 g	杜红花 9 g	炒苡仁 24 g	桑螵蛸 15 g	制首乌 20 g
生牡蛎先 24 g	生山楂 15 g	制川军 4 g		

7 剂

二诊　1986 年 4 月 30 日

小便不禁有时已能控制，尿频稍减，色黄量少，大便得通，下肢无力依然，脉弦滑数较缓，左尺细弦，舌胖，苔淡黄腻稍化。尿常规检查正常。肾虚湿热瘀互阻，拟方：

制熟地 15 g	淮山药 15 g	二妙丸包 12 g	云茯苓 12 g	粉萆薢 12 g
制首乌 20 g	桑螵蛸 15 g	金樱子 15 g	全当归 10 g	光桃仁 9 g
制川军 4 g	生山楂 15 g	生牡蛎先 24 g		

7 剂

癃闭/关格

小便量少，点滴而出，甚则闭塞不通为癃闭；小便不通与呕吐不止并见为关格。以下所录癃闭一案，实为严重挤压伤后尿闭(急性肾衰竭)，感染发热，瘀热交阻，肺津耗伤，蓄血膀胱，在利尿无功，津伤不能发汗的境遇下，伯臾先生应邀多次会诊，先后予清肺生津以治水之上源，复肺主通调水道，下输膀胱之功；予扶正托毒，清热活血通利，以助膀胱气化。患者重伤，变证迭出，先生全程参与中西医结合救治，随证施治，不拘一格，融合经方、时方化裁，显示了中医药治疗危急重症的良好疗效。所录关格一案则为慢性肾炎因感冒而并发尿毒症，伯臾先生先后仿麻黄连翘赤小豆汤、温脾汤清泄宣化、益肾而化水毒，后以补肾调阴阳而收功。

1　益元散：滑石 600 g，甘草 100 g，朱砂 30 g，朱砂水飞成极细末；滑石、甘草粉碎为细末，共研，混匀。每服 6 g，1 日 1～2 次。功效：清暑利湿。方源：《中国药典》。

(1) 杨男，26岁，癃闭(膀胱蓄血，挤压伤后尿闭，急性肾功能衰竭)(本案剂量按每钱3g换算)

一诊 1974年6月5日

挤压伤后九日，尿闭，身热，脘闷作恶，口渴喜冷饮，腹胀拒按，趺阳脉细数，舌尖芒刺，苔白干燥。瘀热交阻，肺津耗伤，水乏上源，浊热上逆则呕，治拟养阴清热，活血降浊。

西洋参另煎15g 大麦冬15g 京赤芍12g 鲜茅根60g 鲜铁皮石斛先煎30g
生大黄另泡茶6g 元明粉冲9g 光桃仁12g 生山栀9g 金银花18g
净连翘30g (浓煎，少量多次饮服)

2剂

臾按：此属肺津劫伤，表里同病。津伤重，按照温病学热炽伤津，津伤者不能发汗，利尿亦无功，受伤后必有血瘀，故始终加用活血化瘀。津伤阴伤尿闭怎么办？中医学有肺主通调水道，下输膀胱之论，此患肺津劫伤，可用清肺生津，治水之上源以利尿；腹胀拒按作呕，因瘀热交阻，胃浊上逆，故用通腑活血；温邪发热用银花、连翘、栀子清气分之热。温病辨证分卫气营血，舌白示邪在气分，苔糙乃已伤肺津；腹胀拒按，已见阳明腑证。此当为表里同病，故清表热和通腑并用。

二诊 1974年6月15日

左大腿清创术后第一日，恶寒、高热、无汗，小腹胀，按之不舒，便软日四次，尿闭，幸神志尚清，趺阳脉小数，舌光红，前部苔白润，根灰黑。热毒内蕴，血瘀膀胱，宣化失司，症势仍在危重中，拟扶正托毒，清热活血通利。

生黄芪30g 全当归18g 生甘草6g 生大黄后9g 小川连4.5g
淡子芩18g 参三七6g 紫丹参18g 福泽泻18g 车前子包30g
花槟榔18g

2剂

臾按：此属气血两虚。清创耗伤气血，恶寒高热，舌苔白润，后根黑，此属热毒内蕴而气血两虚，已非津伤之候，故用扶正托毒，如芪、归、草益气养血，三黄清化热毒，三七、丹参活血，泽泻、车前子利尿。

三诊 1974年6月20日

背部脓肿切开引流后第一日，昨排脓后，今日体温突然下降至36℃，前日起下利，夹黏冻，日十次左右，今日减至二次，面黯灰滞而黯，精神尚佳，但纳呆作嗳，食入时有呕吐之象，脘腹痞胀，口干，喜温饮，脉滑数，舌苔黄腻。湿热滞阻于肠胃，滞肠则利下，阻胃则痞满，血行不畅，则舌边发紫，正虽虚而标症仍急，急拟清化湿热以治利，和中泄化以治胃，并佐活血化瘀。

白头翁18g 炒秦皮15g 炒黄连15g 炒黄柏9g 制半夏9g
川厚朴9g 紫丹参18g 全当归18g 炒赤芍12g 三七粉吞6g
檵木叶15g

3剂

臾按：此属肠胃湿热。下利，欲吐，舌苔黄腻，脉象滑数，属湿热滞阻于肠胃，故用[1]白头翁汤清肠热，半夏、厚朴和胃化湿止呕吐，檵木叶清肠，其余活血。

四诊　1974年8月8日

患者高热不退，霉菌感染，尿路感染。顷诊，寒热往来，汗多，动则心悸，纳食已增，大便艰难，口干溲黄，脉小滑数，舌尖红边紫，质胖已减，苔薄。伤后阳虚气弱已得好转，血瘀未清，少阳阳明同病，再拟大柴胡汤参入活血化瘀之品。

软柴胡 12 g　炒黄芩 9 g　制半夏 9 g　潞党参 18 g　炙甘草 4.5 g
生大黄后 4.5 g　全当归 30 g　光桃仁 12 g　杜红花 9 g　大川芎 9 g
生熟地各 9 g　三七粉吞 4.5 g　别直参 9 g另煎代茶

臾按：此属胃伤浊气上逆，湿热未清。寒热往来，汗多，大便艰难，中医辨证属少阳阳明同病，虽高热有霉菌感染及尿路感染，但正气已虚。此为胃伤浊气上泛，湿热未清，用大柴胡汤和解退热，通腑扶正。对霉菌感染，当分别论治：初起脾胃尚好者，用苦寒以清热解毒；后期胃阴受损宜养胃阴以化浊，胃气虚则养胃气以化浊（七叶一枝花漱口亦可使用）。热病后期，胃气或胃津受损，而产生霉菌感染，再用苦寒清热则更加败胃，不能起到制菌作用。宜扶正养胃，增加自身抵抗力，以制霉菌。至于尿路感染的治疗，当分初期和后期，即邪盛还是正虚，分别治之。

五诊　1974年8月23日

低热时起时伏，汗多已减，面色萎黄，四肢关节酸痛，倦怠，脉虚细而数，舌质绛边紫，苔白腻已化。心阳心气两虚，瘀阻关节失利，营卫失和，宜甘温除大热法。

熟附块先 12 g　生甘草 6 g　潞党参 18 g　生黄芪 18 g　全当归 18 g
炒白术 9 g　炒川芎 6 g　软柴胡 30 g　生升麻 6 g　鹿啣草 30 g
光桃仁 30 g　淡干姜 4.5 g　别直参 9 g另煎代茶

臾按：低热起伏，面黄倦怠，脉虚细而数，舌质胖边紫，苔白腻已化，是邪热已退，心阳心气两虚，乃正虚营卫失和之低热，应仿古人甘温除大热之法，用补中益气汤合四逆汤治疗，乃扶正退热之法。伤后活血乃始终常用之品。

该患者系一煤矿工人，因矿道塌方而受挤压重伤，送中山医院抢救。患者遍体受伤严重，尤以肾脏损伤更著，出现尿闭，已临危险阶段，经用人工透析十余日之久。于伤后第9日，邀吾参加会诊，以中医药参与救治。当时尿闭未通，又继发感染，即用生津清肺以利尿，清热通腑以退热。中医药伤科治疗，主要用活血化瘀，通络止痛，但本患者因并发症严重，故以治疗并发症为主，稍用些活血化瘀药为佐。

患者受伤严重，变症迭出：因伤处化脓感染，经数次清创手术，因之气血大伤。正虚之后，更易继发感染，饮食稍一不慎，又易发生肠胃病；另外，高热后大量抗生素和中药苦寒清热，致胃气耗伤，浊气上泛，产生口糜重证（霉菌感染）。本症初则阴伤热炽，末则又转

1　白头翁汤：白头翁二两，黄柏三两，黄连三两，秦皮三两。上四味，以水四升，煮取二升，去滓，温服一升；不愈，更服一升。功效：清热解毒，凉血止利。方源：《伤寒论·辨厥阴病脉证并治》。

阳虚，中间又寒热错杂，间或虚实同病，证见变化多端，用药亦错综复杂，有时寒热同用又或攻补兼施，助其屡度险情，转危为安。该患者重伤病延日久，先后并发多种感染而病危，经中西医结合抢救成功后，阳虚低热缠绵，又以补中益气合四逆汤甘温除热而瘥。吾全程参与救治，既看到了中医药的良好疗效，也显示了中、西医结合在危重症救治中的优势。（此案吾曾于1974年11月22日在中山医院中西医座谈会上报告并讲解）

(2) 王女，16岁，关格(慢性肾炎，尿毒症)(本案剂量按每钱3g换算)

一诊　1975年6月26日

因感冒发热，慢性肾炎急性加重并发尿毒症收住入院，尿常规(6月22日)检查示：蛋白(＋＋＋)，红细胞(＋＋＋＋)。经治疗，目前寒热已退，面部肿胀亦减，呕吐止，口干纳呆，脉小滑。肾虚湿热下阻，治拟清宣泄化。

浮萍草9g　净连翘15g　赤小豆30g　制川朴4.5g　淡子芩9g
制半夏9g　桑白皮12g　猪茯苓[各]12g　焦楂曲[各]9g

3剂

编者：仿麻黄连翘赤小豆汤，因表解热退，故以浮萍草替代麻黄，以缓其解表发汗之力。

二诊　1975年7月3日

头面下肢浮肿均退，但肾脏损伤，水毒逗留，便秘五日未通。口有尿味，脉沉细，苔薄白腻。转成尿毒症，再拟益肾而化水毒。

熟附片[先]6g　生大黄[后]6g　制川朴6g　炒川连1.8g　制半夏9g
朱茯苓15g　仙　茅18g　全当归15g　贯　众15g　米仁根30g
葎　草18g

4剂

编者：仿温脾汤，附子、大黄同用，温阳泄毒。

三诊　1975年7月10日

头面下肢浮肿退尽，胸闷舒，呕吐止，口中已无尿味，脉沉细，苔薄白。水毒已化，肾脏阴阳两亏，脾湿虽化未清，再拟补肾化湿。

仙　茅18g　仙灵脾12g　炒知柏[各]6g　全当归12g　云茯苓12g
潞党参12g　炒白术9g　桑寄生15g　厚杜仲15g　米仁根30g

4剂

四诊　1975年7月17日

精神好转，腰痛亦愈，自汗乏力，舌苔淡白，脉象濡小。尿常规(7月11日)检查示：尿蛋白微量，红细胞0～1个/HP。肾阳久虚，阳伤及阴，再拟调补肾脏阴阳以善后。

仙　茅18g　仙灵脾12g　炒知柏[各]15g　全当归9g　潞党参12g
生黄芪12g　厚杜仲12g　桑寄生12g　菟丝饼15g　米仁根30g

7剂

阳　　痿

阳痿一证，因虚因实因恐惧等，皆可发病。伯臾先生治阳痿首重分清虚实，补虚泻实，章法分明。认为，《经》云“男子七八，肾气虚”，七八(56岁)之后的发病患者，多虑其命门火衰，当温补命门之火(如金匮天雄散、阳起石等)，但必配合温肾填精之品(如景岳赞育丹、二仙汤)。对青壮年因房劳过度而耗伤肾精者，不主张一味温补强阳，认为是竭泽而渔也；主张滋肾填精为治，并嘱节制房劳。伯臾先生善用羊睾丸治疗阳痿(1～2枚，细盐、绍酒炖服)，谓其血肉有情，阴阳平补，可填肾精以温补命门，对肾精不足之阳痿确有疗效，每嘱患者自往屠宰作坊商求。

(1) 王男，57岁，阳痿(阳痿、慢支)

一诊　1984年1月20日

有慢性支气管炎、支气管扩张史和轻度肺气肿，晨起咳痰数口。近二年来阳痿，左腰酸楚，脉细滑，两尺部较弱，舌质红润，边有齿印。此乃肾精肾阳两亏，拟滋补肾脏为主。

制熟地 12 g　淮山药 15 g　山茱萸 10 g　枸杞子 10 g　菟丝子 12 g
补骨脂 12 g　仙　茅 12 g　仙灵脾 12 g　炒知母 6 g　生晒参(另炖)6 g
仙鹤草 30 g　全当归 10 g　云茯苓 12 g　炒杜仲 12 g　制半夏 9 g

10剂

二诊　1984年1月30日

晨起咳痰已减，左腰酸楚亦轻，精神渐振，口不渴，大便时软，脉象细弱尺软，舌质红。心脾肾均亏，尤以肾阳肾精为甚，仍守前意出入。

潞党参 15 g　炒白术 10 g　云茯苓 10 g　淮山药 15 g　制熟地 12(砂仁1.2 g研拌)
山茱萸 10 g　枸杞子 10 g　干苁蓉 9 g　菟丝子 10 g　仙　茅 12 g
仙灵脾 12 g　炒当归 9 g　炒杜仲 12 g　制半夏 10 g　炒枣仁 10 g
生晒参 6 g(另炖代茶)

10剂

另：海狗脊2瓶，依次分吞。

三诊　1984年2月9日

晨起咳痰稍稠，微黄，大便溏薄日一次，腹无胀痛，左腰酸楚，性神经衰弱，脉细弱，舌淡红，苔薄。治宗前法增损。

潞党参 15 g　云茯苓 12 g　菟丝饼 12 g　干荷叶 18 g　淡干姜 4 g
补骨脂 15 g　仙灵脾 18 g　炙甘草 4 g　制半夏 12 g　阳起石(先)24 g
生晒参 6 g(另炖冲)

10剂

另：海狗脊2瓶，依次分吞。

四诊　1984年2月20日

晨起咳痰如前，大便溏薄稍干，尚未正常，性功能衰弱，左腰酸楚减，脉细二尺均弱，舌质淡，苔薄。脾肾亏损已久，一时不易恢复也。

熟附片先 6 g	潞党参 15 g	炒白术 15 g	淡干姜 4 g	炙甘草 4 g
淮山药 20 g	补骨脂 15 g	五味子 6 g	仙　茅 15 g	仙灵脾 18 g
巴戟天 12 g	阳起石先 24 g			

10 剂

另：右归丸 200 g，左归丸 200 g，依次吞服。

(2) 莫男，38 岁，阳痿(阳痿)(本案剂量按每钱 3 g 换算)

一诊　1973年11月14日

心悸、早泄阳痿，小腹痛引睾丸，脉象右弦大数，左弦较小。肾阴不足，宜滋肾法，一味温补，是竭泽而渔也。

生熟地各 15 g	败龟板 15 g	五味子 6 g	枸杞子 9 g	炒黄柏 4.5 g
煅龙牡各 30 g	菟丝子包 30 g	炒丹皮 9 g	柏子仁 9 g	台乌药 9 g

7 剂

另：羊睾丸 1 枚，细盐、黄酒炖服。

二诊　1973年12月2日

生熟地各 15 g	淮山药 12 g	枸杞子 9 g	五味子 4.5 g	粉丹皮 9 g
龟板胶烊冲 9 g	炒知母 9 g	天门冬 9 g	炙甘草 6 g	墨旱莲 12 g

7 剂

另：羊睾丸 1 枚，细盐、黄酒炖服。

(3) 戴男，38 岁，阳痿(阳痿)

一诊　1986年12月18日

有阳痿史五六年，近年结婚，苦于阳事不举，行房无能，腰脊略有酸楚，有时头晕耳鸣，纳、眠尚可，脉弦细，两尺均弱，舌质红苔薄，口干。肾脏阴阳两亏，精液不足，拟调补肾脏阴阳精血。

生熟地各 15 g	淮山药 18 g	山茱萸 12 g	枸杞子 15 g	淡苁蓉 12 g
补骨脂 12 g	五味子 9 g	云茯苓 12 g	阳起石先 20 g	仙　茅 15 g
仙灵脾 15 g	巴戟天 15 g	炒知母 9 g	大天冬 12 g	潞党参 15 g
炙龟板先 15 g				

7 剂

二诊　1986年12月24日

服药后，阳痿依然，脉细尺弱，舌质红润少苔。肾脏阴阳两亏，一时不易恢复，守法酌增温阳之味。

生熟地[各]15 g　淮山药 15 g　山茱萸 9 g　熟附片[先]9 g　仙　茅 18 g
仙灵脾 20 g　淡苁蓉 12 g　枸杞子 12 g　补骨脂 15 g　阳起石[先]20 g
巴戟天 12 g　菟丝饼 15 g　潞党参 15 g　炙龟板[先]15 g　炒丹皮 9 g

7 剂

三诊　1987 年 1 月 3 日

近日外出旅游五日，疲劳过度，腰酸，脉濡细尺弱，舌质红，苔薄白。脾肾两虚，仍宜调补脾肾着手。

炒党参 12 g　炒白术 9 g　炒枳实 9 g　云茯苓 12 g　淮山药 15 g
炒杜仲 12 g　炒狗脊 12 g　仙　茅 12 g　仙灵脾 15 g　巴戟天 12 g
菟丝饼 12 g　熟附片[先]9 g　焦山楂 15 g　枸杞子 12 g　淡苁蓉 12 g
阳起石[先]20 g

7 剂

四诊　1987 年 1 月 10 日

脾胃受伤已恢复，阳痿尚未好转，口不渴，腰酸倦怠欲睡，天亮时略有转更，但阳具冷而萎软，脉细尺弱，舌淡红，苔薄白。肾脏阴阳两伤，阳虚偏重，再予温肾阳，填肾精。

熟附片[先]10 g　厚肉桂[后]3 g　大熟地 30 g　淮山药 15 g　山茱萸 12 g
云茯苓 10 g　菟丝子 15 g　补骨脂 12 g　五味子 9 g　阳起石[先]30 g
仙　茅 15 g　巴戟天 12 g　炒丹皮 9 g　生黄芪 20 g　炒当归 12 g

7 剂

五诊　1987 年 1 月 19 日

投温肾阳、滋肾精之剂后，天明略有转更，阳痿略见好转，但阳具仍觉阴冷，腰酸足冷乏力，脉细尺弱，舌质淡红润，苔薄。前法增量。

熟附片[先]15 g　厚肉桂[后]6 g　大熟地 30 g　枸杞子 12 g　小茴香 5 g
淮山药 15 g　山茱萸 12 g　甜苁蓉 12 g　阳起石[先]30 g　鹿角胶[烊冲]9 g
仙　茅 15 g　仙灵脾 15 g　粉萆薢 15 g　炒知母 9 g

7 剂

另：[1]大菟丝子丸 100 g，每日 9 g，分 2 次吞。

六诊　1987 年 2 月 3 日

阳痿服药以来，清晨稍有转更，但阳具依然阴冷不举，神疲倦怠，脉细缓尺弱，舌净。再拟景岳[2]赞育丹法，温肾阳填肾精。

1　大菟丝子丸：菟丝子、泽泻、鹿茸、石龙芮、肉桂、附子各 30 g，石斛、熟地、白茯苓、牛膝、川断、枣皮、肉苁蓉、防风、杜仲、补骨脂、荜澄茄、沉香、巴戟天、茴香各 23 g，五味子、桑螵蛸、川芎、覆盆子各 15 g。共为细末，以酒煮面糊为丸。功效：补益肾气，固摄精关。方源：《证治准绳》。

2　赞育丹：熟地（蒸捣）、白术（用冬术）、当归、枸杞子、杜仲（酒炒）、仙茅（酒蒸一日）、巴戟天（甘草汤炒）、山茱萸、仙灵脾（羊脂拌炒）、肉苁蓉（酒洗，去甲）、韭子（炒黄）、蛇床子（微炒）、附子（制）、肉桂，上炼蜜为丸，或加人参、鹿茸亦妙。功效：补肾壮阳。方源：《景岳全书·卷五十一·因阵》。

大熟地 30 g	熟附块[先]15 g	厚肉桂[后]6 g	全当归 12 g	炒杜仲 12 g
巴戟天 12 g	甜苁蓉 12 g	仙灵脾 15 g	仙　茅 15 g	蛇床子 12 g
炒白术 9 g	枸杞子 12 g	炒党参 15 g	鹿角片[先]9 g	

7 剂

七诊　1987 年 2 月 10 日

药后，阴茎睾丸阴冷已瘥，但清晨虽有转更仍不坚硬，脉舌如前。肾阳稍振，肾精未充也，仍守上法。

前方去白术，加潼蒺藜 12 g，制首乌 18 g。7 剂。

八诊　1987 年 2 月 18 日

阳具阴冷不坚，精液清冷，脉虚细无力，两尺更弱，舌质暗红，苔薄白。肾阳虚衰不能生精，前方参入金匮[1]天雄散法。

制天雄[先]6 g	炒白术 12 g	川桂枝 10 g	花龙骨[先]20 g	制熟地 30 g
仙　茅 12 g	仙灵脾 15 g	菟丝饼 15 g	蛇床子 12 g	炒党参 15 g
炒当归 12 g	甜苁蓉 12 g			

7 剂

九诊　1987 年 2 月 25 日

阳具阴寒已解，清晨虽转更，但仍不坚硬，本周内有一次梦遗，脉细较有力，右尺弱。命火衰微未振，精液亏损稍复，仍守前法增损。

制天雄[先]9 g	炒白术 12 g	云茯苓 12 g	补骨脂 12 g	熟附片[先]9 g
川桂枝 10 g	甜苁蓉 12 g	蛇床子 12 g	炙甘草 4.5 g	鹿角片[先]10 g
大熟地 30 g	仙灵脾 15 g	枸杞子 12 g	全当归 12 g	生黄芪 20 g

7 剂

十诊　1987 年 3 月 4 日

阳具萎软未能坚硬，脉象沉细，右尺微弱稍有力，舌质淡红润，苔薄白。肾阳稍有来复之象，性神经衰弱严重，一时不易速愈，治守前法。

前方去蛇床子，加菟丝子 15 g，7 剂。

十一诊　1987 年 3 月 11 日

性神经衰弱严重，叠投温肾填精之品未能明显获效，阳具萎软不举依然，脉沉细尺弱，舌质淡红，苔薄白润，再予温肾填精而增其量。

熟附片[先]12 g	制乌头[先]9 g	厚肉桂[后]6 g	大熟地 30 g	山茱萸 10 g
鹿角片[先]12 g	仙　茅 15 g	仙灵脾 15 g	蛇床子 15 g	生黄芪 20 g
全当归 12 g	甜苁蓉 12 g	菟丝子 15 g		

7 剂

1　天雄散：天雄(乌头无子者)三两(炮)、白术八两、桂枝六两、龙骨三两，上四味，杵为散，酒服半钱匕，日三服。功效：补阳摄阴。方源：《金匮要略 · 辨血痹虚劳病脉证并治》。

十二诊　1987年3月21日

阳痿依然，口不干燥，舌质淡红，苔薄白，脉象沉细，尺弱，肾脏阴阳两亏，温阳滋阴当更益量。

前方改：熟附片[先]15 g，山茱萸 12 g；加：覆盆子 12 g，补骨脂 15 g。7剂。

编者：本案阳痿辨为肾脏阴阳两亏，精液不足，叠投温肾填精，药效欠佳。先生详录诊疗经过，以为后学之鉴，以启后学之思。

男性不育

郑男，35岁，不育(男性不育)

一诊　1983年3月5日

结婚六年，尚未生育，腰酸耳鸣，寐梦纷扰，无遗精病史，曾做精液检查：精子计数2 720万个/ml，活动率75%。脉虚弦小，舌质淡，苔薄白。病属先天不足，肾精肾阳均亏，方由右归丸加减。

熟附片[先]4 g　枸杞子 12 g　五味子 6 g　炒党参 12 g　厚肉桂[后]2 g
淮山药 15 g　菟丝子 12 g　炒当归 10 g　制熟地 20 g　云茯苓 10 g
仙　茅 12 g　春砂仁[研/后]3 g

14剂

另：羊睾丸15对，每日1对，放细盐、黄酒少许，炖服。

腰　　痛

刘女，59岁，腰痛(慢性肾盂肾炎)

一诊　1984年11月21日

腰膝酸冷疼痛，畏寒，肾盂肾炎时发，尿检异常；有高血压、冠心病、慢支，心悸胸闷，并有颈、胸、腰椎及膝关节肥大史。脉弦小数带促，舌质红，舌底青筋暴露。拟调理心肾为先。

北沙参 12 g　大麦冬 15 g　生黄芪 15 g　汉防己 15 g　炒白术 9 g
太子参 12 g　紫丹参 20 g　生熟地[各]9 g　墨旱莲 15 g　米仁根 30 g
玉米须 15 g　大小蓟[各]10 g　葎　草 15 g　金樱子 15 g　琥珀粉[夜吞]2 g

7剂

二诊　1984年11月28日

夜寐向安，腰痛减轻，小便较畅，早餐后胸闷心悸，晨起吐黏痰2～3口，活动能力改善，脉小弦滑数，左较大，舌淡红，苔薄白。拟前法出入。

太子参 12 g　大麦冬 10 g　全瓜蒌[切]15 g　制半夏 10 g　旋覆梗 9 g
云茯苓 15 g　紫丹参 18 g　生熟地[各]9 g　淮山药 15 g　桑寄生 20 g
粉萆薢 15 g　大小蓟[各]10 g　米仁根 30 g　琥珀粉[夜吞]2 g

7剂

六、肝胆病证

中　　风

中风一证，素来认为多由忧思恼怒、饮食不节或恣酒纵欲等因，以致内风动越、五志化火、痰阻脉络，或气机失调、血液瘀滞等而发病。伯臾先生认为，除此尚可因思虑操劳使心脑受伤，对这类中风后遗症患者主张调治心脑以治本，潜阳息风以治标。指出，补阳还五汤为治类中风后遗症名方，但对心肝阴伤、内风未清、血压偏高者用之不宜；此类患者对大量黄芪温补而升，桃仁、红花、川芎、地龙化瘀通络，恕不能胜任，暂时不用为安。此外，生地、熟地为滋补肝肾、凉血补血要药，惟滋腻太甚，对久病脾胃两虚，纳食减少者，以不用为宜，可以制首乌、枸杞子代用，但功效稍逊，且无凉血作用。

(1) 王女，42岁，偏身轻瘫(病毒性脑炎后遗症)(本案剂量按每钱3 g换算)

一诊　1975年7月4日

患者起病时先发热头痛，数日后热退而左半肢体轻瘫，不能在外活动，被诊为病毒性脑炎。经中西药治疗未效，遂来我院。症见左侧肢体轻瘫，伴手足麻木，活动欠利，不能行走，口角稍向左歪，头晕且痛，耳鸣，彻夜不寐，纳减，口干，尿黄，便艰，苔薄腻，脉细滑。肝风挟痰瘀阻络，心神失宁，拟平肝息风，化痰瘀，通脉络。

生石决(先) 30 g　珍珠母(先) 30 g　炒当归 15 g　朱茯苓 12 g　炒枳实 12 g
陈胆星 6 g　光桃仁 9 g　大川芎 4.5 g　大地龙 9 g　全蝎粉(分吞) 1.8 g
磁朱丸(夜吞) 4.5 g　[1]指迷茯苓丸(包) 12 g

7剂

二诊　1975年7月11日

症情好转，昨日胸透时，扶之已能行走，左半肢体仍感无力，便秘腹胀，舌质红，苔薄白，脉细。症虽见减，但腑气秘结，前法宜加通腑。

前方去珍珠母，加制川军 9 g，火麻仁(研) 12 g。4剂。

三诊　1975年7月18日

左半肢体活动日见好转，但头晕寐短，大便艰少，口干，舌红，苔薄，脉细。肝风稍平，气虚痰瘀阻络，心神未宁，再拟益气化痰瘀，清心安神。

1　指迷茯苓丸：法半夏、茯苓、枳壳、风化朴硝(20∶10∶5∶3)，共研为末，姜汁糊丸。功效：燥湿行气，软坚消痰。方源：《证治准绳》。

生黄芪 15 g　炒当归 12 g　光桃仁 9 g　杜红花 6 g　炙地龙 6 g
天花粉 15 g　生石决[先]30 g　炒川连 1.8 g　大贝母 12 g　炙僵蚕 9 g
磁朱丸[夜吞]6 g

7 剂

四诊　1975 年 7 月 25 日

左手足活动已利，头晕痛亦减轻，纳增而大便仍艰，苔薄腻，脉小弦。络中痰瘀渐得清化，但气虚未复，仍守前法出入调治。

生黄芪 15 g　炒当归 9 g　炒川芎 4.5 g　炒赤芍 9 g　光桃仁 9 g
杜红花 4.5 g　炙地龙 6 g　朱茯苓 9 g　煅牡蛎[先]30 g　嫩钩藤[后]12 g
[1]脾约麻仁丸[分吞]9 g
（出院带回）

10 剂

叟按：患者起病时先发热头痛，数日后热退而左半肢体轻瘫，不能活动，在外经中西药治疗未效，遂来我院，经神经科检查，结合病情演变过程，认为符合病毒性脑炎诊断。本案系热病之后，虚风内扰，挟痰热瘀阻于脑络，故予平肝息风，清热涤痰，化瘀通络，后以补阳还五汤合平肝息风宁心之剂收功。

(2) 粟男，74 岁，中风中经络(脑血栓形成)

一诊　1981 年 5 月 21 日

今年二月初以来，先后发生脑出血和脑栓塞，伴有病灶周围渗血。症见右手足乏力，活动不利，神倦纳少，血压时高时低，口微干，脉右弦滑带劲，尺弱，左手脉弦细(因手部受伤，不作为凭)，舌质淡红。肝肾阴伤，内风易动，风动阳升，脑络受损，血栓或渗血而发病，类似中医学中的类中风。但 4 个月之内发作 3 次脑血管意外，不能掉以轻心，今拟和中醒胃，平肝息风，滋阴活血，方候正用。

北沙参 10 g　霍石斛[先]6 g　潼白蒺藜[各]9 g　墨旱莲 10 g　云茯神 9 g
制首乌 12 g　炒赤白芍[各]9 g　明天麻 4 g　紫丹参 18 g　佛手片 6 g
泽兰叶 12 g　生谷麦芽[各]10 g

2 剂

另：① 参三七 150 g，研细末，胶囊分装，每次服 2 粒，日 2 次。② 羚羊角粉 3 g，胶囊装，每服 0.3 g，日 2 次。

二诊　1981 年 5 月 23 日

症情稳定，神倦，右手足乏力，纳食不多，二便均利，面色苍黄，音低，记忆力减退，口微干，唇带紫，脉仍弦滑不柔。心肝阴伤，脾弱气衰，久病首重脾胃，气足血行自畅，拟前方更

1　脾约麻仁丸：麻子仁、芍药、枳实、大黄、厚朴、杏仁(2∶1∶1∶2∶1∶1)。功效：润肠泄热，行气通便。方源：《伤寒论·辨阳明病脉证并治》。

进一步。

生黄芪 15 g　炒白术 6 g　霍石斛先 6 g　制首乌 15 g　紫丹参 20 g
炒当归 9 g　赤白芍各 6 g　炒槐花 9 g　代赭石先 15 g　墨旱莲 12 g
佛手片 6 g　生谷麦芽各 12 g

2 剂

另：① 生晒参 6 g，另炖，冲服。② 羚羊角粉、参三七粉，按前服用。

三诊　1981 年 5 月 25 日

神倦，右手足乏力，音低，血压不稳定，时有升动，多视后目花，纳食不香，昨日大便未解，口微干，唇带紫，脉象如前，舌质淡红润。肝风不易平潜，气血流行不畅。仍宗前法增损。

生黄芪 15 g　炒当归 9 g　紫丹参 20 g　川象贝各 4.5 g　霍石斛先 6 g
炙生地 9 g　炒槐花 9 g　枸杞子 9 g　生石决先 30 g　明天麻 4 g
嫩钩藤后 15 g　生谷芽 15 g

2 剂

另：生晒参 6 g，炖服。羚羊角粉、参三七粉，参前服用。

四诊　1981 年 5 月 27 日

手足较有力。昨夜六时许，目花复视，伴血压升动（190/100 mmHg），1 h 后即复正常，纳食不馨，二便正常，脉细弦劲，舌质淡红。血压时高，肝风未得平潜；肝主目，肝风动则目花；心脏损伤，气血流行时有失畅。再拟调养心肝，暂减益气之品，以观动静。

炙生地 9 g　大麦冬 9 g　枸杞子 9 g　霍石斛先 9 g　炒赤白芍各 9 g
紫丹参 20 g　炙龟板先 12 g　明天麻 4.5 g　嫩钩藤后 15 g　茺蔚子 12 g
怀牛膝 12 g　炒槐花 9 g

2 剂

五诊　1981 年 5 月 29 日

昨夜六时许，目花复视又突发，面色苍白，四肢欠温，伴血压升高，约半小时即得缓解。今晨大便颇畅，纳食不馨，脉弦劲，舌质淡红无苔。近来血压日间尚得平稳，经常傍晚突然升高，虑与劳累有关。源属心肝两伤，内风易动，变幻倏忽，仍应调养心肝，活血息风。

大麦冬 9 g　霍石斛先 9 g　枸杞子 9 g　紫丹参 24 g　赤白芍各 9 g
炒当归 9 g　炙龟板先 12 g　淮小麦 24 g　炒槐花 9 g　嫩钩藤后 15 g
明天麻 4.5 g　佛手片 6 g

3 剂

另：① 生晒参 6 g，炖服。② 参三七粉 1.8 g，羚羊角粉 0.6 g，分 2 次吞。

六诊　1981 年 6 月 1 日

近三日傍晚复视、气厥未发，血压亦稳定，面色精神均得好转，脉弦劲尺弱，舌质淡红较鲜明。此乃肝阳得潜，内风暂平之象。《经》谓：“风者，善行而数变。”今后切忌劳累过度和心情不畅，以免引动肝风，仍予调养心肝，益气活血。

大麦冬 9 g　霍石斛先 9 g　枸杞子 9 g　紫丹参 24 g　赤白芍各 9 g

炒当归 9 g　　炙龟板[先] 12 g　　淮小麦 24 g　　炒枣仁 9 g　　炒槐花 9 g
炙远志 4.5 g　　焦山楂 12 g

3 剂

另：① 生晒参 6 g，炖服。② 参三七粉 1.8 g，羚羊角粉 0.3 g，珍珠粉 0.3 g，分 2 次吞。

七诊　1981年6月4日

血压稳定，头晕目花未发，近二日起脐腹疼痛，大便溏，无黏冻，日 1～2 次，便后痛减，今晨大便仍溏，腹痛如前，胃呆不思饮食，脉弦劲得减，舌质淡红，苔薄白。肠胃病多年，脾胃已虚，兹因受凉复发，目前心血管症状稳定，先宜调治肠胃，急则治标之意。

老苏梗 6 g　　炒防风 9 g　　炒白术 4 g　　炒干姜 1.5 g　　炙甘草 2 g
云茯苓 9 g　　煨木香 4.5 g　　炒银花 9 g　　大腹皮 9 g　　焦山楂 12 g
六神曲[包] 9 g　　炒白芍 9 g　　干荷叶 12 g

2 剂

又：便溏愈后，仍应调治心肝，益气活血。盖心脑受伤已久，血行欠畅，肝风易动，动则头晕目花。非养心活血，不能使循环恢复正常；平肝息风以稳定血压。总之以上治法预防心脑病变为主，方候贵院斟用。

大麦冬 9 g　　霍石斛[先] 9 g　　枸杞子 9 g　　云茯苓 9 g　　淮山药 12 g
明天麻 4.5 g　　紫丹参 24 g　　赤白芍[各] 9 g　　炒槐花 9 g　　台乌药 9 g
炒枣仁 9 g　　炙远志 4.5 g

7 剂

另：① 生晒参 6 g，炖服。② 参三七 1.8 g，珍珠粉 0.3 g，分 2 次服。

并嘱起居注意事项：

1）不宜体力锻炼，更不可过于疲劳，包括接待宾客，2 个月内当好好休息。

2）平时宜闭目养神，电视要少看；可缓慢散步，适可而止，日可数次。

3）练静功是很好的，要练气以养心脑。初起宜“放松功”，尤应放松头脑、心脏、肝脏，对呼吸宜和匀。但须意想气向下至脐下二寸丹田穴，如初起不能做到亦不勉强，持之以恒，自能达到。每次约半小时左右，每日夜可做 2～3 次，端坐做，亦可卧床做。

4）注意饮食，以免肠胃病复发。注意预防受凉感冒，因虚体易感外邪，内伤每因外感而加剧。上面 2)、3)项都是休养心脑、精神最好的方法。但最难做到的是，练静功时应逐渐排除纷至沓来的思虑、杂念，以免干扰脑神。

叟按：本患昔年曾罹心肌梗死，病后心脏损伤未复，血液流行阻滞。今年年初突发脑溢血，经住院治疗，已得好转，遗有右半肢体不遂。不意于三月、五月又先后两次发生脑血栓，后一次并伴有病灶周围渗血。根据症情病史，证属“类中”。及至延吾诊视，目的在预防类中复发。临证所见诸症乃心脏损伤未复，风阳易动。治疗休养期间，因酬应探视，劳累过度，又先后两次突然血压升动而发眩冒、目花复视、面白肢厥，所幸半小时即得恢复正常。投以调养心肝，活血息风之剂，并嘱休息静养，佐以气功，方得症平，血压趋稳。究其病因，乃身担重任，经年累月，日夜操劳，深思远谋，心脑受伤。积劳愈久，损伤愈烈，至内风之动，系肝阳偏亢而起，亦由疲劳过度所致。风动之极，上扰头巅，则为晕厥，甚则类中，故血压偏高，有助长本病发展之险。

本病之治，调养心脑，实为治病之本，以养心气，益心阴为治病本之方，用生脉散、养心汤法，药用生晒参、麦冬、霍石斛、黄芪、白术、炒枣仁、远志、淮小麦等；柔肝潜阳息风以稳定血压。从二月初突发[1]脑溢血，到五月下旬二次傍晚突发眩冒、肢厥，均血压升至200/100 mmHg左右，故预防本病发展和意外之变，潜阳息风至关重要，用羚羊角粉、生石决、炙龟板、白芍、天麻、钩藤、槐花等。

发生心肌梗死后，曾长期用抗凝血之剂，赖以流通血液，但自二月初发生脑出血后，只得停用。治疗除调补心脏以恢复其功能外，流通气血方药亦为不可或缺之品。惟年高久病，气血已衰，且血瘀之证不显，故宜养血活血之品，如参三七、丹参、赤芍、当归、泽兰叶等，忌投破血重剂，以防再度出血。今后可酌加通络之味，如旋覆花（编者：散结气，通血脉）、青葱管、橘络等为宜。

八诊　1982年3月27日

去年二月初发类中后，右手足乏力，以后又有三次小发作，伴有大便前腹痛，便秘时腹痛加剧，甚则肢冷汗出，面色苍白，有昏厥之象，有时少腹觉冷。一年内曾发二次，纳食不多，夜寐欠佳，口不渴，舌淡红润，脉弦细。心气不足，血流欠畅，脾运失健，下焦气机窒塞。症情错杂，拟仿补阳还五汤合四逆散法加减，方供参考。

生黄芪 30 g　全当归 10 g　炒赤白芍各 10 g　紫丹参 15 g　汉防己 12 g
银柴胡 10 g　炒枳实 9 g　炙甘草 3 g　川桂枝 3 g　炒白术 9 g
云茯苓 9 g　紫河车粉另吞 1.8 g

3剂

另：生晒参 6 g，另煎代茶。服 3 日。

九诊　1982年3月30日

药后血压稳定，左胸无闷痛，中脘不胀，少腹痛未作，大便亦正常，会阴略有冷感，夜尿2～3次，颈额微浮，面色萎黄，唇暗，脉象弦细，尺弱，舌淡红润，无苔。前投益气活血，条达下焦气机，尚无不适，仍守原意增损。

生黄芪 30 g　全当归 12 g　炒赤白芍各 10 g　紫丹参 15 g　炒枣仁 18 g
云茯苓 12 g　银柴胡 9 g　炒枳实 9 g　炒白术 10 g　炙甘草 3 g
麦门冬 10 g　焦山楂 15 g　河车粉分吞 1.8 g

3剂

另：生晒参 6 g，北沙参 10 g，两味一起隔水蒸，代饮。服 3 日。

十诊　1982年4月2日

服益气活血、调理气机之剂，尚无不适，精神面色略有好转，面浮已退，少腹无胀痛，大便干，时隔日一行，小便如前，舌质淡红润，脉象弦而中取乏力，虚象明显。前方再增滋肾之品。

1　脑溢血：即脑出血。

生黄芪 30 g	炒当归 12 g	制熟地 15 g	春砂仁[研/后] 3 g	炒白芍 20 g
炙甘草 4 g	银柴胡 10 g	炒枳实 10 g	炒白术 9 g	火麻仁[研] 12 g
炒枣仁 15 g	紫丹参 20 g	麦门冬 10 g		

3 剂

另：生晒参 6 g，北沙参 12 g，两味一起隔水蒸，代饮。服 3 日。

紫河车粉 1.8 g(胶囊装)，分 2 次吞服。服 3 日。

十一诊　1982 年 4 月 5 日

症情趋向好转，步履稍有力，夜寐亦安，冠心暂无症状，面色灰黄亦得好转，唯大便干燥，初有燥屎，脉弦小而静，舌质淡红润。仍守前法，增入生津润肠之品。

生黄芪 30 g	全当归 12 g	生熟地[各] 8 g	炒枳实 10 g	炒白芍 20 g
炙甘草 4 g	银柴胡 10 g	全瓜蒌[切] 12 g	麦门冬 12 g	紫丹参 20 g
炒枣仁 15 g	火麻仁[研] 12 g	淡苁蓉 12 g		

3 剂

另：生晒参 9 g，北沙参 15 g，两味一起隔水蒸，代饮。服 3 日。

紫河车粉 2 g(分装 6 个胶囊)，分 2 次吞服。服 3 日。

十二诊　1982 年 4 月 9 日

投益气活血、调理肝脾及润肠之剂已十余日，体力精神均有好转，进补药后，面色已得好转，血压无波动，中脘也无胀闷，唯大便艰燥未得改善，脐腹偶有隐痛，脉弦小，舌质淡红润。方药尚觉合度，仍守前法缓图。

前方改生熟地[各] 12 g、火麻仁[研] 15 g，去枣仁，加制首乌 20 g。7 剂。

另：生晒参 9 g，北沙参 15 g，两味一起隔水蒸，代饮。服 7 日。

紫河车粉改 3 g(分装 6 个胶囊)，分 2 次吞服。服 7 日。

十三诊　1982 年 10 月 17 日

血压稳定，冠心病无症状，略有黏痰，脐腹痛未发已久，偶有隐痛而已，步行较前增加，两目亦较前灵活，夜寐、纳食均正常，唯大便二日一次，先干后软，脉弦滑已渐缓和，舌质红润，苔薄白。高龄大病得祛，已属大幸，调养得宜，当可更加好转。

炒党参 12 g	生黄芪 24 g	炒白术 9 g	云茯苓 9 g	炙甘草 4 g
木防己 12 g	全瓜蒌[切] 12 g	炒枳实 9 g	炒当归 12 g	生首乌 24 g
半贝丸[包] 10 g	大麦冬 10 g	清炙紫菀 12 g		

7 剂

另：生晒参[另炖] 9 g，紫河车粉 3 g，分 2 次服。服 7 日。

十四诊　1982 年 12 月 22 日

今年 11 月 7 日发生右半肢体活动不利，12 月 5 日曾发生心绞痛，窦房阻滞，房颤？伴头晕，精神欠佳，大便欠爽不干。拟方：

移山参[另煎冲] 6 g	大麦冬 12 g	炙生地 12 g	全当归 10 g	赤白芍[各] 10 g
炒川芎 6 g	生黄芪 30 g	全瓜蒌[切] 15 g	炒枳实 9 g	竹叶心 6 g

莲子心 1.8 g　陈胆星 6 g　炒枣仁 12 g　淡苁蓉 15 g　珍珠粉分吞 0.6 g

7 剂

(3) 李男,55 岁,虚风内动

一诊　1983 年 5 月 3 日

易动怒,时身热,皮肤痛,或肉瞤,心悸慌,略干咳,神疲乏力,口渴喜冷饮,纳少,脉虚弦小数,舌淡红。肝肾不足,虚风内动,津伤内热,姑调养肝肾,息风清热。

制首乌 12 g　潼白蒺藜各 9 g　桑椹子 12 g　云茯苓 10 g　大白芍 12 g
天花粉 12 g　地骨皮 15 g　光杏仁 9 g　冬桑叶 9 g　珍珠母先 24 g
甘菊花 6 g　枇杷叶包 10 g　霍山石斛先 4.5 g

4 剂

(4) 陈男,70 岁,中风中经络(高血压,脑梗死后)

一诊　1983 年 5 月 4 日

发现高血压三年,有心律失常(完全性右束支传导阻滞,左前半分支传导阻滞,早搏),三年来经常左上肢麻木,右肢较轻。今年 4 月 13 日突然左侧肢体活动不利,4 月 25 日稍有意识模糊。目前血压尚稳定(150/90 mmHg),左侧肢体乏力,左胸膺闷窒不适,气短,口角流涎,尿频,大便不畅,纳食尚可,有痰饮史,经常咳吐痰沫,舌强,苔薄白,左半染黑,脉弦小滑。高年宗气不足,血瘀脑络,拟方:

旋覆花包 9 g　全瓜蒌切 15 g　制半夏 12 g　生黄芪 12 g　炒当归 10 g
炒川芎 6 g　炒赤芍 9 g　炙地龙 6 g　紫丹参 15 g　光杏仁 9 g
制皂荚 6 g　细石菖蒲 6 g　缩泉丸[1]包 10 g

7 剂

二诊　1983 年 5 月 9 日

据述四肢麻木,口角流涎发黏,痰多时咳,血压如前,胃纳略减。高年血管日趋硬化,以上症状,防有类中之变。

生黄芪 12 g　全当归 10 g　炒川芎 6 g　炒赤芍 9 g　紫丹参 15 g
炙地龙 6 g　明天麻 4.5 g　制半夏 12 g　新会皮 6 g　嫩钩藤后 12 g
生石决先 24 g　焦楂曲各 9 g

7 剂

(5) 陈男,61 岁,虚风内动(TIA,高血压病)

一诊　1983 年 9 月 28 日

有高血压病史多年,今年 3 月 4 日与人谈话时突然言语謇涩,但神清,且无手足不遂

1　缩泉丸:山药、益智仁(盐炒)、乌药。功效:补益肾气,固涩小便。方源:《魏氏家藏方》。又方:乌药、山药、益智仁、桑螵蛸、熟地、甘草(3∶6∶3∶2∶4∶3∶1)。功效:补肾益气,固涩小便。方源《彭宪彰方》。

等症，当时检查血压 180/110 mmHg，治疗半月，症得缓解出院。四月上旬又起右口角流涎，再入院诊治，拟诊椎-基底动脉供血不足，治后缓解出院。五月来经常右口角流涎，或言语謇涩，顷按脉象迟软尺弱，舌边淡红，苔薄白。年逾六旬，气血已亏，虚风易动，脾弱不能摄涎，兼之痰湿内阻脉络，类中根萌，不得忽视，姑拟补阳还五汤加减，补中寓通，还应注意饮食，劳逸结合，方可奏效。

生黄芪 20 g　全当归 12 g　炒赤白芍[各]6 g　炒川芎 6 g　制熟地 12 g
杜红花 6 g　云茯苓 12 g　制半夏 9 g　制南星 4.5 g　炒白术 9 g
细石菖蒲 6 g　明天麻 6 g

4 剂

眩　　晕

眩晕为临床常见症状之一，见于高血压、颈椎病、椎-基底动脉供血不足、鼻窦炎等多种疾病。一般认为，病因病机可归为肝阳上亢、肾精不足、气血亏虚、痰浊中阻、瘀血内阻等。伯臾先生在临证中发现“心神耗伤，神不守舍”为肝阳易亢的重要原因，同样是眩晕的重要病理机制，尤其是伴高血压的患者；认为此乃“子病及母”，因而常以“养心柔肝，安神息风”为治，酸枣仁汤和羚角钩藤汤是其常用合方。又有阴液耗伤，水不涵木，肝风挟血分虚热上扰而眩晕欲仆者，则需用犀角地黄汤类；兼见倦怠欲寐，又当按阴伤及气论治。对血压升动明显者，亦不避金石、介甲重剂，如磁石、石决明、珍珠母、生牡蛎、羚羊角数味并投。本节脉案较多，按西医病种分列。

高血压

(1) 黎男，51 岁，眩晕，不寐(高血压，失眠)

一诊　1982 年 3 月 29 日

高血压史多年，近年罹冠心病、血脂偏高，精神紧张时则血压升高，头晕，寐短，平素大便不实，日 3 次，腹微痛，受凉加剧，有上热下寒之象，脉沉弦小，舌边红，苔薄。治拟上下同调。

珍珠母[先]30 g　炒黄芩 6 g　夏枯草 15 g　潼白蒺藜[各]9 g　云茯苓 12 g
炒白术 12 g　炮姜炭 3 g　炙甘草 3 g　紫丹参 15 g　煨木香 4.5 g
生山楂 15 g　福泽泻 15 g　炒枣仁 12 g

3 剂

(2) 郭男，70 岁，头晕(高血压/血脂异常)

一诊　1985 年 5 月 3 日

烦劳过度则头晕，伴血压增高；晨起咯黏痰数口，稠厚，疑有慢支；头部两侧有红疹，夏秋季较多；有血脂偏高史、前列腺炎史。年已七旬，面色润泽，尚能胜任工作，脉象虚细缓，舌质红，根苔薄。气阴两虚之质，水不涵木，肝阳易亢，兼有湿热，拟滋阴益气平肝而化湿热，佐以明目之品。

明天麻 6 g　嫩钩藤后 15 g　炒白芍 12 g　滁菊花 6 g　玳瑁片先 12 g
生石决先 24 g　青葙子 10 g　桑寄生 15 g　绵茵陈 15 g　炒丹皮 10 g
福泽泻 15 g　生山楂 12 g　桑白皮 15 g　竹沥半夏 9 g　瓜蒌皮 12 g
10 剂

二诊　1985 年 5 月 17 日

服前药后无不适，但因天气炎热（33℃），头部两侧红疹发痒较剧。烦劳或阅读过多，则感头晕目糊，间或头痛，有血脂偏高；有前列腺炎，暂无尿频尿痛等症状，平时易感冒，晨起咯痰冬天较多，纳眠正常，口微苦干黏，脉虚弦，舌质红，苔已化。肝肾不足，肝阳易升，挟湿热上蒸头部；肺气亏虚，卫外不固，易为寒邪所乘。仍拟滋养肝肾、益肺气以治本，平肝化湿热、涤痰浊以治标。

潼白蒺藜各 9 g　明天麻 5 g　嫩钩藤后 12 g　炒白芍 12 g　玳瑁片先煎 10 g
青葙子 10 g　谷精珠 10 g　生黄芪 18 g　青防风 9 g　竹沥半夏 9 g
瓜蒌皮 12 g　绵茵陈 15 g　福泽泻 18 g　生山楂 15 g　葎　草 15 g
30 剂

(3) 周女，78 岁，头晕/头痛(高血压)

一诊　1985 年 5 月 10 日

有高血压病史，血压时有升动，颈项板滞，上肢颤动，口干苦，清晨烦懊不舒，或伴头晕头痛，脉弦细，舌红，苔薄白。拟方：

紫丹参 18 g　炒丹皮 10 g　生石决先 24 g　珍珠母先 30 g　生牡蛎先 30 g
夏枯草 18 g　山　栀 10 g　淡子芩 10 g　大地龙 9 g　赤白芍各 6 g
嫩钩藤后 15 g　粉葛根 9 g　云茯苓 15 g　明天麻 6 g
7 剂

(4) 张男，70 岁，头晕(高血压，颈椎病)

一诊　1986 年 1 月 3 日

有冠心病史多年，兼高脂血症。反复心悸、早搏、突然血压升高发作两月，加重十日伴声音嘶哑，于 1985 年 10 月 22 日收住九院。检查发现房性早搏，给予 G.I.K.（葡萄糖、胰岛素、氯化钾溶液）、心律平、[1]安他心等治疗。住院期间（11 月 5 日至 11 月 25 日），无明显诱因下，突然发作五次高血压，分别为 220/150 mmHg 和 180/100 mmHg，每次 20～30 min，一般用艾司唑仑、利血平等症状缓解，曾疑诊嗜铬细胞瘤，但除伴头晕、心悸外，无明显面色潮红或寒冷、大汗、神志改变等。经西医治疗，近血压稳定月余（110～130/70～90 mmHg），2 周来心悸明显，监护发现有短阵房速，活动后心率明显加

1　安他心（盐酸安他唑啉，心得宁）：抗心律失常药。

快，加用[1]安泰乐、[2]福寿草治疗后有好转。

目前血压稳定，早搏减少，无心悸、心慌，然纳呆，夜寐不安，口干略苦，脉微、迟、细，舌质红润，苔薄白。脉证参合，属心气心血不足，气血流行失常；心神亏，则寐短，动则心率加快，亦属虚象。拟益气养血，宁神平肝法，方候贵科指正应用。

生晒参另煎 4.5 g　麦门冬 12 g　五味子 4.5 g　炙甘草 6 g　阿胶珠 9 g
杭白芍 15 g　云茯苓 12 g　炒枣仁 15 g　炙远志 6 g　生石决先 30 g
灵磁石先 30 g　炒知母 9 g　紫丹参 20 g　万年青根 24 g

7 剂

附记　1986 年 1 月 8 日

据电话告知，早搏减少，因阅有关本病资料后夜间失眠，血压一度增高，要求中药加助眠之品。嘱服原方外，另加琥珀多寐丸 9 g，分吞；如无此药，可用朱砂安神丸 9 g，分吞。

二诊　1986 年 1 月 13 日

早搏和动则心率增快均得减轻，无心悸心慌，然劳累与思虑过度则血压易于升动，伴头晕胀不舒，夜寐不酣，仅能睡三四个小时，不思纳食，精神尚佳，口干苦得减，二便正常，脉象迟弦细，舌质红润，苔根薄，右边略暗。心神耗伤，神不守舍，肝阳易亢，脾胃失于健运，再予酸枣仁汤养心神，佐以清肝息风，稳定血压。

生晒参另煎 4.5 g　炒枣仁 18 g　云茯苓 12 g　肥知母 10 g　炙甘草 6 g
炒川芎 6 g　麦门冬 12 g　紫丹参 20 g　生石决先 30 g　羚羊角粉分吞 0.6 g
五味子 4.5 g　万年青根 24 g　夜交藤 18 g　[3]天王补心丹吞 9 g

7 剂

三诊　1986 年 1 月 29 日

本月 25 日因劳累，血压又突然上升，经一日后方得下降至正常，早搏偶有 1～2 次，口苦干已减，纳食较增，二便正常，惟寐仍欠佳，脉弦滑，舌红润，根薄苔。思烦心伤有好转，但肝阳易于升动，再拟养心柔肝，安神息风。

生晒参另煎 4.5 g　天麦冬各 9 g　五味子 4.5 g　大生地 18 g　羚羊角粉分吞 0.6 g
生石决先 30 g　大白芍 20 g　生甘草 5 g　炒枣仁 18 g　肥知母 9 g
炒川芎 9 g　紫丹参 20 g　万年青根 24 g　天王补心丹分吞 9 g

10 剂

四诊　1986 年 5 月 21 日

血压不稳定，情绪紧张或劳累后易升高，有颈椎肥大史，头晕时作，烦热升火，心悸不

1　安泰乐（Hydroxyzine，盐酸羟嗪片，安他乐）：抗焦虑药。

2　福寿草片：冰凉花提取物。功效：强心，利尿，镇静，减慢心率。用于室性早搏、慢性心衰等。生产商：上海雷允上药业有限公司。

3　天王补心丹：人参（去芦）、茯苓、玄参、丹参、桔梗、远志、当归（酒浸）、五味子、麦冬（去心）、天冬、柏子仁、酸枣仁（炒）、生地黄。功效：滋阴清热，养血安神。方源：《校注妇人良方》。

宁，夜寐不酣，赖服安眠镇静药方能入睡，脉象虚弦，舌质淡红，苔薄。病属肝阳化风，易于升动；心肾不交，阳不入阴，心神不宁。拟予复方调治。

羚羊角粉分吞 0.6 g　生石决先 30 g　珍珠母先 30 g　云茯神 12 g　炙远志 6 g
大白芍 15 g　大生地 15 g　炙龟板先 15 g　夏枯草 15 g　炒枣仁 15 g
炒知母 9 g　炒川芎 9 g　嫩钩藤后 15 g　朱砂安神丸夜吞 9 g

7 剂

五诊　1986 年 6 月 8 日

服平肝潜阳息风，滋阴安神之剂，诸恙均平，血压稳定，口不渴，纳便如常，脉象虚弦较缓，舌红润，根苔微黄。阴液得复，肝脏得养，阳潜风息。病起劳累过度，情绪紧张，日前虽得平潜，仍当避免紧张、刺激及过度劳累，因风阳升动多属七情所致，再拟原意增损，从滋阴培本调治。

北沙参 12 g　大生地 20 g　大麦冬 12 g　制首乌 18 g　大白芍 15 g
潼白蒺藜各 10 g　枸杞子 12 g　紫丹参 18 g　全当归 9 g　益母草 20 g
炒枣仁 15 g　炒知母 9 g　炒川芎 9 g　羚羊角粉吞 0.3 g

14 剂

另：皮尾参 6 g 或西洋参每日 3 g，另炖代茶。（目前每逢开会或工作紧张时，提前服药 1/2～1 片柳胺苄心定片）

六诊　1986 年 6 月 22 日

工作后血压稳定，心烦、升火、眩晕等症亦得暂瘥，惟颈项仍稍板滞，偶有胸闷，寐欠酣，脉右濡小，左弦细，舌红，根苔黄已化。风阳平后未起，症情趋向好转，当再滋养肝肾以培本，佐以养心宁神。

炙生地 20 g　京元参 10 g　天麦冬各 6 g　制首乌 18 g　大白芍 15 g
云茯神 12 g　炒枣仁 15 g　肥知母 9 g　炒川芎 9 g　紫丹参 18 g
枸杞子 12 g　珍珠母先 30 g　夜交藤 15 g　珍珠粉夜吞 0.3 g

14 剂

另：自服西洋参 4 g，炖饮代茶。

七诊　1986 年 7 月 5 日

血压稳定，面红升火平后未发，正常工作无倦怠乏力之感，唯近来日发早搏 4～5 次，脉象弦小，舌淡红润，苔薄。肝肾阴伤渐复，心气受损未愈，前方增入调养心气之品。

西洋参另煎 4 g　太子参 15 g　大麦冬 12 g　五味子 6 g　大生地 20 g
制首乌 15 g　云茯神 10 g　炒枣仁 15 g　炒知母 9 g　炒川芎 9 g
紫丹参 18 g　炒当归 10 g　杜红花 9 g　炙地龙 9 g　珍珠粉分吞 0.6 g

14 剂

八诊　1986 年 8 月 24 日

赴意大利参会，往返一月，虽有劳累及情绪紧张，但血压仍得稳定，惟左头额时或晕胀，早搏未发，精神振作，寐、食均佳，颈项偶感板滞，脉象弦滑，舌质红润。虚风上旋，痰瘀阻于脊椎，治宜从此着手。

明天麻 6 g　炒白术 6 g　制半夏 6 g　云茯神 12 g　炒川芎 9 g
炒枣仁 15 g　麦门冬 12 g　炒当归 10 g　赤白芍各 9 g　杜红花 6 g
炙地龙 6 g　嫩钩藤后 12 g　琥珀屑吞 1.5 g　西洋参另炖 4 g

14 剂

九诊　1986 年 9 月 7 日

近二周头晕胀，血压稍升动，因工作过于紧张，颈项板滞不舒，两下肢软弱，行则飘飘然，寐、食均正常，脉象濡迟，舌净。有颈椎肥大史，痰瘀阻络，虚风易动，拟益气活血，而息风阳。

生黄芪 20 g　炒当归 10 g　赤白芍各 6 g　炒川芎 9 g　光桃仁 9 g
杜红花 9 g　炙地龙 9 g　明天麻 6 g　制半夏 6 g　潼白蒺藜各 9 g
珍珠母先 30 g　嫩钩藤后 15 g　怀牛膝 15 g　珍珠粉分吞 0.6 g

14 剂

十诊　1986 年 9 月 21 日

颈项板滞及下肢软弱略减，血压平稳，然工作时间过长则头额作胀，一周来时发早搏，持时短，脉濡滑，舌红润。痰瘀阻络，心脏失养，血行失畅，再拟益气活血，养心息风宁神法。

太子参 15 g　大麦冬 12 g　五味子 4.5 g　生黄芪 24 g　炒川芎 9 g
桃仁泥 9 g　杜红花 9 g　炙地龙 9 g　全当归 10 g　炒赤白芍各 6 g
炒枣仁 15 g　茶树根 30 g　苦参片 9 g　珍珠粉分吞 0.6 g

14 剂

十一诊　1987 年 3 月 18 日

赴印度开会半月，冷热失调，微感风邪，返沪后又忙于工作，情绪紧张，太阳穴作胀而晕，畏寒肢冷，夜寐不酣，颈项板滞，两足痿软，皆因颈椎肥大之故。脉象弦细，舌质红，苔薄白。拟予扶正潜阳，祛风活络。

北沙参 12 g　麦门冬 10 g　潼白蒺藜各 10 g　荆芥穗 9 g　青防风 9 g
穞豆衣 9 g　炒枣仁 15 g　茯苓神各 6 g　肥玉竹 12 g　羚羊角粉吞 0.3 g
珍珠母先 30 g　大白芍 15 g　炒当归 12 g　生山楂 15 g　紫丹参 20 g

7 剂

十二诊　1987 年 3 月 24 日

药后太阳穴作胀已解，精神较佳，昨日工作后，血压稳定，夜寐较安，唯早晚稍有早搏，苔薄白边化，舌红润，脉细缓。时邪湿滞已化，再拟调理扶正。

太子参 15 g　北沙参 12 g　潼白蒺藜各 10 g　桑椹子 15 g　熟女贞 9 g
大白芍 12 g　茯苓神各 6 g　炙远志 6 g　炒枣仁 15 g　紫丹参 18 g
桑寄生 18 g　柏子仁 10 g　炙甘草 9 g　大麻仁打 12 g　麦门冬 12 g

12 剂

另：生晒参 6 g，另煎代饮。

十三诊　1987 年 4 月 7 日

头晕得减，寐短易醒，工作后血压稳定。但近日心率转慢（每分钟 52 次左右），无心悸慌等，恐与服西药有关；颈项板滞，乃有颈椎肥大史之故，脉迟，舌质红润，苔渐少。拟益气活血安神调治。

生黄芪 20 g　全当归 12 g　炒川芎 9 g　赤白芍各 8 g　大熟地 15 g
杜红花 6 g　桃仁泥 6 g　大地龙 9 g　炒枣仁 15 g　琥珀粉吞 3 g
云茯神 12 g　紫石英先 30 g　麦门冬 12 g　生龙齿先 18 g　夜交藤 10 g
12 剂

十四诊　1987 年 4 月 25 日

颈项偶有板滞，头晕偏右，行动过速则感气促胸闷，无心慌等症，夜寐仅 4 小时，脉细不迟，舌质淡红，苔薄。颈椎病现得稳定，但工作烦扰则肝阳易升，仍宗前法增损，并须劳逸结合。

生黄芪 30 g　全当归 12 g　炒川芎 9 g　炒赤白芍各 6 g　大熟地 20 g砂仁 3 g拌
杜红花 9 g　光桃仁 9 g　炙地龙 9 g　麦门冬 12 g　生石决先 30 g
炒枣仁 15 g　琥珀粉分吞 4 g　炙远志 6 g　夜交藤 20 g　柏子仁 9 g
14 剂

十五诊　1987 年 5 月 14 日

日前参加会议等工作繁重，尚能支持，颈项仅偶感板滞，夜寐尚安，纳食正常，脉细尺弱，舌红润，中薄腻苔。素有颈椎肥大，目前尚稳定，但高龄气血已亏，再拟扶正活血，标本同治。

炒党参 12 g　麦门冬 12 g　五味子 6 g　生黄芪 30 g　炒当归 12 g
赤白芍各 6 g　云茯神 12 g　光桃仁 9 g　杜红花 9 g　大熟地 20 g砂仁 3 g拌
益母草 20 g　炙地龙 9 g　炒枣仁 15 g　夜交藤 20 g　紫丹参 18 g
14 剂

编者：本案颈椎病、高血压，初起每于思虑过度、阅卷伤神而有肝阳升动，血压骤升而发为眩晕，治以养心柔肝，安神息风；后期见有颈项板滞，下肢软弱无力，然血压趋稳，转予补阳还五汤益气活血以治，并作痿证而重用熟地填精。前后年余，兼证频现，皆随证一一调治向安。逐诊细读，遣方用药奥妙尽在其中。

(5) 陈男，69 岁，眩晕/头痛（高血压、副鼻窦炎）

一诊　1986 年 1 月 19 日

有高血压病史，并有副鼻窦炎和血脂紊乱。诉眩晕，头顶痛，下及两太阳穴，神疲乏力，时有艰寐，纳佳，便通，口干，舌质红，脉象弦劲。肾阴不足，肝阳上升，湿热阻于鼻窍，拟方：

制首乌 18 g　潼白蒺藜各 10 g　石决明先 24 g　滁菊花 9 g　枸杞子 10 g

大生地 15 g　嫩钩藤[后] 15 g　炒川芎 9 g　蔓荆子 10 g　淡子芩 10 g
绵茵陈 18 g　大白芍 20 g　怀牛膝 12 g　焦山楂 15 g

7 剂

二诊　1986 年 1 月 26 日

头痛眩晕得减，行动时作痛下移及太阳穴，脉象弦劲稍柔，外出行走受风则流涕，起夜五次，量不多，色黄，舌质红，苔剥。肝阳升腾之势稍杀，肾虚泌尿失常，再拟滋肾平肝。

羚羊角粉[吞] 0.3 g　生熟地[各] 10 g　制首乌 18 g　珍珠母[先] 30 g　大白芍 20 g
生甘草 3 g　菟丝饼 15 g　绵茵陈 18 g　淡子芩 10 g　炒川芎 9 g
粉萆薢 12 g　益智仁 9 g　台乌药 9 g　桑螵蛸 12 g

7 剂

三诊　1986 年 2 月 2 日

左太阳穴作痛连及左眼，颈项板滞，有时因痛妨碍睡眠，精神尚佳，起夜频达五次，量较少，脉象弦重按有力，舌质红，苔剥。肝风尚未平靖，肾虚年高更难恢复，幸纳佳脾健，仍应滋肾柔肝。

羚羊角粉[吞] 0.3 g　制首乌 20 g　生熟地[各] 15 g　肥知母 9 g　潼蒺藜 10 g
粉萆薢 10 g　大白芍 20 g　生甘草 3 g　苍耳子 10 g　炒川芎 9 g
绵茵陈 18 g　枸杞子 12 g　桑螵蛸 12 g　益智仁 9 g

10 剂

四诊　1986 年 2 月 23 日

左太阳穴作痛已减，头顶痛、眩晕得止，惟小便频依然，二月来右少腹胀痛，安卧热熨则平，脉象弦细，舌质红，苔薄。肝风渐平，肾虚未复，厥气不舒，再拟前法出入。

大熟地 20 g　山茱萸 9 g　淮山药 15 g　潼白蒺藜[各] 10 g　大白芍 18 g
炒当归 12 g　枸杞子 12 g　桑螵蛸 12 g　菟丝饼 12 g　益智仁 9 g
粉萆薢 10 g　小茴香 3 g　荔枝核[打] 12 g　炒川芎 9 g

10 剂

五诊　1986 年 3 月 10 日

右少腹坠胀作痛已止，厥气得舒，然入春以来，肝阳又升，六天前太阳穴作痛又发，上引前额及巅顶，眩晕，口干，脉象弦滑，舌质红裂纹，少津。再拟滋阴平肝潜阳。

生熟地[各] 12 g　淮山药 15 g　潼白蒺藜[各] 10 g　生白芍 18 g　羚羊角粉[吞] 0.3 g
炙甘草 4 g　炒黄芩 10 g　川石斛[先] 15 g　枸杞子 12 g　珍珠母[先] 30 g
嫩钩藤[后] 15 g　炒川芎 9 g　炙地龙 9 g　全蝎粉[分吞] 0.9 g

10 剂

六诊　1986 年 3 月 30 日

左太阳穴及前额痛已止，但巅顶及枕部头痛未止，右少腹坠痛未作，尿频已减少，脉象弦小，舌质红，裂纹，少津。肝阳上亢之势虽减未平，仍守前法增损。

北沙参 12 g　生熟地[各] 10 g　淮山药 15 g　天门冬 12 g　珍珠母[先] 30 g

生白芍 18 g	炙甘草 4.5 g	炒川芎 9 g	淡子芩 9 g	枸杞子 12 g
全蝎粉[吞]0.9 g	炙僵蚕 9 g	炙地龙 9 g	缩泉丸[分吞]12 g	桑螵蛸 12 g

10 剂

编者：本案眩晕，高血压兼有副鼻窦炎，辨为阴虚阳亢而兼有湿热壅阻鼻窍，遂参以黄芩、茵陈、苍耳子、蔓荆子等清热祛湿，疏风宣窍。尤其茵陈一味，少见用其清热利湿之功效于鼻窦感染，查得药理，其全草含挥发油，其醇提物有抗菌、抗流感病毒作用，先生或许正是用其药理吧。

(6) 谷女，69 岁，头晕、肝胃气(高血压、慢性胃炎?)

一诊　1986 年 4 月 12 日

有高血压史和颈椎轻度肥大，三酰甘油偏高，肾功能差，尿素氮偏高。血压时有升动，伴头顶作胀，颈项板滞，肝气悖逆则脘腹作胀，得嗳矢则舒，二便正常，脉沉弦细，舌淡红，根苔薄腻。肾亏而肝阳偏亢，肝气犯胃，胃失和降，拟滋肾平肝，潜阳理气。

制首乌 18 g	淮山药 12 g	云茯苓 12 g	潼白蒺藜[各]10 g	珍珠母[先]20 g
滁菊花 6 g	沉香片[后]1.2 g	广郁金 9 g	枸杞子 12 g	桑寄生 15 g
炒杜仲 12 g	生山楂 15 g	绵茵陈 15 g	紫丹参 15 g	

4 剂

二诊　1986 年 4 月 16 日

近日血压趋高(180～186/70～80 mmHg)，头晕作胀不舒，寐短易醒，醒后不易入睡，脘胀、嗳气已减，大便先干后软，下腹胀未已，脉象弦细，舌边尖红，无苔。春令升发，肝阳易于升腾，阳不入阴则寐短，经治肝气稍平，胃得和降，再拟滋肾平肝潜阳，和中安神。

羚羊角粉[分吞]0.6 g	生石决[先]30 g	煅牡蛎[先]24 g	大白芍 15 g	潼白蒺藜[各]12 g
制首乌 18 g	淮山药 15 g	炒丹皮 10 g	京元参 12 g	大天冬 12 g
紫丹参 18 g	旋覆花[包]9 g	炒枣仁 12 g	明天麻 6 g	

7 剂

三诊　1986 年 4 月 23 日

血压稍平，面色萎黄，无升火，头晕胀已舒，寐短好转，口稍干，下腹气胀未舒，得矢则松，脉象弦细，舌边尖红，无苔。依奇经失调，阴阳失和论治，拟二仙汤加味。

仙　茅 12 g	仙灵脾 12 g	巴戟天 12 g	炒当归 10 g	炒知母 6 g
云茯神 12 g	炒枣仁 12 g	潼白蒺藜[各]10 g	台乌药 9 g	淮山药 15 g
煨天麻 4.5 g	嫩钩藤[后]12 g			

7 剂

四诊　1986 年 4 月 30 日

时有头昏，时有寐短易醒，间有少腹坠胀不适则大便不正常，面色萎黄欠华，偶有腰酸，脉象弦细，舌边红，苔薄。肾脏亏损，奇经失调，阴阳失和，再拟滋肾、调理奇经而和阴阳。

仙　茅 10 g　仙灵脾 10 g　巴戟天 10 g　炒当归 10 g　炒知母 6 g
炒枣仁 12 g　云茯神 12 g　桑寄生 15 g　炒杜仲 12 g　川续断 12 g
丝瓜络 9 g　炙远志 6 g　制首乌 15 g

7 剂

五诊　1986 年 6 月 11 日

血压偏高(170～180/80～90 mmHg),肾动脉硬化,查见尿素氮偏高。少腹作胀较舒,便先软后欠实,稍有眩晕,重听左侧为甚,腰髋部略有酸胀,夜寐欠佳,面色萎黄少华,脉象弦细,重按有力,舌质红,有齿印,根苔薄黄。肾脏损伤,水不涵木,风阳易动,肾窍失荣,症属顽固不易速愈,拟方如下:

炙生地 15 g　淮山药 15 g　仙　茅 10 g　仙灵脾 10 g　羚羊角粉^吞 0.3 g
生石决^先 24 g　左牡蛎^先 24 g　夏枯草 18 g　陈海藻 15 g　枸杞子 12 g
桑寄生 15 g　生山楂 15 g　福泽泻 18 g　明天麻 4.5 g

7 剂

六诊　1986 年 6 月 19 日

血压趋降,偶有眩晕,须臾即止,夜寐亦向安,重听依然,腰酸腹胀已减。脉象弦细,劲较缓,舌红已润。风阳上扰之势已刹,肾脏损伤未复,心神较安,证势趋稳定之途,仍宗前法增损。

北沙参 12 g　炙生地 15 g　淮山药 15 g　潼白蒺藜^各 9 g　墨旱莲 15 g
熟女贞 9 g　枸杞子 12 g　明天麻 4.5 g　石决明^先 24 g　羚羊角粉^吞 0.3 g
夏枯草 18 g　大白芍 12 g　灵磁石^先 24 g　桑寄生 15 g

7 剂

七诊　1986 年 6 月 25 日

血压稳定,眩晕得瘥,颈项已无板滞,夜寐较安,能得寐五小时,面色萎黄见减,精神尚佳,腰酸亦轻,大便成形,日 1～2 行,稍有嗳气,少腹作胀虽减未已,脉弦迟,间有模糊之象,舌边齿印,质红润,根苔稍腻。风阳已得下潜,肾脏亏损未复,再拟滋肾益气阴,佐以平肝。

太子参 15 g　北沙参 12 g　炙生地 15 g　枸杞子 12 g　羚羊角粉^分吞 0.3 g
珍珠母^先 30 g　夏枯草 18 g　生白芍 12 g　淮山药 15 g　云茯苓 10 g
炒杜仲 12 g　桑寄生 15 g　炒丹皮 9 g　潼白蒺藜^各 10 g

10 剂

(7) 王女,40 岁,头胀痛(高血压,肾移植后)

一诊　1986 年 11 月 26 日

二周来血压升高,160/105 mmHg,服降压药后 130/90 mmHg,头胀痛连目,左结膜红,体丰,面目虚浮,行动气急,清晨便溏,腹隐痛,脉弦细,苔薄。肾亏肝旺脾弱,拟方:

炙生地 15 g　炒白芍 15 g　淮山药 18 g　云茯苓 15 g　羚羊角粉^吞 0.3 g
生石决^先 30 g　夏枯花 15 g　炒丹皮 10 g　炒白术 9 g　青葙子 12 g

补骨脂 12 g 香连丸吞 4.5 g 干荷叶 15 g

7 剂

(8) 黄男,62 岁,头晕痛(高血压,慢性支气管炎)

一诊 1987 年 1 月 13 日

有高血压、冠心病、慢支多年。目前头晕痛,以左额角为甚,时呈刺痛样,左胸闷,动则气短,脉象弦滑。1986 年 10 月底左鼻衄血,一周方止,略咳乏痰,神疲体倦,夜尿频多,每夜达四次,便软日一行,口干,舌质红干,少津,边苔薄白。肾亏于下,肝亢于上,心病于中,心肺肝肾同病,治疗首重心肾,佐以镇肝息风。

北沙参 15 g 大麦冬 12 g 五味子 4.5 g 生石决先 30 g 羚羊角粉分吞 0.6 g
左牡蛎先 30 g 陈海藻 15 g 炒槐花 10 g 大熟地 15 g 淮山药 15 g
菟丝饼 15 g 缩泉丸夜吞 9 g 旋覆花包 9 g 瓜蒌皮 12 g 紫丹参 18 g

7 剂

二诊 1987 年 1 月 21 日

胸闷已舒,肝阳稍平,左头额刺痛已止,痰饮日久化燥,痰少艰咯,动则气喘,夜寐时觉呼吸不畅,口干略减,起夜减为三次,脉弦滑较前略小,舌质中剥,边苔灰白。心肾两亏是本,肝阳燥痰是标,再拟培本治标。

北沙参 15 g 大麦冬 12 g 五味子 6 g 炙生地 15 g 川石斛先 15 g
枸杞子 12 g 川贝粉分吞 3 g 全瓜蒌切 15 g 海蛤壳先 20 g 羚羊角粉分吞 0.6 g
生石决先 30 g 珍珠母先 30 g 炒槐花 12 g 炙枇杷叶包 12 g 缩泉丸夜吞 9 g

7 剂

编者:数证兼夹,多脏同病,明辨标本虚实缓急。是证属缓,缓则治本。心肺肝肾同病,心肾两亏是本,肝阳燥痰是标,治疗首重心肾。

(9) 罗男,60 岁,头晕(高血压)

一诊 1987 年 2 月 15 日

血压偏高(160/105 mmHg),头晕,多黏痰,清晨盗汗,因胆石症右胁时痛,罹肾囊肿肾亏腰酸,脾胃失运则纳减,湿热上蒸而白睛稍黄,脉弦小滑,舌边红,苔薄。拟方:

羚羊角粉吞 0.3 g 生石决先 24 g 煅牡蛎先 24 g 绵茵陈 18 g 黑山栀 10 g
生苡仁 24 g 淮山药 15 g 金钱草 24 g 炒杜仲 12 g 桑寄生 15 g
紫丹参 18 g 谷麦芽各 15 g 糯稻根 20 g 制半夏 10 g

7 剂

二诊 1987 年 2 月 22 日

头晕止,纳食增,盗汗除,右胁时痛,腰酸脊寒,口干,黏痰已少,血压 160/100 mmHg,脉弦细,舌红干。肝阳稍平,阴津耗伤未复,湿热未清,前法增损。

潼白蒺藜各 10 g 生石决先 24 g 生牡蛎先 24 g 金钱草 24 g 绵茵陈 18 g

黑山栀 10 g　川石斛先 15 g　淮山药 15 g　炒杜仲 12 g　桑寄生 15 g
紫丹参 18 g　全瓜蒌切 15 g　羚羊角粉吞 0.3 g　佛手片 9 g　谷麦芽各 15 g

7 剂

三诊　1987 年 3 月 1 日

情绪激动，血压又高，昨测 180/105 mmHg，颈项板滞，寐梦纷繁，右胁痛暂止，口干，舌边红，苔薄少津，脉弦细。肾阴不足，风阳易动难靖，拟方：

羚羊角粉吞 0.3 g　细生地 20 g　生石决先 24 g　左牡蛎先 24 g　粉丹皮 10 g
淡子芩 9 g　云茯神 10 g　杭白芍 18 g　琥珀末分吞 3 g　炒杜仲 12 g
桑寄生 18 g　京元参 12 g　制首乌 15 g　炙地龙 9 g

7 剂

四诊　1987 年 6 月 1 日

出差珠海，工作较忙，劳伤正气，倦怠乏力，面色灰黄，目胞微浮，头晕，腰脊酸楚，右胁胀痛，间有夜寐不酣，脉弦小滑，舌红少苔。正虚而湿热内蕴，拟滋肾清化。

潼白蒺藜各 10 g　明天麻 6 g　珍珠母先 30 g　左牡蛎先 24 g　夏枯草 18 g
淡子芩 9 g　广郁金 9 g　云茯苓 15 g　竹沥半夏 9 g　瓜蒌皮 9 g
金钱草 30 g　紫丹参 18 g　赤白芍各 9 g　佛手片 9 g　炒杜仲 12 g

7 剂

五诊　1987 年 6 月 15 日

头胀腰酸，右胁时痛，寐欠酣，纳食不馨，神疲乏力，口干，血压 166/100 mmHg，脉弦小滑，舌边有瘀紫，苔少。劳伤肝肾，挟瘀阻络，湿热未清，前方出入。

羚羊角粉吞 0.3 g　赤白芍各 9 g　生石决先 30 g　紫丹参 20 g　川楝子 9 g
炒延胡 9 g　左牡蛎先 30 g　明天麻 4.5 g　杜红花 9 g　炒杜仲 12 g
桑寄生 15 g　炒黄芩 9 g　琥珀末分吞 3 g　云茯苓 15 g　生山楂 15 g

7 剂

六诊　1987 年 6 月 21 日

头胀瘥，寐较安，右胁痛减，腰酸乏力，脉弦细，苔薄，少津。症状减轻，守法增损。

羚羊角粉吞 0.3 g　生石决先 30 g　左牡蛎先 30 g　夏枯草 15 g　云茯苓 15 g
潼白蒺藜各 10 g　桑寄生 15 g　炒延胡 9 g　炒杜仲 12 g　小青皮 6 g
枸杞子 10 g　琥珀末分吞 3 g　生山楂 15 g　生槐花 10 g　生苡仁 30 g

7 剂

七诊　1987 年 6 月 28 日

头胀瘥，胁痛止，血压偏高，头项板滞，神疲乏力，腰足酸软，纳食不增，寐已安，脉弦细，苔薄而干。仍守前法。

前方去延胡索、生苡仁，加紫丹参 18 g，炙地龙 9 g。7 剂。

八诊　1987 年 7 月 5 日

左头额时或刺痛作胀，头项板滞，晨醒后烦懊，倦怠乏力，行动则气促，右胁时有胀痛，夜寐较安，纳稍增，舌红，脉弦细。守法增损。

羚羊角粉吞 0.3 g　大白芍 15 g　珍珠母先 30 g　左牡蛎先 30 g　夏枯草 15 g
川楝子 10 g　炒黄芩 9 g　炙地龙 9 g　炒杜仲 12 g　桑寄生 15 g
益母草 20 g　金钱草 30 g　小青皮 9 g　琥珀末分吞 3 g　云茯苓 12 g
7 剂

九诊　1987 年 7 月 12 日

诸恙均减，风阳渐平，胆腑湿热渐化，脉细滑，苔少。效方续进。

前方去云茯苓，加炒苡仁 30 g。7 剂。

十诊　1987 年 7 月 19 日

血压稳定，头晕减，右胁偶有胀痛，右腰酸楚，纳食稍增，寐较安，脉弦细，舌质红，苔少。守法增损。

羚羊角粉吞 0.3 g　左牡蛎先 30 g　黑山栀 10 g　生槐花 10 g　炒杜仲 12 g
桑寄生 15 g　金狗脊 15 g　金钱草 30 g　益母草 20 g　川楝子 10 g
炒延胡 10 g　块滑石包 18 g　小青皮 9 g　琥珀末分吞 3 g
7 剂

(10) 童男，63 岁，头晕(高血压)

一诊　1987 年 6 月 27 日

有高血压病史三十年，血压控制欠佳，近日血压为 170～190/90～100 mmHg，症见头晕，颈项板滞，腰脊酸楚，口黏干时苦，嗳气频作，钡餐摄片及胃镜检查拟诊胃窦炎，今年 1 月份曾有大便隐血(＋＋＋)，经服药后血止，咳嗽痰稠艰咯，便软日行，夜寐尚可，脉象弦滑，舌苔薄白腻干。拟肝胃同治。

羚羊角粉吞 0.3 g　珍珠母先 30 g　左牡蛎先 30 g　明天麻 6 g　制半夏 12 g
云茯苓 12 g　紫丹参 12 g　旋覆花包 10 g　代赭石先 20 g　炙紫菀 12 g
光杏仁 9 g　姜汁黄连 3 g　白蒺藜 10 g　沉香屑后 1.2 g　焦楂曲各 9 g
7 剂

二诊　1987 年 7 月 4 日

头晕、颈项板滞得减，风阳稍平，作嗳依然，乃胃气上逆未平，中脘无胀痛，口苦减而口黏依然，纳可，便畅，脉弦滑稍缓，苔白腻干稍化。守方进退。

羚羊角粉吞 0.3 g　明天麻 6 g　沥半夏 12 g　云茯苓 15 g　炙苏子 9 g
光杏仁 9 g　枇杷叶包 12 g　炙地龙 9 g　旋覆花包 10 g　代赭石先 20 g
太子参 12 g　左金丸吞 4 g　炙紫菀 12 g　山楂曲各 9 g　白豆蔻研/后 4 g
7 剂

三诊　1987 年 7 月 11 日

服药以来，血压逐渐下降，颈项板滞已舒，头晕亦减，但嗳气未平，乃胃病气逆已久，一时不易和降，脉象弦滑较缓，苔干腻渐化。仍守前法出入。

羚羊角粉吞 0.3 g　明天麻 6 g　沥半夏 12 g　云茯苓 12 g　广陈皮 6 g
珍珠母先 30 g　潼白蒺藜各 9 g　旋覆花包 9 g　代赭石先 20 g　姜川连 3 g
炒吴萸 1 g　炒槐花 10 g　大白芍 15 g　炙地龙 9 g　制首乌 18 g

7 剂

四诊　1987 年 7 月 18 日

血压趋降，诸恙亦平，惟嗳气虽减未止，脉弦缓，苔薄，胃气尚未和降也。

前方去羚羊角粉、制首乌，加嫩钩藤后 12 g，白豆蔻研/后 4 g。7 剂。

编者：此肝胃同治案。

椎-基底动脉供血不足

(11) 王男，73 岁，眩晕(椎-基底动脉供血不足)

一诊　1981 年 2 月 20 日

时有眩晕，甚则欲仆，倦怠足软，两颧微赤，唇角碎痛，口渴饮多，舌红绛而干，脉象弦劲。阴液耗伤，水不涵木，血分虚热，风热上扰。高龄已病 2 年，叠服中、西药物，未能得效，今拟养阴凉血，清热息风。

皮尾参另煎 6 g　霍石斛另煎 6 g　天麦冬各 6 g　大生地 15 g　炒丹皮 12 g
广犀角先煎 9 g　生白芍 20 g　炒知母 9 g　墨旱莲 15 g　陈阿胶烊冲 9 g
煅牡蛎先 24 g　炙鳖甲先 15 g

7 剂

二诊　1981 年 3 月 26 日

上药略为加减，连服三十余剂，眩晕减轻，唇角碎痛已瘥，颧面微赤未平，倦怠多睡，口渴，舌红绛，脉转弦小。血热得退，风阳渐平，惟阴液耗伤未复，延久阴损及气，所以浅用滋阴生津无功也，改拟滋阴益气，以观动静。

潞党参 15 g　麦门冬 12 g　五味子 6 g　生黄芪 18 g　肥玉竹 12 g
川石斛先 15 g　生白芍 15 g　炙甘草 3 g　大生地 15 g　炙鳖甲先 15 g
淮山药 12 g　玫瑰花 3 g

7 剂

三诊　1981 年 7 月 8 日

上方稍作加减，调治二个月，颧面微赤已平，眩晕未发，倦怠欲寐大为好转，舌红绛干已转淡红而润，纳食二便均正常，舌边已现薄白苔，脉依旧，重按无力。高年阴伤及气，屡投滋阴益气，气充阴液得生，此乃所谓阳生阴长，仍守前法，巩固疗效。

生晒参另炖 4.5 g　生黄芪 20 g　京元参 10 g　天麦冬各 6 g　川石斛先 15 g
河车粉吞 1.8 g　炙龟板先 12 g　制首乌 15 g　大生地 15 g　炙远志 4.5 g
佛手片 6 g　玫瑰花 3 g

7 剂

另：赴外地休养，可服琼玉膏、桑葚膏、河车粉。

臾按：本案自觉眩晕乏力，舌红绛干，口渴欲饮，经中药养阴生津，清热解渴，连服2年，症舌依然，于今年2月转入某院后，邀余会诊。根据症、舌亦以前法调治，1个月后察证，血热得退，但阴液损伤未复，舌红绛口渴依然。再三思考，阴液耗伤日久，势必五心烦热，阳亢不入于阴，心烦不寐者多，阴伤热生则脉多数。今舌红绛虽属阴伤，但倦怠欲寐，乃气虚不振之象；脉弦细而不数，亦非虚热之脉。乃悟张景岳推崇阴阳互根学说，但本证又无恶寒肢冷汗出，脉微细等阳虚症状，只有气虚之象，乃依阴伤及气论治。药后果得日渐好转，3个月后舌转淡红润，边生薄白苔，眩晕、倦怠欲寐亦得向愈，拖延2年的顽疾，竟能恢复健康，亦可证实阴阳互根学说之临床实用意义。

(12) 张女，64岁。头晕(椎-基底动脉供血不足?)。

一诊　1986年8月24日

时有头晕，血压不高，虚风上扰，清窍失展，脉象弦细，舌色正常。时或脘腹作胀，兼有肝气也。拟方：

明天麻6 g　制半夏6 g　炒白术6 g　花槟榔6 g　沉香粉1.5 g

10剂

上药各研细末，和匀，每次吞服1.5 g，每日2次。

梅尼埃病

(13) 苏女，61岁，眩晕(梅尼埃病)

一诊　1983年4月19日

患梅尼埃病二十余年，面目虚浮及足胫肿亦已多年，形寒肢冷，血压偏低(100/70 mmHg)，烦劳则头晕、心悸，自测脉率每分钟100余次，泛恶纳少，尿频量少，口不渴，便如常，面色苍白，脉细弱。脾肾阳虚，水湿易积，泛溢皮肤则肿，仿真武合补中益气法化裁。

熟附片[先]6 g　炒白芍9 g　炒白术9 g　云茯苓15 g　生姜皮3 g
太子参10 g　生黄芪12 g　全当归10 g　广陈皮9 g　制首乌15 g
仙鹤草20 g　明天麻4.5 g　香谷芽12 g

7剂

二诊　1983年5月17日

面浮足肿渐退，纳增，头晕泛恶未发，面色苍白，乏力，脉细弱，苔白滑。水湿渐化，气血两亏，仍守原法出入。

熟附片[先]4 g　白术芍[各]10 g　云茯苓15 g　红　枣10枚　炒党参12 g
生黄芪18 g　汉防己12 g　菟丝饼15 g　炒当归12 g　仙鹤草24 g
制首乌15 g　佛手片6 g　炒怀牛膝12 g

7剂

三诊　1983年6月3日

有尿路感染病史，今年起曾复发二次，今日起小腹酸胀，小便频数，量少不爽有热感，口干，脉沉滑，苔薄白。湿热下注，膀胱宣化失司，拟清化湿热法。

粉萆薢 12 g　炒黄柏 6 g　炒知母 6 g　川桂枝 2 g　金银花 12 g
蒲公英 18 g　车前草 20 g　汉防己 12 g　猪茯苓各 15 g　炒怀牛膝 12 g
3 剂

四诊　1983 年 6 月 22 日

梅尼埃病，今年已复发三次，头晕伴视物旋转，甚则欲昏仆，神疲乏力，夜寐不酣，脉细带数，舌质红，苔薄白。此乃烦劳过度，心肝神魂受伤，风阳痰湿为患。拟方：

炒枣仁 15 g　炒知母 6 g　炒川芎 9 g　云茯神 10 g　炙甘草 4 g
淮小麦 30 g　制半夏 10 g　炒白术 10 g　明天麻 6 g　夜交藤 18 g
嫩钩藤后 12 g　潼白蒺藜各 9 g
7 剂

编者： 温阳利水合补中益气治疗梅尼埃病眩晕案。因伴尿感、不寐，又先后仿参滋肾通关丸、酸枣仁汤等治之。

(14) 曹男，70 岁，眩晕（梅尼埃病）

一诊　1986 年 5 月 10 日

今年三月底和四月初突发梅尼埃病，头晕目眩，胸闷泛恶，口干。有心律不齐十余年，劳累、情绪紧张或感冒时易发，脉象虚弦，舌边红，苔淡黄。肝风上扰则晕，心气受伤则悸，拟方：

太子参 15 g　麦门冬 12 g　五味子 6 g　北沙参 12 g　大生地 15 g
炒白芍 12 g　潼白蒺藜各 10 g　珍珠母先 30 g　云茯苓 15 g　茶树根 30 g
苦参片 10 g　生苡仁 24 g　生山楂 15 g　炒当归 10 g
7 剂

(15) 唐男，11 岁，眩晕（梅尼埃病）

一诊　1987 年 3 月 15 日

眩晕已六年，经医院诊断为：梅尼埃病。年初迄今已发三次，逢游玩过度或考试精神紧张易发，近发作转频，每月一次，每次两日，神疲乏力，纳减，脉细滑，舌红润。拟方：

潼白蒺藜各 9 g　滁菊花 6 g　桑　椹 10 g　女贞子 9 g　云茯苓 9 g
明天麻 4.5 g　嫩钩藤后 10 g　炙僵蚕 9 g　大白芍 9 g　炒当归 9 g
怀牛膝 9 g
7 剂

颈椎病

(16) 史女，56 岁，眩晕（颈椎病，高血压）

一诊　1984 年 11 月

有颈椎、腰椎肥大史，高血压，头向左转则眩晕恶心，甚则呕吐、四肢麻，处喧闹、嘈杂场所则膝软不支，伴头晕，脉细滑，苔薄。拟方：

明天麻 4.5 g　嫩钩藤[后] 15 g　潼白蒺藜[各] 9 g　云茯苓 12 g　炒枳实 9 g
淡竹茹 9 g　炒川芎 9 g　赤白芍[各] 6 g　炒当归 10 g　珍珠母[先] 24 g
生　姜 1 片　生山楂 12 g

7 剂

(17) 杨男，60 岁，眩晕(颈椎病)

一诊　1985 年 1 月 19 日

1983 年底突发眩晕，头晕如转，剧发一天后，眩晕虽减未止，常感头目不清，时有泛恶，纳食渐少，精神委顿，继发脐腹作胀隐痛，大便不正常，经调治肠胃病虽得减轻，但眩晕又发，项背酸楚，步履虚软欠稳，口干，舌边红，苔薄，脉象濡滑。思虑烦劳过度，脑力耗伤，正虚气血失于上供，髓海空虚，然诉素来虚不受补，故勉作肝肾不足，予调补肝肾，兼理脾胃。

制首乌 15 g　潼白蒺藜[各] 10 g　滁菊花 6 g　明天麻 6 g　全蝎粉[分吞] 1 g
炒当归 10 g　炒川芎 12 g　粉葛根 12 g　嫩钩藤[后] 15 g　制半夏 9 g[竹沥4 g拌]
干荷叶 20 g　生谷麦芽[各] 18 g

5 剂

二诊　1985 年 1 月 25 日

颈椎 C4、C5、C6 肥大(中度)，颈项活动欠利，头部晕胀时作，二足步履不稳，间或胸闷欲恶，腹胀已减，肠鸣不痛，大便成形，日二次，两目干涩，口干少饮，脉濡滑，苔薄白。肠胃病有好转之象，宜调治颈椎为主。

粉葛根 15 g　炒川芎 15 g　云茯苓 15 g　明天麻 6 g　制半夏 10 g[竹沥5 g拌]
炒当归 10 g　炒赤白芍[各] 6 g　潼白蒺藜[各] 10 g　佛手片 12 g　地鳖虫 6 g
天花粉 12 g　炙僵蚕 9 g　谷麦芽[各] 18 g

7 剂

三诊　1985 年 2 月 3 日

有颈椎肥大，头颈活动欠利，近二旬以来，头晕痛、胀反复发作，昨起终日晕胀，幸脐腹胀痛未发，大便亦正常，然纳食不馨，口干少饮，口腻口淡，苔薄白腻而滑，舌边稍暗，脉虚弦小滑。属劳伤过度，痰湿内阻，拟方病证结合论治。

炒川芎 15 g　炒当归 10 g　炒赤白芍[各] 9 g　鸡血藤 15 g　云茯苓 15 g
炒茅术 9 g　制半夏 10 g　明天麻 6 g　潼白蒺藜[各] 10 g　佛手片 15 g
白豆蔻[研/后] 3 g　嫩钩藤[后] 15 g

7 剂

四诊　1985 年 2 月 12 日

头晕胀，甚则痛，胸闷欲恶，步履飘飘然，两目干涩，幸腹无胀痛，肠胃病趋向稳定，口苦干，仍觉黏、淡，脉象弦细，舌边淡红，苔薄白。病为颈椎肥大，证属正虚痰瘀阻络，再拟病证结合同治。

生黄芪 15 g　全当归 10 g　炒川芎 15 g　炒赤白芍各 9 g　藏红花 6 g
炙地龙 6 g　云茯苓 12 g　制半夏 10 g　明天麻 6 g　炒茅术 9 g
炒枳实 9 g　潼白蒺藜各 10 g　嫩钩藤后 15 g　谷麦芽各 18 g

7 剂

另：参三七粉 1.5 g，香白芷 3 g，炙僵蚕 3 g，共研细末，胶囊分装，每日分 3 次吞。

五诊　1985 年 2 月 24 日

近晕胀略减，大便成形，腹无胀痛，口黏干稍减，舌边淡红，苔薄白，脉细小。仍应守原法调治。

生黄芪 20 g　炒当归 12 g　炒川芎 15 g　炒赤白芍各 9 g　藏红花 6 g
炙地龙 6 g　云茯苓 15 g　制半夏 12 g　明天麻 6 g　炒茅术 9 g
炒枳实 9 g　佛手片 9 g　谷麦芽各 18 g　白豆蔻研/后 3 g

7 剂

六诊　1985 年 3 月 1 日

投补阳还五汤加味，尚觉舒适，烦劳过度则倦怠头晕，四肢发麻，活动欠利，口干苦黏，舌边淡红，苔薄腻，脉细弱。仍宗前法增损。

生黄芪 20 g　炒当归 12 g　炒川芎 15 g　炒赤白芍各 9 g　藏红花 6 g
炙地龙 6 g　云茯苓 15 g　制半夏 9 g　瓜蒌皮 12 g　生白术 9 g
炒枳实 9 g　佛手片 9 g　谷麦芽各 18 g　绵茵陈 18 g

7 剂

另：参三七 1.5 g，麝香 0.09 g，炙僵蚕 1.5 g，研细和匀，胶囊分装，每日分 2 次服。

七诊　1985 年 3 月 9 日

多坐或过劳则肢麻不舒，眩晕时发，口淡微干黏，纳食脘腹不胀，二便正常，舌边红苔薄白，脉虚细。正虚痰湿瘀阻络，仍守原意增损。

生黄芪 24 g　炒当归 12 g　炒川芎 15 g　炒赤白芍各 9 g　藏红花 6 g
炙地龙 6 g　云茯苓 15 g　制半夏 9 g　瓜蒌皮 12 g　炒茅白术各 5 g
炒枳实 9 g　佛手片 9 g　绵茵陈 18 g　谷麦芽各 18 g　生熟苡仁各 15 g

7 剂

八诊　1985 年 3 月 18 日

眩晕肢麻得减，纳谷稍馨，二目干涩，神疲乏力，颈项转侧尚欠利，口干淡黏，脉虚弦带滑，右手较缓，舌质淡红，苔薄白。痰湿瘀渐化未清，劳伤气阴均亏，再守原意出入调治。

生晒参另炖 1.5 g　肥玉竹 9 g　生黄芪 18 g　全当归 10 g　炒川芎 10 g
炒赤白芍各 6 g　藏红花 6 g　云茯苓 15 g　瓜蒌皮 12 g　生白术 9 g
炒枳实 9 g　佛手片 9 g　绵茵陈 18 g　生熟苡仁各 15 g

7 剂

九诊　1985 年 4 月 7 日

近因烦劳过度，心脑受伤，神疲乏力，颈椎病转侧不利，两足步履有飘飘然之感，昨起腹部稍胀，口淡黏，舌苔薄白腻而润。阴雨连绵，外湿内湿交阻，弱体更不能堪，今拟化湿为主，佐以健脾通络。

藿香梗 9 g　川朴花 4.5 g　制半夏 6 g　云茯苓 12 g　广陈皮 6 g
白豆蔻研/后 3 g　炒苡仁 24 g　炒桑枝 18 g　络石藤 12 g　焦楂曲各 10 g
生白术 9 g　炒枳壳 9 g

5 剂

方二：调治颈椎病头晕行步不稳，神疲乏力，腹胀时发。拟方：

生黄芪 18 g　全当归 10 g　炒川芎 10 g　炒赤白芍各 6 g　藏红花 6 g
云茯苓 15 g　瓜蒌皮 12 g　生白术 9 g　炒枳实 9 g　佛手片 9 g
制半夏 6 g　络石藤 15 g

14 剂

另：参三七 45 g，炙僵蚕 45 g，麝香 3 g。上三味各研细末和匀，胶囊分装，每日 3 g，分次吞服。

十诊　1985 年 6 月 3 日

颈椎病稳定，5 月 19 日后头晕未发，步履已稳，纳食稍馨，脘腹不胀，二便如常，惟近一月来周身皮肤作痒，然无疹屑，肤亦滋润，此属过敏所致，口觉淡黏，苔薄白根稍厚，脉虚弦滑，较前有力。精神虽已较佳，但未恢复正常，不能过劳，以防反复。再拟和中化湿，而抗过敏。

生白术 10 g　炒枳壳 6 g　茯苓皮 15 g　生熟苡仁各 15 g　白豆蔻研/后 3 g
佛手片 9 g　炒防风 9 g　乌梅肉 4 g　肥玉竹 12 g　白鲜皮 12 g
忍冬藤 15 g　益母草 20 g　生山楂 15 g　桑寄生 15 g

5 剂

十一诊　1985 年 7 月 15 日

精神较佳，头项板滞稍轻，纳食得增，脘腹不胀，近二周早餐后脉来加快（每分钟 100 次），二小时左右始得正常，无胸闷心悸等症，口黏干已减，惟有时两足行动尚有飘然感，舌苔薄白腻，脉弦小较前有力。此乃肝阳偏亢，脾湿渐化未清。颈椎病得稳定，拟方：

羚羊角粉吞 0.3 g　灵磁石先 24 g　潼白蒺藜各 10 g　炒丹皮 9 g　穞豆衣 9 g
云茯苓 12 g　白豆蔻研/后 3 g　炒苡仁 30 g　全当归 12 g　紫丹参 15 g
炙地龙 6 g　生山楂 15 g　[1]碧玉散包 15 g

7 剂

十二诊　1985 年 11 月 3 日

一周来下腹部作胀，神疲体倦乏力，头晕、行走不稳，有飘飘然之感，纳食不馨，口淡干黏，苔满布薄腻，脉细。烦劳过度，脾胃受伤，运化失职。足软属下虚，然填精补肾有碍胃

1　碧玉散：滑石、甘草、青黛（18∶3∶5）。功效：清肝泄热解暑。方源：《伤寒直格》。

之弊，拟先调补脾胃。

生白术 10 g　炒枳壳 9 g　云茯苓 12 g　炒苡仁 24 g　白豆蔻研/后 4 g
佛手片 9 g　川朴花 9 g　大腹皮 12 g　焦楂曲各 10 g　淮山药 15 g
潼白蒺藜各 10 g　谷麦芽各 15 g

7 剂

十三诊　1985 年 11 月 10 日

行走仍不稳，下腹部作胀轻减，纳食稍馨，口淡干黏，舌苔薄腻已化大半，脉弦细。湿滞渐化，脾胃运化稍复，仍应调理脾胃化湿为治，亦须劳逸结合，方易奏功。

太子参 9 g　生白术 10 g　云茯苓 12 g　白豆蔻研/后 4 g　炒苡仁 24 g
川朴花 9 g　台乌药 9 g　佛手片 9 g　淮山药 15 g　潼白蒺藜各 10 g
怀牛膝 12 g　炒杜仲 12 g　谷麦芽各 18 g

14 剂

另：参苓白术丸 250 g，1 瓶，每次 6 g，日 3 次，吞服。

十四诊　1985 年 12 月 8 日

上周四大便溏泄，伴发热，服药后得瘥，目前大便已成形，肠鸣，下腹作胀，头晕目糊，午后倦怠，多坐则两手颤动，下肢乏力，行走不稳，纳不馨，口淡干黏，舌边红，苔淡黄腻，脉虚弦细。体弱脾胃劳伤，虚风易动也，治拟调理脾胃，化湿息风。

老苏梗 9 g　制香附 9 g　川朴花 9 g　云茯苓 15 g　广陈皮 6 g
广木香 6 g　姜汁川连 2 g　大腹皮 12 g　焦楂曲各 10 g　炒苡仁 24 g
煨天麻 6 g　珍珠母先 24 g　嫩钩藤后 15 g

10 剂

编者： 此案正气虚弱，痰湿瘀阻络之眩晕，以补阳还五、半夏白术天麻合方化裁治疗；后因劳伤脾胃生湿，虚风易动，再发眩晕，转予扶土抑木，化湿息风为治。

(18) 刘男，60 岁，眩晕(颈椎病)

一诊　1985 年 6 月 10 日

近年来，早餐后常精神疲惫，甚至眩晕，颈项板滞，便软不畅，咽有黏痰，咯吐不畅，口干，经 X 线检查提示颈椎肥大，脉象细滑，苔薄白微黄。腰为肾之府，肾脏不足，傍晚腰酸；痰瘀阻络，气血乏于上供于脑则发晕。拟滋肾理气而化痰瘀。

制首乌 15 g　潼白蒺藜各 10 g　明天麻 4.5 g　云茯苓 12 g　嫩射干 9 g
制半夏 9 g　炒银花 15 g　炒防风 9 g　炒川芎 9 g　紫丹参 18 g
杜红花 9 g　炙地龙 9 g　焦楂曲各 9 g

7 剂

(19) 蒋男，54 岁，眩晕(颈椎病)

一诊　1986 年 10 月 19 日

去年底觉头晕，颈项板滞，今年 6 月起加重，甚则头昏晕欲仆，四肢冷，汗出，口干，胸闷，倦怠，约 5 日方得恢复，迄今已发 6 次。时有心悸慌，脉弦细，舌边红苔薄。外院 X 线片示：颈椎退行性变，伴有 C_{5-6} 椎间盘膨出；心脏超声检查示：二尖瓣脱垂，伴轻微二尖瓣关闭不全。拟方：

生黄芪 18 g	全当归 12 g	炒川芎 9 g	赤白芍各 9 g	紫丹参 18 g
杜红花 9 g	光桃仁 9 g	炙地龙 9 g	太子参 12 g	炒白术 9 g
云茯苓 12 g	川桂枝 9 g	明天麻 6 g	制半夏 9 g	焦楂曲各 9 g

7 剂

二诊　1986 年 10 月 26 日

药后头晕及颈项板滞已得轻减，畏寒肢冷亦减，仍时有心悸慌，夜寐欠酣，神疲乏力，口不干，脉弦细，舌苔薄。痼疾不易速愈，拟方：

生黄芪 20 g	太子参 15 g	炒白术 10 g	云茯苓 12 g	川桂枝 9 g
赤白芍各 9 g	炙远志 6 g	炒当归 12 g	炒川芎 9 g	炙地龙 9 g
制半夏 9 g	明天麻 6 g	炒枣仁 12 g	夜交藤 15 g	山　楂 12 g

7 剂

三诊　1986 年 11 月 2 日

上周头晕及颈项板滞发作一次，发时症情较轻，脉细，苔薄。拟方：

生黄芪 20 g	炒白术 10 g	明天麻 6 g	制半夏 9 g	云茯苓 10 g
紫丹参 15 g	炒桑枝 24 g	炒当归 12 g	炒川芎 9 g	炙地龙 9 g
粉丹皮 9 g	赤白芍各 9 g	酸枣仁 12 g	络石藤 15 g	

7 剂

(20) 张女，66 岁，头晕、心悸

一诊　1986 年 4 月 11 日

有心悸心慌时发时止多年，近晨起心悸且慌，神志不宁，有时嗳气，乃肝气上升之故，易动肝火，急躁易怒，头晕目黑，甚则视物昏暗，测血压正常，检心电图亦未见异常。脉象细弱，舌质淡红。证属肝气肝阳上升，心神被扰。拟方：

潼白蒺藜各 10 g	珍珠母先 24 g	炒白芍 12 g	沉香片后 1.2 g	制香附 9 g
旋覆梗 9 g	制半夏 9 g	云茯苓 12 g	炙远志 6 g	炒枣仁 9 g
灵磁石先 24 g	嫩钩藤后 12 g			

7 剂

二诊　1986 年 4 月 25 日

头晕心悸心慌稍减，嗳气已平，肝火易动依然，怕烦，逢事干扰，尤觉不宁，纳、寐正常，舌红，脉细。拟方：

制首乌 18 g	石决明先 20 g	杭白芍 15 g	炒丹皮 10 g	潼白蒺藜各 9 g
云茯苓 12 g	制香附 9 g	旋覆梗 9 g	炒枣仁 12	炙远志 6 g
灵磁石先 30 g	紫丹参 15 g	炒牛膝 12 g	淮小麦 30 g	

14 剂

贫血

(21) 侯男,54 岁,头晕(贫血)

一诊　1984 年 3 月 27 日

劳累后头晕、胸闷,面色苍白,有贫血之象,脉细弱舌淡红,苔薄。劳伤气血,虚阳易升,拟调养气血,息风和中。

生黄芪 20 g　全当归 12 g　明天麻 4.5 g　炒白术 9 g　制半夏 9 g
云茯苓 10 g　鸡血藤 15 g　制首乌 15 g　炒白芍 12 g　嫩钩藤后 12 g
仙鹤草 30 g　大红枣 7 枚

7 剂

胁　　痛

胁痛多与肝胆疾病有关,如肝硬化、肝炎、胆囊炎、胆石症等。病机常与肝气郁结,或因瘀阻肝络,或肝阴不足,络脉失养,或肝胆湿热等有关。然伯臾先生指出,古人谓肝脏体阴而用阳,在病理表现上,肝阴肝血可虚,肝气肝阳其用总属太过,此说片面也。因五脏皆有阴阳,皆有阴阳之虚,在肝炎、肝硬化的病例中,肝气虚、肝阳虚并非少见。并指出,凡辨为肝阳虚,毫无热象是为关键。尤其在肝硬化治疗中,对肝阳虚者灵活运用茵陈术附汤化裁调治;虑肝硬化患者每有"肝病及脾"之变,凡便溏每加干姜,同时常重用生、熟苡仁;方中舍山栀不用,谓其过于苦寒,易伤脾阳。并告诫,虽为肝阳虚衰,但治疗中仍须顾及养肝柔肝(当归、白芍);若转氨酶升高,也不避清利湿热,喜用平地木,谓其苦寒不甚,对脾气脾阳影响较小,且有扶补之功。为便于阅读、比较和归纳,本节亦按西医相应疾病分列。

肝硬化

(1) 王女,48 岁,胁痛(早期肝硬化)(本案剂量按每钱 3 g 换算)

一诊　1974 年 11 月 13 日

1968 年起患早期肝硬化,肝区胀痛,面色萎黄,经停二月,畏寒肢冷,脉沉细弱,舌苔白滑。阳虚血亏,肝脏失养,拟温阳养肝。

熟附片先 6 g　生白术 9 g　川桂枝 6 g　炒白芍 9 g　炙甘草 4.5 g
炒当归 12 g　鸡血藤 15 g　青陈皮各 4.5 g

14 剂

二诊　1974 年 11 月 27 日

肝区痛减轻,月事已转,形寒肢冷亦减,纳增,寐则盗汗,面黄,脉细弱,舌淡红。仍守前法出入。

前方去青陈皮,加杜红花 6 g,炙鳖甲 18 g。7 剂。

三诊　1974 年 12 月 4 日

肝区胀痛已止,面黄未转,纳增,盗汗已少,易倦怠,艰寐,苔白滑,脉沉细弱。仍守前法出入。

熟附片[先]6 g　炒党参 12 g　川桂枝 4.5 g　炒白芍 9 g　炙甘草 4.5 g
炒当归 12 g　粉猪苓 12 g　炒枣仁 9 g　炒白术 9 g　煅牡蛎[先]30 g
7 剂

四诊　1974 年 12 月 11 日

肝区痛已止，形寒肢冷较温，面色萎黄稍好转，汗出已止，便软未干，脉细无力，苔白润。仍守前法出入。

熟附片[先]6 g　炒党参 15 g　川桂枝 6 g　炒白芍 9 g　炙甘草 4.5 g
炒当归 12 g　炒川芎 6 g　炒白术 15 g
7 剂

五诊　1974 年 12 月 18 日

肝区痛，近日又有小发，大便软，口不干，恶寒已罢，四肢得温，脉沉小，苔白滑，质暗。肝血不足，阳虚湿阻，再拟前法出入。

熟附片[先]6 g　炒茅白术[各]6 g　川厚朴 4.5 g　青陈皮[各]3 g　当归片[分吞]10 片
杜红花 6 g　延胡索 9 g　炒柴胡 6 g　福泽泻 12 g　炒谷麦芽[各]12 g
7 剂

六诊　1974 年 12 月 25 日

上腹痛时轻时剧，得食则减，畏寒肢冷，痛时更甚，苔薄白腻，脉细。肝气未舒，脾胃又弱，再拟疏肝扶中。

炒柴胡 6 g　炒枳壳 9 g　炒白芍 15 g　炙甘草 4.5 g　熟附片[先]6 g
川桂枝 6 g　炒党参 12 g　生黄芪 12 g　炒当归 9 g
7 剂

七诊　1975 年 1 月 8 日

药后诸症均减，畏寒已除，四肢亦温，面色萎黄，脉细，舌尖边淡红，苔净。再守原意出入。

川桂枝 4.5 g　生黄芪 12 g　炒白芍 9 g　炒党参 12 g　全当归 9 g
炒川芎 4.5 g　炒柴胡 6 g　炒枳壳 9 g　炙甘草 6 g
7 剂

八诊　1975 年 1 月 15 日

本月 9 日感冒，咽痛，近怕冷发热已除，咽微痛，肝区不痛，胃纳可，乏力，多矢气，面黄，苔薄，舌红，脉细尺弱。温邪虽解，阴分耗伤，今应养阴利咽。

大生地 12 g　京元参 9 g　太子参 12 g　云茯苓 9 g　全当归 9 g
炒白芍 9 g　紫丹参 15 g　制首乌 18 g　江枳壳 9 g　炙甘草 6 g
7 剂

九诊　1975 年 1 月 22 日

咽红痛见减，脘胁痛虽减未止，苔薄，脉细。阴伤未复，肝郁失舒，再拟养肝理气活血。

大生地 12 g　太子参 9 g　川楝子 9 g　延胡索 9 g　银柴胡 9 g
炒赤白芍各 9 g　生甘草 3 g　黑山栀 9 g　小青皮 4.5 g

7 剂

十诊　1975 年 1 月 29 日

咽痛、脘胁痛均减，脉细，舌边红，苔薄。再拟养肝理气。

炙生地 12 g　全当归 9 g　炒赤白芍各 9 g　炒川芎 4.5 g　炒枣仁 9 g
炙甘草 4.5 g　川楝子 9 g　小青皮 4.5 g　佛手片 6 g

14 剂

十一诊　1975 年 2 月 19 日

咽红痛不肿，肝区痛止，中脘有时隐痛，纳佳，脉细，舌边红，苔薄。再拟养肝健脾。

炙生地 15 g　全当归 9 g　炒白芍 12 g　炙甘草 4.5 g　炒党参 12 g
制首乌 15 g　炒枣仁 9 g　川楝子 9 g　淮山药 12 g

7 剂

十二诊　1975 年 2 月 26 日

诸恙均平，肝脾两亏，亦有恢复之象，面黄好转，精神亦佳，脉细，舌边红，苔白。仍守前法调治以善后。

前方加：枸杞子 9 g，佛手片 6 g。14 剂。

附：患者 1968 年 4 月经同位素肝脏扫描诊断：早期肝硬化。有 γ 球蛋白低病史，1974 年 11 月 7 日血清蛋白电泳：γ 球蛋白 12.5%（正常参考值 15%～20%）。血沉 63 mm/h；1975 年 3 月 6 日复查：γ 球蛋白 15.5%，血沉 16 mm/h。

十三诊　1975 年 10 月 15 日

有早期肝硬化病史，肝区作痛，服中药后，至今年 3 月份痛止，血检正常，已上班工作，停服中药。惟仍易感冒，神疲乏力，面黄足肿，纳可，苔薄白润，脉细。

生黄芪 15 g　炒白术 9 g　汉防己 12 g　炙甘草 4.5 g　全当归 12 g
炒白芍 9 g　枸杞子 9 g　陈木瓜 6 g　淮小麦 30 g　煅牡蛎先 30 g
夏枯草 15 g

7 剂

编者：本案肝硬化胁痛，即伯臾先生所谓肝阳虚者。初起尚伴有肝血不足，月事不行，故治以温补，予益气温阳，养血调经，少佐疏肝理气。继则发现病患肝病传脾，脾胃虚弱，脘腹隐痛，得食而解，遂参入归、芪建中之意。后因感冒，咽痛舌红，有“阴分耗伤”之征，转予养阴利咽，柔肝理气。前后调治 3 月余，不仅胁痛等临床症状好转，各项检验指标均见进步。

(2) 闵男，44 岁，胁痛（肝硬化/慢性迁延性肝炎）

一诊　1983 年 3 月 26 日

1981 年 6 月因肝硬化住南汇中心医院治疗，1982 年 11 月因谷丙转氨酶（GPT）（现称丙氨酸转移酶，ALT）升高再住南汇传染病院，今年 3 月 1 日出院。血检：[1]锌浊度试验 20 u. ↑（ZnTT，正常参考值：2～12 u.），麝香草酚浊度试验 14 u. ↑（TTT，正常参考值：0～6 u.），谷丙转氨酶已正常。目前右胁偶有隐痛，神疲乏力，寐短早醒（仅 3 h），心悸慌，胸颈有蜘蛛痣，大便正常，小便稍黄，脉弦小滑，舌质淡红。拟方：

炒党参 12 g　生黄芪 15 g　炒白术 12 g　炒枣仁 15 g　炒知母 6 g
云茯苓 12 g　炙生地 15 g　炒赤白芍各 9 g　制首乌 18 g　炙甘草 6 g
炙鳖甲先 15 g　煅牡蛎先 24 g　紫丹参 15 g　地鳖虫 6 g

10 剂

二诊　1983 年 4 月 5 日

夜寐较安，心悸慌减，右胁隐痛偶有，脉弦小，舌红润，症情略有好转，仍守前法出入。

太子参 12 g　北沙参 10 g　生黄芪 15 g　炒白术 10 g　淮山药 15 g
紫丹参 15 g　炒枣仁 15 g　炒知母 6 g　云茯苓 10 g　赤白芍各 9 g
炙甘草 6 g　炙鳖甲先 15 g　地鳖虫 6 g　墨旱莲 15 g

10 剂

三诊　1983 年 4 月 19 日

前天发热，幸一日即退，右胁偶有隐痛，便软，口苦干，寐稍安，脉弦小，舌红少津。肝阴伤而有热，脾气亦弱，治宜肝脾同调。

北沙参 15 g　天麦冬各 9 g　炙生地 15 g　川石斛先 18 g　淮山药 18 g
炒白芍 20 g　炙甘草 6 g　炒枣仁 15 g　川楝子 9 g　平地木 30 g
石见穿 20 g　地骨皮 15 g　炙鳖甲先 15 g　夜交藤 15 g

10 剂

四诊　1983 年 5 月 2 日

右胁隐痛又见轻减，口干已平，略口苦，寐安，精神亦较佳，脉转虚弦而小，舌红略淡。肝阴损伤渐复，内热亦减，肝病及脾，脾虚未复，仍守前法。

太子参 12 g　北沙参 12 g　生熟地各 6 g　淮山药 18 g　川石斛先 18 g
枸杞子 12 g　炒白芍 20 g　炙甘草 6 g　炒枣仁 15 g　平地木 30 g
败龟板先 15 g　干荷叶 12 g　炒丹皮 9 g　陈木瓜 9 g

10 剂

五诊　1983 年 5 月 18 日

右胁微有刺痛，日一二次，较前轻减，精神亦振，口干已退，纳增，食后中脘略胀，稍有龈血，大便软不成形，日一二次，清晨尿黄，脉象虚弦，舌红转淡。血检：肝功能已得好转。肝病犯脾，治宜兼顾。

潞党参 12 g　炒白术 9 g　淮山药 18 g　炙生熟地各 6 g　炒枣仁 15 g
枸杞子 12 g　炒白芍 18 g　炙甘草 6 g　平地木 30 g　生蒲黄包 10 g

1　麝香草酚浊度和锌浊度试验（TTT 和 ZnTT）：测定血浆蛋白（球蛋白和 γ 球蛋白）水平和分析其成分，是肝脏疾病中药实验之一，目前为血清蛋白测定取代。

焦楂曲各10 g　云茯苓12 g　干荷叶12 g　墨旱莲12 g

12剂

六诊　1983年6月6日

肝区隐痛又减轻，口苦干已减，中脘不舒，夜寐较安，纳增，精神渐振，脉虚弦，舌质红，苔薄。肝阴伤而脾气弱已有好转之象。

炙生地15 g　大麦冬10 g　枸杞子10 g　墨旱莲15 g　太子参12 g
淮山药18 g　炒白术10 g　炒白芍15 g　炙甘草6 g　平地木30 g
炒丹皮10 g　炒枣仁15 g　佛手片9 g

10剂

七诊　1983年6月27日

梅雨连旬，肝区隐痛，倦怠头晕，寐不酣，口干黏，龈衄止，胸背蜘蛛痣未消除，便溏稍干，脉虚弦，舌质红，苔薄黄。再拟前法出入。

制首乌15 g　太子参12 g　淮山药15 g　云茯苓15 g　藿香梗9 g
白豆蔻研/后3 g　碧玉散包18 g　炒白芍18 g　紫丹参15 g　炒枣仁15 g
平地木30 g　川石斛先15 g　炒丹皮10 g　潼白蒺藜各10 g　焦楂曲各9 g

12剂

八诊　1985年8月15日

代诊，据述肝功能慢性指标较前降低，但GPT(即ALT)又上升，交替反复，纳食佳，惟觉头胀，慢性肝炎病情尚在波动中，宜慎。

炙生地15 g　北沙参12 g　川石斛先18 g　绵茵陈20 g　黑山栀10 g
土大黄6 g　平地木30 g　垂盆草24 g　大白芍20 g　制首乌20 g
块滑石包18 g　草河车[1] 9 g　炒枣仁12 g

14剂

九诊　1985年10月16日

炙生地20 g　太子参12 g　北沙参12 g　麦门冬12 g　绵茵陈18 g
黑山栀10 g　土大黄6 g　炒枣仁12 g　平地木30 g　杭白芍20 g
生甘草4 g　垂盆草20 g　紫丹参20 g　泽兰叶15 g

14剂

十诊　1985年11月22日

右腰胁作痛已止，蜘蛛痣渐隐，纳增，精神亦较佳，工作尚能支持，脉象虚弦，舌质红，苔薄腻渐化。再拟养肝活血，巩固疗效。

生熟地各15 g　北沙参12 g　童子益母草20 g　枸杞子12 g　太子参15 g
生白芍24 g　炒枣仁12 g　平地木30 g　天麦冬各6 g　炙甘草4.5 g
炙远志6 g　地鳖虫6 g　炒丹皮9 g　墨旱莲15 g　夜交藤18 g

1　草河车：在上海地区，别名蚤休。

生山楂 15 g　　佛手片 9 g　　嫩黄精 10 g

16 剂

十一诊　1985 年 12 月 24 日

肝区胀痛未发，鼻衄齿衄亦瘥，蜘蛛痣虽减未尽，精神渐佳，日常工作尚能支持，纳便均已正常，脉虚弦，舌质淡红，薄苔。肝脏损伤有向愈之象，仍守前法出入。

前方去墨旱莲、童子益母草，加仙鹤草 30 g。16 剂。

编者：本案胁痛为慢性肝炎伴肝硬化，诊疗过程中伴有肝炎急性活动性改变。伯臾先生辨之为肝阴虚而内蕴湿热，并因肝病及脾而脾气虚弱。其治肝病，重视肝病传脾，常在以沙参、天麦冬、生地、枸杞子、鳖甲(龟板)、酸枣仁汤等滋阴养肝的同时，配以白术、山药、茯苓等健脾助运，并适时以平地木、茵陈、垂盆草、土大黄等清解湿热。

(3) 汤男，37 岁，胁痛/癥块(肝硬化/脾肿大，慢性乙肝)

一诊　1985 年 1 月 21 日

有乙型肝炎病史八年，1983 年 9 月发现乙型肝炎活动期，并进行性发展，1984 年 7 月发现肝硬化，9 月检出脾肿大，曾反复发作加重而住院。本次住院三月，血清谷丙转氨酶及慢性指标均已正常，但乙肝病毒抗原仍阳性。顷诊，尿短黄未清，神疲艰寐，腰酸耳鸣头晕，肝区作胀，头面、胸部有蜘蛛痣，纳食不馨，口粘，脉濡细数，舌质红苔薄白。拟方：

绵茵陈 30 g　　黑山栀 10 g　　制川军 4 g　　猪茯苓[各] 20 g　　福泽泻 24 g
平地木 30 g　　块滑石[包] 24 g　　炒丹皮 12 g　　炒白芍 18 g　　淮山药 20 g
炒枣仁 12 g　　桑寄生 18 g　　墨旱莲 18 g　　[1]青麟丸[分吞] 6 g

7 剂

二诊　1985 年 1 月 29 日

肝区作胀得减，但脾脏肿大，尿黄量较多，蜘蛛痣较淡，夜寐稍安，耳鸣头晕减，行走则胫酸，口黏减，纳稍增，大便日一次，面萎略黄，舌质淡红，苔薄白，脉濡细。气阴两虚，湿热渐化未清，前法出入。

绵茵陈 30 g　　黑山栀 10 g　　平地木 30 g　　羊蹄根 15 g　　天花粉 15 g
猪茯苓[各] 20 g　　大白芍 18 g　　淮山药 20 g　　五味子 6 g　　炒枣仁 12 g
炙鳖甲[先] 15 g　　紫丹参 20 g　　生苡仁 30 g　　[2]鳖甲煎丸[包煎] 10 g

12 剂

1　青麟丸：绵纹大黄(米泔浸半日，切片晒干，再入无灰酒浸三日，取出，晒大半干)，侧柏叶垫底，先后以绿豆浓汁、大麦浓汁、黑料豆浓汁、槐条叶浓汁、桑叶浓汁、桃叶浓汁、车前草浓汁、厚朴浓汁、陈皮浓汁、半夏浓汁、白术浓汁、香附浓汁、黄芩浓汁浸透，蒸、晒，最后以无灰酒拌透，蒸三炷香，取出晒透。为极细末，入黄牛乳、藕汁、梨汁、童便(或炼蜜代之)若干，炼蜜为丸，如梧桐子大。功效：清热利湿，通利二便。方源：《续名医类案》。

2　鳖甲煎丸：鳖甲胶、阿胶、蜂房(炒)、鼠妇虫、土鳖虫(炒)、蜣螂、硝石(精制)、柴胡、黄芩、半夏(制)、党参、干姜、厚朴(姜制)、桂枝、白芍(炒)、射干、桃仁、牡丹皮、大黄、凌霄花、葶苈子、石韦、瞿麦。功效：活血化瘀，软坚散结。方源：《金匮要略·辨疟病脉证并治》(鳖甲煎丸方)。

三诊　1985年3月7日

肝区略有不适，二目干涩，有遗精，倦怠乏力，口干微黏，纳欠佳，便溏日一次，寐好转，述近血检慢性指标无异常，脉细弱，舌边红，苔薄。拟方：

太子参12 g　生白术12 g　川朴花6 g　猪茯苓[各]15 g　炙生地15 g
五味子6 g　平地木30 g　淮山药[打]20 g　炒白芍18 g　炒枣仁12 g
紫丹参20 g　金樱子15 g　绵茵陈20 g　炙鳖甲[先]15 g　生熟苡仁[各]15 g

12剂

四诊　1985年4月29日

半月前因操劳过度，肝区刺痛且胀，前有脾脏肿大，近日左胁无不适，胸膺蜘蛛痣鲜红，稍有龈血，食后腹胀，大便软，日一二次，尿赤如红茶，腰酸痛，口干稍黏，脉弦小，舌边红，苔薄黄。肝阴耗伤，湿热偏盛，拟方：

制首乌15 g　潼白蒺藜[各]10 g　银柴胡10 g　淡子芩9 g　川楝子10 g
延胡索9 g　猪茯苓[各]15 g　绵茵陈24 g　黑山栀10 g　平地木30 g
碧玉散[包]18 g　炒白芍18 g　墨旱莲15 g　淮山药20 g　炒白术12 g
白豆蔻[研/后]3 g

12剂

五诊　1985年5月17日

肝区刺痛作胀暂止，稍感不适，龈血止，腰酸痛亦减，尿赤转淡，量较多，蜘蛛痣未平，口苦，胃中不舒，纳如前，便软，日一二次，脉弦小，舌边红，苔淡黄腻。症情稍减，肝阴损伤未复，湿热渐化未清，相火偏旺易兴阳。拟方：

干金石斛[先]15 g　北沙参12 g　银柴胡10 g　云茯苓15 g　炒白芍18 g
福泽泻18 g　炒丹皮10 g　川楝子[炒]9 g　墨旱莲15 g　平地木30 g
炒白术12 g　绵茵陈20 g　佛手片10 g　淮山药18 g　谷麦芽[各]15 g
炒枣仁10 g

12剂

六诊　1985年6月7日

四日来因举重努力，肝区作痛又发，中脘嘈杂，得食稍舒，尿黄，口稍和，纳食香，便成形，寐已酣，脉弦细，舌质红，苔薄。肝阴损伤未得完全恢复，湿热虽化未清，拟方：

大麦冬12 g　枸杞子10 g　炒枣仁12 g　川楝子9 g　银柴胡10 g
大白芍24 g　炙甘草4 g　生黄芪15 g　淮山药19 g　平地木30 g
绵茵陈20 g　炒白术9 g　佛手片10 g　福泽泻20 g　紫丹参18 g

12剂

另：[1]二至丸360 g，每日12 g，分吞。

1　二至丸：女贞子、墨旱莲(1∶3)。功效：补益肝肾，滋阴止血。方源：《医便·卷一》。

七诊　1985 年 7 月 27 日

肝区痛未发，血常规检查示红、白细胞减少，虑有血虚之征；粪检有蛔虫，曾下蛔虫二条。口干黏，胸有蜘蛛痣，尿黄色深量不多，腹鸣便软，日 1～2 次，无腹痛。拟复方调治。

绵茵陈 20 g　黑山栀 10 g　广藿香 9 g　川朴花 6 g　白豆蔻研/后 4 g
生熟苡仁各 15 g　大白芍 18 g　平地木 30 g　福泽泻 20 g　六一散包 20 g
炒丹皮 10 g　炒白术 9 g　紫丹参 18 g　炒枣仁 12 g

12 剂

另：二至丸 200 g，每日 12 g，分吞。

八诊　1985 年 9 月 17 日

有乙型肝炎史，病毒表面抗原（HBsAg）、e 抗原（HBeAg）皆为阳性。目前左腹胀满，脾脏肿大，胸、臂、颈蜘蛛痣，神疲乏力，口干黏，尿黄赤，量少，纳食不多，大便日 1～2 行，成形，脉弦小，舌边红，苔薄白腻微黄。肝病而见脾肿大，拟养肝软坚，分利湿热。

绵茵陈 20 g　黑山栀 10 g　紫丹参 18 g　制川军 15 g　陈海藻 18 g
生牡蛎先 30 g　福泽泻 20 g　炒赤白芍各 9 g　蓬莪术 10 g　益母草 24 g
夏枯草 20 g　制首乌 18 g　平地木 24 g　鸡内金 9 g　猪茯苓各 18 g

10 剂

九诊　1986 年 1 月 15 日

1983 年 9 月发现无黄疸型乙型肝炎活动期，1984 年进行性发展，7 月份后先后查有肝硬化和脾肿大。目前肝硬化，（肋下）二指，稍有胀痛，脾肿大（肋下）四指，胀痛较甚，纳食后中脘胀满，大便溏，日 1～2 次，寐易醒，尿黄量少，口稍干，蜘蛛痣，舌质红裂纹，脉弦小。肝病及脾，防成鼓胀，拟肝脾同调。

制首乌 20 g　枸杞子 12 g　全当归 12 g　赤白芍各 12 g　金石斛先 18 g
麦门冬 12 g　炙鳖甲先 15 g　夏枯草 18 g　左牡蛎先 30 g　陈海藻 15 g
紫丹参 18 g　光桃仁 10 g　猪茯苓各 18 g　平地木 24 g　鳖甲煎丸分吞 18 g

7 剂

十诊　1986 年 1 月 21 日

服药后两胁胀大减，纳增，食后中脘亦已不胀，大便仍溏，日 1～2 次，腹无胀痛，尿黄，口稍干，寐亦较酣，脉象细滑，舌边红，苔薄。肝阴得养，脾亦得调，症情已得好转，仍守前意调治，毋庸更张。

制首乌 20 g　枸杞子 12 g　川石斛先 20 g　炒当归 12 g　炒赤白芍各 12 g
淮山药 20 g　左牡蛎先 30 g　夏枯草 18 g　陈海藻 15 g　淡昆布 15 g
光桃仁 9 g　紫丹参 18 g　平地木 24 g　猪茯苓各 18 g　福泽泻 18 g

10 剂

十一诊　1986 年 2 月 17 日

饮食油腻，脾胃受伤，腹痛大便溏泄，日四次，纳减口干，昨起右胁胀痛，肝硬化，脾脏肿大（肋下）四指，胀及中脘，尿黄，脉弦细，舌红。拟调理肝脾，和中化湿。

银柴胡 10 g　炒枳壳 9 g　炒白芍 15 g　云茯苓 15 g　川朴花 9 g
小青皮 9 g　生熟苡仁[各] 15 g　白豆蔻[研/后] 3 g　炒防风 9 g　广藿香 9 g
焦楂曲[各] 10 g　车前子[包] 30 g　绵茵陈 20 g　平地木 24 g

5 剂

十二诊　1986 年 2 月 21 日

大便转溏薄，腹痛已止，次数减，右胁痛减，胀依然，左腹作胀连及中脘，腹鸣，气向上逆，尿少，腹有少量积水，口干苦得减，舌边红，苔薄黄。再拟前法出入。

太子参 10 g　炒白术 10 g　炒枳壳 9 g　猪茯苓[各] 10 g　福泽泻 20 g
大腹皮 12 g　桑白皮 15 g　炒白芍 15 g　制香附 9 g　焦山楂 15 g
炒枣仁 12 g　紫丹参 18 g　平地木 30 g　川朴花 9 g　细石斛[先] 15 g

5 剂

慢性肝炎

(4) 艾女，43 岁，胁痛(慢性肝炎)(本案剂量按每钱 3 g 换算)

一诊　1975 年 11 月 28 日

患肝炎迁延不愈达六年之久，[1]絮状反应经常阳性。症见胁脘胀痛，纳少乏力，升火面红头晕，舌质红，苔薄，脉象弦细。肝胃阴伤，阳亢火升，气郁则胀，血涩则痛，拟[2]补肝汤合金铃子散加减。

炙生地 12 g　大白芍 12 g　炒当归 12 g　炒枣仁 9 g　宣木瓜 9 g
生甘草 4.5 g　川楝子 9 g　炒延胡 9 g　广郁金 9 g　合欢皮 12 g
煅牡蛎[先] 30 g

7 剂

二诊　1975 年 12 月 3 日

胁脘胀痛略减，面红升火较轻，但纳呆，口干，便软，神疲，寐差，舌红，脉弦小。气血未和，肝胃阴伤，而脾气亦弱，仍宗前法参入健脾之品。

炙生地 15 g　炒白芍 12 g　炒当归 9 g　川石斛[先] 18 g　炒党参 12 g
淮山药 30 g　炒枣仁 9 g　川楝子 9 g　炒延胡 9 g　炙甘草 4.5 g
煅牡蛎[先] 30 g

14 剂

三诊　1975 年 12 月 17 日

肝区疼痛减而又起，脘胀得舒，便软已干，纳食稍增，午后升火，头晕颧红，脉小弦，舌红。脾运渐健，肝胃阴伤未复，仍守前法出入。

1　絮状沉淀试验：为反映血清白蛋白和球蛋白改变的一类定性性质的肝功能试验。目前已经不做这一检测了。

2　补肝汤：当归，白芍，熟地，川芎，炙甘草，木瓜，酸枣仁。功效：补肝养筋明目。方源：《医学六要·卷七》。

炙生地 12 g　炒白芍 12 g　炒当归 9 g　宣木瓜 9 g　炒川芎 6 g
银柴胡 9 g　炒丹皮 9 g　炒枣仁 12 g　炒延胡 9 g　川楝子 9 g
玫瑰花 1.8 g

14 剂

四诊　1975 年 12 月 31 日

肝区痛已减大半，头晕及午后升火未平，胃纳增，舌红苔薄，脉细。肝肾阴亏，虚阳上浮，治拟原法增减。

前方去当归，加怀牛膝 12 g，煅牡蛎[先] 30 g。7 剂。

五诊　1976 年 1 月 7 日

肝区痛减，稍有胀感，头晕升火稍瘥，神疲乏力，舌红苔薄，脉小弦。仍守前法出入。

炙生地 12 g　赤白芍[各] 6 g　制首乌 12 g　银柴胡 9 g　炒条芩 6 g
炒枳壳 9 g　炒枣仁 9 g　宣木瓜 9 g　怀牛膝 9 g　煅牡蛎[先] 30 g
川楝子 9 g　绿萼梅 4.5 g

14 剂

六诊　1976 年 1 月 28 日

服前方二周，感症情好转，自续方 7 剂。现肝区痛胀改善，心烦易怒，易升火，口干，脉小弦，舌质红。肝阴损伤已久，难以骤复，服药外还应舒情戒怒，方可奏效。

炙生地 12 g　银柴胡 9 g　炒条芩 9 g　制首乌 15 g　香白薇 9 g
宣木瓜 9 g　炒枣仁 9 g　川楝子 9 g　白蒺藜 9 g　合欢花 12 g
煅牡蛎[先] 30 g

10 剂

七诊　1976 年 2 月 11 日

肝区痛胀减，但腰脊酸楚，口唇热疮，脉细带数，舌质红。肝阴伤而脾胃之热上升也。

炙生地 12 g　制首乌 12 g　银柴胡 9 g　川石斛[先] 15 g　炒知柏[各] 6 g
生甘草 4.5 g　白蒺藜 9 g　宣木瓜 9 g　川楝子 9 g　炒丹皮 9 g
煅牡蛎[先] 30 g

7 剂

八诊　1976 年 2 月 25 日

药后肝功能好转，血沉降至 27 mm/h，肝区偶有刺痛，寐亦得酣，口唇热疮已瘥，曾守方 7 剂。现右胁有时隐痛，间或腹胀，咽痛，腰疼，舌红，苔薄，脉细弦。前法加减。

炙生地 12 g　制首乌 12 g　炒白芍 9 g　北沙参 12 g　枸杞子 9 g
麦门冬 9 g　炒枣仁 9 g　炒当归 9 g　川楝子 9 g　佛手片 6 g
广郁金 9 g　桑寄生 12 g

7 剂

九诊　1976 年 3 月 3 日

右胁刺痛减而未止，咽痛淡红不肿，近感胃痛，泛吐酸水，舌胖质红有齿痕，脉细。肝肾两虚，虚阳上越，胃热则泛酸而痛，今拟滋肝肾以敛浮阳，佐以清胃制酸。

北沙参 9 g　麦门冬 9 g　京元参 9 g　生熟地[各] 12 g　厚肉桂[后] 1.8 g
川黄连 3 g　吴茱萸 1.5 g　银柴胡 9 g　赤白芍[各] 9 g　炒枳壳 9 g
生甘草 3 g

7 剂

十诊　1976 年 3 月 10 日

诸恙均减，脉细，舌淡红。前法再进。

前方去银柴胡，加橘叶 4.5 g。7 剂。

十一诊　1976 年 3 月 17 日

咽痛止，胃痛泛酸亦瘥，肝区时或隐痛，头晕，脉细，舌淡红。仍应调治肝病。

北沙参 12 g　炙生地 12 g　枸杞子 9 g　麦门冬 9 g　炒川楝 9 g
橘　叶 4.5 g　炒当归 9 g　炒白芍 9 g　制首乌 9 g　广郁金 9 g

7 剂

十二诊　1976 年 4 月 7 日

服前方症情好转，遂守方一周。现肝区痛未发，腰疼头晕，有时腹胀，肝功能已正常，脉小弦，苔薄。再拟前法出入。

炙生地 12 g　制首乌 12 g　枸杞子 9 g　炒当归 9 g　炒白芍 9 g
炙甘草 4.5 g　银柴胡 9 g　炒枳壳 9 g　广郁金 9 g　桑寄生 12 g
嫩钩藤[后] 12 g

14 剂

(5) 季男，20 岁，胁痛(迁延性肝炎活动期)

一诊　1977 年 1 月 3 日

患者于 1974 年 8 月得急性无黄疸型肝炎，住院六月余，经中、西药同治，血清谷丙转氨酶(GPT)始终未复正常。出院后服用保肝药物，GPT 仍一直维持在 100 u 左右，遂对愈病缺乏信心，曾停止治疗三月余，后经再三劝导，赴某医院肝炎门诊医治半年，GPT 仍未得下降。12 岁曾因胆囊扭转而手术。症见右胁隐痛，神疲乏力，不思饮食，腹部痞胀，形体日见消瘦，尿黄，舌淡红，苔根薄白腻，脉濡滑。周余前(1976 年 12 月 25 日)血检 SGPT 120 u.。病久肝病及脾，气血两亏，郁热蕴湿，方拟扶正养肝，化湿清热。

炒党参 12 g　炒茅白术[各] 6 g　炒当归 12 g　炒白芍 12 g　制首乌 18 g
炒川芎 6 g　绵茵陈 18 g　生山栀 9 g　平地木 30 g　广陈皮 9 g
春砂仁[后] 3 g　猪茯苓[各] 12 g

7 剂

二诊　1977 年 1 月 10 日

症情无特殊变化，药后颇觉舒适，肝区仍有隐痛板滞，脉舌同前。方宗原意出入。

炒党参 18 g　炒当归 18 g　赤白芍[各] 6 g　炒川芎 6 g　仙鹤草 30 g

炒茅白术各6 g　绵茵陈 18 g　平地木 30 g　青陈皮各4.5 g　猪茯苓各12 g

14 剂

三诊　1977 年 2 月 26 日

肝区隐痛得减，腹部胀闷渐松，尿黄转清，苔根白腻而润，舌淡白尖红，脉濡小。方药对症，仍拟前方加减。

炒党参 18 g　炒当归 18 g　炒川芎 9 g　紫丹参 18 g　仙鹤草 30 g
炒茅白术各6 g　猪茯苓各12 g　绵茵陈 18 g　平地木 30 g　小青皮 6 g
蔻砂仁各/研/后3 g

14 剂

四诊　1977 年 3 月 18 日

前日血检 SGPT 为正常，目前纳佳，精神好转，肝区有时作胀，时脐周阵痛，有蛔虫史。脉濡小，苔薄白根腻。肝脾损伤渐复，湿热亦有化机，但兼有蛔虫干扰。再拟养肝健脾，化湿安蛔。

炒党参 18 g　炒当归 18 g　炒川芎 9 g　鸡血藤 18 g　生熟苡仁各15 g
砂蔻仁各/研/后3 g　平地木 30 g　炒枣仁 9 g　川楝子 9 g

14 剂

另：乌梅丸每日 9 g，分吞，服 4 日。

五诊　1977 年 4 月 6 日

四天前血检 SGPT 正常，烦劳后肝区稍有胀闷，面色㿠白已转红润，体力恢复，饮食与二便均已正常，脉缓，苔薄。邪渐化而正得复，续用上方再进，以求巩固疗效。

2 月 26 日方去茅术，白术改 9 g。14 剂。

臾按：本例属迁肝活动，病历二年余，经中西医治疗，未能获效。因 SGPT 高，前医作肝阴伤而挟湿热治，滋阴碍胃，苦寒伤脾，运化失职，纳食减少，气血乏生化之源，正益虚而邪更难化，证系肝伤及脾，气血两亏，湿重于热之症。吾遂用调补气血、养肝健脾以治本，重用化湿，略佐清热以治标。调治三月余，症状消失，体力恢复，血检 SGPT 连续三次正常。因此对迁肝活动之肝伤，当知有气虚、血虚、阴虚之别，湿热之邪，有热重于湿，湿重于热之分，宜辨证施治，庶可奏效。

(6) 罗男，43 岁，胁痛（迁延性肝炎）

一诊　1987 年 5 月 18 日

有迁延性肝炎史五年整，血检肝功能异常，晨起肝区隐痛，按之亦痛，神疲倦怠，面色灰滞，大便溏软，日一次，纳尚可，脉弦细，舌苔后半白腻。劳伤肝脾，气血累亏，湿热留恋，挟瘀阻络，治拟兼顾。

绵茵陈 20 g　川厚朴 6 g　炒茅术 6 g　炒白术 9 g　云茯苓 15 g
白豆蔻研/后4 g　平地木 24 g　紫丹参 20 g　炒赤白芍各9 g　川楝子 10 g
延胡索 10 g　煅牡蛎先30 g　夏枯草 18 g　焦山楂 15 g　生熟苡仁各15 g

炒条芩 9 g

10 剂

二诊　1987 年 5 月 28 日

肝区刺痛未止，尿黄，大便未成形，倦怠，脉弦小滑，苔后薄腻，倦怠，湿热偏重。肝脾受伤，络有留瘀，治守前法出入。

前方加减续服 10 剂。

三诊　1987 年 8 月 18 日

据函述右胁不胀，腹胀亦除，精神见振，面目气色好转，但觉右胁皮肤时有掣痛，纳增，大便溏薄，脉弦细，舌红，苔薄白。血检肝酶已正常，肝脏 B 超亦无异常。拟方：

绵茵陈 15 g　茅白术各 9 g　川厚朴 6 g　白豆蔻研/后 4 g　云茯苓 15 g
平地木 30 g　车前子包 20 g　炒当归 12 g　赤白芍各 9 g　延胡索 9 g
炒条芩 9 g　川楝子 9 g　青陈皮各 6 g　干荷叶 20 g　炒苡仁 30 g

10 剂

(7) 汪男，60 岁，胁痛(慢性肝炎)

一诊　1987 年 5 月 19 日

1961 年曾患肝炎，经治得愈；1986 年 5 月病情反复。顷诊，俯身则肝区胀痛，按之亦痛，时有中脘作胀，倦怠乏力，脉弦滑，舌边瘀暗，苔薄腻。血检示肝功能异常，并有胃窦炎史。劳伤肝脾，湿热瘀互阻，拟清化湿热，和中化瘀。

炒柴胡 9 g　炒条芩 6 g　绵茵陈 15 g　生山栀 9 g　川厚朴 6 g
白豆蔻研/后 4 g　炒当归 15 g　青陈皮各 4.5 g　炒苡仁 30 g　光桃仁 9 g
紫丹参 18 g　炒白术 12 g　平地木 30 g　云茯苓 15 g　延胡索 10 g
焦楂曲各 10 g

7 剂

二诊　1987 年 5 月 28 日

肝区痛和中脘胀均得减轻，舌边瘀暗亦淡，苔薄腻渐化，脉弦滑稍静。湿热瘀已有化机，肝脾劳伤有好转之象，守法增损再进。

绵茵陈 15 g　生山栀 10 g　川厚朴 6 g　银柴胡 10 g　炒条芩 6 g
川楝子 10 g　生山楂 15 g　紫丹参 20 g　炒当归 12 g　平地木 30 g
杜红花 9 g　炒延胡 10 g　福泽泻 15 g　谷麦芽各 15 g　炒白芍 15 g
炙甘草 4.5 g

7 剂

三诊　1987 年 6 月 4 日

肝区痛得止，中脘胀亦舒，纳食较增，大便软，日一次，精神较佳，脉弦滑，左关弦实，尺弱，舌边红苔薄。湿热瘀渐化未清，肝脾劳伤未复，再拟前法出入。

潼白蒺藜各 10 g　绵茵陈 15 g　生山栀 10 g　陈佩兰 10 g　云茯苓 15 g

炒条芩 6 g　炒白芍 15 g　生熟苡仁[各]15 g　白豆蔻[研/后]4 g　平地木 30 g
炒白术 12 g　炒枳壳 9 g　炒当归 15 g　小青皮 9 g　谷麦芽[各]15 g
生蒲黄[包]12 g

7 剂

四诊　1987 年 6 月 12 日

肝区痛未作，食后中脘略胀，步履乏力，脉弦小滑，左关弦实较缓，尺弱，舌质淡红，舌边紫暗渐淡。肝络留瘀虽化未尽，湿热亦减而未清，仍守前法损益。

太子参 12 g　麦门冬 12 g　川石斛[先]18 g　炒条芩 6 g　生山栀 10 g
平地木 30 g　炒白术 12 g　云茯苓 15 g　省头草 10 g　紫丹参 20 g
炒当归 12 g　炒赤白芍[各]9 g　炙地龙 9 g　白豆蔻[研/后]4 g　生苡仁 30 g
7 剂

五诊　1987 年 6 月 19 日

左胁痛未作，纳食后中脘已得舒畅，步履较健，脉弦小滑，舌质红润，苔净，舌边瘀紫得退。络瘀已化，湿热渐清，转拟温肾益精，而益气阴。

潼白蒺藜[各]10 g　巴戟天 12 g　仙灵脾 12 g　枸杞子 12 g　淡苁蓉 12 g
太子参 12 g　淮山药 15 g　麦门冬 12 g　川石斛[先]15 g　炒当归 12 g
炒白芍 12 g　炙甘草 4 g　平地木 30 g　佛手片 9 g　银花炭 12 g
7 剂

六诊　1987 年 6 月 27 日

右胁痛一周内发二次，痛轻时短，中脘得舒，偶有饭后作胀，精神欠佳，脉弦小滑，舌质红润。有胃窦炎史，用补宜避滋腻，且参和胃。

制首乌 15 g　枸杞子 12 g　淡苁蓉 10 g　巴戟天 12 g　仙灵脾 12 g
炙甘草 5 g　平地木 30 g　麦门冬 12 g　淮山药 15 g　太子参 15 g
川石斛[先]15 g　炒白芍 15 g　炒当归 12 g　香橼皮 9 g　须谷芽 18 g
7 剂

七诊　1987 年 7 月 4 日

诸恙均得好转，中脘舒适，但按之尚痛，虑胃窦炎未愈之故，脉弦小，尺部有力，舌边红，边瘀暗日渐减退。再拟调补肝肾，兼佐和胃。

太子参 15 g　北沙参 12 g　枸杞子 12 g　淡苁蓉 10 g　潼蒺藜 12 g
炒白芍 12 g　炒当归 10 g　巴戟天 12 g　仙　茅 12 g　炙甘草 5 g
川石斛[先]15 g　淮山药 18 g　平地木 30 g　益母草 15 g　地鳖虫 6 g
7 剂

八诊　1987 年 7 月 13 日

今年 5 月 16 日 B 超检查肝脏，提示肝硬化。经服中药二月，7 月 11 日又去复查，肝脏回声示纤维化较前似有好转，近 3 周未觉肝区作胀，中脘亦舒，仅右胁偶觉轻刺痛，脉弦小滑，舌质红，右边瘀暗又淡。症情趋向好转，仍宗前法出入。

制首乌 18 g　枸杞子 12 g　淡苁蓉 10 g　潼白蒺藜[各] 10 g　炒当归 10 g
炒白芍 12 g　炙甘草 5 g　巴戟天 12 g　仙　茅 12 g　菟丝饼 12 g
淮山药 18 g　平地木 30 g　地鳖虫 6 g　生蒲黄[包] 12 g　童子益母草 18 g

7 剂

九诊　1987 年 7 月 18 日

肝区偶有隐痛，不胀，中脘胀亦舒，肝功能已正常，齿衄已止，纳寐均佳，精神稍振，脉弦滑，舌边红，右边微暗，苔少。肝络留瘀渐化，肾亏未复，守法增损。

(8) 桑田男，32 岁，胁痛(慢性肝炎)

一诊　1986 年 11 月 26 日

患肝炎三年半，肝功能检查：谷丙转氨酶(GPT)502↑↑，谷草转氨酶(GOT，现称天门冬氨酸氨基转移酶，AST)286↑，TTT 13.8↑，TnTT 11.2↑，γ-GT 72↑。肝区有胀痛感觉，尿黄，足跗微肿，纳食尚可，大便得通，夜寐不酣，口不渴，舌边红，苔薄白腻，脉弦细小，左关较有力。积劳伤肝，又感邪毒而延成慢性肝炎。故拟养肝理气和胃，佐化湿热。

炙生地 20 g　北沙参 12 g　大麦冬 12 g　川楝子 12 g　炒玄胡 9 g
制首乌 20 g　炒白芍 20 g　炙甘草 6 g　炒枣仁 15 g　枸杞子 12 g
绵茵陈 20 g　炒黄芩 12 g　细青皮 9 g　生熟苡仁[各] 15 g　生山楂 15 g
紫丹参 20 g

14 剂

二诊　1987 年 2 月 16 日

接来函，诉药服月余，诸恙得减，精神较振，尿黄，跗肿已不明显，夜寐尚安，纳便均可，1987 年 1 月 7 日血检验示 GOT 153，GPT 303，TTT 10.2，ZnTT 13.6，γ-GT 87↑。邪毒虽减未清，病久肝脏损伤未复，再拟养肝清热，解毒化湿法。

炙生地 24 g　太子参 15 g　大麦冬 12 g　川石斛[先] 18 g　赤白芍[各] 9 g
生甘草 4.5 g　紫丹参 20 g　益母草 18 g　平地木 30 g　垂盆草 24 g
绵茵陈 18 g　黑山栀 10 g　土大黄 6 g　生白术 10 g　生熟苡仁[各] 15 g

14 剂

臾按：此例症虽减，邪未清，仍处活动期，除扶正祛邪之外，须适当节劳，服半月后当复查指标。

(9) 夏女，37 岁，胁痛(慢性肝炎，血吸虫病后)

一诊　1987 年 8 月 1 日

曾患血吸虫病，经治得愈，后患乙型肝炎，延今五年，脾稍大，近肝功能检查：TTT 12 u/L，ZnTT 13 u/L，GPT 81 u/L。顷诊，肝区胀痛，纳食脘胀，脉弦细，舌净。劳伤肝脾，病久气血损伤。拟方：

制首乌 18 g　炒当归 12 g　炒白芍 18 g　炙甘草 5 g　潼白蒺藜[各] 9 g
紫丹参 18 g　仙　茅 15 g　巴戟天 12 g　淡苁蓉 12 g　菟丝饼 12 g
川楝子 10 g　延胡索 10 g　细青皮 9 g　炒白术 10 g　地鳖虫 9 g
7 剂

二诊　1987 年 8 月 9 日

肝区作胀已减，隐痛未止，右腹、上肢痒疹均布，肝区有热感，舌红，脉弦细。肝痛日久，阴伤湿热偏盛，拟滋阴清化。一贯煎加减。

大生地 20 g　粉丹皮 10 g　赤白芍[各] 9 g　炒条芩 9 g　潼蒺藜 10 g
麦门冬 12 g　六一散[包] 18 g　云茯苓 12 g　生蒲黄[包] 12 g　延胡索 9 g
川楝子 10 g　净蝉蜕 4.5 g　白鲜皮 15 g　益母草 18 g
7 剂

三诊　1987 年 8 月 16 日

肝区作胀已舒，隐痛未止，经转三日。经前腰足酸楚，转则少腹作痛时剧，两乳亦痛，痒疹已愈，脉细涩，舌红。肝脏劳伤渐复，然气滞血淤寒凝，不通则痛，兼有痛经之症，治宜兼顾。

制香附 9 g　台乌药 10 g　紫丹参 15 g　川楝子 10 g　延胡索 10 g
炒赤白芍[各] 9 g　制首乌 18 g　失笑散[包] 12 g　益母草 18 g　炒杜仲 15 g
桑寄生 15 g　麦门冬 12 g　枸杞子 10 g　平地木 30 g　佛手片 9 g
7 剂

四诊　1987 年 8 月 22 日

痛经，少腹剧痛已止，肝区胀痛亦除，脐腹四周压痛，脉细，舌红嫩。再拟一贯煎加减。

炙生地 20 g　北沙参 12 g　大麦冬 12 g　枸杞子 12 g　制首乌 18 g
全当归 12 g　炒赤白芍[各] 9 g　炙甘草 4 g　平地木 30 g　炒黄芩 9 g
肉苁蓉 10 g　巴戟天 12 g
14 剂

胆石症、胆囊炎

(10) 云女，61 岁，胁痛（胆石症，慢性胃炎）

一诊　1983 年 11 月 18 日

有高血压、胃炎、胆石症病史。肝胆区时有隐痛，泛酸恶心，中脘不舒，下腹时胀，面黄乏力，口干，近月来面微浮，午后足胫微肿，颈项板滞，左侧较重，脉弦细，舌质红，苔薄花剥。肝胆郁热，胃失和降，气机失利，拟清泄肝胆，和胃制酸。

银柴胡 6 g　炒黄芩 6 g　川楝子 9 g　炒延胡 9 g　炒白芍 12 g
煅瓦楞[先] 30 g　八月札 9 g　苏噜子 9 g　左金丸[包] 3 g　生谷麦芽[各] 12 g
云茯苓 10 g　汉防己 10 g
5 剂

二诊　1983年11月22日

下腹作胀已平，泛酸亦止，右胁隐痛未罢，口渴喜食水果，脉象弦细，舌质红，苔薄花剥。肝胆郁热未清，胃液耗伤，纳食不多，不宜香燥重伤胃液，再拟养胃清肝而助消化。

枫　斗另煎冲 4 g　北沙参 9 g　炒白芍 10 g　白蒺藜炒 9 g　煅瓦楞先 15 g
黑山栀 6 g　细青皮 6 g　八月札 9 g　绿萼梅 4 g　生谷麦芽各 12 g
炙内金 6 g　凤凰衣 6 g

3剂

三诊　1983年12月6日

胆石症，痛引右背，有胃窦炎史，近日又泛酸，中下腹作胀不舒，口渴，寐短，自觉头面有板张感，舌质红，苔根薄中剥。肝胆郁热，日久伤阴，胃失降和，气失条达，症情夹杂，治多矛盾。

川石斛先 15 g　太子参 10 g　潼白蒺藜各 9 g　炒白芍 12 g　煅瓦楞先 20 g
合欢皮 10 g　炒枳壳 6 g　瓜蒌皮 9 g　炙内金 9 g　生谷麦芽各 12 g
苏噜子 9 g

(11) 周男，42岁，胁痛(胆石症，胃溃疡)

一诊　1985年9月24日

两年来患胆石症(0.8 cm×0.6 cm)，伴有泥砂样结石，并有胃溃疡病史，曾发胆区剧痛三次，汗出肢冷，有痛厥之象，服金胆片、胆宁后，右胁痛得减，但脘痛易发，口干苦，便艰，尿黄，耳鸣，时头痛，脉缓不爽，舌质胖，苔白腻泛黄。湿热阻于胆腑，郁之酿成结石，久服苦寒清利，胃腑受伤，治拟兼顾。

炒苍术 9 g　川厚朴 9 g　青陈皮各 4.5 g　猪茯苓各 15 g　大叶金钱草 30 g
炒黄芩 9 g　炒川连 3 g　鸡内金 9 g　海金沙包 15 g　焦楂曲各 10 g
紫丹参 15 g　炒白芍 12 g

7剂

(12) 王女，14岁，胁腹痛(胆囊结石)

一诊　1985年10月

今年2月，右胁腹刺痛，以后续发三次，经B超检查示有胆道结石(14 mm×12 mm)，胃纳佳，大便干燥，脉细，舌质红，苔薄。拟清胆消石法。

大叶金钱草 40 g　海金沙包 15 g　鸡内金 9 g　块滑石包 20 g　绵茵陈 12 g
炒山栀 10 g　制川军 3 g　京赤芍 10 g　炒枳壳 9 g　小青皮 6 g
王不留行 12 g

14剂

另：芒硝 50 g，煅明矾 50 g，研细末，胶囊分装，每次2粒，每日3次，吞服。

(13) 郁男，40岁，胁痛(胆石症术后)

一诊　1985年12月20日

1982年2月因胆石症、胆囊炎行手术摘除，术后偶食油腻则右胁胀痛，两目微黄，纳佳，便畅，脉弦细，苔薄腻。拟疏肝利胆，清化湿热而排石。

金钱草 30 g　海金沙[包] 15 g　鸡内金 9 g　炒黄芩 9 g　炒枳实 10 g
小青皮 9 g　炒赤芍 15 g　虎　杖 24 g　银柴胡 9 g　玄明粉[冲] 3 g
7剂

(14) 李女，59岁，胁痛(慢行胆囊炎，脾切除后)

一诊　1985年12月30日

有胆石症伴慢性胆囊炎史，脾脏已摘除，左肺良性纤维瘤已手术摘除，乙型肝炎病毒标志物检测阳性，肝功能正常，面色黄带灰暗，口干，纳可，二便正常，舌质红，苔薄，脉沉细。思烦过度，肝、胆为病，拟方：

制首乌 18 g　炙生地 15 g　赤白芍[各] 9 g　川楝子 9 g　大麦冬 12 g
生甘草 4 g　北沙参 12 g　紫丹参 18 g　炙鳖甲[先] 15 g　陈海藻 15 g
夏枯草 15 g　海金沙[包] 15 g　鸡内金 9 g
7剂

二诊　1986年1月6日

慢性胆囊炎胆石症稳定，右胁无胀痛，夜间口干，腰膝酸楚，纳可，便通，面色灰黄，脉右细滑，左细软，舌质红、薄苔化。肝肾阴伤，一时不易恢复，仍守原意出入。

炙生地 15 g　太子参 15 g　大麦冬 12 g　赤白芍[各] 9 g　生甘草 4.5 g
紫丹参 18 g　川楝子 10 g　炒杜仲 12 g　枸杞子 10 g　炒枣仁 12 g
淮山药 15 g　鸡内金 9 g　夏枯草 15 g　大叶金钱草 30 g
10剂

三诊　1986年1月16日

诸恙均减，纳增寐安，二便正常，脉迟细，舌红。肝伤未复，湿热积久成石，治守前法。

前方去淮山药、鸡内金、炒杜仲，加菟丝饼 12 g，补骨脂 10 g，海金沙[包] 15 g，虎杖 18 g。10剂。

四诊　1986年2月16日

胆石症、胆囊炎稳定，面色灰黄已减，然近外感旬日，咽喉干痒，干咳夜甚，纳可，二便调，口干，脉象濡滑，舌质红。肺邪虽减未清，而有肺燥之象，拟方：

南沙参 12 g　大麦冬 10 g　桑叶皮[各] 9 g　光杏仁 9 g　生甘草 4 g
川贝母 4 g　瓜蒌皮 12 g　炙紫菀 12 g　枇杷叶[包] 12 g　炙百部 12 g
7剂

五诊　1986年7月14日

有胆石症、乙型肝炎病毒抗原阳性史，肝功能正常。目前肝胆区无胀痛，精神尚佳，口稍干，咽痒略咳，痰少，面黄，然灰色已减，二便正常，脉象弦细，舌根薄腻。肝、肺气阴二伤，胆腑湿热结石，拟养肝清肺利胆。

制首乌 15 g　大麦冬 12 g　赤白芍[各] 9 g　北沙参 12 g　桑叶皮[各] 9 g
光杏仁 9 g　海金沙[包] 15 g　小青皮 9 g　炒枳壳 9 g　大金钱草 30 g
平地木 24 g　绵茵陈 15 g　块滑石[包] 15 g　紫丹参 15 g

14 剂

六诊　1986 年 11 月 14 日

肝胆区无胀痛，但面色仍灰黄，二便正常，口微干，偶有咳痰，脉象弦细，舌红少苔。肝气肝阴不足，湿热蕴结胆腑。拟方：

太子参 12 g　北沙参 12 g　制首乌 15 g　大麦冬 10 g　川石斛[先] 12 g
制黄精 15 g　小青皮 9 g　紫丹参 15 g　赤白芍[各] 9 g　平地木 30 g
金钱草 30 g　黑山栀 9 g　六一散[包] 15 g　鸡内金 9 g

10 剂

(15) 张男，55 岁，胁痛（胆石症、胆囊炎）

一诊　1986 年 5 月 18 日

1985 年 5 月份 B 超发现胆囊炎，胆石症，平素右胁、中脘作胀，无痛，嗳气，今年 5 月 6 日荤食后，右胁突发剧烈绞痛，放射至后背，汗出，面色苍白，经某医院救治好转。B 超检查提示胆囊炎，胆囊底部细小结石；血检胆固醇偏高。现感神疲倦怠，胁胀连脘，纳减，食后脘胀，幸大便尚通，口干，脉细涩，舌边红，苔薄黄腻。湿热蕴结胆腑，日久酿成结石，受邪或服荤食诱发，拟清化少阳湿热，并理气排石。

炒柴胡 4.5 g　炒黄芩 9 g　海金沙 12 g　鸡内金 10 g　大叶金钱草 30 g
炒枳壳 9 g　小青皮 9 g　延胡索 10 g　焦山楂 15 g　生麦芽 15 g
川厚朴 6 g　黑山栀 10 g

7 剂

二诊　1986 年 5 月 26 日

中脘胀已舒，右胁胀得减，嗳气矢气未除，两下肢乏力，舌苔黄腻已化，脉象弦小。胆腑湿热虽化未清，脾胃运化未复，气滞失宣，再拟清化和中排石法。

大叶金钱草 30 g　鸡内金 10 g　青陈皮[各] 4.5 g　炒枳实 9 g　制半夏 6 g
海金沙[包] 12 g　云茯苓 12 g　川厚朴 6 g　旋覆花[包] 9 g　代赭石[先] 15 g
生山楂 15 g　绵茵陈 15 g　谷麦芽[各] 15 g　白豆蔻[研/后] 3 g

7 剂

三诊　1986 年 6 月 19 日

中脘胀得舒，近来肝胆区无胀痛，大便亦通。惟小便臭味颇重，夜寐稍短，为胆火湿热偏重，气滞未舒；神疲乏力，两下肢酸软，乃病久正气馁虚。舌红润，苔根薄，脉象弦细。再拟清化湿热利胆排石，本虚标实，拟祛邪中略为顾正。

大叶金钱草 30 g　海金沙[包]15 g　鸡内金 9 g　云茯苓 10 g　块滑石[包]15 g
炒黄芩 9 g　绵茵陈 15 g　片姜黄 9 g　广郁金 9 g　小青皮 9 g
太子参 12 g　全当归 12 g　桑寄生 15 g　佛手片 9 g

7 剂

四诊　1986 年 7 月 1 日

肝胆区无胀痛，纳佳，便通，小便臭味稍减未除，口微干，舌红，脉象弦细。时在梅令，湿热偏盛，相火湿热互阻，助酿结石，再以前方增损。

绵茵陈 15 g　黑山栀 9 g　炒黄芩 9 g　块滑石[包]18 g　广郁金 9 g
小青皮 9 g　炒枳壳 9 g　海金沙 15 g　鸡内金 9 g　大叶金钱草 30 g
太子参 12 g　大麦冬 12 g　赤白芍[各]6 g

10 剂

另：[1]硝矾片 1 瓶，每次饭后吞 5 片，日 2 次。

五诊　1986 年 7 月 15 日

吃荤菜后右胁亦未胀痛，但小便臭味尚重，寐短，日间倦怠乏力，下肢酸软，脉象弦细，舌质红，苔薄。肝胆湿热未清，结石未化，胆热扰神则艰寐，再拟清化安神。

银柴胡 10 g　淡黄芩 9 g　炒枳壳 9 g　细青皮 9 g　块滑石[包]20 g
虎　杖 18 g　太子参 12 g　天门冬 12 g　朱茯苓 15 g　生龙齿[先]18 g
金钱草 30 g　海金沙[包]15 g　桑寄生 15 g　夜交藤 15 g

10 剂

六诊　1986 年 7 月 28 日

近连续三日大便溏薄，日 2～3 次，腹鸣嗳气，昨日起方得瘥，夜寐不酣，日间神倦乏力，口渴黏，脉细，舌质红润少苔。肝胆湿热未清，侵犯肠胃。再拟清化湿热，和调脾胃。

银柴胡 10 g　云茯苓 10 g　生熟苡仁[各]15 g　炒条芩 9 g　炙远志 6 g
青龙齿[先]18 g　广木香 4.5 g　扁豆衣 9 g　鸡内金 9 g　大叶金钱草 24 g
六一散[包]15 g　生谷芽 15 g

7 剂

七诊　1986 年 8 月 6 日

夜寐向安，肝胆区无胀痛，大便正常，唯小腹略有胀感，工作时觉疲倦，脉弦细，舌润少苔。目前胆石症稳定，惟荤食后则便溏，仍应清胆排石和中法。

金钱草 30 g　绵茵陈 15 g　大腹皮 9 g　块滑石[包]18 g　荷　梗 1 支
炒枳壳 9 g　鸡内金 9 g　广藿香 9 g　生山楂 12 g　炒赤芍 10 g
海金沙[包]15 g　云茯苓 12 g　生龙齿[先]18 g

7 剂

1　硝石矾石散：硝石、矾石(烧)等分。上二味，为散，以大麦粥汁和服方寸匕，日三服。功效：清热化湿，消瘀利水。方源：《金匮要略·黄疸病脉证并治第十五》。

八诊 1986年8月25日

近日下腹作胀不舒，有时隐痛，大便不畅或干或溏，日二次，精神疲倦，夜寐短，口燥，脉细不畅，舌质暗，苔薄黄。胆石症，饮食不慎，肠胃运化失常，再拟疏理气机而调胃肠。

银柴胡12 g　炒枳实9 g　炒白芍12 g　白蒺藜10 g　台乌药10 g
大腹皮12 g　炒苡仁24 g　青陈皮[各]4.5 g　焦楂曲[各]10 g　炙内金9 g
生麦芽20 g　香连丸[分吞]3 g

7剂

九诊 1986年9月4日

脘腹痞胀虽减未除，大便较畅，日一次，频频嗳气，右胁不舒，倦怠，脉细，黄苔渐化。脾胃运化稍健，胆石未消，气郁失舒，拟方：

银柴胡10 g　炒枳壳9 g　赤白芍[各]6 g　旋覆花[包]9 g　代赭石[先]18 g
制半夏9 g　虎　杖15 g　云茯苓12 g　金钱草30 g　海金沙[包]15 g
鸡内金9 g　炒当归10 g　生山楂15 g　炒白术9 g

10剂

(16) 李女，57岁，胁痛(胆石症)

一诊 1986年7月28日

一月前中脘突然剧痛，汗出、不宁，经当地医院B超检查，示胆囊内有多发胆石症(数十颗)。进食油腻或进食过多则中脘部疼痛不舒，频频嗳矢，便通，嘈杂易饥，脉细，苔薄白腻。拟利胆排石法。

金钱草30 g　鸡内金9 g　海金沙[包]12 g　藿　梗9 g　川朴花6 g
云茯苓10 g　旋覆花[包]9 g　制半夏9 g　炒枳壳9 g　太子参9 g
炒当归9 g　小青皮9 g　焦楂曲[各]9 g　炒苡仁12 g

7剂

另：硝矾丸400粒，每次10粒，每日2次，饭后吞服。

二诊 1986年8月22日

近感冒咳嗽，高热退后四日，倦息乏力，略咳乏痰，脘胁无胀痛，便通，艰寐，脉细滑，苔薄。肺邪未清，胆石内蕴，再拟宣肺豁痰，利胆排石。

桑叶皮[各]9 g　光杏仁9 g　粉前胡12 g　象贝母9 g　朱茯苓10 g
炙僵蚕9 g　炙紫菀12 g　炙款冬10 g　金钱草30 g　海金沙[包]12 g
炒枳壳9 g　六一散[包]15 g　冬瓜子12 g　佛手片9 g

5剂

另：硝矾丸500粒，每次10粒，每日2次，饭后吞服。

(17) 罗男，62岁，胁痛(胆囊炎)

一诊 1986年11月16日

有慢性胆囊炎史，多年高血压伴左室肥厚。右胁时作刺痛，腹胀，常有左胸膺闷窒不适，神疲乏力，动则气喘，偶有头晕（测血压150/90 mmHg），颈项板滞，纳呆，口黏干，脉弦小，苔薄。拟方：

绵茵陈 18 g	黑山栀 10 g	[1]青宁丸[包] 9 g	金钱草 30 g	海金沙 12 g
大腹皮 12 g	白豆蔻[研/后] 4 g	云茯苓 12 g	潼白蒺藜[各] 10 g	明天麻 6 g
全瓜蒌[切] 15 g	制半夏 9 g	紫丹参 18 g	生山楂 15 g	佛手片 9 g
				7剂

二诊　1986年11月23日

肝胆区时有刺痛，脘痞胸闷，下腹胀热感，近日血压偏高（170/110 mmHg），神疲乏力，步履欠稳，尿黄，口稍干，纳呆。肝阳上亢，湿热蕴胆，胃失和运，拟方：

生石决[先] 30 g	珍珠母[先] 30 g	白菊花 9 g	明天麻 6 g	潼白蒺藜[各] 10 g
炒白芍 15 g	绵茵陈 15 g	炒丹皮 10 g	生山栀 10 g	羚羊角粉[吞] 0.3 g
夏枯草 12 g	台乌药 9 g	大腹皮 12 g	嫩钩藤[后] 15 g	生山楂 15 g
				7剂

四诊　1986年11月30日

血压稍平（150/100 mmHg），头晕减而未止，仍倦怠，肝区刺痛已减，下腹胀得舒，得矢气更适，口黏，咯稠痰，便转常，脉弦小，舌红少苔。拟方：

潼白蒺藜[各] 10 g	珍珠母[先] 30 g	白菊花 9 g	明天麻 6 g	云茯苓 15 g
炒白芍 15 g	生山楂 15 g	沥半夏 10 g	全瓜蒌[切] 15 g	绵茵陈 15 g
炒丹皮 10 g	大腹皮 12 g	台乌药 10 g	生苡仁 30 g	嫩钩藤[后] 15 g
				7剂

五诊　1986年12月7日

血压如前，肝区稍有胀痛，夜间恶寒烘热汗出，以颈背为甚，倦怠乏力，晨起咯吐稠痰，口干，纳呆，脉弦细，苔薄白。拟方：

羚羊角粉[吞] 0.3 g	石决明[先] 30 g	珍珠母[先] 30 g	银柴胡 10 g	淡子芩 9 g
沥半夏 10 g	小青皮 9 g	大腹皮 9 g	台乌药 9 g	云茯神 10 g
生山楂 15 g	明天麻 6 g	白豆蔻[研/后] 4 g	绵茵陈 15 g	
				7剂

六诊　1986年12月21日

夜间偶发恶寒、烘热、汗出（每周只发1次），肝胆区隐痛得减，晨起咯吐稠痰已少，惟仍神疲乏力，喘息，口稍干，脉弦细，舌边红苔薄。前方得效，守法增损。

珍珠母[先] 30 g	生石决[先] 30 g	绵茵陈 15 g	炒黄芩 9 g	金钱草 30 g
银柴胡 10 g	云茯苓 10 g	沥半夏 10 g	明天麻 6 g	赤白芍[各] 9 g
大丹参 18 g	青陈皮[各] 5 g	台乌药 10 g	白豆蔻[研/后] 4 g	生山楂 15 g
				7剂

1　青宁丸（九制川军丸）：大黄、绿豆、车前草、白术（炒）、黑豆、半夏（制）、香附（醋制）、桑叶、桃枝、牛乳、厚朴（姜制）、麦芽、陈皮、侧柏叶（120∶5∶5∶5∶5∶5∶5∶5∶1∶10∶5∶5∶5∶5），加炼蜜，依法制成大蜜丸。功效：清热泻火，消肿通便。方源：《中国药典》《北京市中成药成方选集》。

七诊 1987年1月4日

恶寒烘热汗出已退，近血压升动(170/102 mmHg)，头晕倦怠、心悸，肝区时痛，脉弦滑，舌质红苔薄。拟方：

羚羊角粉^吞^0.3 g 石决明^先^30 g 珍珠母^先^30 g 云茯苓 12 g 绵茵陈 15 g
黑山栀 10 g 金钱草 30 g 沥半夏 10 g 明天麻 6 g 大丹参 15 g
杭白芍 15 g 小青皮 9 g 酸枣仁 12 g 生山楂 12 g 嫩钩藤^后^12 g

7剂

八诊 1987年1月11日

头晕倦怠，胃呆纳少，右胁隐痛，腰酸，渴不多饮，恶寒烘热未作，血压 160/100 mmHg，脉象弦小滑，舌红，苔薄。仍予清泄肝胆。

潼白蒺藜^各^10 g 熟女贞 10 g 墨旱莲 12 g 生石决^先^30 g 珍珠母^先^30 g
云茯苓 12 g 绵茵陈 15 g 炒条芩 6 g 金钱草 30 g 生槐花 9 g
紫丹参 18 g 炒白芍 15 g 川楝子 10 g 小青皮 9 g 酸枣仁 12 g
生山楂 12 g

7剂

(18) 陈女，64岁，胁痛(胆石症，带状疱疹后，乳腺癌术后)

一诊 1987年2月22日

左乳腺癌术后六年，又经化疗，胆石症两年，荤食则右胁痛。带状疱疹一月，现已结疤，尚有隐痛，恶寒倦怠，艰寐多梦，口咽干燥，纳呆，脉沉弦细，舌红，苔薄白。病久气阴二伤，胆府湿热，酿结成石，治宜滋养清化而排结石。

太子参 12 g 麦门冬 10 g 淮山药 15 g 炒枳壳 9 g 大叶金钱草 24 g
绵茵陈 15 g 生山栀 10 g 广郁金 9 g 广木香 5 g 海金沙^包^12 g
鸡内金 9 g 生熟苡仁^各^15 g 忍冬藤 15 g 炒枣仁 15 g 夜交藤 15 g
炒谷芽 15 g

7剂

二诊 1987年2月26日

右胁痛未发，口咽干燥得减，夜寐较安，脉虚细，苔薄。胆府湿热稍减，气阴损伤未复，心神得守，拟方。

鸡内金 9 g 海金沙^各^12 g 金钱草 24 g 川石斛^先^15 g 麦门冬 10 g
太子参 12 g 绵茵陈 12 g 黑山栀 10 g 金银花 12 g 白花蛇舌草 15 g
生苡仁 24 g 炒枣仁 15 g 夜交藤 15 g

7剂

(19) 陈男，46岁，胁痛(慢性胆囊炎?)

一诊 1987年7月9日

1986年起右胁时觉刺痛，今年7月7日经某传染病医院超声波检查示：胆囊壁欠光滑。三日前外感寒热，一周方退，现肝胆区时有刺痛，进荤食后痛甚，纳减，舌苔白腻，口黏干，脉弦细滑。时邪未清，胆府湿热偏旺，拟方。

清水豆卷 12 g　黑山栀 10 g　白豆蔻[研/后]4.5 g　广藿香 12 g　生熟苡仁[各]15 g
制川朴 9 g　云茯苓 15 g　新会皮 9 g　绵茵陈 18 g　炒延胡 12 g
块滑石[包]18 g　金钱草 30 g　海沙金[包]15 g　焦楂曲[各]10 g

4 剂

二诊　1987 年 7 月 17 日

右胁刺痛已止，中脘痞胀亦舒，口苦退，汗多亦少，纳食增，大便三日未解，脉细滑，苔白腻已化。时邪化，湿热减，肠中津液耗伤，拟[1]增液汤参化湿热。

北沙参 12 g　大麦冬 12 g　京元参 10 g　绵茵陈 15 g　黑山栀 10 g
制川军 4 g　金钱草 30 g　海金沙[包]12 g　京赤芍 15 g　炒延胡 10 g
小青皮 9 g　蒲公英 20 g　谷麦芽[各]15 g　六一散[包]18 g

7 剂

三诊　1987 年 7 月 26 日

服清化湿热通腑之剂后，大便溏薄量多，胆区胀痛得止，中脘亦舒，惟神疲乏力，头额作胀，脉小滑，舌红润，白腻苔已化。胆府湿热渐化，仍应和中清泄。

潼白蒺藜[各]10 g　穞豆衣 9 g　苏薄荷[后]4 g　杭菊花 9 g　云茯苓 12 g
川朴花 6 g　大腹皮 12 g　绵茵陈 15 g　海金沙[包]12 g　鸡内金 9 g
瓜蒌皮 10 g　炒枳壳 9 g　六一散[包]18 g　嫩钩藤[后]15 g

7 剂

四诊　1987 年 8 月 1 日

大便间日一行，右胁胀痛未发，中脘舒适，精神亦佳，脉小滑，苔薄。胆府邪湿渐化，拟方：

绵茵陈 15 g　黑山栀 10 g　海金沙[包]12 g　云茯苓 12 g　赤白芍[各]9 g
蒲公英 18 g　鸡内金 9 g　川朴花 6 g　小青皮 9 g　块滑石[包]18 g
炒枳壳 9 g　合欢皮 15 g　炒苡仁 30 g

7 剂

五诊　1987 年 8 月 9 日

因吃鸡肉后，中脘不舒，但右胁未作痛，脉弦小滑，苔薄白。胆府邪湿未清，鲜、发之味当忌，拟方：

炒柴胡 9 g　淡子芩 9 g　制半夏 9 g　绵茵陈 15 g　黑山栀 9 g
老苏梗 9 g　青陈皮[各]4.5 g　云茯苓 12 g　川朴花 6 g　蒲公英 18 g
鸡内金 9 g　炒苡仁 30 g　生山楂 15 g　白豆蔻[研/后]3 g

7 剂

1　增液汤：玄参一两，麦冬（连心）八钱，细生地八钱。水八杯，煮取三杯，口干则与饮，令尽，不便，再作服。功效：增液行舟。方源：《温病条辨·卷二中焦篇》。

七、头身肢体病证

头　　痛

头痛有外感内伤之分，内伤头痛多为久痛，当辨虚实，因证而治。以下所录诸案中有3例因头部撞击（脑震荡）或脑外伤后头痛案，伯臾先生皆虑其有瘀血留于脑络，然根据不同临证表现及病机分析，分别以通窍活血汤、通窍活血汤合半夏白术天麻汤（伴痰湿中阻）和当归四逆汤合麻黄附子细辛汤（兼阳虚外寒）治之，并予虫类搜剔、祛风通络（蜈蚣、全蝎、地龙、露蜂房等），皆获良效。其余头痛案中，对于阴血受损，虚风上扰者，予三甲复脉汤滋阴息风；肝肾受损或心肝两虚而肝阳（虚风）升动者，多以二至丸（或合生脉散）、天麻钩藤饮合方化裁；肝脾两虚，气虚不能上荣于脑者，予补中益气汤；劳伤气血，肝阳痰浊者，予当归补血汤合半夏白术天麻汤……皆审证求因，随证遣方用药，不拘一格。

（1）王女，42岁，头痛（三叉神经痛、偏头痛）（本案剂量按每钱3 g换算）

一诊　1974年7月23日

左面部疼痛引及太阳穴，日轻夜重，入夜剧痛如锥刺，已经旬日，舌红中剥，脉弦细。头痛宜先分表里，再究寒热虚实，凭脉辨症，夜间属阴，思烦过度，阴血受伤，肝脏失养，虚风上扰，拟滋阴而平虚风。

大生地 24 g	京元参 9 g	麦门冬 9 g	炒丹皮 9 g	生鳖甲先 18 g
生龟板先 18 g	生白芍 30 g	炙甘草 6 g	生牡蛎先 30 g	北细辛 1.8 g

7剂

二诊　1974年7月30日

药后左面部剧痛即止，有时稍有隐痛，大浪之后，余波未静，大便软，日2次，脉弦小，舌红中剥已润。阴伤渐复，虚风得平，但脾气又有虚弱之象，再拟养阴和中，肝脾同调。

生熟地各 9 g	天麦冬各 6 g	炒当归 12 g	炒川芎 6 g	炒白芍 18 g
炙甘草 4.5 g	太子参 15 g	淮山药 18 g	炙龟板先 18 g	鲜荷叶一方

7剂

三诊　1974年8月7日

头痛已止，便软转实，舌红润，脉细小。阴伤已复，虚风亦平，因阴能抱阳，虚风不再上升；脾气已得健运，则大便恢复正常。仍守前法以善后。

臾按：患者自云她不信中医，因头痛剧烈，服各种西药未效，注射哌替啶只能止痛二小时，因之抱怀疑态度试试看来就诊的。我辨以思烦过度，阴血受伤，肝脏失养，虚风上扰,以三甲复脉汤加减滋阴息风。未料服药后剧痛即止,使患者对中医中药的信心大增。若首诊即加羚羊角粉2分(0.6 g)分吞,效果更好。

(2) 龚男,42岁,头痛(脑震荡后)(本案剂量按每钱3 g换算)

一诊 1975年3月17日

二月前后头项受伤,经某医院诊断"脑震荡",服中、西药治疗效果不显。目前头眩胀痛,后头项板滞,舌质红,苔薄,脉弦小涩。血瘀头部脉络,拟活血化瘀通络。

全当归15 g 炒川芎6 g 光桃仁9 g 杜红花6 g 香白芷4.5 g
炙地龙6 g 麝 香[分冲]0.12 g 青葱管[后入]5根

7剂

二诊 1975年3月26日

头眩胀痛大减,工作后枕项仍感板滞,手足筋脉有时拘急,脉舌如前。络瘀已有化机,兼有内风入络,前方参入平肝息风。

前方去麝香,加珍珠母[先]30 g,嫩钩藤[后]12 g。7剂。

三诊 1975年4月2日

头眩胀痛已平,后头项板滞亦轻减,四肢筋脉拘急得缓,口干,苔薄腻。肝风平而络瘀渐化,肥人多痰湿,前方参入化痰湿。

全当归15 g 炒川芎6 g 杜红花6 g 炙地龙6 g 云茯苓12 g
化橘红4.5 g 制半夏9 g 炒黄芩6 g 青葱管[后]5根 陈绍酒[冲]1匙

7剂

四诊 1975年4月9日

右后头项板滞,夜间至次晨10时许得止,惟疲劳及阴雨天仍感板滞,脉小涩,舌边红,苔腻渐化。络瘀痰湿均见减轻,仍守前法调治。

前方加白芷4.5 g。7剂。

五诊 1975年4月16日

后头项板滞,阴雨天仍有小发,舌质红,脉细涩。头络留瘀虽化未净,仍守前法出入。

前方去白芷、陈酒,加麝香[分冲]0.12 g。10剂。

六诊 1975年4月30日

后头项板滞已瘥,阴雨天亦不发,但喉有痰黏,咯吐不利,脉细小,舌淡红。络中留瘀已化,体虚肝肾不足,痰湿上阻,再拟调补肝肾而化痰湿。

制熟地12 g 潼白蒺藜[各]9 g 女贞子9 g 墨旱莲12 g 炒当归12 g
炒川芎4.5 g 云茯苓9 g 化橘红4.5 g 半贝丸[分吞]6 g 川朴花4.5 g

14剂

编者:脑震荡后头痛,虑其血瘀头部脉络,予通窍活血汤化裁,效如桴鼓。指出,其中麝香(分冲或分吞)、青葱(后下)不可或缺;因麝香稀缺,先生谓可以地龙、陈绍酒代之,然其效逊色许多。

(3) 刘男，51 岁，头痛，呕吐(脑震荡后遗)(本案剂量按每钱 3 g 换算)

一诊　1975 年 7 月 21 日

患者在去年 12 月 23 日不慎由两米高处跌落，当时曾人事不省，嗣后后头项疼痛伴反复呕吐两个月，左眼逐渐突出作痛。近一个半月，后头项胀痛加剧，每于夜间更甚，妨碍睡眠，脘闷呕吐，脉浮弦滑，舌苔白腻。受伤后血瘀头部络脉，痰湿中阻，胃失降和。所虑者，左目恐有病变，应再进一步检查确诊。今先拟通窍活血汤合半夏白术天麻汤加减。

炒当归 12 g　炒川芎 6 g　光桃仁 9 g　杜红花 9 g　生半夏 9 g
生　姜 6 g　生白术 6 g　天全麻 6 g　朱茯苓 12 g　珍珠母(先) 30 g
全蝎粉(分吞) 1.8 g　大地龙 9 g　磁朱丸(夜吞) 6 g　汉防己 12 g

5 剂

编者： 本患呕吐顽疾，历时二月。故方中尚有小半夏加茯苓汤，乃《金匮》治饮停呕吐(卒呕吐，心下痞，隔间有水，眩悸者)主方，伯臾先生用于本案痰湿中阻之呕。一般都用制半夏(生者有毒)，此案用生半夏，推测除为求更好止吐功效(因有生姜同煮，可减其毒性，且必中病即止)外，并取其化痰散结以治左目外突(虑之为痰毒、无名肿毒)。

二诊　1975 年 7 月 30 日

呕吐大减，一周只吐一次，后头项胀痛稍减，夜寐亦较安，脉弦小，苔白腻稍化。五官科医院头颅摄片七张，左眼突出，但未查到发生异物(新生物)。头部受伤后，络中留瘀及胃中痰湿渐化，仍守前法出入。

前方去防己，加麝香(分吞) 0.12 g。7 剂。

三诊　1975 年 8 月 6 日

呕吐已止，左眼及后头胀痛又减，苔黄腻而干，脉弦滑。痰瘀渐化，而湿有化热之象，仍守前法，拟黄连温胆合化瘀通络法。(上方麝香未买到)

川黄连 3 g　朱茯苓 12 g　广陈皮 6 g　制半夏 9 g　炒枳壳 9 g
光桃仁 12 g　杜红花 9 g　炒当归 15 g　炒川芎 4.5 g　全蝎粉(分吞) 1.8 g
制蜈蚣 2 条　福泽泻 15 g

7 剂

四诊　1975 年 8 月 13 日

后头项胀痛、左眼痛及突出均得轻减，呕吐已止，两足微肿，夜寐较安，口干，苔白腻微黄，脉弦滑。痰湿热渐化，血瘀亦有减轻之象，再拟活血通窍化湿法。

全当归 12 g　炒川芎 4.5 g　光桃仁 9 g　杜红花 6 g　炙地龙 6 g
炒川连 1.8 g　汉防己 12 g　福泽泻 18 g　炙僵蚕 9 g　麝　香(分吞) 0.12 g
制蜈蚣 2 条　全蝎粉(分吞) 1.8 g

7 剂

五诊　1975 年 8 月 20 日

后头项剧痛已减大半，晨起后稍有胀痛，午后夜间已不作痛，睡眠亦因之好转，左目胀痛突出又得轻减，口干，脉小滑，苔薄白。再守前法出入。

前方去防己、泽泻，加生石决[先]30 g，珍珠母[先]30 g。7剂。

六诊 1975年8月27日

头部外伤半年多，服药以来，后头项板痛已减大半，左眼痛止，突出亦已减半，夜间已能酣睡，尿黄，口干，舌白腻渐化，脉小弦。经五官科医院超声检查：左眼前后轴增宽，由0.4 cm减为0.2 cm。再拟化痰祛瘀，清肝通络。

炒川连2.4 g　云茯苓12 g　制半夏9 g　炙僵蚕9 g　生石决[先]30 g
生牡蛎[先]30 g　炒当归9 g　炒赤芍9 g　地鳖虫6 g　全蝎粉[分吞]1.8 g

7剂

七诊 1975年9月3日

后头项板痛又减，口干，苔白腻渐化，脉小滑，仍守前法出入。

炒川连3 g　朱茯苓12 g　生石决[先]30 g　广郁金9 g　炒当归12 g
炒赤芍12 g　光桃仁9 g　杜红花6 g　地鳖虫9 g　炒川芎4.5 g
醒消丸[1][分吞]6 g　全蝎粉[分吞]1.8 g

7剂

八诊 1975年9月10日

上午后头项微有板痛，下午及夜间均已不痛，左目突出较前又减，疼痛已止，近有感冒、鼻塞，脉弦小，苔薄白腻已化。痰湿热渐化，络中留瘀亦有减轻之象，外感不重，仍应治本。

生石决[先]30 g　左牡蛎[先]30 g　夏枯草15 g　光桃仁9 g　杜红花6 g
炒当归9 g　炒川芎4.5 g　大地龙9 g　生黄芪9 g　全蝎粉[分吞]1.8 g
醒消丸[分吞]6 g

7剂

九诊 1975年9月17日

上午后头颈板痛已止，惟疲劳后稍有隐痛，左目突出已平，外感亦解，脉弦小，苔薄白。络中痰瘀已有化机，仍守前法。

前方7剂。

十诊 1975年9月24日

后头项隐痛已瘥，左目突出亦平，精神得振，纳增，二便正常，脉小弦，苔薄。络中痰瘀已化，再拟养肝活血通络以善后。

制熟地12 g　炒当归9 g　炒白芍9 g　炒川芎4.5 g　潼白蒺藜[各]9 g
左牡蛎[先]30 g　夏枯草15 g　大地龙6 g　枸杞子9 g　青葙子9 g

10剂

（患者又经瑞金医院头部及左侧眼眶摄片等检查，均在正常范围，二眼亦已相等，已无

1　醒消丸：雄黄五两，乳香（制）、没药（制）各一两，麝香一钱五分，共研，黄米饭一两捣烂，入末再捣为丸，如萝卜籽大，晒干，忌烘。功效：活血消肿止痛。方源：《外科传薪集》。

自觉症状，遂回贵州。）

臾按：患者高处跌落后，出现头痛并左眼逐渐突出伴胀痛，当地治疗半年余未效而至上海某医院神经科查治，该科疑球后肿瘤？后转院，经超声波检查，排除左眶内肿瘤。再转院，经左侧眼眶摄片，又蝶鞍及视神经孔摄片，均未见异常；再经超声波诊为左眼前后轴增加（较右眼增宽 0.4 cm），原因未明。经先后投以活血通窍、化痰、通络等方药。历经两个月，诸症消失，左眼突出也完全复原。其间，麝香总服一钱四分（4.2 g），每日 4 厘（0.12 g），连服一月余；考虑左目突出疼痛为无名肿毒，后期又给服清热解毒，消肿止痛的西黄醒消丸。两者对控制病情都起到了良好作用。

(4) 张女，43 岁，头痛（脑外伤后）

一诊　1985 年 2 月 19 日

10 岁时曾有脑外伤，嗣后头晕痛时发，阴雨天或受寒更易发作，素体畏寒，四肢冷，脉象弦细，重按乏力，舌质淡红，苔薄。阳虚之体，卫外不固，易受风寒，络有留瘀。拟温阳祛邪，活血通络法。

熟附片先6 g	炙麻黄 3 g	北细辛 3 g	全当归 10 g	炒川芎 15 g
炒吴萸 3 g	川桂枝 4.5 g	炒赤白芍各6 g	炙甘草 4 g	潼木通 4 g
制蜈蚣 1 条	露蜂房 9 g	仙鹤草 24 g	大红枣 7 枚	

4 剂

另：参三七 36 g，麝香 3 g，炙僵蚕 36 g，三味各研细末，和匀，胶囊装（每粒约 0.5 g），每日服 3 g，分 2 次吞。

二诊　1985 年 2 月 26 日

药后四肢冷转温，畏寒减，阴雨天头痛未发，大便日三次不爽，现已为一次，头额湿疹瘙痒，脉沉细，舌红，苔薄。症已减轻，守方出入。

川桂枝 4.5 g	炒赤白芍各6 g	炙甘草 4 g	炒当归 12 g	潼木通 4 g
北细辛 3 g	炒防风 9 g	炒川芎 15 g	云茯苓 12 g	仙鹤草 30 g
大红枣 10 枚	嫩黄精 20 g	生黄芪 15 g	熟附片先6 g	

4 剂

三诊　1985 年 3 月 2 日

药后证减，胃不胀，纳稍增，近有足跟痛，腰酸痛，脉细弱，舌红润，苔薄净。守前法增损。

川桂枝 3 g	炒白芍 12 g	炙甘草 4 g	生黄芪 24 g	炒当归 12 g
太子参 12 g	仙鹤草 30 g	大红枣 10 枚	桑寄生 15 g	炒狗脊 18 g

7 剂

另：参三七 1.5 g，炙僵蚕 1.5 g，麝香 0.1 g，共研末，分吞。服 10 日。

编者：本案乃头痛验案。患者脑外伤后头痛反复发作 30 余年，受寒或天气阴霾易发。伯臾先生虑其阳虚之体，卫外不固，易受风寒，加之络有留瘀，遂治以温阳散寒、活血通络法，予麻黄附子细辛汤、当归四逆汤合方化裁，吴茱萸温中散寒止呕；并予蜈蚣、露蜂房祛风通络止痛，三七、僵蚕、麝香为末以活血搜剔通窍。方中仙鹤草加红枣乃江浙农村习用以调补气血之品，以助黄芪、黄精补虚固表。

(5) 徐女，40岁，头痛(月经过多，贫血)

一诊　1985年9月6日

头额眩痛，连及二目，漾漾欲呕，腰酸痛(有腰椎压缩性骨折病史)，经行超前，量多如崩，6日方净，有贫血史，血常规示：血红蛋白 80 g/L，红细胞 2.8×10^{12}/L，白细胞 3.0×10^{9}/L。脉弦细滑，舌质淡红，边有瘀斑，苔薄腻。劳伤气血不足，肝阳挟痰浊上逆。拟方：

制半夏 10 g　炒白术 9 g　煨天麻 4.5 g　潞党参 12 g　云茯苓 12 g
制首乌 15 g　生黄芪 15 g　全当归 10 g　炒白芍 15 g　川续断 12 g
炒杜仲 12 g　侧柏炭 12 g　炒贯众 12 g

7剂

(6) 刘女，36岁，头痛

一诊　1986年6月27日

赴美国工作紧张后，两太阳穴头痛时发时止三年，自觉内热，脉细，苔薄，舌边色暗。肝气肝阳上升，日久络有留瘀。拟方：

炒川芎 9 g　香白芷 6 g　薄荷叶(后) 4 g　炒黄芩 9 g　冬桑叶 9 g
杭菊花 6 g　云茯苓 12 g　蔓荆子 10 g　全蝎粉(分吞) 1.5 g　赤白芍(各) 8 g
全当归 9 g　嫩钩藤(后) 15 g

7剂

二诊　1986年7月6日

头痛已止，有时头晕腰酸，神疲体倦，面色萎黄，脉细，舌边尖色暗，有瘀斑。药后肝阳稍平，血瘀未化，再拟平肝活血通络法。

潼白蒺藜(各) 10 g　全当归 12 g　炒赤白芍(各) 6 g　炒川芎 9 g　桃仁泥 9 g
杜红花 6 g　露蜂房 9 g　地鳖虫 6 g　黑山栀 9 g　炒知母 9 g
淡竹叶 6 g　广郁金 9 g

7剂

(7) 严女，36岁，头痛

一诊　1986年10月11日

头额胀痛近三年，烦劳过度则发，心悸且慌，检查心电图有房室传导阻滞，脉细，舌净。心肝两虚，虚风易升。拟方：

潼白蒺藜(各) 10 g　墨旱莲 15 g　熟女贞 9 g　杭白芍 15 g　全当归 12 g
紫丹参 15 g　香白芷 4.5 g　炒枣仁 12 g　柏子仁 10 g　炙远志 6 g

麦门冬 12 g　太子参 10 g　五味子 4.5 g　嫩钩藤后 12 g

5 剂

二诊　1987 年 3 月 6 日

头额痛多年，近三年来加剧，胸脘痞闷时发，口不干，舌红，脉象弦细。阴亏阳亢，气机窒滞。拟方：

潼白蒺藜各 10 g　滁菊花 9 g　珍珠母先 30 g　稆豆衣 9 g　炒川芎 9 g
香白芷 6 g　炙生地 18 g　明天麻 6 g　嫩钩藤后 12 g　杭白芍 12 g
薤白头 6 g　瓜蒌皮 12 g　广郁金 9 g　露蜂房 9 g　全蝎粉分吞 1.5 g

7 剂

(8) 林男，55 岁，头胀

一诊　1985 年 5 月 27 日

左头额作胀，手心烦热，夜间足胫时有挛急掣痛，寐欠酣，劳累后可熟睡，大便软，日1～2 次，脉虚弦，舌淡红，苔薄白。肝脾两虚，运化失职，气虚不能上荣于脑。拟方：

潞党参 15 g　生黄芪 18 g　炒白术 12 g　云茯苓 10 g　炒当归 10 g
新会皮 6 g　炙甘草 4 g　炙升麻 6 g　炒川芎 9 g　炒白芍 12 g
干荷叶 20 g

7 剂

(9) 林女，52 岁，头痛

一诊　1985 年 5 月 27 日

头痛多年，甚则漾漾欲吐，脐腹胀气，面色苍白，脉弦细，重按无力，舌淡红，苔薄白腻。气血两亏，肝气易于上逆。拟方：

太子参 12 g　生黄芪 18 g　炒当归 10 g　仙鹤草 20 g　炒吴萸 4 g
云茯苓 10 g　制半夏 9 g　生　姜 1 片　大　枣 3 枚　台乌药 9 g
制香附 9 g　炒白术 9 g

7 剂

编者：仿吴茱萸汤、半夏加茯苓汤法，小其制。

(10) 杨男，53 岁，头痛

一诊　1986 年 5 月 11 日

右侧偏头痛，每逢用脑过度即发，左眼慢性结膜炎，近年气短乏力，劳累、多谈话，或登楼（二楼）则气短明显，行走稍多则小腹壁痛（有疝气），纳便可，脉象虚弦稍数，舌红，苔根薄黄。证属思虑烦劳过度，心脑受伤，肝阳化风，动辄上升；时发结膜炎亦属肝热上升之故；阳亢不入于阴则艰寐，心气不足则气短。拟复方图治。

大生地 15 g　北沙参 15 g　大麦冬 12 g　生石决先 24 g　羚羊角粉分吞 0.6 g

云茯神 12 g　炙远志 6 g　炒丹皮 10 g　黑山栀 10 g　朱砂安神丸[分吞] 9 g
夜交藤 18 g　炒枣仁 15 g

7 剂

臾按：此证气短，非全由气虚所致。目前证偏虚中夹实，故宜邪正兼顾。

二诊　1986 年 5 月 18 日

头痛，头胀，十减七八，艰寐好转，结膜炎亦得减轻，但精神仍显委顿，若用脑思虑工作稍多即感精力不支，气短，倦怠，脉象弦滑，舌质红，苔根薄。肝阳肝风已有平潜之趋势；心肾相交，阴阳和治，始能得寐。阴液耗损，有恢复之机，再拟滋肾阴，平肝息风调治。

大生地 20 g　制首乌 18 g　潼白蒺藜[各] 10 g　杭白菊 12 g　桑椹子 12 g
青葙子 12 g　大麦冬 12 g　川石斛[先] 15 g　粉丹皮 10 g　黑山栀 10 g
炒枣仁 12 g　嫩黄精 15 g　夜交藤 15 g　羚羊角粉[吞] 0.3 g

7 剂

三诊　1986 年 5 月 25 日

头晕、头痛已止，精神亦有好转，但近因宴会较多，脾胃失于健运，湿热易生，因之肝阳虽得平潜，而舌苔薄黄，口稍干，脉象弦滑，右大于左，与肝木犯胃有异，拟养阴调肝，健脾和胃，肝胃同调之法。

生白术 9 g　炒枳壳 9 g　云茯苓 12 g　川朴花 6 g　生熟苡仁[各] 12 g
佛手片 9 g　炒黄芩 6 g　制首乌 15 g　珍珠母[先] 24 g　潼白蒺藜[各] 10 g
炒白芍 12 g　桑椹子 15 g　焦山楂 15 g　福泽泻 15 g　炒枣仁 12 g

7 剂

(11) 吴女，39 岁，头痛

一诊　1986 年 9 月 7 日

生育二胎，卵巢囊肿手术已 3 年，目前头晕胀痛，神疲乏力，艰寐多梦，腰酸楚，易怒，脉濡细，舌质红润。烦劳过度，肝肾受伤，虚阳上扰，神不安舍。拟方：

制首乌 15 g　潼白蒺藜[各] 9 g　女贞子 9 g　墨旱莲 12 g　太子参 10 g
淮山药 12 g　炒杜仲 12 g　枸杞子 10 g　炒当归 9 g　炒枣仁 12 g
肥知母 6 g　炒川芎 9 g　云茯神 10 g　淮小麦 30 g　炙甘草 3 g

7 剂

痹　证

痹证主症为关节、肌肉、肢体酸重、疼痛、麻木等，主要分类有行痹、痛痹、着痹(据证候之异而分)。伯臾先生认为三型各有突出表现，风寒湿均具，但有偏胜，临证必须明辨。风胜者用防风汤，寒重者取乌头汤，湿盛者薏苡仁汤。更有热痹之证，凡因风寒湿化热而成者多选桂枝芍药知母汤；而因外感温热，侵袭筋脉关节则取白虎加桂枝汤。凡关节畸形者为骨痹，须虑及肾主骨，当加肾经药以补肾，每参入阳和汤，温阳补血，散寒通滞，并认为该方具有消肿之功。

伯臾先生逢痹证痛甚者善用细辛和乳、没止痛，精于配伍而不避其性温热；喜用藤类治痹，以忍冬藤、络石藤通络止痛，善配伍而不避其性偏凉。亦习用海风藤祛风湿通经络，鸡血藤补血行血，舒筋活络。

(1) 陈女，53 岁，发热，痹证(变应性亚败血症)(本案剂量按每钱 3 g 换算)

一诊　1975 年 5 月 14 日

发热三年余，经当地医院住院治疗，诊断为变应性亚败血症(现称成人 Still 病)，血沉 63 mm/h，出院后仍经常发热及关节痛。顷诊，两手指关节疼痛，低热，夜间汗多，口渴不甚，脉象细弱，舌光边紫。病久正虚血瘀，热瘀阻络，拟养血清热，化瘀通络。

生黄芪 12 g　炒当归 9 g　防风己各 9 g　炙生地 15 g　大秦艽 9 g
炒桑枝 30 g　川桂枝 3 g　炒知母 9 g　炒赤白芍各 9 g　忍冬藤 12 g
杜红花 4.5 g　虎　杖 30 g

7 剂

二诊　1975 年 5 月 21 日

上午潮热，得汗而退，手腕入夜痛剧，痒疹色红，口不渴，脉细涩，舌光边紫。再拟调和阴阳，活血通络。

仙灵脾 12 g　补骨脂 12 g　炒知柏各 6 g　鹿角片先 9 g　生黄芪 15 g
炒当归 9 g　防风己各 9 g　炒桑枝 30 g　大秦艽 9 g　炙龟板先 18 g
炙甘草 4.5 g　乌梅肉 6 g

7 剂

三诊　1975 年 5 月 28 日

早晚先寒后热，热势较高，得汗热退，五日来胸背发出红斑，兼有疱疹灌浆状，脉细涩，舌光边暗，口干，便软。阳症阴脉，正虚邪热化毒，侵犯营血，拟犀角地黄汤加味。

广犀角先 9 g　鲜生地 30 g　炒丹皮 12 g　赤白芍各 9 g　带心连翘 15 g
金银花 30 g　生升麻 9 g　生黄芪 12 g　生甘草 9 g　白花蛇舌草 30 g
败酱草 30 g　大红藤 30 g

7 剂

四诊　1975 年 6 月 4 日

疱疹红斑已退，体温亦平四日，惟仍感烦热如火迫，便软，舌光质暗，脉小。仍拟原法出入，从热毒施治，佐以化湿祛瘀之品。

广犀角先 9 g　大生地 30 g　炒丹皮 12 g　赤白芍各 9 g　金银花 30 g
带心连翘 15 g　汉防己 12 g　生黄芪 12 g　生甘草 9 g　杜红花 6 g
败酱草 30 g　大红藤 30 g

7 剂

五诊　1975年6月11日

四日来身热又起，达38℃，前发红斑渐回，但有续发，纳呆，口干苦，大便不爽，二便均有热感，舌光红边青，脉细。正虚邪实，前法宜参益肾。

仙灵脾 15 g　菟丝饼 30 g　炒知柏各 9 g　炒当归 15 g　广犀角先 9 g
大生地 18 g　炒丹皮 9 g　赤白芍各 9 g　生黄芪 12 g　白花蛇舌草 30 g
土大黄 30 g　败酱草 30 g

7剂

六诊　1975年6月25日

背部红斑渐回，但身热微恶寒，早晚二次，有汗，大便润，脉细，舌光边暗。正虚热炽，仍守前法。

前方加银柴胡9 g。7剂。

七诊　1975年7月2日

身热一周未发，胸背红斑已回，但右手臂红斑尚未退净，怕冷汗多，二便均利，脉细，苔薄边质暗。前法出入。

仙灵脾 15 g　菟丝饼 30 g　炒知柏各 9 g　炒党参 12 g　生黄芪 12 g
土大黄 30 g　生甘草 9 g　炒赤白芍各 9 g　炒丹皮 9 g　大地龙 9 g
败酱草 30 g　广犀角粉分吞 4.5 g

7剂

八诊　1975年8月6日

关节痛，低热，四肢反复出现皮疹，瘙痒，脉细，舌光边暗。仍守前法出入。

前方去黄柏、党参，加紫草12 g、白鲜皮12 g。7剂。

九诊　1975年8月13日

入夜身热，四肢皮疹，色红，口干，尿少，关节痛，肌肤痒，舌质光红，边暗，脉细。拟方：

水牛角先 30 g　炙生地 15 g　炒赤芍 9 g　炒丹皮 9 g　炒当归 12 g
白鲜皮 12 g　地肤子 9 g　汉防已 12 g　败酱草 30 g　福泽泻 12 g
佛手片 6

7剂

十诊　1975年8月20日

入夜微热，关节痛，皮疹作痒，便软，尿少，脉沉细，舌质光，边暗。拟方：

水牛角先 30 g　大生地 15 g　京赤芍 9 g　粉丹皮 9 g　生升麻 6 g
潞党参 9 g　云茯苓 9 g　青　蒿 9 g　香白薇 9 g　炙鳖甲 15 g
金银花 12 g　生甘草 4.5 g

7剂

1976年3月24日患者来函述，停药七月，有时略有低热，一二日即退，纳食、二便正常，已能活动。

编者：此案为成人Still病，患者反复发热、关节痛、皮疹。初诊时伯臾先生考虑患者为病久正虚，热瘀阻络，故予桂枝芍药知母汤合防己黄芪汤化裁以和营清热，化瘀通络，益气祛湿；二诊时未见明显好转，转仿二仙汤意，合防己黄芪汤及“防风乌梅甘草”抗过敏小复方，以调和阴阳，活血通络，并调节免疫。然三诊时更见发冷高热，斑疹益多，间有疱疹灌浆，并现阳症阴脉，再度细审病机，考虑为正虚邪热化毒，侵犯营血，果断投犀角地黄汤，并用大剂清营解毒、活血散瘀之品（金银花、连翘、白花蛇舌草、红藤、败酱草、土大黄等）。该方服用 1 周即热平疹退，可谓恰合病机，效如桴鼓。其后仍继续以该方随证加减治疗，病势终趋稳定。

(2) 沈女，20 岁，痹证（风湿病，慢性咽炎）（本案剂量按每钱 3 g 换算）

一诊　1976 年 4 月 20 日

形寒低热无汗，起于午后，体温 37.4～37.7℃，右咽红痛，肩、膝关节冷痛，面色㿠白，症延八月，中、西药治之效罔，脉细，舌无华，苔薄白。风寒湿滞于关节，痹阻营卫，热郁咽峡，病久正虚，拟扶正祛风化湿利咽。

熟附片[先]4.5 g　净麻黄 4.5 g　生黄芪 12 g　炒赤白芍[各]6 g　生甘草 4.5 g
纯　蜜[冲]30 g　防风己[各]9 g　大秦艽 6 g　炒知母 9 g　豨莶草 30 g
寻骨风 18 g　生苡仁 18 g

3 剂

二诊　1976 年 4 月 23 日

症状改善，前方加羌活 9 g。5 剂。

三诊　1976 年 4 月 28 日

低热退清 2 日，右咽红痛得瘥，肩、膝关节疼痛大减，面色㿠白好转，纳增，脉细，苔薄白。上焦郁热已清，营卫痹阻得宣，但关节风寒湿虽化未净，再拟扶正活血，祛风化湿。

熟附片[先]4.5 g　净麻黄 4.5 g　生黄芪 12 g　炒赤白芍[各]6 g　炙甘草 4.5 g
纯　蜜[冲]30 g　防风己[各]9 g　大秦艽 6 g　全当归 12 g　鸡血藤 15 g
豨莶草 30 g　炒苡仁 18 g　（出院带回方）

10 剂

臾按：本病经各种检查，均无发现。因有低热，右咽红痛，多用滋阴退热，苦寒清热利咽及西药抗菌消炎等。但病延八月，而未得效。根据症状脉舌，作正虚风寒湿治疗，用扶正祛风散寒，化湿利咽之剂，仿乌头汤法。去乌头用熟附子则更扶正温阳于散寒；加防风己、豨莶草等增强祛风化湿；只用知母一味清热利咽。旬日而得低热退，咽痛愈，关节痛亦大减，仍守前法去知母加当归、鸡血藤以养血活血通络，作出院后继续治疗观察。

(3) 陈女，40 岁，痹证，胃脘痛（类风湿关节炎，慢性胃炎）

一诊　1984 年 11 月 13 日

1980 年 8 月患类风湿关节炎，手指关节、腰椎、肩、膝、足趾关节均作痛，夜间为甚；有胃炎与十二指肠球部炎已十多年，并有胆囊炎、肾盂肾炎等病史。顷诊，疲劳或紧张则中脘作痛，得食痛减，平素畏寒肢冷，有时腹痛便溏，乃肠功能紊乱之故，脉沉细，苔薄白。阳气不足，风寒入于关节，肠胃运化失职，先拟调治肠胃。

炒党参 12 g　炒白术 10 g　云茯苓 12 g　广陈皮 6 g　制半夏 9 g
广木香 4.5 g　春砂仁[后] 3 g　炒吴萸 2 g　炒川连 1.2 g　煅瓦楞[先] 20 g
紫丹参 15 g　络石藤 12 g　香谷芽 15 g

5 剂

(4) 苏男，63 岁，痹证(髋关节外伤后)

一诊　1984 年 12 月 30 日

1975 年右髋骨跌伤骨碎，迄今作痛，行走不利，口干，艰寐，便溏，日二次，脉沉细，苔薄。拟活血安神而和脾胃。

川桂枝 3 g　赤白芍[各] 6 g　炙甘草 3 g　炒防风 6 g　炒白术 9 g
炙乳没[各] 6 g　云茯苓 10 g　淮山药 18 g　炙远志 4.5 g　忍冬藤 15 g
络石藤 15 g　香谷芽 18 g　夜交藤 18 g

7 剂

编者：上两案痹证均伴有脾胃虚弱，运化失司。伯臾先生遵"药食之入，必先脾胃"之训，首重调理脾胃，冀脾胃功能有所恢复再治痹，则能受药而获良效。

(5) 陈女，33 岁，痹证(类风湿关节炎)

一诊　1986 年 8 月 20 日

手指关节肿痛二年半，足跗肿痛半年，关节逐渐变形，晨起咽红痛，夜间退，怕热，口干，二便均利，纳食正常，脉象弦细，舌边淡红，苔薄白。经医院检查后，诊断为类风湿关节炎，服中、西药物及针灸均乏效。气阴两虚，邪入筋骨，先拟活血通络以止痛消肿。

光桃仁 6 g　杜红花 6 g　大熟地 15 g　炒当归 12 g　炒赤白芍[各] 12 g
炒川芎 9 g　怀牛膝 15 g　川桂枝 6 g　炙甘草 4.5 g　豨莶草 18 g
汉防己 12 g　北细辛 3 g　炒延胡 9 g　炙僵蚕 9 g　乌梢蛇 9 g

7 剂

二诊　1986 年 9 月 15 日

四肢大小关节肿痛，以左膝、左足跗趾关节尤甚，动则加剧，咽淡红微痛，口不干，脉细，舌淡红，苔薄白。类风湿关节炎风寒湿侵入筋骨，再拟桂枝芍药知母汤加减。

川桂枝 4.5 g　赤白芍[各] 12 g　炒知母 9 g　生黄芪 15 g　熟附片[先] 4.5 g
大熟地 20 g　白芥子 9 g　净麻黄 3 g　鹿角片[先] 9 g　炙甘草 6 g
北细辛 4 g　炒当归 12 g　乌梢蛇 9 g　炙乳没[各] 6 g

7 剂

编者：以桂枝芍药知母汤祛风除湿，通阳散寒，佐以清热；并参入阳和汤意，以温阳补血，散寒通滞。

三诊　1986年9月25日

四肢大小关节肿痛略减，行动痛甚，活动不利，咽淡红，痛减，舌淡红，苔薄，脉细。类风湿关节炎顽疾，不易速愈，仍守前法增损。

大熟地 20 g　白芥子 9 g　炙麻黄 3 g　鹿角片先 9 g　炙甘草 6 g
赤白芍各 12 g　生黄芪 18 g　熟附片先 9 g　炒当归 12 g　大川芎 9 g
北细辛 4.5 g　乌梢蛇 9 g　忍冬藤 18 g　川桂枝 6 g　王不留行 9 g
7剂

四诊　1986年10月6日

四肢关节肿痛，膝部较轻，筋脉拘急而酸，下移足跗底为甚，坐卧则痛止，活动而痛剧，口不渴，咽淡红痛减，脉细，舌质红苔薄。前方出入。

大熟地 20 g　白芥子 9 g　炙麻黄 3 g　鹿角片先 9 g　赤白芍各 12 g
炙甘草 6 g　熟附片先 9 g　生黄芪 18 g　炒当归 12 g　炙乳没各 4.5 g
忍冬藤 18 g　乌梢蛇 9 g　川桂枝 6 g　鸡血藤 15 g
7剂

五诊　1986年10月15日

服上方药一周，并加服泼尼松半粒(2.5 mg)，每日三次，关节痛下及足底已得轻减，脉细，舌边红，苔薄，咽淡红不肿。类风湿关节炎趋向稳定，仍应中西同治。

熟附片先 9 g　生白术 9 g　生黄芪 24 g　炒当归 12 g　大川芎 9 g
炙地龙 9 g　制川乌先 4.5 g　大熟地 24 g　白芥子 9 g　炙麻黄 3 g
川桂枝 6 g　赤白芍各 12 g　炙甘草 6 g　肥知母 9 g　炙乳没各 6 g
7剂

六诊　1986年10月29日

类风湿关节炎暂得稳定，仅左膝关节痛，足底行动时作痛，关节肿胀不红，咽痛除，口不干。症势日见好转，仍守前法调治。

制川乌先 9 g　熟附片先 9 g　炒白术 10 g　鹿角片 9 g　大熟地 24 g 白芥子 9 g拌
生黄芪 24 g　炒当归 12 g　炒川芎 9 g　川桂枝 9 g　赤白芍各 12 g
炙麻黄 3 g　炙甘草 9 g　肥知母 9 g　炙地龙 9 g　鸡血藤 18 g
7剂

另：牛骨髓粉 1 kg，依法吞服。

七诊　1986年11月7日

左膝关节痛得止，左足活动稍痛，二上臂肌肉触痛，口不干，脉细，舌边红，苔薄。症势虽见好转，余波未平，再拟前法出入。

大熟地 24 g 白芥子 9 g拌　制川乌 9 g　熟附片先 9 g　炒白术 10 g　云茯苓 12 g
生黄芪 24 g　炒当归 12 g　川桂枝 9 g　赤白芍各 12 g　炙甘草 9 g
鹿角片先 9 g　炙地龙 9 g　乌梢蛇 9 g　西秦艽 9 g　豨莶草 15 g
7剂

八诊　1986年11月20日

两上臂肌肉触痛已瘥，指关节痛止而肿未消，四肢活动已利，口不干，脉细弦，舌边红，苔薄白。前方见效，守法再进。

前方去地龙、豨莶草、云苓、秦艽，加炙僵蚕12 g，川独活9 g，炒苡仁30 g，白豆蔻后4 g。7剂。

九诊　1986年12月1日

指关节畸形不痛，活动已利，左膝、右足肿痛虽减未止，脉细，舌淡红，口不干。类风湿关节炎不易根治，肾主骨，补肾可以强骨，当宗前法参入养血强骨之品。

制川乌先10 g	熟附片先10 g	炒党参12 g	生黄芪24 g	大熟地24 g白芥子9 g拌
炒当归12 g	鹿角片先9 g	川桂枝9 g	赤白芍各10 g	炙甘草9 g
仙　茅15 g	仙灵脾15 g	补骨脂15 g	乌梢蛇9 g	鸡血藤18 g

7剂

十诊　1986年12月8日

左膝、右足肿痛已消，指关节畸形隐痛，口稍干，脉细，舌淡红，苔薄腻。症情日趋轻减，治宗前法。

大熟地24 g白芥子9 g拌	制川乌先9 g	熟附片先9 g	川桂枝9 g	赤白芍各12 g
炙甘草6 g	片姜黄9 g	白豆蔻后4.5 g	仙　茅15 g	仙灵脾15 g
补骨脂15 g	乌梢蛇9 g	鹿角片先9 g	炒知母9 g	焦楂曲各10 g
全当归12 g	生黄芪24 g			

7剂

十一诊　1986年12月24日

逢冬至天气寒冷，四日来四肢关节肿痛又发，脉象弦细，舌苔薄白。外寒与内寒交阻筋脉关节，症有复发之势，再拟桂枝芍药知母汤加减。

川桂枝9 g	赤白芍各12 g	炒知母9 g	炙甘草9 g	大熟地24 g白芥子9 g拌
炒当归12 g	青防风12 g	熟附片先9 g	北细辛4.5 g	炒川芎9 g
生苡仁30 g	鸡血藤15 g	乌梢蛇9 g	络石藤15 g	[1]人参再造丸分吞1粒

7剂

十二诊　1987年1月5日

四肢关节肿痛复发经服药后已得减轻，脉象细，舌质淡红，苔薄。症势又趋稳定，仍宗前法出入。

生黄芪24 g	青防风12 g	生白术12 g	川桂枝9 g	赤白芍各12 g
炙甘草9 g	炒知母9 g	炙麻黄4.5 g	熟附片先9 g	北细辛4.5 g
炒当归12 g	蕲蛇肉9 g	鸡血藤15 g	炙乳没各6 g	大熟地24 g白芥子9 g拌

1　人参再造丸：人参、蕲蛇（酒炙）、广藿香、檀香、母丁香、玄参、细辛、香附（醋制）、地龙、熟地黄、三七、乳香、桑寄生、骨碎补、麻黄等50余味药。功效：益气养血，祛风化痰，活血通络。方源：《丸散膏丹集成》。

人参再造丸吞1粒

7剂

十三诊　1987年1月15日

四肢关节痛，左上下肢为甚，微肿不畸形，行走时稍痛，筋脉作酸，纳寐均正常，咽淡红不肿，口微干，脉细弦，舌质淡红，苔薄渐化。寒瘀阻于筋骨，再拟前法增损。

川桂枝 9 g	赤白芍各 12 g	炒知母 9 g	熟附块先 9 g	川独活 9 g
桑寄生 18 g	北细辛 4.5 g	生黄芪 24 g	炒当归 12 g	大熟地 24 g白芥子9 g拌
蕲蛇肉 9 g	炙乳没各 6 g	忍冬藤 15 g	络石藤 15 g	怀牛膝 15 g

7剂

另：人参再造丸1盒，依次分吞。

编者： 本案类风湿关节炎后期，手足关节疼痛并有变形，考虑为久罹痹证，正虚而邪入筋骨，初予桃红四物合当归四逆加减以活血通络，止痛消肿；继投桂枝芍药知母汤、阳和汤合方化裁，以祛风除湿，温阳补血，散寒通滞。伯臾先生以阳和汤治疗本案风寒湿痹，正是虑其症已属骨痹，肾主骨，病已累及肾脏，有阳气不足，营血亏损。方中以熟地、白芥子同打，取白芥子可化经脉寒痰；鹿角片有入血温血作用，走肝肾二经而温通，六诊时又加牛髓粉亦为益精生血、强筋壮骨之用。

(6) 赵男，31岁，腰腿痛

一诊　1985年5月15日

腰背酸痛，下及足胫，午后倦怠，眩晕时作，鼻塞无涕，口干，畏风，舌苔薄腻微黄，脉象弦细。体气不足，肝肾二亏，风湿稽留经络，拟方：

汉防己 12 g	云茯苓 12 g	生熟苡仁各 15 g	晚蚕沙包 10 g	青防风 10 g
川独活 6 g	桑寄生 15 g	炒杜仲 12 g	忍冬藤 12 g	络石藤 15 g
怀牛膝 12 g	片姜黄 6 g			

7剂

二诊　1985年5月24日

腰背酸痛已减，四日来畏寒，头胀，鼻塞咳嗽，咽痒痛。外感时邪，宜祛邪宣肺。

嫩射干 9 g	熟牛蒡 9 g	冬桑叶 9 g	杭菊花 6 g	光杏仁 9 g
象贝母 9 g	蒲公英 24 g	金银花 12 g	荆　芥 9 g	苍耳子 9 g
干芦根 20 g				

5剂

(7) 马男，40岁，腰腿痛

一诊　1986年4月10日

由腰痛始，延至左臀腿内侧刺痛，下至足背，已经五旬，行动痛甚，近来夜间痛不能入睡，痛处无红肿发热，时或身热，便溏，日二次，尿量少，口苦干，时头晕，苔薄白腻，脉濡细数。湿热下注经脉，拟方：

生熟苡仁各15 g　汉防己 15 g　茅　术 12 g　炒黄柏 9 g　云茯苓 15 g
防　风 10 g　怀牛膝 15 g　广藿香 10 g　忍冬藤 15 g　络石藤 15 g
北细辛 4 g　炙乳没各6 g　片姜黄 9 g　豨莶草 20 g　紫丹参 20 g
5 剂

二诊　1986 年 4 月 15 日

服上药四剂，昨夜左臀腿内侧刺痛大减，左足胫痛亦稍减，今日行动较利，便溏已成形，口干苦，尿量增多，脉象濡细已不数，苔薄白。畏寒，晨起咳嗽已经多日，咯痰不爽，热化之象，风寒湿未散，拟方：

川桂枝 9 g　川独活 12 g　防　风 12 g　云茯苓 15 g　炒茅术 12 g
汉防己 15 g　全当归 12 g　炒川芎 9 g　光杏仁 9 g　粉前胡 12 g
北细辛 4.5 g　怀牛膝 12 g　炒苡仁 30 g　海风藤 18 g　炙乳没各6 g
7 剂

三诊　1986 年 4 月 22 日

左腿内侧痛已止，左足胫内侧痛亦减，行动时不痛，坐卧休息时反痛，口干苦黏，不欲饮，大便成形，日二次，晨咳已减，畏寒，脉濡细，舌边尖红，苔薄白。风寒湿热交阻，挟瘀阻络。拟方：

川独活 12 g　桑寄生 18 g　防　风 12 g　赤茯苓 15 g　全当归 12 g
赤白芍各8 g　紫丹参 24 g　杜红花 10 g　生熟苡仁各15 g　二妙丸包10 g
汉防己 15 g　佩兰叶 12 g　光杏仁 9 g　忍冬藤 15 g　地鳖虫 6 g
7 剂

四诊　1986 年 4 月 29 日

晨咳已止，左足胫内侧痛虽减未止，行走无定处，口干苦黏渐平，背脊冷，大便溏，日二次，中脘胀，纳减，脉细滑，舌净。风寒湿热渐化未清，脾胃不和，络脉失利。拟方：

川桂枝 9 g　炒白芍 15 g　炒白术 6 g　云茯苓 15 g　藿苏梗各9 g
川朴花 6 g　炒防风 10 g　炒枳壳 6 g　络石藤 15 g　炒苡仁 30 g
桑寄生 15 g　炒牛膝 12 g　炒川断 12 g　北细辛 3 g
7 剂

五诊　1986 年 5 月 6 日

左足胫内侧痛已止，口干黏、背恶寒均减。脘胀纳少，大便溏，日四次，脐部隐痛且胀，时发时止，已经数年，甚则便挟脓液泡沫，似慢性结肠炎，脉濡细，舌红苔少。拟方：

川桂枝 6 g　炒赤白芍各9 g　全当归 12 g　白头翁 10 g　北秦皮 9 g
马齿苋 20 g　炒防风 10 g　大腹皮 12 g　香连丸吞4.5 g　焦楂曲各12 g
白豆蔻后3 g　炒麦芽 18 g　炒枳壳 9 g
7 剂

六诊　1986年5月13日

便溏已成形，日二次，脐部时仍隐痛，但无脓血泡沫(检大便常规正常)，中脘胀已减，纳略增，夜间口苦干，惟近因劳累，左腿酸痛又起，脉象濡小模糊，舌红苔薄。肠中湿热滞得化，脾运渐复，血亏经络邪恋未净。拟方：

全当归 12 g	赤白芍各9 g	大川芎 9 g	忍冬藤 15 g	络石藤 15 g
川独活 6 g	生熟苡仁各15 g	川续断 12 g	桑寄生 15 g	防　风 9 g
鸡血藤 15 g	怀牛膝 12 g	马齿苋 20 g	白豆蔻后3 g	谷麦芽各15 g

7剂

七诊　1986年5月20日

大便溏已瘥，中脘胀亦减，纳增，但左腿足内侧隐痛，活动时不觉痛，脉象细涩迟，苔薄。寒湿阻留经络，血气流行失畅，再拟温经化湿，利气活血。

熟附片先6 g	北细辛 4 g	清炙麻黄 4.5 g	川独活 9 g	桑寄生 15 g
炙甘草 6 g	全当归 12 g	大川芎 10 g	炒赤芍 15 g	片姜黄 9 g
炒苡仁 24 g	炙乳没各6 g	川桂枝 4.5 g	络石藤 15 g	怀牛膝 12 g

7剂

八诊　1986年5月27日

近因劳累，左腿足内侧痛转剧，脉虚弦小，舌质红，苔少。病延三月，邪湿留恋，而血气日亏，筋脉失养，先哲有治风先治血之论，再拟养血祛邪通络法。

川独活 9 g	桑寄生 15 g	川续断 12 g	大熟地 15 g	全当归 12 g
大川芎 9 g	炒白芍 15 g	炙甘草 5 g	汉防己 12 g	忍冬藤 15 g
络石藤 15 g	海风藤 12 g	炙乳没各6 g	生黄芪 15 g	

7剂

另：舒筋活络丸20丸，每服1丸，每日2次。

编者：本患腰腿痛，初诊虑其湿热下注经脉，予三妙丸加味治之，并予细辛、炙乳没祛风散寒，活血止痛，药后痛减。因患者素有脾胃虚弱，中虚脘痛初瘥，尚有泄泻(疑为慢性结肠炎)，故治痹同时予桂枝汤、苓桂术甘汤、痛泻要方合方化裁，并加白头翁、马齿苋、秦皮等，于温振脾胃阳气同时清肠止泻。七诊时加用麻黄附子细辛汤，可能虑其脉迟细涩而已有风寒湿邪内舍于心，心阳失振之虞。

痿　证

痿躄一证因实者或为肺热津伤，或为湿热侵淫，亦有瘀血阻滞等；因虚者多为脾胃气虚，或肝肾亏损。是证虚多实少，即便为实，亦多为本虚标实。历代医家治痿，或重脾胃而独取阳明，或主阴虚而重滋阴。然临证所见则常多参杂，故伯臾先生治痿并不固执一端。

(1) 陈男，67 岁，痿躄，支饮（椎管狭窄？慢性支气管炎）

一诊　1983 年 12 月 29 日

三年来两足膝痿弱乏力，尤以右足膝为甚，曾有三四次上楼时跌下，此乃痿躄根萌。糖尿病史七八年，经饮食控制，服 D860 降糖，血糖控制良好；慢性支气管炎病史十余年，晨起咳吐稠痰数口，脉弦小带滑，舌边红，苔薄白。思烦过度，心脾气阴两伤，脾弱生湿酿痰，肺失散布津液、灌溉筋脉之职，兼有虚热伤津耗液，今拟益气阴以养心肺，化痰湿而润筋脉。

生晒参另炖冲 6 g　天麦冬各 9 g　炙生地 15 g　炒枣仁 12 g　紫丹参 24 g
云茯苓 12 g　竹沥半夏 10 g　佛手片 9 g　瓜蒌皮 12 g　炙龟板先 15 g
制黄精 20 g　炒牛膝 15 g　千年健 12 g

5 剂

编者：虑此痿证乃因肺失输布津液，虚热耗伤津液，而致筋脉失于濡润，治以三才汤（人参、天冬、地黄）补气益阴生津，并重用龟板、黄精、牛膝、千年健补肝肾，润筋脉，壮筋骨。

二诊　1984 年 1 月 4 日

两足膝痿弱如前，今年冬令天气冷燥，素有慢性支气管炎，痰饮易化痰热，昨日起咽喉不适，咽略红，晨起咳痰三四口，稠黏而黄白相兼，胸闷未发，大便成形，日二三次，脉象浮滑，舌边红，苔薄白。再拟滋阴利咽而化痰热。

西洋参另炖冲 5 g　细生地 15 g　京元参 10 g　嫩射干 9 g　冬桑叶 9 g
云茯苓 12 g　竹沥半夏 9 g　瓜蒌皮 10 g　冬瓜子 15 g　金银花 12 g
干芦根 24 g　淮山药 15 g　生熟苡仁各 15 g

5 剂

三诊　1984 年 1 月 9 日

两足膝痿弱依然，咽梗不适，咽略红已退，晨起咳痰较爽，脉小滑，舌边红，苔薄白渐化。外邪虽化未尽，再扶正宣化。

生晒参另炖冲 6 g　细生地 15 g　冬桑叶 9 g　光杏仁 9 g　云茯苓 12 g
竹沥半夏 9 g　瓜蒌皮 10 g　冬瓜子 12 g　生熟苡仁各 15 g　佛手片 9 g
炒牛膝 15 g　淮山药 15 g

7 剂

四诊　1984 年 1 月 18 日

据孙医师述，昨日下午鼻塞流涕，咽痒不适，略咳痰黏，无胸闷。高龄体弱，卫外失固，易为客邪所乘，阴虚之体，宜保阴清宣。

西洋参另炖冲 3 g　冬桑叶 9 g　杭菊花 6 g　熟牛蒡 9 g　光杏仁 9 g
金银花 12 g　连翘壳 10 g　嫩射干 9 g　云茯苓 10 g　川象贝各 6 g
冬瓜子 12 g　干芦根 15 g

3 剂

五诊　1984 年 1 月 21 日

外邪已解，晨起咳痰已少，手指稍肿胀微痛，指甲白，余无自觉症状，脉弦细滑，舌质嫩红，苔薄。心脏气血不足，流行失畅，再拟调补心脏，佐化痰浊。

生晒参另炖冲6 g　大麦冬 12 g　紫丹参 20 g　全当归 10 g　炒枣仁 10 g
炙远志 6 g　制黄精 20 g　络石藤 15 g　瓜蒌皮 12 g　制半夏 10 g
鸡血藤 12 g

7 剂

六诊　1984 年 2 月 11 日

上方连服 15 剂，自觉精神好转，但本月 8 日上午因事情绪紧张突感左胸痞闷，心中不舒，心率每分钟 100 次，无胸痛，幸十分钟即得缓解；肠热内痔，大便不畅，便时挟血液少量；神不安舍，夜寐不酣。脉象弦小，舌质嫩红，苔薄腻较化。心脏气阴两亏，气滞血行失畅，再拟调补气阴，养心安神，舒畅气机，佐以清肠止血。

生晒参另炖服6 g　北沙参 12 g　大麦冬 12 g　朱茯苓 10 g　炒枣仁 12 g
炒知母 9 g　紫丹参 20 g　苏噜子 10 g　合欢皮 15 g　炒银花 12 g
炒槐米 12 g　大麻仁研12 g

10 剂

(2) 洪女，49 岁，痿证(由痹转痿，腰椎病，椎管狭窄?)

一诊　1985 年 8 月 8 日

左腿和髋骨部反复酸楚已十二年，1984 年 12 月起右腿及髋部又起酸楚重着，二下肢乏力，行走百步外则髋部活动不利，口干，咽喉淡红，二足微肿，血检示：白细胞、红细胞、血色素均低于标准，抗“O”、血沉正常。脉象沉细，苔薄白，舌质淡。气阴两虚，血亏不足，风湿乘隙而入，痹阻经脉，延久由痹转痿。拟方：

生黄芪 18 g　全当归 12 g　炒赤白芍各6 g　制首乌 15 g　仙鹤草 30 g
川续断 12 g　桑寄生 15 g　豨莶草 20 g　汉防己 15 g　生熟苡仁各15 g
炒怀牛膝 12 g　人参再造丸 1 粒分吞

7 剂

二诊　1985 年 8 月 28 日

右腿髋骨有冷感，乏力，行走欠利，倦怠，但欲寐，足肿已退，口干，舌淡红苔薄，脉沉细稍有力。气血二亏，筋骨失养，仍守前法出入。

生黄芪 20 g　全当归 12 g　制首乌 18 g　潼蒺藜 10 g　鹿角片先9 g
淮山药 15 g　仙灵脾 15 g　仙　茅 12 g　川续断 12 g　桑寄生 18 g
炒怀牛膝 12 g　片姜黄 6 g　络石藤 15 g　鸡血藤 15 g　人参再造丸 1 粒分吞

7 剂

三诊　1985 年 9 月 6 日

膝软乏力，二足底冷，右髋骨略有酸楚，行走不稳，神疲纳呆，口干，寐梦纷扰，血常规检查示贫血已见好转，脉弦细，尺弱，舌质淡红，苔薄。同仁医院骨科检查示第三腰椎横突有压痛点，肌肉劳损，并建议作肌电图检查。拟方：

制首乌 20 g	仙　茅 12 g	仙灵脾 15 g	炒知母 9 g	炒怀牛膝 15 g
忍冬藤 15 g	潼白蒺藜[各] 10 g	生黄芪 15 g	全当归 10 g	麦门冬 12 g
瓜蒌皮 10 g	络石藤 15 g	千年健 12 g		

7 剂

四诊 1985 年 9 月 23 日

咽痒口干得瘥，左足底冷感亦减，膝软乏力，行走不稳，右髋骨稍有酸楚，脉弦小尺弱，舌质红，薄腻苔渐化。腰肌劳损，症属顽固，再拟调补气血，益肾通络。

生黄芪 15 g	全当归 12 g	炒川芎 9 g	炒赤白芍[各] 6 g	制首乌 18 g
枸杞子 10 g	仙　茅 12 g	仙灵脾 15 g	炒杜仲 15 g	川续断 12 g
鸡血藤 18 g	络石藤 15 g	炒怀牛膝 15 g	[1]健步虎潜丸[分吞] 9 g	

10 剂

五诊 1985 年 10 月 18 日

素有腰肌劳损，步履欠稳，腰髋酸楚且冷以右侧为甚，腿膝冷而酸楚则左侧为著，两足底冷，均属下虚且寒之象；但之前口咽干燥，近则舌尖碎痛，牙龈微胀，口微渴，此乃上热之征，脉象寸关弦细，苔薄白，舌边暗红。上热下寒，虚中夹实，证见矛盾，治亦棘手，拟方：

厚肉桂[后入] 1.5 g	小川连 2 g	京元参 9 g	炙生地 12 g	潼木通 4.5 g
生草梢 3 g	淡竹叶 6 g	炒杜仲 12 g	桑寄生 15 g	川续断 12 g
紫丹参 18 g	炒赤芍 12 g	泽兰叶 12 g		

10 剂

六诊 1985 年 11 月 13 日

右腿足乏力，外侧酸楚，行动时更甚，足底冷感得减，腰酸楚。体弱虚热上炎已多年，口舌疳疮 3 个，得热饮或吃热辣之品则甚，脉弦细，二尺均弱，舌尖嫩红，苔薄。肾虚则腰腿作酸无力，下寒上热，症情错杂，拟方：

生熟地[各] 6 g	京元参 9 g	制首乌 15 g	黑山栀 9 g	嫩白薇 10 g
炒怀牛膝 12 g	泽兰叶 12 g	干苁蓉 12 g	枸杞子 10 g	炒杜仲 15 g
桑寄生 15 g	炒赤白芍[各] 9 g	甘草梢 3 g	童子益母草 20 g	

10 剂

编者：上热下寒，虚火上炎，前诊予交泰丸本宜之，然患者近日口舌疳疮益甚，故去肉桂之温热，予栀子泻火同时用温润益肾之品祛下寒，并牛膝引火下行。

七诊 1986 年 1 月 8 日

足底冷得减，右腿足乏力，行走软弱，夜间右足胫经常痉挛，口疳时发时止，脉象弦细，二尺弱，舌质红，边尖更甚。阴血不足，肝肾二亏，经脉失养，痿躄根萌，不易速愈。

1　健步虎潜丸：龟胶、鹿角胶、虎胫骨、何首乌、川牛膝、杜仲、锁阳、威灵仙、当归、黄柏、人参、羌活、白芍、熟地、大川附子。功效：舒筋止痛，活血补气，健旺精神。方源：《伤科补要·卷三》。

拟方：

生熟地各10 g　炒黄柏 4.5 g　炒知母 6 g　炙龟板先15 g　炙虎胫骨 12 g
锁　阳 12 g　巴戟天 12 g　赤白芍各12 g　炙甘草 4.5 g　炒怀牛膝 15 g
炒杜仲 15 g　络石藤 15 g　佛手片 10 g

7剂

(3) 胡男，67 岁，痿躄(颈椎病)

一诊　1985年7月3日

1984 年春起，下肢软弱，神疲体倦，但欲寐，面色㿠白，少华，音低，气短，纳食不多，夜间口干，大便干燥，小便正常，脉虚弦细，两尺均弱。今年 6 月 9 日放射科检查示颈椎肥大增生，伴韧带钙化，症属初起，尚不严重。肾主骨，证属气阴两虚，精髓不足，颈骨为之变；肺主气，肾为气之根，肺肾均亏，所以声低气短也。宜调补肺肾，活血和络，拟方：

生晒参另煎冲4.5 g　生黄芪 18 g　全当归 12 g　炒川芎 9 g　炒赤白芍各6 g
紫丹参 15 g　炙地龙 9 g　制熟地 15 g　春砂仁研/后3 g　干苁蓉 12 g
天门冬 10 g　仙　茅 15 g　粉萆薢 12 g

10剂

另：右归丸 300 g，每次 6 g，吞服，每日 2 次。

胞睑不阖

周男，27 岁，胞睑不阖(两目闭合障碍，颅神经损伤)(本案剂量按每钱 3 g 换算)

一诊　1975年6月26日

五年前曾患“右眼视神经萎缩”，二年前在国外被树木压伤腰部，经检查诊为“腰椎压缩性骨折”，去冬起面部肌肉瞤动，头晕且痛，听力减退，记忆力差。今年 2 月以来，二目不能闭合，迎风流泪，言语欠利，咽梗而有吞咽困难，两侧面瘫(面神经麻痹?)，耳鸣，舌颤动，下肢软，行走不稳，夜寐多梦，脉弦小滑，舌苔薄白腻，口干。肾脏先伤，水不涵木，风阳挟痰热上扰清空，头面络脉痹阻，下虚上盛，先拟黄连温胆汤加镇潜活血之品。

炒川连 3 g　朱茯苓 12 g　化橘红 4.5 g　制半夏 9 g　炒枳实 12 g
鲜竹茹 6 g　生石决先30 g　左牡蛎先30 g　嫩钩藤后12 g　络石藤 12 g
光桃仁 12 g　全当归 12 g

7剂

二诊　1975年7月3日

两目仍不能合，余症如前，脉弦小滑，舌质淡红带暗，苔薄腻。恙久根深，难奏速效，再拟清肝镇潜，活血化痰，虫类搜剔。

炒川连 3 g　制半夏 9 g　陈胆星 6 g　朱茯苓 12 g　生石决先30 g

左牡蛎先 60 g　夏枯草 15 g　光桃仁 12 g　杜红花 6 g　苦胆草片分吞 4 片
全蝎粉分吞 1.8 g

7 剂

三诊　1975 年 7 月 10 日

两目已能闭合，头晕痛减，后头项板滞较舒，夜寐好转，但头耳鸣响，流泪，吞咽不利，便艰，舌脉如前。风阳痰热络瘀有渐化之象，症情已得好转，仍守前法出入。

前方去苦胆草片，加礞石滚痰丸包 9 g，炙僵蚕 9 g。7 剂。

四诊　1975 年 7 月 17 日

左耳鸣响已减，夜寐已安，但头顶仍鸣响，口干，尿黄，便通，两耳欠聪，饮水时呛，苔转淡黄腻，脉弦小滑。肾亏风阳易升难潜，痰热中阻，再拟益肾镇潜而化痰热。

制首乌 18 g　枸杞子 9 g　左牡蛎先 30 g　珍珠母先 30 g　灵磁石先 30 g
炒川连 2.4 g　朱茯苓 12 g　化橘红 4.5 g　制半夏 9 g　炙甘草 2.4 g
炒枳实 9 g　淡竹茹 6 g

7 剂

五诊　1975 年 7 月 31 日

诸恙均减，症趋稳定，守前法续方七剂。今摘录神经科医师诊病记录："病情已然有明显好转，头痛消失，饮食正常，饮水已不呛，两眼已能闭合。"诸恙渐平，精神亦佳，惟头耳鸣响虽减未止，脉弦小，苔薄白。痰热渐化，风阳上升之势亦减，再拟滋肾平肝潜阳，培本以治标。

枸杞子 9 g　滁菊花 9 g　大熟地 18 g　淮山药 15 g　山茱萸 9 g
粉丹皮 9 g　煅龙牡各 30 g　灵磁石先 30 g　败龟板先 24 g　净蝉蜕 3 g

7 剂

嘱：药后应续服杞菊地黄丸每日 12 g，分吞，连服 2 月。

编者：本案为伯臾先生以中药治疗颅神经损伤所致面瘫和吞咽困难验案，辨证精准，方药效如桴鼓，值得借鉴。伯臾先生以其肾脏先伤，水不涵木，风阳挟痰热上扰清空，头面络脉痹阻，为下虚上盛，投以黄连温胆汤加重剂镇潜，并加活血、虫类搜剔之品，病延四月，经治二周即获显效，继增滋水涵木之味而收功。

皮　痹

季男，56 岁，皮痹（三叉神经损伤，翼腭凹综合征）（本案剂量按每钱 3 g 换算）

一诊　1975 年 6 月 2 日

左目眶下区连及左上唇板硬作痛，局部麻木，丧失感觉，已经二月余。曾经某医院 X 线摄片诊断：左侧翼腭凹占位性病变可能。首先考虑炎症，其次肿瘤，用抗生素等治疗，未见好转。脉弦小，苔薄腻。肝风挟痰瘀凝阻于上，拟祛风而化痰瘀。

白附子 6 g　全蝎粉分吞 1.2 g　青防风 9 g　炙僵蚕 9 g　全当归 12 g

大川芎 6 g	光桃仁 12 g	杜红花 6 g	广地龙 9 g	石决明先 30 g
				5 剂

二诊　1975 年 6 月 7 日

左目眶下区麻木板硬作痛已较轻减，夜寐欠酣，脉弦小，苔薄白腻。症向好转，仍守前法出入。

前方去石决明，加朱茯苓 12 g，制半夏 9 g。12 剂。

三诊　1975 年 6 月 18 日

左眶下作痛已止，麻木板硬上半已退，有下移之象，脉小滑，苔薄白。风痰瘀有减轻之象，再宗原法出入。

全当归 12 g	光桃仁 12 g	大川芎 6 g	杜红花 9 g	蔓荆子 9 g
制半夏 6 g	白附子 9 g	炙僵蚕 9 g	全蝎粉分吞 1.8 g	广地龙 9 g
				7 剂

四诊　1975 年 6 月 25 日

左目眶下板硬麻木已平，但左唇仍感麻木，脉细滑，苔薄白。仍宗前法加减。

前方去蔓荆子、地龙，加麝香分冲 0.12 g。7 剂。

五诊　1975 年 7 月 2 日

上方麝香未配到，左上唇麻木未消，脉小滑，苔根薄白腻，再守原法。

全当归 12 g	光桃仁 12 g	大川芎 6 g	杜红花 9 g	广地龙 9 g
炙僵蚕 9 g	白附子 9 g	全蝎粉分吞 1.8 g	制蜈蚣 2 条	麝　香分冲 0.12 g
				7 剂

编者： 予麝香以开通经络，活血散结。

六诊　1975 年 7 月 9 日

左下鼻延及左上唇麻木减，无头晕痛，脉弦小，苔薄白。拟方：

全当归 15 g	光桃仁 12 g	大川芎 6 g	杜红花 9 g	广地龙 9 g
炙僵蚕 9 g	白附子 9 g	全蝎粉分吞 1.8 g	制蜈蚣 2 条	制半夏 9 g
炒黄芩 9 g	珍珠母先 30 g			
				7 剂

另：玉枢丹 1.2 g，研末，冷开水调敷局部。

七诊　1975 年 7 月 23 日

加用外敷药后，左上唇及鼻侧麻木好转，苔脉如前，又守方 7 剂继服。倾诊，左面鼻板滞麻木减而未除。症属顽固，丸药缓图。

当归祛瘀片 200 片，每次 5 片，每日 3 次，饭后吞服。

[1] 小金片 3 瓶，每次 2 片，每日 3 次，饭后吞服。

1　小金片：麝香、木鳖子(去壳去油)、制草乌、枫香脂、乳香(制)、没药(制)、五灵脂(醋炒)、当归(酒炒)、地龙、香墨。功效：散结消肿，化瘀止痛。方源：《外科全生集·小金丹》。

编者：因麝香无货，以小金片（内含麝香）代之。

八诊　1975年8月20日

起病前手术摘除麦粒肿，以后左鼻旁麻木板滞胀痛，下及左唇，经某医院再度检查，示三叉神经有一支损伤。服药以来，胀痛止，麻木亦日见减轻，苔薄白，脉细滑。再予活血化瘀通络。

全当归 9 g　大川芎 6 g　炒赤芍 9 g　光桃仁 9 g　杜红花 6 g
广地龙 6 g　炙乳没各 4.5 g　蔓荆子 9 g　白芥子 9 g

7剂

九诊　1975年9月3日

药后面部麻木有改善，目糊，苔根薄腻，脉细滑。前方参入温通宁神之品。

上方去白芥子，加鹿角片先 9 g，淮小麦 30 g。7剂。

十诊　1975年9月10日

左面唇麻木已平，惟午后过劳稍感不适，苔腻渐化，脉弦小。内风痰瘀渐化，肝肾素亏，再拟调补肝肾以善后。

制首乌 15 g　全当归 12 g　潼白蒺藜各 9 g　炙僵蚕 9 g　淮小麦 30 g
炙甘草 6 g　鹿角片先 9 g　炒川芎 4.5 g　炒党参 9 g　广地龙 6 g

7剂

编者：本案麦粒肿手术致三叉神经损伤，并发生翼腭凹综合征（炎症占位?），西医治疗效罔而求治中医。据其局部板硬疼痛，皮肤麻木不仁，辨为肝风挟痰瘀凝阻，以牵正散、桃红四物汤合方化裁以祛风化痰，活血通络，小金片（麝香）散结消肿，并予玉枢丹研末调敷局部消肿止痛，内服外用并施，终使疑难之症豁然而愈。

肤　痒

向男，65岁，肤痒（荨麻疹）

一诊　1983年3月27日

周身皮肤作痒，春、秋、冬三季为甚，已二十多年，作痒以四肢为甚，曾有肝炎病史，经检查肝功能已正常，但肝区时有胀痛，偶左胸膺作闷，脉弦细，苔薄白。肝脾不和，内湿易生，过敏之质，感风易发痒疹。拟调和肝脾，疏风化湿。

银柴胡 9 g　炒赤白芍各 6 g　潼白蒺藜各 9 g　青防风 9 g　陈乌梅 6 g
生甘草 3 g　白鲜皮 15 g　地肤子 12 g　肥玉竹 12 g　生熟苡仁各 15 g
忍冬藤 10 g　净蝉蜕 4 g

7剂

二诊　1983年11月11日

春、秋、冬常发风疹（按：荨麻疹，俗称风疹块）作痒，遍体均有，发时痒而不痛，未见风团，经检查发现胆囊结石，但无胁痛，脉象弦细，舌质淡，苔薄白带灰。发风疹（荨麻疹）已

20年病史，病久正虚，拟扶正活血润燥法。

生黄芪 20 g　炒赤白芍各 6 g　全当归 12 g　白鲜皮 15 g　青防风 9 g
炙甘草 4 g　乌梅肉 6 g　炒贯众 15 g　川桂枝 4.5 g　肥玉竹 15 g
嫩黄精 18 g　紫　草 15 g

7剂

肢　冷

迟女，60岁，肢冷/脘腹冷

一诊　1986年10月25日

两年来秋冬季肩、膝关节冷痛，脘腹有冷感，精神倦怠，腰酸，便艰，三日一次，脉弦细迟，舌质淡红，中有薄苔。脾肾阳虚，《内经》谓阳虚则恶寒，寒入关节则痛。拟方：

炒党参 9 g　淮山药 12 g　炮姜炭 4.5 g　广木香 6 g　春砂仁后下 3 g
广陈皮 6 g　川桂枝 6 g　炒赤白芍各 6 g　炙甘草 3 g　青防风 9 g
络石藤 15 g　鸡血藤 15 g　郁李仁 10 g　火麻仁打 10 g

7剂

二诊　1986年11月2日

肩、膝冷痛已除，下腹仍有冷感，大便已通顺，倦怠肢软，脘腹胀已舒，脉迟细，苔渐化。拟方：

生黄芪 15 g　青防风 9 g　炒白术 10 g　炒党参 10 g　川桂枝 9 g
炮　姜 5 g　台乌药 10 g　陈艾绒 4.5 g　仙　茅 10 g　巴戟天 12 g
锁　阳 12 g　全当归 12 g　炒杜仲 12 g

7剂

三诊　1986年11月17日

下腹冷大减，两膝、足仍觉冷，左腿板滞，大便已正常，倦怠亦减，纳可，脉迟细，舌淡红，苔化。阳虚气弱，前法出入。

炒党参 12 g　生黄芪 18 g　炒白术 10 g　熟附片先 6 g　厚肉桂后 2.4 g
炒杜仲 12 g　云茯苓 12 g　鹿角片先 9 g　全当归 12 g　大川芎 9 g
怀牛膝 12 g　台乌药 9 g

10剂

流　火

杨男，54岁，流火(复发性下肢丹毒)

一诊　1984年6月15日

三年来左足胫流火(即丹毒)屡发，发则红肿热痛，上唇亦有红疹，甚则寒热(畏寒发热)

口干，尿黄，便干，经常口舌碎痛，脉弦滑，舌红，苔薄黄。心肝火旺，湿热下注，拟予清化。

龙胆草片分吞6片　黑山栀10 g　炒黄芩9 g　京赤芍20 g　细生地18 g
潼木通4.5 g　生大黄后4.5 g　怀牛膝12 g　炒黄柏9 g　炒茅术6 g
生苡仁30 g

5剂

另：芙蓉叶100 g，研末，冷粥汤调敷患处。

二诊　1984年6月19日

龙胆草片6片分吞　炒黄柏9 g　黑山栀10 g　炒苍术6 g　京赤芍20 g
怀牛膝12 g　桃仁泥9 g　炒贯众15 g　细生地18 g　地鳖虫6 g
潼木通4.5 g　金银花15 g

10剂

嘱：服10剂后，改服三妙丸，每日12 g，分2次空腹服。

另：芙蓉叶300 g，研末，冷粥汤调敷患处。

足　跟　痛

李女，47岁，足跟痛

一诊　1986年6月27日

足跟痛，膝胫作胀稍肿，甚于午后，病延五年，腰酸痛，寐梦，便艰，数日一行，下腹胀，晨起面胀，眩晕，时(头)痛，脉象细弦，舌质红，苔薄黄。肾阴虚于下，肝阳旺于上，拟滋肾平肝，润肠宽胀。

炙生地15 g　麦门冬12 g　京元参10 g　枸杞子12 g　生首乌15 g
汉防己12 g　潼白蒺藜各10 g　穞豆衣9 g　珍珠母先30 g　厚杜仲15 g
桑寄生15 g　生熟苡仁各15 g　碧玉散包15 g　脾约麻仁丸包12 g

10剂

挫 伤 与 损 腰

(1) 陆男，55岁，胁痛(挫伤)

一诊　1985年3月25日

右胁挫伤刺痛已轻，腹胀较舒，腰背酸痛大减，晨醒胸闷，起后得解，时有头晕耳鸣，口不干，有内脏下垂，脉虚较有力，舌红带暗。气血不能上荣于脑，拟方：

炒党参15 g　生黄芪20 g　炒白术12 g　炒当归10 g　炒川芎10 g
玉桔梗4.5 g　炒白芍18 g　炙甘草4 g　五味子4.5 g　小青皮6 g
炙乳没各4.5 g　潼蒺藜10 g　炒枳壳6 g　参三七片吞3片

10剂

二诊　1985年4月4日

右胁刺痛及腰背酸痛均见减，晨起胸闷亦轻，间有头晕耳鸣，下腹胀渐舒，脉象虚弦，舌红润。仍宗前法增损。

炒党参 15 g　生黄芪 20 g　炒白术 12 g　制首乌 15 g　炒当归 10 g
炒川芎 9 g　炒白芍 15 g　炙甘草 4 g　炒狗脊 15 g　川续断 12 g
玉桔梗 4.5 g　炒枳壳 6 g　潼蒺藜 10 g

10剂

三诊　1985年4月15日

诸恙均减，精神亦佳，迭经补中益气，内脏下垂有逐渐升举之象，腹胀渐平，惟感耳鸣不已，脉虚弦细，舌淡红润。耳属肾窍，前方参入滋肾之剂。

炒党参 15 g　生黄芪 20 g　炒白术 12 g　制首乌 15 g　炒当归 10 g
炒白芍 12 g　淮山药 15 g　嫩黄精 15 g　玉桔梗 4.5 g　炙甘草 4 g
炒枳壳 6 g　潼蒺藜 10 g　[1]耳聋左慈丸分吞 9 g

10剂

四诊　1985年4月29日

腹胀得松，近日齿衄又发，无齿痛龈肿，口不渴，脉虚弦细，舌红润。此乃春夏之交，虚火上炎，再拟养阴益气兼顾。

制首乌 15 g　墨旱莲 12 g　女贞子 9 g　太子参 9 g　淮山药 15 g
炒白术 9 g　云茯苓 9 g　侧柏叶 12 g　茜草根 12 g　桑椹子 12 g
生山楂 12 g　谷麦芽各 15 g　炙升麻 6 g　炒白芍 10 g　耳聋左慈丸分吞 9 g

10剂

(2) 李男，73岁，损腰(腰扭伤)

一诊　1983年1月3日

近半年反复损腰作痛，已第四次因活动不慎扭伤腰部，动则腰痛且胀五日，有痰饮宿疾，喉痒咳痰不爽，虚烦不寐近得好转，纳便如常，舌边红，苔薄质胖，脉象濡缓。目前主要治疗腰痛与喉痒咳痰，宣益肾活血，润肺化痰，佐以宁神，交通心肾。

炒杜仲 12 g　全当归 10 g　紫丹参 15 g　晚蚕沙包 10 g　嫩桑枝 30 g
络石藤 15 g　麦门冬 10 g　南沙参 12 g　竹沥半夏 9 g　木防己 12 g
云茯苓 12 g　生甘草 2 g　北秫米包 24 g　交泰丸 1.5 g睡前吞
珍珠粉 0.6 g、云南白药 0.6 g两味和匀分吞

5剂

另：冰片 15 g，用烧酒 100 ml 浸，药棉浸渍拭腰痛处。

二诊　1983年1月7日

腰部扭伤后，腰痛胀沉重，转侧不利，喉痒咳痰得减，夜寐亦酣，舌淡红胖，脉虚弦小

1　耳聋左慈丸：熟地、山茱萸(炙)、茯苓、山药、牡丹皮、泽泻、磁石、柴胡。蜜丸，每服三钱，淡盐汤送。功效：滋阴清热，益气平肝。方源：《饲鹤亭集方》。

滑。高龄腰部受伤，筋脉失舒，一时不易速愈，再拟益肾活血，舒筋宁神润肺。

炒杜仲 15 g　桑寄生 15 g　补骨脂炒 12 g　全当归 10 g　童子益母草 20 g
川独活 3 g　生熟枣仁各 9 g　炒知母 9 g　炒川芎 9 g　云茯苓 12 g
炙甘草 2 g　北沙参 12 g　大麦冬 9 g　竹沥半夏 9 g　交泰丸 1.5 g睡前吞
珍珠粉 0.3 g、云南白药 0.6 g两味和匀分吞

5 剂

三诊　1983 年 1 月 12 日

咳痰已少，夜寐尚安，左胸得舒，惟腰痛沉重，作胀已松，活动欠利，脉虚弦细，左寸较弱，舌淡红质胖。心肾偏虚，脾有痰湿，腰部损伤已在稳定阶段，仍应注意休养，俾可日渐向愈。

生晒参另煎冲 3 g　生熟枣仁各 9 g　云茯苓 12 g　北沙参 12 g　大麦冬 10 g
竹沥半夏 9 g　补骨脂炒 15 g　炒杜仲 15 g　伸筋草 12 g　络石藤 15 g
川独活 4.5 g　川续断 12 g　桑寄生 15 g　炒知母 6 g　交泰丸 1.5 g睡前吞
参三七粉 1.5 g、珍珠粉 0.3 g两味和匀分吞

5 剂

四诊　1983 年 1 月 18 日

左侧腰痛沉重感已得轻减，痰饮亦稳定，唯昨起咽红干而微痛(前晚吃涮羊肉)，咯痰稠黄，口苦干，脉左部濡滑，右部较大，舌质红胖，苔薄。肾亏内热，相火上升，灼液为痰则稠黄，再拟滋肾清相火而化痰热，佐以舒筋和络。

南沙参 12 g　京元参 10 g　细生地 12 g　炒丹皮 9 g　川象贝各 4.5 g
全瓜蒌切 12 g　云茯苓 10 g　炒枣仁 12 g　炙远志 4.5 g　炒杜仲 12 g
桑寄生 15 g　炒牛膝 12 g　鸡内金 9 g　竹叶心 6 g　交泰丸 1.5 g睡前吞
参三七粉 1.5 g、珍珠粉 0.6 g两味和匀分吞

3 剂

嘱：如药后好转，可续服 3 剂。

五诊　1983 年 1 月 24 日

咽红干痒得平，仍稍有不适，咳痰转稀，腰痛日见轻减，午后略感作胀，口微干，舌质红胖，脉象濡滑。心肾损伤日趋好转，虚热虽减未尽，再拟滋养心肾以培本，清泻和络以治标。

西洋参另煎冲 3 g　京元参 9 g　制首乌 15 g　炒丹皮 9 g　全瓜蒌切 12 g
川象贝各 4.5 g　炒枣仁 12 g　淮山药 12 g　大麦冬 10 g　炒杜仲 15 g
络石藤 15 g　桑寄生 12 g　炒牛膝 12 g　交泰丸 0.9 g睡前吞
参三七粉 1.5 g、珍珠粉 0.3 g两味和匀分吞　藏青果 5 g泡茶饮

5 剂

六诊　1983 年 1 月 29 日

腰痛重胀十去其八，已能转侧，行动亦利，喉痒仅傍晚略有，慢支虽在冬令，痰少不咳如平时，失眠得愈已多日，脉左寸细弱，余部濡滑，舌质红胖。心脏气阴两虚，高龄肾气已亏，痰湿未尽，络脉不和，再拟滋养心肾，化痰和络。

西洋参另煎冲 3 g　太子参 12 g　大麦冬 10 g　炒枣仁 12 g　枸杞子 12 g
干茯蓉 12 g　川象贝各 6 g　瓜蒌皮 12 g　桑叶皮各 9 g　炒川断 12 g
桑寄生 15 g　络石藤 15 g　竹沥半夏 9 g　藏青果泡饮 15 g　交泰丸 0.9 g睡前吞
参三七粉 1.5 g、珍珠粉 0.3 g两味和匀分吞

6 剂

七诊　1983 年 2 月 4 日

腰痛已瘥，傍晚略感酸胀，咽痒日减，咯痰如平时，血压稳定，但后头项稍有隐痛，脉象左寸细弱，左关弦细，余部濡滑，舌红转淡。诸症均得好转，惟心肾气阴两虚，不易骤复，再拟滋养心肾，稍佐平肝清热之品。

西洋参另煎冲 4 g　太子参 12 g　大麦冬 10 g　竹沥半夏 9 g　桑白皮 12 g
净蝉蜕 4 g　炒枣仁 12 g　瓜蒌皮 10 g　云茯苓 10 g　桑寄生 15 g
络石藤 15 g　大白芍 15 g　交泰丸 0.9 g睡前吞　羚羊角粉分吞 0.6 g
参三七粉 1.5 g、珍珠粉 0.3 g两味和匀分吞

5 剂

八诊　1983 年 2 月 8 日

腰痛得愈，咯痰亦少，咽痒又减，后头项板痛已除，寐安，纳佳，二便正常，脉左寸细弱，左尺沉细，余部濡滑，舌红转淡。自觉症状虽均减退，但心肾气阴两伤，心脏失养，肾精不充，肝阳易动，痰浊易生，仍应滋养心肾以培本，略佐平肝化痰。

吉林白参 3 g、　西洋参 3 g二味另煎冲　大麦冬 10 g　瓜蒌皮 12 g　竹沥半夏 9 g
炒枣仁 12 g　炙远志 4.5 g　制首乌 15 g　炒杜仲 12 g　羚羊角粉吞 0.3 g
紫丹参 15 g　生黄芪 12 g　炒当归 10 g　三七粉吞 1.5 g　珍珠粉 0.3 g睡前吞
交泰丸 0.9 g睡前吞

7 剂

八、气血津液病证

厥　　证

(1) 袁女，59 岁，厥证热厥，(肺部感染伴感染性休克，肾上腺皮质功能低下)(本案剂量按每钱 3 g 换算)

一诊　1975 年 8 月 15 日

有肾上腺皮质功能低下、高血压病，因肺部感染入院。初起发热，脘闷呕吐，已历五

日。二日来四肢厥逆，汗多胸闷，曾经昏倒二次，血压下降(70/40 mmHg)，烦热不欲衣被，便秘，口黏干，苔白腻，罩黄而干，脉沉细。暑湿热遏伏，挟滞内阻，心气不足，邪热内陷，此厥逆之属于热者，先拟宣化暑湿，扶正通腑。

生晒参另煎冲 9 g　银柴胡 12 g　炒黄芩 9 g　制半夏 9 g　炒枳实 12 g
炒川连 3 g　制川朴 4.5 g　山茱萸 18 g　全当归 15 g　制川军 9 g
1 剂

编者：本患病发五日，初起发热，四肢厥冷而烦热不欲衣被，便秘，此真热假寒，当属热厥之症。顷诊，表证不显，邪已入里，可考虑为少阳阳明合病，故投大柴胡汤(柴胡、黄芩、半夏、枳实、大黄)，合[1]连朴饮共解暑湿热遏伏。大柴胡汤中无芍药，乃冀急下而不欲缓；仍予人参，并山茱萸、当归，盖本患罹肾上腺皮质功能低下症多年，肾精亏而气血衰，难御邪热内陷而已至精竭气脱，故必兼益气填精以扶正固脱，方可望热清厥回。

二诊　1975 年 8 月 16 日

四肢厥逆转温，汗出亦减，大便解 2 次，干燥，心烦内热口干，脉小滑，苔干腻未化。暑湿热内陷已有外达之机，阳明燥屎尚未尽下，再拟扶正宣泄。

生晒参另煎冲 9 g　全当归 15 g　山茱萸 18 g　银柴胡 12 g　炒枳实 12 g
制川军 9 g　炒川连 3 g　制川朴 4.5 g　炒黄芩 9 g　鲜石菖蒲 9 g
2 剂

三诊　1975 年 8 月 18 日

四肢已温暖，汗出已少，烦热亦减，今日停用升压药，血压稳定在 90/60 mmHg，便软不爽，口干，苔腻白渐化，脉尺小滑。暑湿滞虽化未清，正虚有来复之象，再拟扶正祛邪。

朝鲜白参另煎 9 g　全当归 12 g　炒川连 2.4 g　制川朴 4.5 g　炒黄芩 6 g
鲜石菖蒲 6 g　制南星 6 g　朱茯苓 9 g　广郁金 9 g　焦楂曲各 9 g
2 剂

四诊　1975 年 8 月 22 日

血压稳定，汗多亦止，大便日二次成形，纳食渐增，口干，头晕，苔黄腻化转薄白，脉迟。正虚渐复，湿滞虽化未清，再拟和中化湿滞。

朱茯苓 12 g　广陈皮 6 g　制半夏 9 g　炒枳实 9 g　鲜竹茹 6 g
制川朴 4.5 g　白豆蔻研/后 3 g　生苡仁 24 g　炒川连 1.8 g　焦楂曲各 9 g
朝鲜白参 3 g另煎代茶
3 剂

五诊　1975 年 8 月 25 日

胸闷已舒，今晨大便得解，头晕，寐欠酣，口干，乏力，脉小滑，苔根薄黄，前半已化。痰湿热虽化未清，再拟黄连温胆汤加减。

1　连朴饮：制厚朴、川连(姜汁炒)、石菖蒲、制半夏、香豉(炒)、焦栀、芦根(2∶1∶1∶1∶1∶3∶20)。功效：清热化湿，理气和中。方源：《霍乱论 · 卷下 · 湿热霍乱》。

炒川连 1.8 g	朱茯苓 12 g	化橘红 4.5 g	制半夏 6 g	炒枳实 9 g
鲜竹茹 9 g	朱远志 6 g	炒枣仁 9 g	石菖蒲 6 g	益元散包 15 g

3 剂

六诊　1975 年 8 月 29 日

症情日趋好转。

前方去益元散，加太子参 9 g，淮小麦 30 g。4 剂。

七诊　1975 年 9 月 5 日

夜间偶有胸闷不舒，足胫拘挛发麻，苔薄淡黄，脉濡滑。邪热已清，痰湿郁阻，心（胸）阳失展，再拟桂枝瓜蒌薤白汤加味。

川桂枝 3 g	全瓜蒌切 12 g	薤白头 6 g	朱茯苓 12 g	广陈皮 6 g
制半夏 9 g	紫丹参 12 g	全当归 9 g	鹿角片先 9 g	生山楂 18 g
降　香后 4.5 g				

3 剂

八诊　1975 年 9 月 12 日

药后症情得减，已续方四剂继服。顷诊，左胸闷已舒，寐亦安，纳佳，但面色灰黄，脉沉小涩，苔薄白边带暗。痰湿得化，但病后肾虚血瘀，再拟益肾活血。

仙　茅 18 g	仙灵脾 12 g	炒知柏各 4.5 g	全当归 15 g	云茯苓 15 g
广陈皮 6 g	血余炭 9 g	生蒲黄包 12 g	菟丝饼 15 g	紫丹参 12 g

4 剂

九诊　1975 年 9 月 16 日

已无自觉症状。

带回出院方。前方 7 剂。

臾按：患者因胸闷七日，发热三日，昏倒二次，血压下降（70/40 mmHg），用西药升压药维持血压，中药参附龙牡等未能得效而入院。当时四肢厥逆，汗多，辨证属热厥，用宣化暑湿，扶正通腑，次日即四肢转温，汗少，二日后血压稳定，症情逐渐好转。中医热厥用凉用通，寒厥则用温热。本患初病即用中西同治，但未能获效，乃因中药用温补敛汗，作虚寒厥逆治故也。

(2) 俞女，49 岁，气厥（癔症）

一诊　1979 年 11 月 26 日

有甲状腺手术史及右肺摘除史，体气素亏，47 岁经断。今年 9 月突发枕项板紧，二下肢冰冷，胸闷如压，咽喉阻塞不能言，不能动，约三四分钟恢复，发病时神志清，口角无流涎，手足无抽搐。近三月越发越频，现二三日即发，艰寐面黄，屡服中、西药乏效，脉细，舌质淡红，边有瘀斑。因事忧郁日久，郁则气滞，甚则发厥，书所谓气厥是也，拟[1]逍遥散

1　逍遥散：甘草（微炙赤）半两，当归（去苗，锉，微炒）、茯苓（去皮，白者）、白芍药、白术、柴胡（去苗）各一两。上为粗末，每服二钱，水一大盏，烧生姜一块切破，薄荷少许，同煎至七分，去滓热服，不拘时候。功效：疏肝解郁，养血健脾。方源：《太平惠民和剂局方》。

合[1]甘麦大枣汤法。

银柴胡 9 g　炒白术芍各 9 g　炒当归 9 g　朱茯苓 10 g　炙甘草 6 g
淮小麦 30 g　大红枣 10 枚　沉香粉分吞 1.2 g

3 剂

二诊　1979 年 11 月 29 日

服药后气厥未发，诸恙均减，已思纳食，惟寐艰头昏，足软肉瞤，脉细弦，舌质淡红。气郁得舒，肝阳未平，心神失宁，再拟前法参入平肝安神之品。

前方加制首乌 15 g，柏子仁 10 g，磁朱丸吞 4.5 g。7 剂。

三诊　1979 年 12 月 6 日

气厥愈后未发，惟夜寐时好时坏，头晕胀鸣响，面色萎黄，纳佳，脉濡小，舌淡红。肝气得舒，血气损伤，虚风上扰，再拟调补气血以柔肝息风。

太子参 15 g　炒白术 9 g　云茯苓 10 g　炙甘草 6 g　制首乌 15 g
枸杞子 10 g　全当归 10 g　炒白芍 12 g　灵磁石先 20 g　黑大豆 20 g
淮小麦 30 g　大红枣 10 枚

7 剂

(3) 胡男，57 岁，厥证、头晕(病态窦房结综合征)

一诊　1986 年 7 月 5 日

1979、1980 年二次发生短暂晕厥，阿托品试验及异丙肾上腺素试验结果均为阴性，被诊断为“病态窦房结综合征”。目前时有胸闷，登楼则气促，坐久阅读则胸闷，活动则舒，便烂，脉迟缓结不匀，舌边淡红，苔薄白。心电图示：窦性心动过缓，左室肥大伴劳损，频发短阵室性逸搏节律，不完全性房室分离；超声心动图示左室内径及主动脉内径扩大。劳伤心脏，气血流行缓慢，拟滋养心脏气血以扶正为主。

炒党参 18 g　生黄芪 20 g　炒白术 12 g　炒当归 10 g　炙麻黄 9 g
北细辛 4 g　紫丹参 18 g　炒川芎 10 g　炙甘草 5 g　淮小麦 30 g
炒枣仁 12 g　大红枣 10 枚

7 剂

梅　核　气

薛男，30 岁，梅核气(慢性咽炎)

一诊　1985 年 9 月 10 日

咽喉红、痒、痛，不肿，已 1 年，胸闷，纳食尚可，无咳嗽，脉弦滑，舌质红，苔薄。肾阴不

1　甘麦大枣汤：甘草一两，小麦一升，大枣十枚。上三味，以水六升，煮取三升，温分三服，益补脾气，功效：养心安神，和中缓急。方源：《金匮要略 · 妇人杂病脉证并治第二十二》。

足，肝(虚)火上炎，挟痰气交阻，拟滋阴降火，理气豁痰。

京元参 12 g　大生地 15 g　北沙参 12 g　麦门冬 10 g　生白芍 12 g
嫩射干 9 g　炒知母 9 g　炒黄柏 6 g　生甘草 4.5 g　玉桔梗 4.5 g
蒲公英 24 g　绿萼梅 4.5 g　象贝母 9 g　枇杷叶去毛/包 12 g

7 剂

另：冰硼散 2 瓶，锡类散 2 支，拌和，吹喉，每日 4 次。

编者：对于虚火上炎咽喉之症，伯臾先生认为咽喉亦肾经循行之处，常用知母、黄柏和玄参治疗，以泻少阴虚火而利咽喉。

二诊　1985 年 9 月 17 日

咽痛减，咽痒如前，胸闷较舒，晨起口干黏，有黏痰，舌红，咽喉红而不肿，脉弦细。9 月 7 日耳鼻喉科医院作食道吞钡及胸透，无器质性病变。

大生地 18 g　京玄参 12 g　北沙参 12 g　麦门冬 12 g　嫩射干 9 g
黑山栀 10 g　桑叶皮各 9 g　地骨皮 15 g　炒丹皮 10 g　生甘草 4.5 g
玉桔梗 6 g　浙贝母 10 g　炙僵蚕 9 g　竹叶心 6 g

7 剂

三诊　1985 年 9 月 25 日

咽痒痛均瘥，惟咽喉如物梗塞不舒，口黏，多黏液，所谓梅核气是也，脉弦小滑，舌淡红。体气不足，气郁痰湿上阻，虚火上炎之势已杀，再拟利气豁痰化湿。

潼白蒺藜各 9 g　光杏仁 9 g　生熟苡仁各 15 g　白豆蔻后 3 g　云茯苓 12 g
绿萼梅 4.5 g　制半夏 9 g　嫩射干 9 g　桑叶皮各 9 g　生甘草 3 g
玉桔梗 4.5 g　川朴花 6 g　广郁金 9 g　佛手片 9 g　炙僵蚕 9 g

7 剂

四诊　1985 年 10 月 8 日

咽喉梗塞得减，口腻黏液亦较少，精神稍佳，口干，脉弦小滑，舌质淡红，边有齿印。气阴二虚，虚火渐平，气郁痰湿未清，再拟前法出入。

太子参 10 g　麦门冬 9 g　京元参 10 g　炙生地 12 g　大青叶 10 g
黑山栀 9 g　生熟苡仁各 12 g　白豆蔻研/后 3 g　广郁金 9 g　绿萼梅 4.5 g
合欢花 15 g　炙僵蚕 9 g　清炙枇杷叶 12 g

7 剂

呃　逆

严男，63 岁，呃逆(传染性单核细胞增多症后)(本案剂量按每钱 3 g 换算)

一诊　1977 年 4 月 30 日

4 月 13 日起恶寒高热 T39.8℃，头痛作呕。经外院治疗后寒热退，体温反低至 T36℃以下，中上腹不适，食入即吐，兼吐黄水，仍畏寒咳嗽，于 4 月 26 日因病情加重，来我院急诊。血常规示：白细胞 32.8×10^9/L，中性粒细胞 46%，淋巴细胞 20%，单核细胞 15%，异常淋巴细胞 24%；尿常规示：蛋白(＋＋＋＋)，红细胞(＋＋＋＋)，白细胞 1～3 个/HP。以传染性单核细胞增多症收住院。

经治疗发热已退，频频呃逆，夜间更甚，咽红滤泡作梗，作呕，昨日便软 1 次，尿黄，倦怠脘闷，尿检不正常，肾功能有损伤之象，舌前红干，脉弦小滑。体虚感受时邪，内传脾肾，津液耗伤；胃气上逆则作呕，少阴虚火上炎则咽红。先拟养胃以平呃，清热以达邪。

北沙参 18 g　川石斛先 24 g　肥玉竹 12 g　麦门冬 12 g　制半夏 9 g
柿　蒂 7 枚　鲜竹茹 9 g　代赭石先 18 g　蒲公英 18 g　嫩射干 6 g
银　翘各 12 g

2 剂

二诊　1977 年 5 月 3 日

作呃略减，自觉中脘不舒，口干，泛酸，痰多，咽红，脉弦小，舌边红，苔薄腻。时邪未得外达，痰浊内阻，胃气未降，寒热错杂，虚实互见，姑再祛邪化痰，和中止呃。

炒黄连 3 g　炒吴萸 1.8 g　制半夏 12 g　大青叶 18 g　嫩射干 6 g
南沙参 15 g　银　翘各 12 g　柿　蒂 9 g　炒党参 12 g　代赭石先 15 g
陈胆星 9 g　牛　黄研/分吞 0.6 g

2 剂

三诊　1977 年 5 月 7 日

诉药后作呃已止，咽红亦减，中脘未舒，前方去柿蒂后又续服 2 剂。顷诊，中脘嘈杂，善饥求食，每餐 150 g，口不干，大便正常，咽红不痛，略有泛酸，脉弦细，苔薄白微黄。尿常规示：蛋白(－)，白细胞 1～2 个/HP，红细胞未见；嗜异性凝集反应为 1∶28(5 月 4 日)，1∶14(5 月 6 日)。热毒虽化未清，肝热挟湿中阻，再拟平肝化湿，佐以解毒。

炒吴萸 3 g　炒黄连 1.5 g　煅瓦楞先 24 g　云茯苓 12 g　广陈皮 6 g
制半夏 9 g　京玄参 9 g　草河车 18 g　金银花 12 g　生山楂 15 g

3 剂

四诊　1977 年 5 月 14 日

泛吐酸水已止，咽红亦退，善饥欲食，腰酸，脉弦细，苔薄白。肠胃症状逐渐消失，肾脏损伤也得恢复，再拟和中益肾。

潼白蒺藜各 9 g　云茯苓 12 g　广陈皮 6 g　制半夏 9 g　炒杜仲 12 g
川续断 12 g　桑寄生 12 g　炙龟板 15 g　米仁根 30 g

2 剂

五诊　1977 年 5 月 16 日

诸恙均平，血检、尿检亦均正常，脉濡滑，苔薄。外邪已化，脾肾功能恢复，仍守前法。

出院带回：前方 7 剂。

编者： 呃逆临证可分寒呃、热呃、虚脱呃。寒呃宜温散，寒去而气自舒；热呃宜清降，火静而气自平；虚脱呃则非大补真元，必难镇摄也。本案属热病后呃逆，伯臾先生作热呃治，虑其时邪内传，灼伤津液而胃气失降，少阴之火循经上炎，故予清热平呃，益阴降逆，二剂呃减，四剂而呃平。

水　　肿

(1) 鲍男，71岁，水肿（慢性肾炎，蛋白尿）

一诊　1983年8月4日

有高血压（血压180/100 mmHg）及慢性肾炎史，尿检蛋白（＋＋＋＋），并有少量颗粒管型，心电图示完全性右束支传导阻滞。症见两足浮肿数月，尿频、尿浊量少，左胸时有闷痛，纳少，口干，舌红绛少津，脉细弦。拟方：

制首乌 18 g　京玄参 10 g　大麦冬 10 g　汉防己 12 g　潼蒺藜 10 g
紫丹参 15 g　赤白芍[各] 9 g　生甘草 3 g　生蒲黄[包] 12 g　生牡蛎[先] 24 g
夏枯草 18 g　海　藻 15 g　生谷芽 15 g

5剂

编者：海藻，泄热利水，降压。

(2) 刘男，51岁，水肿（隐匿性肾炎？阳痿）

一诊　1985年10月4日

今年6月起两足胫浮肿，按之凹陷，右足较明显，尿频，淋漓不畅，日间一个半小时一次，无尿痛，起夜二次，阳痿二年，腰部酸楚，目胞微浮，夏季怕热，冬季畏寒，四肢欠温。血压140/95 mmHg，偏高。尿常规：偶见红细胞，有红细胞变形，疑诊隐匿性肾炎？脉虚弦细数，两尺均弱，舌质淡红，有齿印。肾虚泌尿失常，水湿留注于下，过劳心神受伤，拟心肾同调。

炙生地 15 g　淮山药 18 g　山茱萸 6 g　云茯苓 12 g　炒丹皮 10 g
汉防己 15 g　生黄芪 18 g　炒白术 9 g　炒枣仁 15 g　淮小麦 30 g
大麦冬 12 g　枸杞子 10 g

7剂

二诊　1985年10月13日

足胫肿，午后渐甚，目胞微浮，尿频略减，日间二小时一次，较爽利，起夜二次，腰酸楚，脉虚细尺弱，舌质淡红，苔薄白。烦劳过度，心肾受伤，不易骤复，仍宗原意增损。

生熟地[各] 15 g　淮山药 20 g　山茱萸 9 g　云茯苓 12 g　紫丹参 18 g
炒白芍 18 g　生黄芪 30 g　汉防己 15 g　炒白术 12 g　炒枣仁 15 g
柏子仁 10 g　青龙齿[先] 20 g　麦门冬 12 g　生晒参[另煎] 6 g　[1]琥珀片[分吞] 10片

7剂

1　琥珀片：医院自制制剂。

三诊　1985年10月27日

足胫肿退，目胞微浮亦平，腰酸楚暂止，脉数亦平，舌质淡红胖，脉虚小，尺转有力。心肾两伤，已得好转，宗前意出入，巩固疗效。

生晒参另煎 6 g　生黄芪 30 g　汉防己 12 g　炒白术 12 g　淮山药 15 g
生熟地各 15 g　煨益智 9 g　山茱萸 9 g　云茯苓 10 g　枸杞子 12 g
仙　茅 15 g　炒枣仁 15 g　桑寄生 15 g　生山楂 12 g　蛤士膜油另煎炖 5 g
10剂

四诊　1985年11月22日

腰酸楚，尿频，冬令怕冷，近停药足胫肿再现，服药后得退，脉虚弦小，尺弱，舌边红，苔薄。心肾两亏已有好转之象，仍应调补心肾巩固疗效。

生晒参另炖 6 g　大麦冬 12 g　五味子 5 g　生黄芪 30 g　汉防己 12 g
炒白术 12 g　生熟地各 15 g　淮山药 15 g　枸杞子 12 g　炒枣仁 12 g
仙　茅 12 g　仙灵脾 15 g　补骨脂炒 12 g
7剂

(3) 朱女，28岁，风水(急性肾炎)

一诊　1986年5月23日

本月初咽痛咳嗽，鼻塞，颜面浮肿，二足跗凹陷性肿，经尿检示蛋白(＋＋)至(＋＋＋)，白细胞 5～6 个/HP，诊断为急性肾炎。经西药治疗，咽痛咳嗽已止，颜面浮肿减轻，足跗肿未退，纳减，食入脘胀，时有脘痛，大便溏薄量少，腰脊酸楚，神疲乏力，脉沉细，舌质红，苔薄。烦劳过度，肾脏受伤，累及脾胃，运化失职，拟方：

炒白术 10 g　煨木香 6 g　炒川连 2 g　云茯苓 15 g　川朴花 6 g
葎　草 18 g　太子参 10 g　银花炭 12 g　潼白蒺藜各 9 g　米仁根 24 g
红　藤 12 g　焦楂曲各 9 g　谷麦芽各 15 g
4剂

二诊　1986年6月1日

药后食入脘胀、时有脘痛已瘥，大便转实，尿检示蛋白痕迹，白细胞 0～1 个/HP。但仍觉神疲乏力，腰酸肢软，产后 3 月，面色㿠白，脉沉细，舌淡红，苔薄。肾脏虚弱稍得好转，但气血两亏显见。拟方：

潞党参 12 g　全当归 12 g　淮山药 15 g　炒杜仲 15 g　苏芡实 12 g
炒白术 10 g　炒白芍 12 g　潼蒺藜 10 g　米仁根 24 g　佛手片 9 g
生黄芪 15 g　云茯苓 10 g　枸杞子 12 g　葎　草 18 g　谷麦芽各 15 g
7剂

三诊　1986年6月29日

急性肾炎 2 月余，腰酸痛，神疲乏力，间或头晕胀，尿黄有热感，下肢软弱，有时足跗微肿，纳食不馨，脉细弦，舌边淡红，苔薄白。拟方：

太子参 12 g　生白术 9 g　云茯苓 15 g　制首乌 15 g　枸杞子 12 g
六一散[包] 15 g　福泽泻 15 g　炒杜仲 12 g　桑寄生 15 g　米仁根 30 g
葎　草 18 g　栀　子 10 g　苏芡实 15 g　白豆蔻[后] 3 g　汉防己 12 g
7 剂

编者： 治疗急性肾炎蛋白尿，通涩并用，常用药物组合：葎草、米仁根、芡实，以清热利湿，泄浊涩精。

(4) 任女，29 岁，水肿(肾病综合征)

一诊　1987 年 6 月 15 日

因尿少、面部浮肿四日，住当地医院治疗，经检查，诊为肾病综合征。顷诊，尿红，面色苍白，面部浮肿已退，时有头晕，略咳，纳食中脘作胀，脉细带数尺弱，舌淡红，苔薄白。脾肾两亏，虚热未平。拟方：

太子参 12 g　炒白术 10 g　淮山药 12 g　云茯苓 15 g　桑白皮 15 g
地骨皮 15 g　葎　草 20 g　冬桑叶 9 g　光杏仁 9 g　炙紫菀 12 g
炒当归 12 g　大白芍 12 g　生苡仁 30 g　炒杜仲 12 g　谷麦芽[各] 15 g
7 剂

二诊　1987 年 6 月 22 日

腰酸头晕，尿红，中脘胀，作呕时吐，面色苍白，略咳，脉细尺弱，舌淡，苔薄。6 月 18 日尿检示：蛋白(＋＋)，红细胞(＋＋＋＋)，白细胞(＋)，颗粒管型 1～2 个/HP。脾肾两虚，运化无权。拟方：

太子参 15 g　炒白术 10 g　云茯苓 15 g　生黄芪 18 g　炒当归 12 g
汉防己 12 g　墨旱莲 15 g　广陈皮 9 g　制半夏 12 g　生　姜 2 片
炒杜仲 12 g　葎　草 20 g　茜草根 15 g　光杏仁 9 g　谷麦芽[各] 15 g
炙紫菀 12 g
5 剂

三诊　1987 年 6 月 27 日

经行六日未净，前三日量多有血块，腹无胀痛，尿红较淡，腰酸头晕得减，中脘胀、作呕时吐亦减，乏力易倦，面色㿠白，脉濡细带数，舌淡红，苔薄。再拟前法参以调经。

陈阿胶[烊冲] 9 g　陈艾叶 4 g　大熟地 15 g　炒当归 12 g　炒白芍 12 g
生黄芪 18 g　太子参 15 g　补骨脂 12 g　炒杜仲 12 g　川续断 12 g
炙紫菀 12 g　款冬花 12 g　葎　草 15 g　米仁根 30 g　制半夏 10 g
7 剂

四诊　1987 年 7 月 4 日

前日体温 37.7℃，四日方退，喉痒咳呛，腰酸暂平，膝软乏力，口干，神疲头晕，脉细弱带数，舌质淡，苔薄。昨夜尿检：蛋白(＋＋＋)，红细胞(＋＋)。肾脏损伤未复，前方增损。

冬桑叶 9 g　滁菊花 9 g　净蝉蜕 4.5 g　光杏仁 9 g　生甘草 3 g

净连翘 10 g　炙紫菀 12 g　粉丹皮 9 g　大小蓟各 15 g　墨旱莲 15 g
葎　草 20 g　大白芍 12 g　炒杜仲 12 g　枇杷叶包 12 g　米仁根 30 g
金樱子 15 g

7 剂

五诊　1987 年 7 月 11 日

尿赤已淡，面色㿠白，喉痒干咳，怕热，头晕乏力，口干，近四日鼻衄三次，色鲜挟块，舌淡红，苔微黄，脉细带数。7 月 7 日尿检：蛋白(＋)，红细胞(＋)，白细胞(＋)，颗粒少许。罹肾脏病二月，干咳一月，咳伤肺络。拟方：

太子参 12 g　北沙参 10 g　麦门冬 9 g　光杏仁 9 g　生甘草 4 g
炙紫菀 12 g　款冬花 12 g　炙百部 12 g　白茅根 30 g　冬瓜子 12 g
茜草根 12 g　生藕节 20 g　炒丹皮 10 g　墨旱莲 15 g　参三七粉 3 g分吞

4 剂

六诊　1987 年 7 月 18 日

鼻衄止已五日，干咳喉痒虽减未已，面色㿠白，头晕已减，纳食稍增，尿赤转淡，神疲乏力，脉象虚细数，舌淡苔薄。7 月 16 日尿检示：蛋白(＋)，白细胞 3～5 个/HP，红细胞 20～25 个/HP。肾亏于下，肺燥于上，治宜兼顾。

太子参 15 g　北沙参 12 g　麦门冬 10 g　生甘草 4 g　桑叶皮各 9 g
光杏仁 9 g　炒杜仲 12 g　炙紫菀 12 g　炙百部 12 g　炙枇杷叶包 12 g
淮山药 15 g　枸杞子 12 g　潼蒺藜 10 g　米仁根 30 g　金樱子 15 g

7 剂

七诊　1987 年 7 月 25 日

经行五日未净，初转小腹坠胀不舒，二天后量多色淡红，今面色萎黄，胸闷欲呕，纳减，便溏，日二次，舌淡红，苔薄白，脉细弱数。肺脾肾均虚，运化无权，气血两亏，气不摄血则经行量多，拟方：

太子参 15 g　炒白术 12 g　制半夏 10 g　广陈皮 6 g　云茯苓 12 g
制香附 9 g　生黄芪 15 g　炒当归 10 g　荆芥炭 9 g　陈艾绒 4.5 g
白豆蔻后 4 g　炒杜仲 12 g　川续断 12 g　菟丝饼 12 g　款冬花 12 g
炙紫菀 12 g

3 剂

又：经止后，服下方。

太子参 15 g　生黄芪 15 g　炒白术 12 g　云茯苓 12 g　制首乌 15 g
枸杞子 10 g　炒当归 10 g　炒杜仲 12 g　补骨脂 12 g　淮山药 15 g
金樱子 15 g　米仁根 30 g　苏芡实 15 g　炙紫菀 12 g　款冬花 12 g

4 剂

八诊　1987 年 8 月 1 日

经净后又患感冒，喉痒干咳，昨日得减，神疲肢软，面色萎黄，脘闷纳呆，进食稍有泛恶，便溏已干，日一次，脉象细弱，苔薄白腻。外邪渐化，脾湿失于和运，拟方：

太子参 12 g　炒白术 12 g　炒枳壳 9 g　制川朴 4.5 g　云茯苓 12 g
姜半夏 10 g　金樱子 15 g　潼白蒺藜各 9 g　制首乌 15 g　炒当归 10 g
枸杞子 10 g　炙紫菀 12 g　款冬花 12 g　米仁根 30 g　白豆蔻研/后 3 g
7 剂

九诊　1987 年 8 月 8 日

干咳虽减未止，脘闷较舒，纳增，食时泛恶已除，面色萎黄，神疲倦怠，口干，舌红润，脉濡细数。今日尿检示：蛋白(++)，白细胞 3～5 个/HP，红细胞 30～50 个/HP。炎夏暑热，弱体难受，肾炎亏虚，蛋白尿更伤气血，拟方：

北沙参 12 g　太子参 10 g　生黄芪 15 g　汉防己 12 g　净蝉蜕 4 g
光杏仁 9 g　炙枇杷叶 12 g　云茯苓 12 g　蛇舌草 20 g　蒲公英 18 g
小蓟草 18 g　炒丹皮 10 g　米仁根 30 g　佛手片 9 g　生谷芽 18 g
7 剂

十诊　1987 年 8 月 15 日

干咳又减，胸闷已舒，纳较增，面黄好转，精神得振，口干亦减，脉濡细数，舌红苔薄。今日尿检示：蛋白(+)，白细胞 1～2 个/HP，红细胞 20～30 个/HP。症情趋向好转，拟方：

生黄芪 15 g　太子参 10 g　北沙参 12 g　汉防己 12 g　桑白皮 12 g
地骨皮 12 g　炒杜仲 12 g　香白薇 10 g　净蝉蜕 4 g　光杏仁 9 g
炙紫菀 12 g　小蓟草 20 g　炒丹皮 10 g　枸杞子 10 g　佛手片 9 g
7 剂

十一诊　1987 年 8 月 22 日

干咳虽减未止，纳增，精神稍佳，脉濡细，舌质淡红，苔薄。今尿检：蛋白(+)，白细胞 0～2 个/HP，红细胞 2～4 个/HP。仍守前法出入。

生黄芪 20 g　太子参 12 g　北沙参 10 g　麦门冬 10 g　桑白皮 15 g
地骨皮 12 g　嫩白薇 12 g　炙枇杷叶 12 g　炙紫菀 12 g　炙百部 12 g
炒杜仲 12 g　枸杞子 12 g　米仁根 30 g
14 剂

汗　　证

徐男，30 岁，汗证(自主神经功能紊乱)

一诊　1983 年 1 月 1 日

四肢冷出汗，午后升火面红，脉弦滑，舌质红。拟方：

白百合 18 g　炒知母 9 g　炙甘草 4 g　淮小麦 30 g　大红枣 7 枚
银柴胡 9 g　地骨皮 12 g　香白薇 12 g　炙鳖甲先 12 g　炒白芍 15 g

全当归 10 g

5 剂

癥　　积

汤男，37 岁，癥块（乙型肝炎，肝硬化脾肿大）

见“医事记实 · 肝胆系疾病 · 胁痛”。

内 伤 发 热

(1) 郭女，41 岁，低热，寒热往来（胆道系统感染）（本案剂量按每钱 3 g 换算）

一诊　1974 年 10 月 23 日

胆囊炎史，已手术治疗，仍常有低热。倾诊，怕冷低热，汗出不畅，大便正常，脉细小，苔薄白。拟调和营卫，佐以清肝。

川桂枝 2.4 g　赤白芍[各] 4.5 g　炙甘草 3 g　银柴胡 9 g　炒条芩 6 g
绵茵陈 15 g　黑山栀 9 g　朱茯苓 9 g　青　蒿 9 g

7 剂

二诊　1974 年 10 月 30 日

寒热汗少，舌净，脉弦小。拟清肝胆调治。

银柴胡 9 g　炒条芩 9 g　制半夏 9 g　大青叶 15 g　绵茵陈 15 g
生山栀 9 g　硝矾丸[分吞] 4.5 g　京赤芍 12 g　光桃仁 9 g　朱茯苓 9 g

7 剂

三诊　1974 年 11 月 6 日

饮食不慎，再发，低热退而复起，面色皖白，脉弦细，苔淡黄。再拟利胆化湿。

银柴胡 9 g　炒黄芩 6 g　大青叶 15 g　金钱草 30 g　威灵仙 9 g
云茯苓 12 g　化橘红 4.5 g　佛手片 4.5 g　硝矾丸[分吞] 4.5 g　谷麦芽[各] 30 g

7 剂

四诊　1974 年 11 月 13 日

低热已退，右胁痛亦瘥，平素有胃下垂病史，中脘作胀隐痛，脉细，苔白。胆腑宜通，下陷宜举，治有矛盾。

太子参 12 g　淮山药 12 g　全当归 9 g　制香附 6 g　春砂仁[研/后] 2.4 g
炙升麻 6 g　银柴胡 9 g　佛手片 4.5 g　威灵仙 12 g　硝矾丸[分吞] 4.5 g

7 剂

五诊　1974 年 11 月 20 日

低热退后未发，肝区已不胀疼，脉细，苔薄白。胆道感染有向愈之象，再拟和中清化。

炒党参 9 g　云茯苓 9 g　化橘红 4.5 g　制半夏 9 g　炒当归 9 g

炒赤芍 9 g　炒黄芩 6 g　炙升麻 6 g　福泽泻 12 g　炒谷麦芽各 12 g

7 剂

六诊　1974 年 11 月 27 日

低热未发，有胃下垂史，劳后腹部坠胀。再拟益气清胆。

炒党参 12 g　银柴胡 12 g　炙升麻 6 g　炙甘草 4.5 g　炒条芩 6 g
金钱草 18 g　仙鹤草 30 g　炒赤白芍各 9 g　硝矾丸分吞 4.5 g

7 剂

七诊　1974 年 12 月 11 日

宿恙得平，四日来感冒，喉痒口干，咳呛，咯痰不爽，舌薄，脉小滑。证属凉燥，拟方：

冬桑叶 9 g　紫苏叶 6 g　光杏仁 9 g　嫩前胡 6 g　生甘草 4.5 g
熟牛蒡 9 g　象贝母 9 g　冬瓜子 12 g

3 剂

编者：《金匮要略·黄疸病脉证并治第十五》记有硝石矾石散治疗“膀胱急，少腹满，身尽黄，额上黑，足下热，其腹胀如水状”，取其清化湿热、消瘀利水之功。此案胆道术后低热缠绵乃胆腑湿热未清，故数诊皆予硝矾丸分吞，以清胆利湿。

(2) 胡男，67 岁，低热，虚人感冒(术后低热，感冒)

一诊　1981 年 11 月 14 日

体气素亏，思虑烦劳过度，心神受伤，神不守舍，夜间艰寐，日间精神疲倦，肺气不足，卫外失固，易患感冒，两足软弱，大便艰燥，时易溏，此乃脾虚消化传导失常之故，脉虚弦而滑，舌质淡红边暗，苔薄。先拟扶正祛邪，安神化湿。

生黄芪 10 g　炒白术 9 g　炒防风 9 g　炒枳壳 9 g　朱茯苓 10 g
汉防己 12 g　紫丹参 15 g　炒枣仁 9 g　炒川芎 6 g　大麦冬 9 g
焦楂曲各 9 g　夜交藤 15 g

1 剂

二诊　1981 年 11 月 15 日

胆囊手术后低热缠绵，右胁无不适，昨投扶正祛邪、安神化湿之剂后，日晡体温 37℃，口不渴，1 h 后体温即 36℃。脉虚弦而滑，尺软弱，舌边淡红，苔薄白。术后气血两亏，营卫失和，属体虚低热。《内经》谓，阳虚则外寒，阴虚则内热。又谓“甘温能除大热”，再拟扶正调和营卫，平衡阴阳，则体温自能恢复正常。

吉林白参另炖 3 g　生黄芪 12 g　全当归 10 g　朱茯苓 10 g　汉防己 12 g
制首乌 12 g　川桂枝 2 g　炒白芍 10 g　瓜蒌皮 10 g　佛手片 6 g
炒枣仁 9 g　焦楂曲各 9 g

2 剂

三诊　1981 年 11 月 16 日

胆囊手术后，体气虚弱未复，昨日下午又感凉邪，鼻塞，微恶寒，无咳嗽，口微干，脉浮滑，舌苔薄白，边红。虚体外感，仿参苏饮加味。

太子参 10 g　带叶苏梗 9 g　荆芥穗 9 g　薄荷叶后 3 g　光杏仁 9 g
象贝母 9 g　冬桑叶 9 g　杭菊花 4.5 g　白豆蔻研/后 3 g　苍耳子 9 g

1 剂

四诊　1981 年 11 月 17 日

鼻塞已减，略咳，口微干，恶寒有汗，昨日下午体温稍高（37.5℃），今晨已降至36℃，纳食尚可，睡眠如前，脉象弦滑较和，舌边红，苔薄白。感冒虽解未清，体虚邪恋，仍应扶正祛邪，非扶正不足以祛邪，但纯补有恋邪之弊。易患感冒，必须避免诱发因素，以免反复发作；手术后体虚未复，应节烦劳，少用脑，配合治疗，方可早日恢复健康。

太子参 9 g　苏梗叶各 4.5 g　冬桑叶 9 g　炒白术 6 g　光杏仁 9 g
象贝母 9 g　连翘壳 6 g　白豆蔻研/后 2 g　朱茯苓 10 g　佛手片 6 g
须谷芽 12 g

1 剂

五诊　1981 年 11 月 18 日

鼻塞得宣，恶寒罢，略咳乏痰，外邪渐解，体温尚未恢复正常，纳食正常，二便亦调，脉弦滑，舌边红，苔薄白。体虚邪恋，不易骤解，仍应前法出入，轻宣调治。

太子参 9 g　薄荷叶后 3 g　冬桑叶 9 g　嫩前胡 10 g　光杏仁 9 g
嫩射干 6 g　朱茯苓 10 g　瓜蒌皮 10 g　净连翘 6 g　陈辛夷 6 g
广郁金 9 g　须谷芽 12 g　生苡仁 15 g

1 剂

六诊　1981 年 11 月 19 日

昨起咳嗽稍增，不恶寒，饮水则有汗，精神稍倦，脉弦滑转小，苔薄白渐减，鼻塞已宣。感冒之邪渐解，肺气尚未清肃，体弱气虚之质，当肃肺调补。

南沙参 10 g　太子参 10 g　桑叶皮各 6 g　炙紫菀 9 g　炙百部 9 g
光杏仁 9 g　朱茯苓 10 g　炒当归 9 g　瓜蒌皮 10 g　清炙枇杷叶包 9 g
嫩黄精 12 g　须谷芽 12 g

2 剂

七诊　1981 年 11 月 21 日

感冒之邪已解，鼻塞宣，无咳嗽，体温恢复正常，夜寐二便均安，纳食亦增，脉虚滑，舌边淡红，苔薄。外邪虽解，体虚未复，心肺气弱，卫外不固，所以易患感冒，亟拟滋养心肺之气而调营卫。

吉林白参另炖 3 g　制首乌 12 g　朱茯苓 10 g　须谷芽 12 g　生黄芪 10 g
炒当归 9 g　佛手片 6 g　淮小麦 20 g　炒白术 6 g　炒白芍 9 g川桂枝1 g拌炒
炒枣仁 9 g　绿萼梅 3 g

2 剂

八诊　1981年11月23日

投扶正调和营卫之剂，尚觉舒适，昨日午时略感兴奋，纳食二便均正常，脉虚滑转缓，舌边红，苔薄，夜间口稍干。虚体烦劳，未得休息，阴阳失调，阳冒则兴奋，气虚则倦怠，再拟前法出入。

吉林白参另炖 4.5 g　生黄芪 12 g　蜜水炒白术 4.5 g　煅龙骨先 20 g　紫丹参 12 g
炒白芍 12 g桂枝0.6 g拌炒　炒当归 10 g　朱茯苓 10 g　炒枣仁 10 g　炒知母 4.5 g
桑叶皮各 4.5 g　炙紫菀 10 g

2剂

(3) 王男，65岁，发热(午后低热)

一诊　1982年4月5日

有低热病史，劳则复发，于下午2时至5时热升，五心烦热，头胀，倦怠，甚则头、颈、手足心汗出，上周六起又发，纳呆，脘腹胀，大便尚通，尿有臭味，夜寐不酣，舌苔淡黄腻中灰，口干黏，脉象弦滑。操劳过度，心脾肾均伤，湿热滞内阻，肠胃消化失常，本虽虚而标则实。今拟和中清热而化湿滞。

光杏仁 9 g　生熟苡仁各 15 g　白豆蔻研/后 3 g　银柴胡 9 g　炒黄芩 9 g
云茯苓 15 g　炒枳实 10 g　黑山栀 10 g　制半夏 9 g　焦楂曲各 10 g
飞滑石包 20 g　炒枣仁 12 g　炙远志 6 g　制川朴 4.5 g

1剂

二诊　1982年4月7日

昨日下午2时至5时低热上升，达37.3℃，颧红升火，五心烦热，不恶寒，额微汗，头胀倦怠，夜寐欠佳，纳呆腹胀略减，口干黏，症情与之前发病时雷同，苔淡黄腻带灰未化，脉弦滑带数。阴伤日久，累及气分，阴虚则生热，脾有蕴湿，外感之邪已化，今作内伤治。

银柴胡 10 g　炒知母 12 g　地骨皮 15 g　制首乌 15 g　北沙参 15 g
麦门冬 12 g　青　蒿 9 g　炒丹皮 10 g　云茯苓 12 g　生熟苡仁各 12 g
焦楂曲各 10 g　生晒参另煎 4.5 g　白豆蔻研/后 4 g

1剂

三诊　1982年4月8日

昨投益气滋阴化湿而退虚热之剂，下午低热较减(37℃)，自觉症状如昨，但夜寐较佳，纳后腹胀得减，脉虚弦细尺弱，舌苔淡黄带灰，前半略化，舌边红，中有裂纹。内热脾湿不易骤化，气阴两虚日久，仍守昨法，更进一筹，再观动静。

生晒参另炖 8 g　生熟地各 6 g　山茱萸 10 g　煅牡蛎先 30 g　淮山药 15 g
云茯苓 12 g　炒丹皮 10 g　川石斛先 24 g　银柴胡 10 g　炒知母 12 g
地骨皮 15 g　生熟苡仁各 15 g　焦楂曲各 10 g　春砂仁研/后 2 g

1剂

四诊 1982年4月9日

昨日午后低热依然，午睡不佳，自谓清晨走廊散步，稍感风邪，鼻微塞，曾打喷嚏，头胀，夜寐尚佳，纳食二便如前，脉虚弦尺弱，舌苔灰黄腻稍化，舌边红。体气虚弱已久，易感外邪，而内热蕴湿未清，再拟保阴清热化湿，略佐祛风之品。

冬桑叶 9 g　白菊花 9 g　光杏仁 9 g　北沙参 12 g　制首乌 15 g
银柴胡 10 g　青　蒿 9 g　炒知母 12 g　地骨皮 15 g　云茯苓 12 g
白豆蔻[研/后] 3 g　炒苡仁 24 g　炒枣仁 12 g　淮小麦 30 g

1剂

另：琥珀粉 2.1 g（装 7 粒胶囊），午睡前服 3 粒，夜寐前服 4 粒；珍珠粉 0.3 g（装 1 粒胶囊），夜寐前服用。服 3 日。

五诊 1982年4月10日

午后低热如昨，热升则心烦，头晕胀，倦怠，唯夜寐、纳食尚佳，脉象虚弦尺弱，苔灰黄腻较化，舌边红。根据病史，近几年夏令每发低热，缠绵至秋后方解，无恶寒，亦无盗汗，肝区略感不适。阴虚及气，内热与湿交阻，黏腻难化，是故低热不能骤退也，再拟益阴清热化湿法。

北沙参 12 g　川石斛[先] 18 g　大麦冬 12 g　制首乌 15 g　黑山栀 10 g
绵茵陈 15 g　云茯苓 12 g　银柴胡 9 g　香白薇 12 g　地骨皮 15 g
飞滑石[包] 15 g　焦楂曲[各] 10 g　佛手片 9 g

1剂

另：西洋参粉 1.5 g，开水泡饮。

(4) 汪女，37岁，五心烦热

一诊 1983年5月2日

阅读过度，心脑受伤，年届五七，发已苍白，五心烦热，有时心悸慌，头胀时晕，咽喉淡红梗痛，唇燥口干，便艰二日未行，纳食不多，食后则胀，脉细，舌质红。拟滋养心脏，清热润肠。

制首乌 18 g　炒白芍 15 g　京元参 6 g　潼白蒺藜[各] 9 g　大麦冬 9 g
火麻仁[研] 12 g　全当归 9 g　桑椹子 12 g　炒枳壳 9 g　炒枣仁 9 g
炙远志 6 g　地骨皮 12 g　生谷芽 12 g

5剂

二诊 1983年5月9日

五心烦热得减，唇燥口干已平，大便每日得通，食入脘胀渐减，头晕未已，腰酸痛，脉虚细，舌质淡红。再拟调补肝肾，理气和血。

制首乌 18 g　潼白蒺藜[各] 9 g　桑椹子 12 g　云茯苓 10 g　炒杜仲 12 g
川续断 12 g　片姜黄 6 g　紫丹参 15 g　络石藤 12 g　火麻仁[研] 12 g
焦山楂 9 g　嫩钩藤[后] 12 g

7剂

(5) 谢女,67 岁,低热(金黄色葡萄球菌败血症后)

一诊　1986 年 6 月 23 日

今年初(1986 年 2 月 12 日)因鼻腔疖肿引起发热(39.8℃),面部浮肿,引发金黄色葡萄球菌败血症,经激素及抗生素治疗后,得以缓解。此后低热缠绵,脉数,血压偏高。

顷诊,头晕清晨为甚,疲乏午后尤重;午后每有腹胀,嗳、矢则舒;入暮则双耳重听,如物堵之;夜寐盗汗,梦扰,心慌不宁,易紧张烦懊;视力模糊,目涩口干(素有干燥综合征);头胀痛,咳嗽震动则痛甚;膝痛无力,行动不利;纳食欠馨,食入偶胀,便时干时稀。口腔咽拭培养有白假丝酵母菌。舌淡红尚润,苔薄白,脉弦小带滑。高热后脾胃阴伤,筋脉灼伤,邪热耗伤心阴,治拟黄连阿胶鸡子黄汤、羚羊角汤及养胃汤合方化裁。

炒川连 3 g	陈阿胶烊冲 9 g	生白芍 20 g	生甘草 4 g	羚羊角粉分吞 0.6 g
广犀角先 9 g	麦门冬 12 g	淮山药 15 g	制首乌 15 g	原皮西洋参另炖 4 g
川贝母 9 g	炒枣仁 15 g	生谷芽 18 g	珍珠粉分吞 0.6 g	

6 剂

臾按: 此证热重,脾胃阴伤,仅服太子参类不效。膝痛乃属热痹,羚羊角粉乃此证将军之品。病患身热未清,心肾阴亏之寐艰虚烦,酸枣仁汤太轻,必黄连阿胶鸡子黄汤可效。此证总宜清润,燥、热之品不宜;止咳尚可加枇杷叶,暂缓。

二诊　1986 年 6 月 29 日

药后夜寐较安,两下肢作痛得减,头痛已轻,寐汗亦少,大便较通顺,下腹胀满转舒,口干内热较平,咳嗽减少,时或心慌,脉象弦细,舌质淡红,苔薄白,根稍腻。脾胃阴伤好转,心神不宁较安,肝阳化风、内滞经络已得减轻。证势趋向稳定,仍守前意增损。

炒川连 3 g	陈阿胶烊冲 9 g	制首乌 15 g	水牛角先 15 g	羚羊角粉分吞 0.6 g
大白芍 20 g	炙甘草 4 g	炒枣仁 15 g	大麦冬 12 g	西洋参另炖冲 3 g
太子参 12 g	半贝丸包 9 g	佛手片 9 g	合欢皮 15 g	清炙枇杷叶包 12 g
珍珠粉分吞 0.6 g				

6 剂

臾按: 此证苔腻而并无脘闷纳呆,故无碍用药,且合用半贝丸,于证得当。

三诊　1986 年 7 月 5 日

上午精神较佳,耳目较清灵,夜寐较前为安,面色亦得好转,然午后神情疲倦,耳目亦均欠灵,略有琐事即觉情绪紧张,心烦易怒,脉象细弦,两尺较弱,舌质红润,苔薄。此乃因病累伤阴分,久则阴伤及气,阴阳互根,势所必然,再予滋养阴液,稍佐益气,并需怡情释怀,方易奏效。

炒川连 3 g	陈阿胶烊冲 9 g	鸡子黄冲 1 枚	大白芍 20 g	羚羊角粉分吞 0.6 g
炙甘草 4 g	炒丹皮 9 g	制首乌 15 g	半贝丸包 9 g	合欢皮 12 g
绿萼梅 4.5 g	珍珠粉分吞 0.6 g	西洋参另炖冲 4 g	生晒参另炖冲 3 g	

7 剂

臾按: 午后症加,是属气虚,故心烦亦为虚烦,非有内热扰心所致,故此方酌佐益气。

四诊 1986年7月12日

心慌已瘥，偶因早搏时觉心悸。1982年24 h动态心电图发现房早和室早，自觉症状不明显，1984年起有心悸不宁。近日ECG示室早，每分钟1～2次。顷诊，心悸心慌虽减未止，腰脊酸楚，肢软乏力，夜寐较安，时有噩梦，略咳，痰少，右半头额胀痛，时有眩晕，脉细，尺弱，舌质淡红润，苔根薄腻。思烦过度，劳伤心脏，心神亦受累伤，气血流行失和，再拟滋阴益气，养心宁神而调气血。

炙甘草 6 g　炙生地 10 g　陈阿胶烊冲 9 g　西洋参另煎 3 g　生晒参另煎 6 g
炒白芍 15 g　炒枣仁 12 g　云茯神 12 g　炙远志 6 g　淮小麦 30 g
琥珀末分吞 1.5 g　灵磁石先 24 g　半贝丸包 9 g　茶树根 30 g　合欢花 15 g

7剂

五诊 1986年7月19日

昨夜寐较安，夜间早搏偶发，偶有短时心悸慌，自觉内热，头额稍有胀痛，纳便正常，两足萎软乏力，午后两耳如塞，目糊，脉细尺弱，舌质淡红，根薄苔。心脏劳伤已久，不易恢复，心神受损，亦难骤瘥，仍守前法出入。

生晒参另炖代饮 6 g　西洋参另炖代饮 3 g　大麦冬 12 g　五味子 3 g　炙甘草 6 g
炙生地 12 g　陈阿胶烊冲 9 g　炒枣仁 12 g　淮小麦 30 g　桑白皮 12 g
桑寄生 15 g　半贝丸包 9 g　合欢皮 15 g　茶树根 30 g　琥珀末分吞 1.5 g
珍珠粉分吞 0.6 g

7剂

(6) 袁女，38岁，内伤发热(慢性胃炎，贫血)(本案剂量按每钱3 g换算)

一诊 1975年9月18日

有慢性胃炎，贫血史，低热二年半，体温38℃左右，劳后低热稍高，冬季虽减不退，胃脘隐痛，时右少腹作痛，头晕，面黄，腰酸肢疼，关节痛，口干不欲饮，畏寒，苔薄白，脉细小。正虚营卫失和，肝郁气滞，拟调和营卫，疏肝理气。

川桂枝 4.5 g　炒白芍 9 g　炙甘草 4.5 g　生姜片 3 g　大红枣 3枚
炒党参 9 g　炒柴胡 4.5 g　炒枳壳 9 g　炒当归 12 g　台乌药 9 g
地骨皮 15 g

7剂

二诊 1975年10月9日

药后症情有好转之象，床位医师给予患者前方，续服2周。顷诊，低热退清，脘腹痛亦减，稍有泛酸，脉细苔薄。营卫已和，胃虚肝热，再拟清肝和胃。

川桂枝 4.5 g　炒白芍 9 g　炙甘草 3 g　生　姜 3 g　大红枣 3枚 g
煅瓦楞先 18 g　姜川连 1.2 g　炒吴萸 0.9 g　紫丹参 12 g　檀　香 3 g
砂仁壳后 1.8 g　制香附 9 g

7剂

三诊　1975年10月16日

低热退后未发，脘腹痛已止，泛酸亦减，纳增，口干不欲饮。肝热得减，胃虚稍复，但病久血气两亏，再拟扶正而和肝胃。

炒当归 9 g　炙黄芪 12 g　川桂枝 4.5 g　炒白芍 9 g　炙甘草 3 g
煅瓦楞先 18 g　制半夏 9 g　炒川连 1.2 g　炒吴萸 0.9 g　紫丹参 12 g
春砂仁研/后 2.4 g（出院带回方）

10 剂

臾按： 患者 1973 年 4 月起低热，38℃左右，脘腹隐痛，纳减，头晕面黄，形肉消瘦，倦怠无力，腰酸肢痛，经中西药长期治疗，低热始终不退，且胃纳少，因之身体日趋衰弱。今服药一月，竟得病愈出院。本例低热日久不退，属正虚营卫不和，因脉不细数，舌不红绛，且无五心烦热、颧红等症，毫无阴虚低热之象，故用桂枝加人参汤益气而和营卫；继因泛酸参入左金丸、瓦楞子清肝止酸；后以调补气血而和肝胃。经年痼疾短期得以痊愈，可见中医学辨证施治之重要性。

血　证

(1) 冯女，89 岁，便血(上血，慢支继感)(本案剂量按每钱 3 g 换算)

一诊　1975年10月11日

有胃病史及慢性支气管炎病史多年，上腹胀痛复发六日，初起呕吐咖啡样胃内容物，寒热咳嗽，继则黑便，大便隐血(＋＋＋)，咳喘口渴，面黄神倦，体温 38.5℃，脉象细数，舌红苔焦黑。湿热之邪犯肺化热，肺胃阴伤络损，热愈炽则阴愈伤，病势危重，急拟清热生津，凉血止血。

大黄炭 9 g　淡子芩 9 g　川黄连 2.4 g　炙生地 18 g　鲜铁皮石斛先 24 g
麦门冬 9 g　鲜沙参 24 g　生白芍 18 g　炙甘草 4.5 g　三七粉分吞 3 g

2 剂

编者： 本案外感合并黑便(上消化道出血)，虑其邪热灼伤肺胃络脉，急予《金匮》泻心汤清热泻火宁络，用大黄炭则兼止血之功。舌红苔焦黑示体内蕴湿化热，热灼津伤，故参以凉血生津之品。

二诊　1975年10月13日

寒热咳喘均减，已思纳食，昨夜大便一次，已转棕色，右上腹隐痛，口干，舌红，苔焦黑已化，脉细带数。热势已减，阴液耗伤渐缓，出血已有止象，仍守前法。

前方 3 剂，浓煎一汁。

三诊　1975年10月18日

身热退，咳喘平，已思纳食，黑便 3 日得止，昨日大便成形，色转黄，苔焦黑化净，舌转红润，脉弦小，精神较佳，胃痛止，无不适。湿热之邪已清，失血后气阴耗伤尚未完全恢复，再拟益气养阴以善后。

太子参 9 g　北沙参 9 g　麦门冬 9 g　干石斛先 15 g　佛手片 4.5 g

生谷芽 12 g　　枇杷叶[包] 9 g
（浓煎一汁）　　3 剂

(2) 王男，23 岁，尿血（隐匿性肾炎？）

一诊　1985 年 11 月 3 日

三周来发现血尿，无尿频尿急尿痛，右腰酸痛，尿常规检查示：红细胞（＋＋＋），余无异常。经常咽喉红痛，扁桃体不肿，神疲易倦，时有遗精，脉象细，舌边红，苔薄。肾亏血分蕴热，虚火上炎，拟方：

炙生地 15 g　　淮山药 15 g　　炒丹皮 10 g　　京元参 12 g　　大小蓟[各] 18 g
炒蒲黄[包] 12 g　　墨旱莲 15 g　　桑寄生 15 g　　生藕节 20 g　　生甘草 3 g
淡竹叶 6 g　　白茅根 30 g　　生苡仁 20 g
4 剂

二诊　1985 年 11 月 17 日

血尿未减，无尿频尿痛，尿检：红细胞（＋＋＋）。右腰稍酸痛，咽喉红痛不肿，脉象寸关小滑、尺弱，舌边淡红，苔薄。肾脏损伤，络损则血溢，仍守前法出入。

生熟地[各] 10 g　　淮山药 18 g　　京元参 12 g　　太子参 12 g　　大麦冬 10 g
五味子 6 g　　云茯苓 10 g　　炒杜仲 12 g　　桑寄生 15 g　　炒槐花 10 g
侧柏炭 12 g　　墨旱莲 15 g　　藕节炭 20 g
7 剂

三诊　1985 年 12 月 1 日

血尿尿黄时清，症有减轻之象，右腰酸楚暂止，精神稍振，纳食转馨，仍有口干，咽喉红痛，脉细滑尺弱，舌红少苔。肾亏血热稍减，虚火未平，阴伤及气，气不摄血，再拟前法参入益气之品。

北沙参 12 g　　大麦冬 10 g　　京元参 10 g　　太子参 12 g　　皮尾参 3 g[另炖代茶]
淮山药 15 g　　小蓟草 20 g　　炒蒲黄[包] 9 g　　侧柏炭 12 g　　生熟地[各] 10 g
炒丹皮 9 g　　墨旱莲 15 g　　炒槐米 10 g　　藕节炭 20 g
7 剂

四诊　1985 年 12 月 15 日

血尿得减，尿检示红细胞（＋＋），咽喉红痛亦减少，口干，舌红转淡，脉象细弱。阴伤及气，气不摄血，血热未清，再拟滋阴益气，凉血止血。

天门冬 12 g　　生熟地[各] 12 g　　制首乌 18 g　　太子参 15 g　　皮尾参 4.5 g[另炖代茶]
淮山药 18 g　　生黄芪 10 g　　败龟板[先] 15 g　　小蓟草 20 g　　粉丹皮 10 g
炒槐米 12 g　　金樱子 18 g　　煅龙骨[先] 20 g
7 剂

五诊　1986 年 1 月 5 日

溺血三月，烦劳过度则剧，伴腰酸，咽喉红干微痛，有时干咳，调治以来，尿浊渐清，舌边红，苔薄白，脉虚细不数。肺肾两虚，阴损及阳，气不摄血，再拟滋补肺肾，益气摄血。

生熟地[各]15 g　皮尾参[另煎]4.5 g　大天冬 12 g　淮山药 20 g　五味子 6 g
炒丹皮 10 g　阿胶珠 9 g　煅龙骨[先]24 g　墨旱莲 18 g　京元参 12 g
潼蒺藜 12 g　北沙参 12 g　炒槐花 12 g　炒知母 9 g

7 剂

六诊　1986 年 1 月 9 日

尿血渐止，尿浊已清，咽喉仍淡红干痛，舌红，脉濡细。肾阴损伤渐复，气能摄血，虚火上炎未平，不易速愈，治守前法，巩固疗效。

生熟地[各]10 g　京元参 10 g　制首乌 18 g　淮山药 15 g　皮尾参 4.5 g[另炖冲]
天麦冬[各]9 g　金樱子 10 g　煅龙骨[先]20 g　炙龟板 15 g　墨旱莲 15 g
煅牡蛎[先]24 g

7 剂

(3) 沈男，43 岁，齿衄、鼻衄(慢性肝炎)

一诊　1986 年 1 月 12 日

有慢性肝病史，经治疗后，肝功能正常，恢复工作已九年，肝区无胀痛，劳累过度则感倦怠乏力，有胃痛亦已多年，脘胀隐痛，食后亦痛，经常齿衄、鼻衄，口不渴，血常规检查示：血小板 100×10^9/L，舌红润，脉象虚弦细。胃阴脾气受伤，血分不足，而有蕴热，拟养胃健脾，补血清热法。

太子参 15 g　炒白术 12 g　淮山药 20 g　生黄芪 15 g　炒当归 10 g
炒白芍 18 g　炙甘草 4 g　紫丹参 18 g　香白薇 12 g　仙鹤草 20 g
茜草根 12 g　生藕节 20 g　谷麦芽[各]15 g　八月札 15 g　苏罗子 9 g

7 剂

(4) 赵女，16 岁，鼻衄

一诊　1986 年 1 月 19 日

有胃病史。四个月来，鼻衄每月二次，每于月初及月中各一次，色红，一日即止，舌质红，口干，脉象细。气逆血亦向上逆也。

紫丹参 15 g　制香附 9 g　降　香[后]6 g　炒当归 9 g　赤白芍[各]6 g
桑白皮 15 g　炒丹皮 9 g　广郁金 9 g　炒川断 10 g　生藕节 20 g
怀牛膝 12 g　益母草 18 g

7 剂

(5) 陶女，28 岁，齿衄(乙型肝炎)

一诊　1986 年 4 月 13 日

三个月来因食后脘胀，倦怠乏力，经某医院检查拟诊迁延性肝炎。齿衄十年，时轻时剧，龈不肿，局部偏红，似系牙根炎，食后脘胀已舒，仍感疲倦，便艰，日1次。舌质红润，无苔，口黏。劳伤肝脏，兼挟湿热，拟方：

炙生地15 g　北沙参12 g　大麦冬10 g　云茯苓12 g　川楝子9 g
黑山栀10 g　炒丹皮10 g　墨旱莲18 g　女贞子10 g　生白芍15 g
绵茵陈15 g　制川军3 g　佩兰梗10 g　生苡仁24 g

7剂

另：锡类散2支，搽。

二诊　1986年5月11日

上方连续服用二周，药后齿衄渐止，胁无胀痛，倦怠已减，纳佳，但腰背酸楚，左膝酸痛，右膝时发瘀青，停药后大便又艰，舌边红，苔薄，脉弦小。肝血之热得减，肠燥未复，仍守前意调治。

北沙参15 g　大麦冬18 g　大生地18 g　川石斛先18 g　杭白芍15 g
川楝子9 g　绵茵陈15 g　黑山栀9 g　制川军3 g　平地木24 g
生苡仁24 g　墨旱莲18 g　怀牛膝12 g　络石藤15 g　豨莶草15 g

7剂

(6) 万男，67岁，咳血(慢性咽炎，咯血)

一诊　1983年9月29日

有慢性咽炎史，二十年前曾先后患肠结核、肺结核，经治皆已痊愈。近因烦劳过度，咽红作梗，晨起咳痰挟粉红，继转色赤，痰血相混，日约4～5口，已经五日，无胸痛咳嗽，音声清朗，面色华润，纳食、小便正常，大便略艰，口渴咽干，舌边红，苔薄黄少津，脉弦尺较缓。肾阴已亏，厥少虚火上炎，灼伤咽膜，则血液外渗，津伤则口渴咽干。姑拟滋肾阴以平虚火，即壮水之主以制阳光之意，佐以化痰利咽，凉血止血。

京元参12 g　大生地15 g　天麦冬各6 g　川石斛先15 g　生白芍15 g
粉丹皮12 g　墨旱莲15 g　桑叶皮各9 g　地骨皮15 g　嫩射干6 g
川贝母去心6 g　全瓜蒌切12 g　鲜茅芦根各30 g

3剂

另：珠黄散0.3 g，6瓶，每日吹咽3次。

二诊　1983年10月2日

咽红作梗较减，晨起咳痰挟粉红亦减少，今日仅两口，口已不干，大便较爽，舌边红，苔薄黄稍化，脉弦较缓。肾阴亏虚未复，虚火已见减轻，再拟滋肾阴以培本，凉血化痰以治标。

大生地20 g　京元参12 g　桑椹子15 g　天麦冬各6 g　原皮西洋参另煎冲4.5 g
川贝母去心6 g　全瓜蒌切12 g　粉丹皮12 g　墨旱莲18 g　生白芍15 g
嫩白薇12 g　鲜茅根30 g

10剂

如咳痰已不夹血，可去墨旱莲、鲜茅根。

另：珠黄散3瓶，每日吹咽2次。

(7) 周女，59岁，咳血(支扩咯血)

一诊　1985年1月28日

有支气管扩张四年，右胸隐痛，喉痒，干咳，甚则咯血，色紫。近十日复发，经治血止后喉痒干咳未平，脉细小，舌淡红苔薄白。痰瘀郁阻肺络，肺失降肃，拟清肺通络而化痰瘀。

桑叶皮各9 g	光杏仁9 g	旋覆花包9 g	全当归9 g	茜草根15 g
海蛤粉包15 g	炙紫菀10 g	云茯苓10 g	泽兰叶12 g	炙百部12 g
丝瓜络9 g	紫丹参12 g	生白果去壳10粒		

5剂

二诊　1985年2月5日

昨起喉痒干咳得减，右胸痛未发，中脘及右胁下隐痛，脉细小滑，舌淡红，苔薄白。肺脏邪燥得减，脾胃受伤，拟方：

旋覆花包9 g	紫丹参15 g	光杏仁9 g	桑叶皮各9 g	炙紫菀9 g
炙款冬12 g	生甘草3 g	炙百部12 g	云茯苓10 g	黑芝麻10 g
生白果去壳10枚	赤白芍各6 g	佛耳草15 g	佛手片6 g	

7剂

三诊　1985年2月11日

昨夜喉痒剧烈，又咯血三口，色鲜红，此乃咳伤肺络之故，脉细，舌红。干咳肺燥，兼感凉邪，拟方：

南北沙参各5 g	大麦冬10 g	桑叶皮各9 g	甜杏仁9 g	炒荆芥6 g
茜草根15 g	炒阿胶6 g	黑芝麻10 g	川贝粉分吞4.5 g	炙紫菀12 g
枇杷叶包12 g	炙百部12 g	生甘草4 g	天竺子15 g	墨旱莲15 g

5剂

另：[1]十灰散9 g，咯血时吞；或参三七粉1.5 g，吞服。服5日。

四诊　1985年2月26日

夜间咳呛止，胸痛亦减，日间喉痒干咳虽减未已，一周来痰中血丝未尽，舌前红，苔薄，脉细小。燥邪未清，肺伤润肃之令未复，拟方：

北沙参10 g	大麦冬10 g	白百合12 g	制半夏9 g	瓜蒌仁9 g
云茯苓10 g	川贝粉分吞3 g	炙枇杷叶包12 g	炙紫菀12 g	炙百部15 g
炙甘草3 g	佛耳草15 g	甜杏仁9 g		

7剂

1　十灰散：大蓟、小蓟、荷叶、侧柏叶、茅根、茜根、栀子、大黄、牡丹皮、棕榈皮各三钱，各烧灰存性，研极细末，用纸包，碗盖于地一夕，出火毒，用时先将白藕捣汁或萝卜汁磨京墨半碗，调服五钱，食后服下。功效：凉血止血。方源：《十药神书》。

五诊　1985年3月6日

喉痒干咳大减，但夜间卧位及半夜阵咳二三次，偶有右胁痛连中脘，胸痛轻微，时有背脊隐痛，舌红无苔，脉细不数。拟方：

甜杏仁 9 g	北沙参 10 g	麦门冬 10 g	白百合 12 g	云茯苓 10 g
制半夏 6 g	瓜蒌仁 9 g	淮山药 12 g	赤白芍[各]8 g	生甘草 3 g
潼白蒺藜[各]9 g	广玉金 9 g	炙百部 15 g	川贝粉[分吞]3 g	佛耳草 15 g

7剂

六诊　1985年3月15日

夜间阵咳已止，右胁痛连中脘亦瘥，但右胸偶有隐痛，连及背脊，喉痒作咳无痰，一咳即止，似属梅核气，脉虚细，舌红润，中裂纹。仍宗前法增损。

南北沙参[各]5 g	大麦冬 10 g	甜杏仁 9 g	桑叶皮[各]9 g	白百合 10 g
瓜蒌仁 9 g	制半夏 6 g	淮山药 12 g	云茯苓 10 g	川朴花 4.5 g
生甘草 3 g	川贝粉[分吞]3 g	生蒲黄[包]10 g	炒赤白芍[各]8 g	炙紫菀 10 g

7剂

七诊　1985年4月8日

右肺支气管扩张，尚得稳定，偶有胸膺隐痛，阵咳已平，自觉喉中黏痰，作痒，咯吐不爽，得咳则松（此乃体弱，肺阴耗伤，痰气上结，似属梅核气），脉细弱不数，舌红少津。仍拟养肺清肺，利气化痰。

北沙参 12 g	大麦冬 10 g	桑叶皮[各]9 g	绿萼梅 4.5 g	潼白蒺藜[各]9 g
京元参 9 g	川贝粉[吞]3 g	甜杏仁 9 g	瓜蒌皮 9 g	清炙枇杷叶[包]12 g
白百合 9 g	合欢皮 15 g	参三七粉[吞]1.2 g		

10剂

瘿　　病

（1）孙女，29岁，瘿瘤（甲状腺腺瘤）（本案剂量按每钱3 g换算）

一诊　1975年4月23日

甲状腺肿痛，左侧手术已二年余，今年起右侧甲状腺又发，现肿痛，如鸡蛋大，质硬，低热，脉细，舌红。肝阴不足，阴虚阳亢而生内热，挟痰凝结于筋，拟养阴柔肝，软坚化痰。

炙生地 15 g	制首乌 15 g	麦门冬 9 g	粉丹皮 9 g	太子参 12 g
全当归 9 g	左牡蛎[先]30 g	夏枯草 15 g	海带藻[各]15 g	大贝母 12 g
[1]芋艿丸[分吞]12 g				

7剂

1　芋艿丸（一）：真香梗芋艿（洗净，去皮，不见火，切片，晒极干），上磨为末，以开水泛丸。早晚每服三钱，甜酒送下或米汤调下。芋艿丸（二）：鲜芋艿洗净，去皮、切片、晒干，姜黄榨汁（芋艿：姜黄＝5：1），和水适量泛丸。功效：消痰软坚。方源：《古方汇精·卷二疯痰疮毒类》。

后记：前药服后症状减轻，遂由劳保医院按前方予14剂再服，而腺瘤消退。

(2) 沈女，14岁，瘿病（甲状腺功能亢进？）

一诊　1984年9月20日

1984年4月起发现甲状腺肿大，心悸乏力，上半夜不能入寐，纳佳，脉细数，舌红，苔薄。拟养阴软坚消肿法。

炙生地20 g　赤白芍各10 g　炒丹皮12 g　生牡蛎先24 g　夏枯草20 g
海藻带各15 g　大贝母12 g　昆　布15 g　炒枣仁12 g　炒知母9 g
生石决先24 g　紫丹参20 g

12剂

另：夏枯草膏2瓶，依次冲服。

编者：本案有肝热扰心而心悸、不寐，故取石决明凉肝泄热以安心神。

三诊　1984年10月21日

二诊服上方十九剂。顷诊，甲状腺肿大已见减小，但倦怠乏力，仍上半夜不易入寐，健忘，动则心悸气促，纳佳，舌质红润，脉弦细数。肝肾气阴两亏，再拟益气养阴软坚法。

生黄芪30 g　炙生地18 g　制首乌20 g　炒白芍12 g　制香附9 g
夏枯草30 g　淮山药15 g　炒枣仁10 g　炙远志4.5 g　炒白术9 g
陈海藻12 g　夜交藤15 g

14剂

另：夏枯草膏3瓶，每日服2匙。

四诊　1984年12月23日

甲状腺肿大已减，心悸气促亦较轻，脉细稍数，舌红。前法出入。

前方去夏枯草、夜交藤，加昆布12 g，灵磁石先24 g。14剂。

五诊　1985年4月1日

甲状腺肿大虽减未消，心悸气促得平，寐安，健忘，有时乏力，脉细已不数，舌淡红。气阴两虚，再拟调补气阴。

太子参10 g　生黄芪20 g　大生地20 g　赤白芍各9 g　嫩黄精18 g
制首乌15 g　桑寄生18 g　淮山药15 g　炒丹皮10 g　忍冬藤15 g
海藻带各12 g　昆　布15 g　大贝母10 g　炙僵蚕12 g

14剂

另：夏枯草膏4瓶，每日服2匙。

(3) 包女，26岁，瘿病（甲状腺功能亢进）

一诊　1985年2月9日

甲状腺肿大一年半，内热汗出口渴，甲状腺肿大，脉数，舌红苔薄。拟方：

大生地20 g　杭白芍15 g　全当归10 g　紫丹参15 g　生黄芪18 g

太子参 10 g　北沙参 12 g　麦门冬 12　炒丹皮 10 g　炙僵蚕 9 g
夏枯草 20 g　生牡蛎先 30 g　海藻带各 12 g　糯稻根 20 g

7 剂

另：夏枯草膏 5 瓶，每日服 2 匙。

二诊　1985 年 2 月 27 日

内热汗出，服药后渐退(症减)，两目稍凸，口渴，脉数见减，舌质红，苔白已化。仍宗前法出入。

大生地 20 g　大白芍 15 g　京元参 10 g　大麦冬 12 g　北沙参 12 g
炒丹皮 10 g　紫丹参 15 g　生黄芪 18 g　炙僵蚕 10 g　夏枯草 20 g
生牡蛎先 20 g　海藻带各 12 g　青葙子 10 g　谷精珠 10 g

4 剂

嘱：上方配 4 剂，共研细末，水泛为丸，如绿豆大，每日早、晚各 6 g，温水吞服。

另：夏枯草膏 5 瓶，每日服 2 匙。

(4) 周女，12 岁，瘿病(甲状腺肿大)

一诊　1986 年 9 月 10 日

一月来左甲状腺稍肿大，神疲，心悸气短，面色萎黄，舌质红，脉细。学业烦劳过度，肝阳化风灼筋也。拟方：

大生地 15 g　制首乌 15 g　全当归 10 g　杭白芍 15 g　炙甘草 3 g
生黄芪 15 g　夏枯草 18 g　陈海藻 12 g　昆　布 12 g　左牡蛎先 30 g
嫩钩藤 12 g　炒丹皮 9 g

7 剂

虚　　劳

虚劳是以脏腑元气亏损、精血不足为主要病理过程的一类慢性病证的总称，以病势缠绵、诸虚不足为特点。肾系病中慢性肾炎、肾功能衰竭病等常表现为虚劳症象，以脾肾两虚、肺肾两亏或者肾脏阴阳两虚而兼尿毒潴留为特点，并常有各种兼证。伯臾先生治疗此类病患，每于扶正固本同时，通涩并用，以大剂山药、芡实、金樱子、煅龙牡固涩蛋白，予大黄、萆薢、米仁根以及温胆汤等泄浊排毒，防己、猪苓等利水蠲饮，以恢复肺(通调水道)、脾(运化水谷，输布散精)、肾(主水)在人体水液代谢中的正常功能。温脾汤、济生肾气丸、苓桂术甘汤和黄连温胆汤、滋肾通关丸等是其攻补兼施的常用方剂。

(1) 王女，37 岁，虚劳(慢性肾炎，尿毒症)

一诊　1983 年 3 月 27 日

患慢性肾炎多年，渐至尿毒症，症见面黄微肿，头晕骨痛，行走不利，形寒倦怠，上臂时冷，胃中嘈杂，泛酸嗳气，口苦纳呆，便艰，近三月月经失常，间或量多如崩，脉沉细，舌淡苔白。肾病多年，阴阳两伤，尿毒内留，正虚标实，拟扶正排毒，佐以调经。

生晒参[另煎]6 g　生黄芪 15 g　全当归 10 g　熟附片[先]3 g　生大黄[后]6 g
云茯苓 15 g　汉防己 12 g　制香附 9 g　阿胶珠 9 g　墨旱莲 15 g
焦楂曲[各]9 g　济生肾气丸[包]10 g

7 剂

二诊　1983 年 4 月 9 日

经期将临，面黄微肿，神疲乏力，头晕足软，胸闷绵绵，咽喉梗痛，淡红微肿，口黏口干喜冷饮，大便不畅，脉弦小，尺较弱，苔薄白腻。肾脏阴阳两亏，虚火上炎，湿浊内阻，虚实夹实之证，拟攻补兼施。

生晒参[另煎]6 g　炒茅白术[各]6 g　炒黄柏 6 g　生大黄[后]4.5 g　炒枳壳 9 g
生熟地[各]6 g　京元参 9 g　淮山药 15 g　猪茯苓[各]12 g　汉防己 15 g
制半夏 9 g　嫩射干 6 g　焦楂曲[各]9 g

7 剂

三诊　1983 年 4 月 19 日

精神稍振，身痛骨楚得减，口干得减，月经过期未转，小腹作胀，形寒肢冷，面黄虚浮，动则头晕，大便艰，咽微痛，脉沉细尺弱，苔白带灰。肾脏阴阳两亏，仍守前法出入。

生晒参[另煎]6 g　炒茅白术[各]6 g　炒黄柏 6 g　生大黄[后]6 g　生熟地[各]9 g
京元参 9 g　仙　茅 12 g　补骨脂 12 g　淮山药 15 g　猪茯苓[各]12 g
制香附 9 g　炒当归 12 g　泽兰叶 12 g

7 剂

四诊　1983 年 5 月 4 日

经净后 3 日，头胀痛，倦怠欲恶，腹胀便秘，口渴尿少，脉细，舌淡白。肾脏阴阳两伤，尿毒逗留，拟扶正益肾而化尿毒。

仙　茅 15 g　仙灵脾 15 g　菟丝饼 12 g　生晒参[另煎]6 g　制半夏 10 g
生姜片 3 g　代赭石[先]24 g　生大黄[后]4.5 g　炒枳实 10 g　[1]滋肾通关丸[分吞]9 g
猪茯苓[各]15 g　炒贯众 15 g　生熟苡仁[各]15 g

7 剂

五诊　1983 年 5 月 17 日

作恶已止，纳增尿频，经期已届未转，腰背酸楚，大便软，面色苍白无华，脉沉细弱，舌质淡白。尿毒有下泄之象，惟脾肾亏损，气血两虚不易恢复，仍守前法出入。

生晒参[另煎]6 g　仙　茅 15 g　仙灵脾 15 g　土茯苓 24 g　制半夏 9 g
生　姜 3 g　制香附 9 g　全当归 12 g　泽兰叶 12 g　紫丹参 12 g

1　滋肾通关丸：黄柏、知母、肉桂(20∶20∶1)，研为细末。热水为丸，每服 100 丸，空腹白汤送下。功效：清热泻火，滋阴化气。方源：《兰室秘藏·小便淋闭门》。

炒杜仲 15 g　川续断 12 g　枸杞子 10 g　滋肾通关丸分吞 6 g

10 剂

(2) 王男，45 岁，虚劳(慢性肾炎，尿毒症)

一诊　1985 年 7 月 31 日

1982 年 3 月因尿检异常而发现有慢性肾炎，1984、1985 年经过住院治疗后，拟诊慢性肾炎(氮质血症期)。症见神疲易倦，四肢乏力，纳食作呕，近年加重，左腰酸楚，口苦口粘，渴不多饮，小溲清长，起夜 3～4 次，便干不爽，日行 2～3 次。面色晦黄，苔薄白腻，舌边淡红，右边色暗。劳伤肾气，湿浊内蕴。拟方：

熟附片先 6 g　炒茅白术各 9 g　川厚朴 9 g　云茯苓 12 g　生大黄后 4.5 g
制半夏 12 g　新会皮 9 g　白豆蔻后 4 g　生黄芪 18 g　炒当归 12 g
汉防己 15 g　焦楂曲各 12 g　生熟苡仁各 15 g

4 剂

二诊　1985 年 9 月 26 日

近因症情加重被收住于当地医院 40 日，经治疗好转出院，[1] 血液生化检验：血肌酐 610 mmol/L，尿素氮 11.4 mmol/L，二氧化碳结合率 21.1 mmol/L，钾 4.4 mmol/L，钠 136 mmol/L，氯 105 mmol/L，总蛋白 4.47 g/L，白蛋白 2.87 g/L，球蛋白 1.6 g/L。出院诊断：慢性肾炎，尿毒症。刻诉左腰酸楚，面目萎黄虚浮，胃脘时有隐痛(向有胃病史)，寐梦纷扰，自发病以来反复浮肿 3 年余，足胫凹肿，每日口服透析液，便泻水粪夹杂量多，脉弦细尺弱，舌淡润偏暗，苔薄白腻。脾肾损伤，气血大亏，水湿逗留。拟方：

熟附片先 6 g　生白术 20 g　炒白芍 12 g　猪茯苓各 18 g　生姜皮 4.5 g
汉防己 15 g　生黄芪 24 g　炒当归 12 g　仙　茅 15 g　仙灵脾 15 g
枸杞子 12 g　菟丝子 15 g　白豆蔻后 3 g

10 剂

三诊　1985 年 10 月 2 日

患者蛋白尿，尿检示蛋白(＋＋)。蛋白遗漏不止，肾亏难复，虽用益气补肾利尿之剂，终难消退，拟用固涩蛋白之品，于前方参合互用，前方服 2 剂，本方服 1 剂，照此服用 1 个月。

淮山药 30 g　苏芡实 30 g　金樱子 20 g　葎　草 20 g　煅龙骨先 20 g
煅牡蛎先 24 g　粉萆薢 18 g

10 剂

1　血液生化检验：结果均已经换算为现制单位。换算公式：肌酐(Cr)μmol/L＝mg/dl×88.4；尿素氮(BUN)mmol/L＝mg/dl×0.356；二氧化碳结合率(CO_2－CP)mmol/L＝Vol.%×0.449 2；钾(K^+)mmol/L＝mg/dl×0.255 7；钠(Na^+)mmol/L ＝mg/dl×0.435；氯(Cl^-)mmol/L＝mg/dl×0.282 1；总蛋白(TP)g/L＝g/dl×10；白蛋白(A)g/L＝ g/dl×10；球蛋白(G)g/L＝g/dl×10。

(3) 李女，35 岁，虚劳(慢性肾炎)

一诊　1986 年 4 月 27 日

1984 年 10 月经检查被诊断为慢性肾炎，1986 年 1～3 月病情发展，尿蛋白(+++)，红细胞(+++)，交替高低，神疲乏力，头晕腰酸，足跗微肿，近月症状稍减，尿检亦见改善：蛋白(++)，红细胞(++)。但夜寐短，幸纳食尚可，测血压 140～150/90～100 mmHg，脉象濡细，舌淡红，苔薄腻。劳伤肾脏，气血两亏，拟方：

潞党参 15 g	淮山药 15 g	枸杞子 12 g	金樱子 15 g	桑寄生 18 g
生黄芪 18 g	山茱萸 9 g	滁菊花 9 g	米仁根 30 g	紫丹参 18 g
生白术 10 g	炙生地 15 g	粉丹皮 10 g	炒杜仲 15 g	茜草根 15 g

7 剂

二诊　1986 年 5 月 30 日

上方连续服 14 剂，足跗肿退，腰酸减，尿检示蛋白(+)，红细胞 4～6 个/HP，尿检与症状均得改善，但近周头晕目眩，倦怠乏力，夜寐未酣，脉细弦，舌边暗，苔薄白。肾脏劳伤，水不涵木，肝阳上升，兼有血瘀。拟方：

潞党参 15 g	生黄芪 18 g	炒白术 10 g	制首乌 18 g	潼白蒺藜[各] 10 g
紫丹参 18 g	桑寄生 18 g	炒当归 9 g	炒白芍 12 g	淮山药 15 g
枸杞子 12 g	粉丹皮 10 g	炒杜仲 15 g	茜草根 15 g	金樱子 15 g
米仁根 30 g				

7 剂

(4) 曾女，47 岁，虚劳(贫血，子宫切除后)

一诊　1982 年 3 月 31 日

头晕，面浮萎黄，神疲乏力，动则气短，寐短，尿频量少，胸闷如压，纳后脘胀，背恶寒，入夜口干不多饮，心烦，有阵发性心动过速病史，曾有胸痛发作，心电图提示 T 波改变，脉沉迟细，舌质淡红润，苔薄。因崩漏过多，行子宫切除术，因此贫血伤气，心脏失养，本虚而兼标证，治宜重视顾本。

川桂枝 3 g	旋覆梗 9 g	全当归 10 g	制香附 9 g	煅龙牡[各/先] 20 g
炙甘草 3 g	云茯苓 15 g	紫丹参 15 g	仙鹤草 20 g	炒枣仁 10 g
生黄芪 20 g	汉防己 15 g	炒白术 10 g	炒枳实 10 g	

2 剂

二诊　1982 年 4 月 2 日

诸恙均减，脉细弱，舌质淡白，苔薄。用益气通阳镇静法，尚觉合度，仍守原法，而增其剂。

上方改桂枝 4.5 g，当归 15 g，仙鹤草 30 g，生黄芪 24 g，去旋覆梗，加全瓜蒌[切] 12 g。3 剂。

三诊　1982年4月5日

面浮虽减未退，色萎黄，胸闷如压，脘胀减轻，二便均利，脉细，舌质淡红带（稍）暗。肝脾气血大亏，上焦之气失展，再拟理气宽胸，调养肝脾。

旋覆花包 9 g	杜红花 5 g	生香附 9 g	全瓜蒌切 12 g	薤白头 6 g
川桂枝 5 g	生黄芪 20 g	汉防己 15 g	云茯苓 15 g	炒白术 9 g
炒枳壳 9 g	煅龙牡各/先 20 g	炙甘草 3 g	炒枣仁 10 g	

3剂

编者： 虑其肝脾气血大亏，经脉气血凝瘀，着而不行，而致胸膺痞闷如压，故予《金匮》“肝着”名方[1]旋覆花汤下气散结，活血通络，并予苓桂术甘汤、黄芪防己汤益气通阳，健脾利水；桂甘龙牡汤通阳益气，宁心定悸。方中所用桂枝剂量甚小，且是逐诊谨慎增加剂量，究其原因，可能虑其乃崩漏贫血患者，素体阴血亏虚之故，有如《得配本草》所论桂枝禁忌：阴虚血乏，素有血证，外无寒邪，阳气内盛，四者禁用。三诊香附生用，乃虑该患胸闷如压，有谓香附“生则上行胸膈，外达皮肤；熟则下走肝肾，旁彻腰膝”。

四诊　1982年4月7日

夜寐得安，口渴减，胸闷如压亦瘥，便软，面浮虽减未尽退，不任风寒，尿频已减，脉微细，舌淡红润。心阳不足，水湿未尽，再拟真武汤、防己黄芪汤加减。

熟附片先 9 g	炒白术 12 g	猪茯苓各 15 g	炒白芍 12 g	生姜皮 3 g
生黄芪 20 g	防风己各 10 g	瓜蒌皮 12 g	薤白头 6 g	紫丹参 15 g
炒枣仁 10 g	炙甘草 3 g	煅龙牡各/先 20 g		

2剂

五诊　1982年4月9日

恶寒减，面色光亮微浮又减，尿量增多，寐安，便软转干，胸闷如压得除，但左胸稍有隐痛，脉仍微细，舌淡红润。效方再进。

前方改赤白芍各 10 g，全瓜蒌切 12 g，加桃仁打 12 g。7剂。

另：济生肾气丸分吞 12 g，服14日。（煎药服完后，再服本丸）。

(5) 刘女，52岁，虚劳

一诊　1986年5月25日

曾于25～27岁间2次剖腹产，产后气血戕伤，失于调理，多年来经常头昏目眩，视力减退，时有头额痛，时有胸闷、心慌（往有窦性心动过速史），每逢梅雨季节诸证加重疲乏形寒，寐不酣，舌红润，苔薄，脉细带滑。气血两亏，心神受损，拟益气养血而兼调奇经。

1　旋覆花汤：肝着，其人常欲蹈其胸上，先未苦时，但欲饮热，旋覆花汤主之。旋覆花汤方：旋覆花三两，葱十四茎，新绛少许。右三味，以水三升，煮取一升，顿服之。功效：祛瘀活血，理气通络。方源：《金匮要略·五脏风寒积聚病脉证并治第十一》。

太子参 12 g　生　芪 15 g　全当归 10 g　炒白芍 12 g　川桂枝 3 g
炙甘草 3 g　制香附 9 g　淮山药 12 g　潼白蒺藜各 9 g　云茯苓 12 g
明天麻 6 g　炒枣仁 12 g　川续断 12 g　紫石英先 12 g　桑寄生 15 g

7 剂

(6) 余女，19 岁，虚劳(慢性迁延性肝炎)

一诊　1986 年 6 月 29 日

周余前血检示肝功能慢性指标异常，超声波检查肝脾未见异常，被拟诊为慢性迁延性肝炎。顷诊，见身体短小而形瘦，似发育不良，诉肝区无胀痛，纳、便如常，口干，脉象细弦，舌尖红，苔薄黄。先天不足，攻读用脑过度，肝脏损伤。拟方：

制首乌 15 g　炙生地 12 g　川石斛先 15 g　炒白芍 12 g　枸杞子 10 g
川楝子 10 g　淡子芩 9 g　炒丹皮 10 g　六一散包 18 g　生熟苡仁各 15 g
云茯苓 12 g　银柴胡 10 g　绿萼梅 4.5 g

7 剂

二诊　1986 年 7 月 6 日

无自觉症状，纳食二便均正常，精神尚佳，面色萎黄，脉象细弦，舌质红，苔薄黄稍化。肝脏劳伤，湿热蕴阻，阴液受伤，一时不易速愈，再宗前法出入。

银柴胡 10 g　炒黄芩 9 g　云茯苓 10 g　川石斛先 15 g　制首乌 15 g
制黄精 15 g　块滑石包 15 g　绵茵陈 15 g　黑山栀 9 g　川朴花 9 g
佩兰梗 9 g　生熟苡仁各 15 g　生山楂 12 g　白豆蔻后 1.5 g

7 剂

三诊　1986 年 7 月 13 日

口干稍减，面色萎黄略好转，余无所苦，舌苔薄黄前半得化，脉象细弦带数。肝阴损伤，湿热内阻，不易骤化，仍应养肝阴，化湿热。

制首乌 15 g　金石斛先 15 g　制黄精 18 g　北沙参 12 g　银柴胡 10 g
紫丹参 18 g　川楝子 10 g　绵茵陈 15 g　黑山栀 10 g　六一散包 15 g
川朴花 9 g　白豆蔻后 3 g　香白薇 12 g　杜红花 6 g

7 剂

四诊　1986 年 7 月 20 日

口干又减，面色萎黄渐淡，舌红，苔薄黄腻渐化，脉象弦细。肝脏受伤，湿热留恋，阴伤挟湿，治多矛盾，所以迁肝难见速效。拟方：

北沙参 12 g　枸杞子 12 g　麦门冬 10 g　金石斛先 15 g　炒白芍 12 g
炒丹皮 10 g　黑山栀 10 g　香白薇 12 g　川楝子 9 g　生熟苡仁各 15 g
碧玉散包 20 g　绵茵陈 15 g　生山楂 15 g　广郁金 9 g

7 剂

(7) 曹女,32 岁,虚劳/虚人感冒(贫血、感冒)

一诊　1987 年 1 月 10 日

有贫血史,血检示血红蛋白 50 g/L。头晕面色萎黄,夜寐盗汗,经行常超前,甚则达 1 周,少腹略有胀痛,脉虚细滑。劳伤气血两亏,卫外不固,奇经失调,气伤则胀,挟瘀则痛,予益气活血调经法。

太子参 12 g　生黄芪 24 g　全当归 12 g　制香附 9 g　制熟地 15 g
炒白芍 12 g　炒川芎 9 g　明天麻 6 g　炒杜仲 15 g　花龙骨(先) 24 g
浮小麦 20 g　糯稻根 20 g　嫩钩藤(后) 12 g

7 剂

二诊　1987 年 1 月 19 日

鼻塞头胀,咳嗽,咯痰稠厚,已经二月。口咽干,右唇角生疳,脉细滑,舌质淡红,苔薄白。时邪久留于肺,肺气耗伤,拟扶正化痰宣肺。

炒荆芥 10 g　炒防风 9 g　嫩紫菀 12 g　炙款冬 12 g　光杏仁 9 g
云茯苓 10 g　薄橘红 4.5 g　生甘草 4 g　炙百部 12 g　太子参 12 g
生黄芪 15 g　冬瓜子 15 g

7 剂

(8) 徐女,34 岁,虚劳(血虚)(贫血,月经过多)

一诊　1987 年 5 月 4 日

贫血多年,血检示白细胞 4.0×10^{9}/L,血红蛋白 85.8 g/L,红细胞 3.0×10^{12}/L。经行量多,倦怠乏力,面色㿠白,夜寐短多梦,心悸且慌,便艰,3 日 1 次,脉细弱,舌淡红,苔薄。拟益气养血调经。

太子参 12 g　生黄芪 20 g　全当归 12 g　炒白芍 12 g　制熟地 15 g
炒荆芥 10 g　炒黄芩 6 g　补骨脂 12 g　仙鹤草 20 g　大红枣 10 枚
制香附 9 g　醋炒柴胡 6 g　佛手片 9 g　川石斛(先) 12 g

7 剂

二诊　1987 年 5 月 11 日

贫血倦怠乏力,面色无华,动则头晕,心悸,短寐多梦,腰酸痛,甚则少腹胀痛(有输卵管积水史),月经失调量多,便艰,幸纳食尚佳,脉细弱,舌淡红,苔少。气血两亏,不易骤复,下有饮邪停滞,再拟前法增损。

潞党参 15 g　生黄芪 24 g　淮山药 15 g　云茯苓 15 g　熟　地 20 g(砂仁 3 g 拌)
炒当归 12 g　炒白芍 12 g　炒川芎 9 g　炒条芩 6 g　炒荆芥 9 g
制香附 9 g　仙鹤草 24 g　红　枣 10 枚　炒杜仲 12 g　佛手片 9 g
补骨脂 12 g

7 剂

三诊　1987 年 6 月 15 日

据述近检血常规示红细胞 3.3×10^{12}/L,血红蛋白 88 g/L,自觉头晕好转,精神亦较佳,但经行量多,腰酸痛,少腹略胀。仍守原意调治。

潞党参 15 g　炒白术 10 g　生黄芪 20 g　炒当归 12 g　熟　地 15 g砂仁3 g拌
炒白芍 12 g　炒荆芥 9 g　炒条芩 6 g　炒川芎 9 g　炒柴胡 6 g
制香附 9 g　仙鹤草 24 g　红　枣 7 枚　佛手片 9 g　炒杜仲 12 g
10 剂

(9) 郑男,37 岁,虚劳(肾虚)

一诊　1983 年 3 月 19 日

腰酸,肾脏精气两亏,畏寒,四肢不温,精神尚佳,脉细弱,舌淡胖。治拟滋肾精,益肾气。

制熟地 24 g　淮山药 15 g　山茱萸 10 g　云茯苓 10 g　五味子 6 g
枸杞子 12 g　熟附片先4.5 g　仙　茅 12 g　仙灵脾 15 g　炒党参 15 g
炒当归 10 g　炙龟板先12 g　菟丝子 12 g
7 剂

二诊　1983 年 4 月 2 日

腰酸得减,畏寒四肢不温春暖后亦好转,入夜神疲体倦,耳鸣面黄,脉虚软,舌淡胖。肾脏精气久亏,不易骤复,仍守前法出入。

熟附片先6 g　仙　茅 12 g　仙灵脾 15 g　制熟地 24 g　淮山药 15 g
山茱萸 9 g　补骨脂 12 g　甜苁蓉 12 g　五味子 6 g　生黄芪 15 g
炒当归 10 g　缩砂仁研/后2 g
7 剂

九、女科病证

月经不调

痛经

(1) 胡女,41 岁,痛经/头痛(子宫内膜结核后)

一诊　1982 年 10 月 11 日

有子宫内膜结核病史和淋巴结核史,月经量少,经前小腹痛。三年来头部剧痛,时发时止,越发越频,自前额上至巅顶及枕部,伴眩晕,倦怠乏力日渐加重,五心烦热,咽痛,淡红不肿,口微干,纳食尚可,脉虚细,舌边红,苔少。因病气阴两亏,虚风上扰,拟调补气阴,养血息风。

太子参 12 g　炙生熟地[各] 8 g　全当归 10 g　炒白芍 18 g　炙甘草 6 g
制首乌 18 g　生黄芪 12 g　炒丹皮 10 g　炙龟板[先] 15 g　炙鳖甲[先] 15 g
炒川芎 9 g　露蜂房 9 g　羚羊角粉[吞] 0.3 g

7 剂

另：冬虫夏草每日 10 g，炖服。（后注：缺货未服）

二诊　1982 年 10 月 19 日

药后头部剧痛未发，有时隐痛，纳食、二便正常，脉虚细，舌质红，苔薄。仍守前法出入。

太子参 15 g　炙生熟地[各] 10 g　全当归 10 g　生黄芪 15 g　炙甘草 6 g
潼白蒺藜[各] 10 g　紫丹参 15 g　炒丹皮 10 g　炒白芍 18 g　炒川芎 9 g
露蜂房 9 g　炙龟板[先] 15 g　明天麻 6 g　珍珠粉[吞] 0.3 g　羚羊角粉[吞] 0.3 g

7 剂

三诊　1982 年 11 月 22 日

根据函述，服药后头痛得愈，疲劳感消退，但有时头昏胀，或晕。月经量仍少，色黑，经前小腹烧胀感。因曾有子宫内膜结核病史，恐月经量不易增多。近几月始有白带，且越来越多。三年前曾患宫颈糜烂，电灼治疗得瘥，恐有复发之象。带多最伤气血，督带奇脉更伤，延久累及身体健康。目前带多为主要病证，亟应治疗，不能纯用膏方滋补。兹拟带下兼顾头晕昏胀方，先服 7 剂，如服后舒适，证稍见减，可再续服 14 剂。待带下十减七八，望再来信，说明带下或白或黄，稠厚或稀薄，腰部有无酸痛，以及其他情况，方可议膏方调治，治病补正同用。再者，应赴妇产科医院检查，明确诊断，及时治疗。附方于后：

太子参 15 g　大麦冬 10 g　淮山药 20 g　云茯苓 12 g　炙生熟地 8 g[白豆蔻1.8 g研/拌]
佛手片 6 g　大红藤 20 g　潼白蒺藜[各] 12 g　炒白芍 18 g　菟丝子 15 g
炒黄柏 8 g　椿根皮 15 g　煅龙牡[各] 20 g　珍珠粉[吞] 0.3 g

7 剂

(2) 郑女，46 岁，痛经/经期延长(月经失调)

一诊　1985 年 1 月 15 日

痛经二年，经行有紫块，量多，九日方净。顷诊，经转先期六日，腹胀痛剧，脉弦细，舌淡红。拟方：

川桂枝 3 g　制香附 9 g　台乌药 9 g　炒吴萸 3 g　炒赤白芍[各] 6 g
艾绒炭 3 g　炮姜炭 4 g　全当归 12 g　炒川芎 12 g　失笑散[包] 12 g
荔枝梗[炒] 12 g　大麻仁[研] 12 g　炒枳实 9 g

7 剂

编者：桂枝慎用小剂量，欲其温经通脉，又虑其经量多而有阴血匮乏之故也。

(3) 龚女，20 岁，痛经/月经先后无定期(月经失调)

一诊 1985 年 7 月 16 日

有痛经史，经行腹痛，经转先后无定期，今年暑令考试思烦过度，口黏，心悸，艰寐多梦，日前两膝见紫斑瘀青，现已退，脉细带数，舌质淡红，苔薄白。寒入胞宫，血瘀气滞而罹痛经，思烦伤神则心悸不寐。拟方：

制香附 9 g　老苏梗 9 g　艾绒炭 4 g　炒当归 12 g　炒川芎 9 g
炒赤白芍各 6 g　益母草 15 g　紫丹参 15 g　炒延胡 9 g　荔枝核炒/打 12 g
白豆蔻后 3 g　炒苡仁 24 g

7 剂

二诊 1985 年 7 月 23 日

服上药 7 剂后，经转小腹痛已十减七八，腹胀较舒，亦无紫色块，两膝紫斑退后未发，每逢经转烦懊不寐，腰部酸楚，平时俯仰头眩，脉象濡滑，舌质红，薄白苔渐化。寒瘀渐化未清，脾湿亦有化机，肝气未平，再拟调经平肝而理中焦。

制香附 9 g　全当归 10 g　炒赤白芍各 6 g　炒川芎 9 g　潼白蒺藜各 9 g
云茯苓 10 g　炙远志 6 g　白豆蔻后 3 g　炒苡仁 24 g　川续断 12 g
桑寄生 15 g　炒杜仲 12 g　嫩钩藤后 12 g

7 剂

(4) 周女，36 岁，痛经(月经失调，白细胞减少)

一诊 1985 年 10 月 8 日

有痛经史，临经时少腹胀痛，经行量多，有块，五日始净，面色萎黄，神疲乏力，腰膝酸软，头眩欲睡，今年起心悸，心慌时发，纳食不多，大便易溏，患白细胞减少症 6～7 年，血常规检查示白细胞 2×10^9/L～3×10^9/L，服西药效不显。脉沉细弱，舌质淡红，边齿印带暗。气血不足，心脏失养，月经失调，拟调补气血，养心调经。

潞党参 12 g　炒白术 10 g　云茯苓 10 g　炮姜炭 4 g　仙鹤草 30 g
大红枣 7 枚　炒贯众 12 g　制香附 9 g　炒当归 10 g　炒白芍 10 g
炒杜仲 12 g　川续断 12 g　生蒲黄包 10 g

7 剂

(5) 王女，13 岁，室女痛经/倒经

一诊 1986 年 4 月 20 日

今年一月天癸转，少腹痛。之后每月如期而至，经前少腹痛，鼻衄，面色㿠白，发育正常，舌质淡红，苔薄白，脉细。夏令冷饮过多，经血被凝，肝气上逆则患倒经。拟方：

紫丹参 12 g　制香附 9 g　全当归 9 g　炒赤白芍各 6 g　茺蔚子 10 g
艾绒炭 3 g　炒延胡 9 g　川续断 12 g　炒牛膝 10 g　绿萼梅 4.5 g
台乌药 9 g

5 剂

(6) 钟女，21 岁，室女痛经

一诊　1986 年 6 月 27 日

十四岁天癸至，即小腹胀痛，迄今七年，痛经未瘥，腰酸痛，带下色黄，周身肤胀，脉濡细，苔薄白。寒瘀阻于胞宫，湿热下注带脉。拟方：

制香附 9 g　全当归 12 g　炒柴胡 6 g　炒白术 9 g　炒赤白芍^各 6 g
台乌药 9 g　云茯苓 12 g　失笑散^包 12 g　炒延胡 10 g　二妙丸^包 9 g
乌贼骨 15 g　荔枝核^炒/打 12 g　艾绒炭 3 g

10 剂

(7) 宋女，33 岁，痛经

一诊　1986 年 11 月 26 日

有痛经史，经期准，今日经转，少腹胀痛。以往经行三日即净，量多，色鲜或带紫块。经前胸胁部作胀，妇科检查发现子宫后倾，脉濡细，舌净。气滞寒凝交阻，今拟调经理气，活血暖宫。

制香附 9 g　银柴胡 9 g　全当归 10 g　炒赤白芍^各 9 g　益母草 18 g
菟丝饼 12 g　桑寄生 15 g　川续断 12 g　艾绒炭 3 g　荔枝核^炒/打 12 g
生蒲黄^包 12 g　五灵脂^包 6 g　绿萼梅 4.5 g　月季花 2 g

10 剂

臾按：本案痛经，经行量多，虽属气滞寒凝，但微兼热象（经血色鲜），故艾绒炭轻用（无热象者可用至 4.5～6 g），经色黑者尚须加炮姜炭 4.5 g；荔枝核调经止痛，效佳于乌药；月季花用量宜轻。经行前 3 日虽量多，不宜止，淋漓不止达 7～8 日或以上者，或崩漏者，宜止血，可投胶艾四物汤。本案艾叶取其暖宫，非仅止血之用。热证淋漓不止，芩荆四物汤；气滞者逍遥散。调经理气之外，尚须活血。一般气滞用香附，夹湿夹积滞须投越鞠丸，改为汤剂煎服。

(8) 陈女，17 岁，痛经/胃脘痛（月经失调/慢性胃炎？）

一诊　1987 年 7 月 9 日

中脘痛愈后未发，但经期不准，或超前或愆期。经前白带较多，一周方净，经行第一日少腹胀痛颇剧，以后痛减量多，夹有紫块，脉细，苔薄白。寒瘀凝阻胞宫，拟温经散寒，理气化瘀。

制香附 9 g　小茴条 4.5 g　炮姜炭 4 g　陈艾绒 4 g　台乌药 9 g
广木香 6 g　紫丹参 15 g　炒当归 12 g　大川芎 9 g　失笑散^包 9 g
益母草 15 g　桑寄生 15 g　川续断 12 g　乌贼骨 15 g　炒白术 9 g
云茯苓 12 g

7 剂

二诊　1987 年 7 月 17 日

经行已准，经转三日，第二日略有腹痛，但较前大减，经量仍多，脉细，舌红苔少。血热未清，寒瘀已化。拟方。

炒荆芥 10 g　炒当归 10 g　陈阿胶烊冲 9 g　桑寄生 12 g　淡黄芩 9 g
炒白芍 12 g　艾叶炭 3 g　厚杜仲 12 g　大熟地 12 g　贯　众 12 g
川续断 12 g　制香附 9 g

7 剂

三诊　1987 年 7 月 26 日

经净后，喉痒咳嗽一周，咳痰不爽，苔薄脉浮滑，外邪犯肺，肺失清肃。治宜宣肺豁痰，佐以调经。

冬桑叶 9 g　白菊花 6 g　光杏仁 9 g　嫩前胡 12 g　净蝉蜕 4 g
象贝母 9 g　云茯苓 10 g　炒枳壳 9 g　冬瓜子 15 g　瓜蒌皮 10 g
杭白芍 12 g　全当归 9 g　桑寄生 12 g　制香附 9 g

4 剂

编者：本案痛经、量多，辨之属寒瘀凝阻胞宫，仿胶艾四物汤意加香附、乌药等，温经散寒，理气化瘀；因兼素体阴亏血热，继投芩荆四物化裁。经后风邪犯肺，疏风宣肺化痰中仍兼顾理气养血调经。

经行紊乱

(9) 蒋女，19 岁，经漏(月经失调)

一诊　1986 年 1 月 17 日

到沪半年，月经一月两渐，转则腹稍胀痛，量多色红，淋沥七日方净，腰酸楚，头晕心悸，舌红，脉细。症属经漏，拟方：

制香附 9 g　炒当归 9 g　炒白芍 12 g　炒荆芥 9 g　炒条芩 6 g
炒白薇 9 g　炒杜仲 12 g　川续断 12 g　桑寄生 15 g　阿胶珠 9 g
制首乌 15 g　炒贯众 12 g

5 剂

(10) 杨女，35 岁，月经先期(月经失调)

一诊　1985 年 7 月 10 日

四月来经行超前(20 日转)量多色紫有块，小腹作胀，头晕时痛，脘闷欲恶，纳减，口黏干，夜艰寐多梦，脉细滑。拟方：

炒荆芥 9 g　炒条芩 4.5 g　全当归 9 g　炒川芎 9 g　炒柴胡 6 g
云茯苓 12 g　制香附 9 g　潼白蒺藜各 9 g　炒枣仁 10 g　川续断 12 g
白豆蔻后 3 g　佛手片 9 g　琥珀末吞 1.2 g　嫩钩藤后 12 g

7 剂

(11) 黄女，30 岁，经行错乱(月经失调)

一诊　1986 年 12 月 21 日

产后一年，经行错乱，或先或后，转则量多，少腹坠胀，双脚酸楚，夜寐欠酣，口干，脉细，苔薄。产后血气受伤，血虚生热，热则经乱且多，拟荆芥四物汤加味。

炒荆芥 10 g　炒黄芩 9 g　炙生地 15 g　全当归 9 g　大白芍 15 g
炒杜仲 15 g　桑寄生 15 g　川续断 12 g　墨旱莲 15 g　侧柏炭 9 g
制香附 9 g　川楝子 9 g

7 剂

二诊　1986 年 12 月 28 日

经乱未转，腰脊酸胀且痛，小腹坠胀，口干，脉细，苔薄白。仍拟前法调治。

制香附 9 g　潼白蒺藜各 9 g　川楝子 9 g　炒杜仲 15 g　川续断 12 g
炒狗脊 15 g　荔枝核炒 12 g　瓜蒌皮 10 g　炒当归 12 g　炒白芍 12 g
炒枣仁 12 g　绿萼梅 6 g　缩砂仁后 3 g　补中益气丸包 12 g

7 剂

三诊　1987 年 1 月 9 日

经行超前三天而至，第一天量多，色紫有块，少腹坠张，腰脊酸楚，汗多，神疲乏力，昨、今两日量已少，仍有血块，口干，眠欠酣，脉象濡细，舌质红，苔薄白。病起产后恶露过多，气血奇经均已耗伤，延及肝肾，肝郁气滞，挟瘀内阻，再拟理气调经，疏肝解郁，活血化瘀。目前不能补涩，以免留瘀之弊。

银柴胡 10 g　炒荆芥 10 g　炒条芩 9 g　全当归 12 g　炒白芍 12 g
制香附 9 g　川楝子 10 g　益母草 12 g　炒贯众 12 g　炒杜仲 12 g
桑寄生 12 g　川续断 12 g　炒枣仁 12 g　佛手片 9 g

4 剂

四诊　1987 年 1 月 17 日

经净后小腹坠胀已舒，腰酸痛亦止，头晕得减，时有倦怠，脉象细弱，舌质淡，苔薄白。面色㿠白，气血两虚明显，奇经失养，再拟调补气血，滋养奇经。

炒党参 12 g　清炙黄芪 18 g　炒归身 12 g　炒白芍 9 g　云茯苓 10 g
淮山药 15 g　枸杞子 12 g　制熟地 15 g　炒杜仲 12 g　桑寄生 15 g
紫石英先 15 g　巴戟天 12 g　仙鹤草 18 g　鸡血藤 15 g　制香附 9 g

7 剂

五诊　1987 年 1 月 23 日

近日腰脊酸楚，四肢关节略有酸痛，以右侧为甚，夜寐不酣，醒后不易入睡，脉濡细，舌淡红，苔薄白。心肾两虚，气血不足，神不守舍，络有风湿，治拟兼顾。

太子参 15 g　生黄芪 20 g　全当归 12 g　炒防风 10 g　炒桑枝 20 g
忍冬藤 15 g　络石藤 15 g　炒苡仁 24 g　炒枣仁 15 g　云茯神 12 g
炒川芎 9 g　炒知母 4.5 g　炙甘草 4 g　制首乌 18 g　炒杜仲 15 g

10 剂

六诊　1987 年 2 月 3 日

面黄好转，四肢关节酸楚已瘥，两肩微感板滞，腰脊酸楚亦愈，但寐短易醒，脉象细弱，苔薄。产后失调，气血亏耗未复，不能荣养心脏，神不安舍，拟调补气血而养心神。

太子参 15 g　清炙黄芪 18 g　炒白术 9 g　云茯神 12 g　炒枣仁 15 g
炙远志 6 g　广木香 4.5 g　炙甘草 4 g　淮小麦 30 g　大红枣 7 枚
全当归 12 g　制半夏 9 g　北秫米[包] 18 g　制香附 9 g

7 剂

七诊　1987 年 2 月 17 日

经行已准，但经期淋漓九天方净，初起四天色鲜量多，继则色兼紫量少，腹无胀痛，腰脊酸楚，四肢关节游走酸痛，口黏，脉象沉细，苔薄白。脾虚挟湿，游走四肢则痛，血少心神失养则夜寐欠酣，脾虚不能摄血则经行淋漓。拟方：

生黄芪 18 g　川桂枝 3 g　炒白芍 9 g　生　姜 2 片　大红枣 7 枚
太子参 15 g　炒白术 9 g　炒当归 12 g　煨木香 6 g　炙远志 6 g
炒枣仁 15 g　茯苓神[各] 6 g　炒杜仲 12 g　川续断 12 g　白豆蔻[后] 4 g

7 剂

八诊　1987 年 2 月 24 日

经净后旬日，少腹胀痛、拘挛，经行四日方舒，遇风则头痛，夜寐较安，仍有幻梦，腰酸楚已减，关节痛未止，脉象沉细，舌淡红，苔薄白，口干。病起产后失调，气血亏耗，筋脉失荣，再拟前法出入。

制熟地 20 g　全当归 12 g　炒川芎 9 g　炒白芍 12 g　制香附 9 g
茯苓神[各] 6 g　炒枣仁 15 g　炙远志 6 g　琥珀末[夜吞] 2 g　菟丝饼 12 g
炒杜仲 12 g　枸杞子 12 g　台乌药 9 g　巴戟天 12 g　砂　仁[后] 3 g

14 剂

九诊　1987 年 3 月 10 日

月经已准，经行四天，第一天腰酸，小腹稍胀，次日即退，左膝和两足跟作痛，脉濡细，苔薄白。气血不足，筋脉失养，月经已得正常，再拟调治气血而和脉络。

太子参 15 g　炙黄芪 18 g　全当归 12 g　炒白芍 12 g　炒川芎 9 g
制熟地 18 g　炒白术 9 g　茯苓神[各] 6 g　炒杜仲 12 g　川续断 12 g
巴戟天 12 g　春砂仁[研/后] 3 g　炒枣仁 15 g　琥珀末[吞] 2 g　台乌药 9 g

7 剂

(12) 胡女，33 岁，经行量少(月经失调)

一诊　1987 年 8 月 18 日

1986 年 10 月至 1987 年 4 月半年内先后二次人工流产，术后经行量少，平时腰酸痛，胃纳欠馨，脉象细弦，舌边红，苔薄白。刮宫后胞宫受伤，冲任失调，气血不足，拟调理冲任，活血调经。

潼白蒺藜[各] 9 g　全当归 10 g　炒白芍 12 g　太子参 12 g　制香附 9 g
云茯苓 12 g　紫丹参 15 g　益母草 18 g　广郁金 9 g　炒杜仲 12 g

桑寄生 15 g	川续断 12 g	炒丹皮 9 g	绿萼梅 4.5 g

7 剂

二诊　1987 年 8 月 23 日

近来头晕、腰酸减，下肢仍有颤动，胃纳、夜寐均可，苔薄白，脉细。治守前法出入。

前方去孩儿参、绿萼梅，加炒党参 12 g，生黄芪 18 g，仙鹤草 24 g，焦楂曲各 12 g。7 剂。

经闭

妇科名家傅青主曾言，世人以经为血，此千古之误；经水之名者，原以水出于肾，乃癸干之化，故以名之；肾水之生，原不由于心肝脾，而肾水之化，实有关于心肝脾。又云，经之所以闭塞，有似乎血枯，而实非血枯耳；经水先断者，人以为血枯经闭也，谁知是心肝脾之气郁乎！指出，治法必须散心肝脾之郁而大补其肾水，仍（乃）大补其心肝脾之气，则精溢而经水自通矣。伯臾先生治经闭，遵此训而不囿于此训。

(13) 戴女，41 岁，经闭/头痛（闭经）

一诊　1986 年 5 月 4 日

经闭则头胀痛，两膝两足底均痛重，艰寐，倦怠，乏力，脉细缓，舌质淡，苔薄。服药经转，则诸恙皆平。病起于苯中毒后，病久肾督受伤，气滞、血瘀。拟方：

全当归 12 g	炒吴萸 3 g	潼木通 4.5 g	小茴香 6 g	巴戟天 12 g
大川芎 9 g	制香附 9 g	桃仁泥 9 g	杜红花 9 g	土茯苓[1] 30 g
鹿角片先 9 g	仙　茅 15 g	制熟地 20 g	生黄芪 30 g	汉防己 15 g

7 剂

(14) 汤女，36 岁，经闭（闭经）。

一诊　1981 年 4 月 23 日

1981 年起反复经闭，服调经药和注射黄体酮始转。近五月来又闭经，头晕痛，神疲乏力，心悸，寐不酣，无腹痛腹胀及肌肤甲错，脉濡细，舌淡红。宜调补气血，血气充盈则经自转，拟方。

炒党参 15 g	生黄芪 20 g	炒当归 12 g	赤白芍各 6 g	炒白术 10 g
制香附 9 g	仙　茅 12 g	仙灵脾 15 g	巴戟天 13 g	大熟地 20 g砂仁 3 g 拌
炒杜仲 12 g	川续断 12 g	菟丝饼 12 g	月季花 3 g	

7 剂

二诊　1981 年 4 月 30 日

据述药后闭经未转，余无不适。拟方。

炒党参 15 g	生黄芪 20 g	炒当归 12 g	赤白芍各 6 g	大熟地 20 g砂仁 3 g 拌

1　土茯苓：清热解毒，除湿通络。现代报道可解汞中毒。《中草药学》（上海中医学院编，上海人民出版社，1974.1）。

炒川芎 9 g　月季花 3 g　仙　茅 12 g　仙灵脾 15 g　巴戟天 12 g
菟丝子 15 g　制香附 9 g　杜红花 9 g　炒杜仲 12 g　地鳖虫 9 g
7 剂

(15) 潘女,23 岁,经闭(闭经)

一诊　1987 年 5 月 4 日

经闭未转,小腹攻痛已止,鸣响未已,大便已成形,面色㿠白,纳食尚可,脉细,舌红润。气血两亏,月经不转。拟调补气血以行经,参以温化肠中留饮。

生黄芪 20 g　全当归 12 g　炒川芎 9 g　仙鹤草 24 g　小红枣 7 枚
杜红花 9 g　汉防己 12 g　川椒目 6 g　川桂枝 6 g　制香附 9 g
白术芍各 9 g　炒柴胡 6 g　地鳖虫 6 g　补骨脂 12 g　菟丝饼 15 g
7 剂

二诊　1987 年 5 月 22 日

腹鸣已止,面色好转,经闭四月未转,无小腹痛胀,神疲乏力,头晕,过劳则中脘痛,纳可,大便正常,脉虚细,舌淡红润。气血不足,奇经失调,再拟前法出入。

炒党参 15 g　炒白术 12 g　生黄芪 24 g　全当归 15 g　赤白芍各 9 g
炒川芎 9 g　紫丹参 18 g　杜红花 9 g　制香附 9 g　炒柴胡 9 g
炒杜仲 12 g　川续断 12 g　菟丝饼 15 g　补骨脂 12 g　地鳖虫 6 g
仙鹤草 30 g
10 剂

三诊　1987 年 6 月 5 日

闭经五月未转,少腹稍有胀痛,神疲体倦,头晕,腰酸,以前经行量少,三日即净,舌淡红润,少苔,脉象濡细。气血两亏,奇经失调,仍宜调补气血以行经。

生黄芪 24 g　当归尾 12 g　光桃仁 9 g　杜红花 9 g　炒柴胡 9 g
制香附 9 g　补骨脂 12 g　炒党参 15 g　白术芍各 12 g　炒杜仲 12 g
川续断 12 g　地鳖虫 6 g　益母草 20 g　菟丝饼 12 g　仙　茅 12 g
7 剂

四诊　1987 年 6 月 19 日

闭经未转,少腹略有胀痛,头晕心悸,神疲腰酸,平日经行量少,纳可寐佳,舌质红润,脉象濡细。气血不足,奇经失养,宜守前法调补,气血充盈则经自转。

炒党参 15 g　生黄芪 24 g　全当归 12 g　炒白芍 12 g　炒川芎 9 g
杜红花 9 g　枸杞子 12 g　炒白术 12 g　制香附 9 g　炒柴胡 6 g
仙　茅 12 g　仙灵脾 15 g　补骨脂 12 g　淡苁蓉 12 g　小茴香 6 g
7 剂

五诊　1987 年 6 月 30 日

闭经未转,少腹作胀不舒,有胃病史,饥则中脘痛,得食则安,脉细,舌净。脾胃虚弱,气血生化乏源，血海空虚，而致经闭，守法损益。

生黄芪 24 g　川桂枝 3 g　赤白芍^各 6 g　炙甘草 4 g　炒当归 12 g
炒川芎 9 g　菟丝饼 12 g　枸杞子 12 g　制首乌 15 g　云茯苓 12 g
炒白术 12 g　炒党参 15 g　益母草 20 g　炒柴胡 6 g　地鳖虫 6 g
7 剂

六诊　1987 年 7 月 24 日

一周前经转，量少色紫黑，五日方净，经前少腹作胀，转后作胀未舒，纳食不多，神疲头晕，晨起大便溏薄，口不干，舌红润，脉濡细。肝气郁滞，脾胃虚弱，运化失职。拟方：

炒柴胡 9 g　炒白术 12 g　炒白芍 12 g　云茯苓 15 g　苏薄荷 3 g
炙甘草 3 g　炒谷芽 18 g　补骨脂 12 g　淮山药 18 g　制香附 9 g
台乌药 9 g　炒当归 10 g　炙升麻 9 g　荷叶一方　绿萼梅 4 g
7 剂

七诊　1987 年 8 月 6 日

经钡餐 X 线摄片检查提示：胃下垂，胃炎。近日胃脘饥时作痛，得食缓解，间有泛酸，大便溏薄转干，头晕止，乏力依然，少腹作胀已舒。拟补中益气合黄芪建中化裁。

生黄芪 20 g　川桂枝 3 g　炒白芍 10 g　炙甘草 4 g　炒党参 15 g
炒白术 12 g　云茯苓 10 g　制香附 9 g　炒当归 12 g　炙升麻 9 g
佛手片 9 g　淮山药 15 g　紫丹参 12 g　左金丸^分吞 3 g
7 剂

八诊　1987 年 8 月 19 日

中脘嘈杂不舒，得食缓解，间有泛酸，脉濡细，苔薄，舌红。中气不足则胃下垂，运化失常易脘胀嘈杂，参入香砂六君加减。

炒党参 12 g　炒白术 10 g　云茯苓 12 g　广陈皮 6 g　制半夏 10 g
广木香 4.5 g　缩砂仁^后 3 g　炒柴胡 4.5 g　炙升麻 9 g　炒当归 10 g
左金丸^分吞 3 g　煅瓦楞^先 20 g　谷麦芽^各 15 g
7 剂

带　　下

(1) 29 岁，赤白带下(经间期出血)

一诊　1987 年 4 月 24 日

四年来经行淋漓，量多色鲜，一周方净；净后一周，赤白带相杂而下，延周余方尽。无腹痛腹胀或腰酸等症，但觉神疲头晕，寐欠酣，幸纳食尚可，脉虚细，舌红，苔少。肝脾两虚，奇经失调，拟方胶艾四物、芩荆四物化裁。

陈阿胶^烊冲 9 g　陈艾绒 4.5 g　炒当归 12 g　炒白芍 12 g　大熟地 20 g^砂仁3 g拌
炒荆芥 10 g　炒条芩 9 g　太子参 12 g　炒白术 9 g　炒杜仲 12 g

桑寄生 15 g　巴戟天 12 g　乌贼骨[先] 12 g

7 剂

二诊　1987 年 4 月 30 日

今日经临，腹部舒适，大便得畅，夜寐欠酣，心烦不宁，日间倦怠头晕，脉虚细，舌边红，苔薄。以前经行如上所述，冀此行改善。血气不足，奇经失养，仍守前法出入。

炒党参 12 g　炒白术 9 g　炒当归 12 g　炒白芍 12 g　大熟地 20 g[砂仁 3 g拌]
云茯神 10 g　川续断 12 g　陈阿胶[烊冲] 10 g　陈艾绒 4.5 g　炒荆芥 10 g
炒条芩 6 g　炒贯众 12 g　炒杜仲 12 g　琥珀末[分吞] 2 g　夜交藤 18 g

7 剂

三诊　1987 年 5 月 7 日

经行量已减，四日即净，近日略见赤白带下，腰无酸痛，夜寐较安，头晕倦怠，脉虚细，舌红稍淡，苔少。前方既效，守法续进。

炒条芩 9 g　炒荆芥 10 g　炒当归 12 g　炒白芍 12 g　大熟地 20 g[砂仁 3 g拌]
炒贯众 12 g　乌贼骨 12 g　墨旱莲 15 g　炒杜仲 12 g　琥珀末[分吞] 4 g
夜交藤 18 g　炒枣仁 15 g　茯苓神[各] 6 g　金樱子 12 g

7 剂

四诊　1987 年 5 月 14 日

赤带绵绵不止，无血块，无腰腹胀痛，带多时似行经，头晕倦怠，纳食正常，脉虚细，舌质红少苔。血分蕴热，热注带脉，再拟清热固带。

生熟地[各] 12 g　炒条芩 9 g　炒丹皮 10 g　炒白芍 15 g　陈阿胶[烊冲] 9 g
炒杜仲 12 g　陈艾绒 4 g　侧柏叶 12 g　墨旱莲 15 g　茜草根 12 g
炒荆芥 9 g　川续断 12 g　左牡蛎[先] 30 g　桑寄生 15 g

10 剂

五诊　1987 年 5 月 25 日

经净一周后，赤带绵绵，亦一周始净，今经期将届(30 日左右)，自觉无所苦，腹腰无胀痛，脉仍虚细，舌红无苔。阴血不足，热入血分，督带为病，再拟原法增损。

生熟地[各] 10 g　炒当归 10 g　炒白芍 12 g　炒丹皮 9 g　黑山栀 9 g
陈阿胶[烊冲] 9 g　陈艾叶 4 g　炒荆芥 10 g　炒贯众 12 g　炒狗脊 15 g
川续断 12 g　桑寄生 15 g　侧柏叶 10 g　制香附 9 g　太子参 12 g

7 剂

六诊　1987 年 6 月 15 日

月经一月两转，初次量较多，第二次量较少，五日方净。除腰酸外无所苦，口不干，脉细不数，舌红。阴血不足，经行失常，督带同病，不易速愈，再拟调补奇经，治病求本之法。

陈阿胶[烊冲] 9 g　陈艾叶 3 g　生熟地[各] 10 g　炒当归 10 g　炒白芍 12 g
炒荆芥 10 g　炒丹皮 9 g　炒贯众 12 g　炒杜仲 12 g　制狗脊 15 g

川续断 12 g　制香附 9 g　茜草根 15 g　生藕节 20 g　[1]牛角鰓 9 g
苏芡实 15 g

10 剂

七诊　1987 年 7 月 7 日

上药服后，症减舒适，又续服十剂。顷诊，经行超前四日，量已少，四日即净，迄今旬日，赤带未见，腹无胀痛，腰亦不酸，有时略有头晕，口不干，大便二日一次，纳佳寐安，脉细，舌红润。阴血亏损渐复，督带已得滋养，经漏宿疾得以向愈也。拟方：

生熟地[各] 10 g　当归身 10 g　炒白芍 15 g　陈阿胶[烊] 9 g　炒荆芥 10 g
炒杜仲 12 g　桑寄生 15 g　川续断 12 g　太子参 12 g　牛角鰓 9 g
干苁蓉 12 g　枸杞子 12 g　炒贯众 12 g　陈艾叶 4 g　炒丹皮 9 g

10 剂

八诊　1987 年 7 月 17 日

纳食增加，夜寐安，时头晕，心烦，神疲乏力，脉细，舌红润，苔薄。以前经行过多，血气受伤，胞宫失养，再拟调补气血巩固疗效。

太子参 15 g　生黄芪 18 g　全当归 12 g　炒白芍 12 g　生熟地[各] 10 g
川续断 12 g　桑寄生 12 g　潼白蒺藜[各] 10 g　炒丹皮 10 g　墨旱莲 15 g
女贞子 10 g　制首乌 15 g　枸杞子 10 g　嫩钩藤[后] 12 g　干苁蓉 10 g

10 剂

(2) 陈女，39 岁，赤带(经间期出血)

一诊　1987 年 8 月

头晕倦怠，面色灰黄，经行愆期，四十日左右一转，中间时有少量赤带紫瘀，小腹无胀痛，纳呆，眠欠酣，脉细缓，舌淡红胖。劳伤脾肾，气血不充，月经失调，拟调补脾肾，佐以调经。

潞党参 12 g　炒白术 9 g　云茯神 12 g　炙甘草 3 g　制香附 9 g
广陈皮 6 g　全当归 12 g　炒白芍 10 g　炒川芎 9 g　艾叶炭 4.5 g
炮姜炭 3 g　炒杜仲 12 g　川续断 12 g　炒枣仁 12 g　明天麻 4.5 g

7 剂

(3) 张女，31 岁，带下/月经过多(月经失调)

一诊　1984 年 11 月

带下色白稠，经行量多，腰酸且痛，头晕耳鸣，神疲乏力，舌质淡红，脉细。拟方：

潼白蒺藜[各] 9 g　制首乌 15 g　炒当归 10 g　炒白芍 10 g　云茯苓 10 g
广陈皮 6 g　制半夏 6 g　粉萆薢 12 g　炒狗脊 15 g　川续断 12 g
乌贼骨 12 g　二妙丸[包] 10 g　制香附 6 g

7 剂

1　牛角鰓：牛角内之坚骨，苦，温，性涩，止血，治崩漏。

(4) 陈女，14 岁，带下/经期延长(月经失调)

一诊　1986 年 6 月 15 日

腰酸带多，色黄而稠，头晕，经行紊乱，转则量多，淋沥不断，七日方净，面色萎黄，脉濡细，舌淡红润，苔薄。气虚血热，湿热下注带脉，拟方：

太子参 12 g	炒白术 9 g	生黄芪 12 g	云茯苓 12 g	炒荆芥 9 g
炒黄芩 9 g	炙生地 15 g	炒白芍 10 g	全当归 10 g	乌贼骨 15 g
炒黄柏 6 g	炒苡仁 20 g	白豆蔻后 3 g		

7 剂

(5) 周女，14 岁，带下

一诊　1986 年 8 月 20 日

月事初转近二年，纳少神疲，带下色白，易感冒咽痛，脉濡细，苔薄。肾亏湿注带脉，脾弱运化失职，肺虚卫外不固，拟予复方调治。

京元参 9 g	生黄芪 12 g	炒防风 9 g	炒白术 9 g	云茯苓 9 g
佩　兰 9 g	佛手片 9 g	炒当归 9 g	炒白芍 9 g	炙甘草 3 g
桑寄生 12 g	炒杜仲 10 g	谷麦芽各 15 g	椿根皮 15 g	

7 剂

二诊　1986 年 9 月 10 日

纳食已增，咽痛感冒未发，带下减少，经临量多，一周方净，脉象细弱，舌质红。肺脾两亏，血热经行过多，拟方：

制首乌 15 g	炒白芍 10 g	炒当归 9 g	墨旱莲 12 g	川石斛先 12 g
炒丹皮 9 g	谷麦芽各 15 g	生黄芪 15 g	青防风 9 g	炒白术 9 g
香白薇 12 g	炒杜仲 12 g	桑寄生 12 g	[1] 愈带丸分吞 10 g	

7 剂

编者： 本案融治带、调经、固表于一方。二诊时血热而经临量多，仿芩荆四物之意，因脾弱纳少，虑地黄之滋腻而以制首乌易之，虑黄芩之苦寒恐败胃而以炒丹皮、白薇清血热代之。先生临证顾护脾胃之精思可见一斑。

围绝经期诸证

(1) 许女，50 岁，绝经诸证(绝经综合征-自主神经功能紊乱)(本案剂量按每钱 3 g 换算)

一诊　1975 年 11 月 13 日

今年一月份因子宫肌瘤经手术摘除，后因洗浴疲劳而感冒风邪，继发恶寒怕风，汗出

1　愈带丸(北京同仁堂)：当归、白芍、芍药花、熟地黄、艾叶炭、棕榈炭、蒲黄(炒)、百草霜、鸡冠花、香附(醋炙)、木香、知母、黄柏、牛膝、干姜(微炒)、肉桂(炒焦)、甘草(蜜炙)。功效：益气调经，散寒止带。方源：《上海市中药成药制剂规范》。

淋漓，动则更甚，头痛上及巅顶，后项筋脉拘挛，痛时泛吐涎沫，味甜量多，脘腹痞胀，神疲乏力，纳少，寐短，便溏，日二三次，舌质暗，边有瘀斑，脉弦小滑。正虚阴阳失调，虚风上扰，痰饮中阻，本虚标实，故拟标本同治。

川桂枝 4.5 g　炒赤白芍各 4.5 g　炙甘草 1.8 g　熟附片先 6 g　炒当归 12 g
炒川芎 6 g　北细辛 3 g　全蝎粉分吞 1.8 g　生半夏 9 g　生姜片 6 g
仙灵脾 12 g　补骨脂 12 g　炙龟板先 24 g

8 剂

编者：桂枝汤疏风解肌，调和营卫；[1]小半夏汤散饮降逆，和胃止涎；并龟板、全蝎等镇潜虚阳。

二诊　1975 年 11 月 20 日

头痛已减，仍头胀吐涎沫，脘胀腹鸣，便软，日二次，脉沉小，模糊，苔滑。水饮阻胃，肝寒渐减，再拟化水饮，温肝下气，[2]吴茱萸汤合桂枝加龙骨牡蛎汤化裁。

炒吴萸 6 g　潞党参 9 g　生姜片 3 g　大红枣 5 枚　川桂枝 6 g
炒白芍 6 g　炙甘草 3 g　熟附片先 9 g　煅龙牡各 18 g

7 剂

另：黑白丑各 0.6 g研末，沉香粉 0.6 g，和匀，每次 0.6 g 吞服，每日 3 次，服 7 日。

三诊　1975 年 11 月 26 日

形寒头痛得减，但脘闷多吐涎沫，大便溏薄，便前稍有腹痛，盗汗已止，自汗亦少，苔滑，脉弦细。寒客厥少二阴，痰饮内阻，筋惕肉瞤，再拟吴茱萸汤合苓桂术甘汤。

炒吴萸 6 g　炒党参 12 g　生姜片 3 g　制半夏 12 g　朱茯苓 12 g
川桂枝 6 g　炒白术 12 g　煅龙牡各 24 g　淮小麦 30 g　福泽泻 15 g
川椒目 4.5 g

7 剂

四诊　1975 年 12 月 6 日

头痛已止，恶寒亦减，精神较佳，纳增，寐未酣，服本药后胸闷得舒，吐涎沫未止，脉细滑，苔滑转薄白。阴寒渐化，脘中痰饮未清，心神未宁，再拟温阳化饮。

川桂枝 6 g　炒白芍 6 g　炙甘草 3 g　熟附片先 6 g　煅龙牡各 24 g
制半夏 12 g　北秫米 18 g　炒吴萸 4.5 g　炒党参 9 g　炒白术 4.5 g

7 剂

另：黑白丑各 0.6 g研末，沉香粉 0.6 g，和匀，每次 0.6 g 吞服，每日 3 次，服 7 日。

五诊　1975 年 12 月 17 日

恶寒肢冷汗出均减，纳增，大便已成形，但泛吐涎沫，胃胀腹鸣，脉沉细，苔薄白。阳虚

1　小半夏汤：半夏一升，生姜半斤。上二味，以水七升，煮取一升半，分温再服。功效：和胃止呕，散饮降逆。方源：《金匮要略 · 痰饮咳嗽病脉证并治第十二》。

2　吴茱萸汤：吴茱萸二升，人参三两，生姜六两，大枣十二枚。上四味，以水五升，煮取三升，温服七合，日三服。功效：散寒化饮，降逆止呕。方源：《金匮要略 · 呕吐哕下利病脉证并治》。

之体，胃中水饮尚未尽化，再拟前法出入。

炒吴萸 9 g　补骨脂 9 g　紫石英先 18 g　制半夏 12 g　鹿角霜 9 g
熟附片先 9 g　炒党参 15 g　炒白术 9 g　福泽泻 9 g　制熟地 12 g砂仁 2.4 g拌

7 剂

另：黑白丑各 0.6 g研末，沉香粉 0.6 g，和匀，每次 0.6 g 吞服，每日 3 次，服 7 日。

六诊　1975 年 12 月 24 日

恶寒已瘥，纳增，泛吐涎沫，盗汗头胀，舌净，脉濡细。脾肾二亏，肾亏则水上泛，脾虚则不摄涎，再拟培补脾肾，镇摄涎沫。

炒吴萸 9 g　炒党参 18 g　炒白术 15 g　福泽泻 15 g　制熟地 12 g砂仁 2.4 g拌
补骨脂 15 g　紫石英先 18 g　熟附块先 9 g　煅龙牡各 30 g　制半夏 12 g
炒当归 12 g

7 剂

另：黑白丑各/研末 0.6 g，沉香粉 0.6 g，和匀，每次 0.6 g 吞服，每日 3 次，服 7 日。

编者：本案为绝经期神经症，头痛、脘闷、泛吐涎沫，辨之为肝气挟寒饮上逆清阳，恰合《金匮》茱萸汤证，故治以吴茱萸汤加减温化寒饮，降逆摄涎。因胃中留饮较甚，在温阳化饮同时，加用黑白丑（研末）、沉香粉分吞，以增逐饮之功。

(2) 俞女，49 岁，绝经诸证（绝期综合征）

一诊　1984 年 11 月 15 日

身体素健，年届七七，经行初断，易动怒，稍有不如意则肝阳升动，腰酸，目胞周围略灰，饮食二便正常，脉弦细，舌边淡红，苔薄。似属绝经诸症，拟调理肾阴肾阳。

仙　茅 12 g　仙灵脾 12 g　巴戟天 9 g　炒知母 6 g　合欢皮 15 g
炒杜仲 12 g　全当归 10 g　潼白蒺藜各 9 g　炒白芍 12 g　制香附 9 g

7 剂

妊娠恶阻

黄女，34 岁，妊娠恶阻（孕吐症）

一诊　1987 年 4 月 5 日

怀孕二月，纳呆欲恶，口味甜，夜半醒后不易入睡，脉象弦滑，苔薄。此乃妊娠恶阻，脾胃运化失职，拟予安胎和中。

炒白术 9 g　炒条芩 6 g　制香附 9 g　茯苓神各 6 g　广陈皮 6 g
炒杜仲 12 g　桑寄生 12 g　川续断 10 g　当归身 9 g　炒谷芽 15 g
佛手片 9 g　夜交藤 15 g

4 剂

第三篇

膏方手泽

〈编者按〉

本篇收入伯臾先生晚年膏方调治案26例，共43剂膏方。其中一半以上为清膏。先生曾反复强调膏方重在治病，提倡以平时服用得效之方药作为膏方基本处方。对于平时不长服中药的慢病患者，或宿疾不稳定，或有新感者，处膏方前每予膏前调治，使症情趋稳，且获得合适患者基本处方；或遵“药食之入，必先脾胃”之训，投开路方以调适脾胃，以能顺利接受膏滋调治。先生不仅于冬令为病患处膏方祛邪扶正，治病养身，在诸多慢病调治中亦常灵活使用清膏代煎，方便病患服用。

清膏代煎是伯臾先生使用膏方调治的一大特点，对象大多为病情相对稳定而需要长期服药者（处方基本稳定）；或需冬令进补又不适合用荤膏滋腻，如中虚脘痛、宿痰留肺、体弱运迟等。清膏处方除了根据辨证尽量选择出膏率高的药味外，先生常以饴糖、纯蜜、冰糖作为收膏之品；此外，也常据病证灵活选用市售中药膏剂收膏，如桑枝膏、枇杷叶膏等。

伯臾先生的膏方理法方药严谨，动静结合，整体调治，兼理五脏。扶正、祛邪方药的选择建立在对本虚标实症情的精准估量辨证之上，扶正不碍邪，祛邪不伤正；补益调养注重脾肾，培后天细分理中建中、补气升阳，补先天尤重阴阳互根，精气互生。准确有序地将数十味药熔于一炉，尽现其内科杂病调治深厚功底。

膏方调治经验谈

膏方调治之法古已有之，但膏方重在治病，恐非处方者皆明了。我在治疗慢性病中，虑其久病必虚中夹实，于冬令蛰藏之际，常处以膏方，标本兼顾，缓图功效。患者服后，每觉体质增强，病情大减。由此深切体会到此法实为中医学宝藏之一，临证必须掌握。

如何正确有效地使用膏方治病，其要大致有五。

膏方调治，首先须明宜忌。不是所有的患者皆可服用膏方，凡慢性病症，症情稳定或较轻，胃纳尚可者均可处以膏方，如胸痹一证，疼痛发作轻、缓，或痹证，血沉稳定，关节疼痛较轻时，均可服用膏方。凡病重者皆不宜服用膏方，如严重溃疡病，经常胃痛，食后作胀者，又如慢支痰饮重证（或有痰火），咳喘不能平卧者，皆非膏方调治所宜。其因一为病邪深重，非缓图之法可效；二乃重证每致脾胃衰败，饮食少进，何以受膏方之滋腻。此外，外感、伤食停滞之时，亦不宜用膏方。

其二，膏方调治当分清攻补之宜。久病致虚或因虚致病者，每成虚中夹实之证。同是虚实夹杂，调治却有不同。凡久病致虚者重点在于治病，当据邪之性质，用相应的祛邪药以祛除病邪，而用于补虚之品仅十之二三，旨在补虚以扶正攻邪。因虚致病者，则当以补药为主，酌加祛邪之品。

其三，膏方调治切忌蛮补。所谓蛮补，乃不分气血、阴阳、五脏，这样每致脾胃不能受药，出现纳呆、胸闷、腹胀，此其一。蛮补之二，对于虽虚而有留邪者忽视宿疾，如痰饮稳定未发时，一味投以养阴敛肺之品，使邪留于肺，终致宿疾复发。之三，忽视真热假寒、真寒假热的辨别。如高血压病患者，多有阴虚阳亢、肝火上炎之候。虽血压稳定，但常有受风则头痛，劳累则眩晕，虽无其他肝风、肝火之征，亦当考虑到肝阳作祟，投补须免过温之品，而宜滋肾柔肝，参以平肝潜阳之品。其中一些患者时有怕冷、肢凉，乃肝阳夹气虚或热郁不达，火极似水，后者乃真热假寒，不可贸然处以温阳之品。蛮补之四，可见于补益脾胃之中，对脾胃阳气不足者，有人不注意辨别理中汤与建中汤的适应证，或不辨别气虚和气陷之异。如食后作胀、倦怠疲乏，舌淡胖，脉虚缓或浮大者当属脾气虚，宜重用参、术、芪、草补气健脾；而脾虚气陷者多有便溏腹胀，或内脏下垂，则必服补中益气汤方效，以参、芪、升、柴补气升阳举陷，我用此方每加入枳壳，以求升降相得益彰，除胀之效更著；至于脾气虚而有中阳不足者宜理中汤，阳虚寒甚者须用附子理中汤；惟中伤不运，才可用黄芪建中汤，该方以芪、草建中，桂枝通阳，芍药和营缓急，其中饴糖一味乃甘缓建中要药。建中气一法，不单扶正，兼带治病。所以，忌蛮补，一须分清气、血、阴、阳，二须补不留邪，三须辨明寒热真假，四须掌握脾胃调治四法。倘以为膏方皆滋补之剂，一概投以十味大补或左归、右归之类，必致病家脾胃不能消化、胸闷纳呆，非但不能尽剂，甚者病情有增无减。

其四，膏方调治既属缓图之法，尤须注意气血互根，阴阳互根及五脏互根。如慢支气短喘促，责之肺主气功能失职，但肺主呼，肾主吸，肾乃气之根，生理上肺肾间的内在联系决定了病理上的互相影响及治疗上的兼治，尤其是虚喘患者，多责之肾不纳气，必投补肾之品(如人参蛤蚧散、两仪膏等，均肺肾同补之方)。又如气血互根，血虚者补血时宜注意益气生血，如当归补血汤之重用黄芪；气虚者补气时亦当合用补血之品，以壮气之母。阴阳互根之例更多，最具代表性的是景岳之左、右归丸，乃从阴中求阳、阳中求阴之典范。

其五，处膏方还须注意动静结合，其意有二。阳气为动，阴血为静，补阴补血须注意配用补阳补气之品，反之亦然，此其一。其二，补药中须加助消化之品。虚多者以补为主，但补药十之六七即可，十之三四当为调和脾胃、理气助运之品；即便纯虚无邪亦当如此。如香砂六君之用香、砂，归脾之用木香，即此意。佛手、山楂、谷麦芽等均可加入。

膏方调治，习惯上自冬至日始，立春前服尽，共 45 日，伏天不宜服膏方。(编者：先生处清膏代煎则不然)。

总之，处膏方亦须宗辨证论治之则。因慢性病每致虚实夹杂、寒热错综、阴阳互损，故尤当权衡虚实之多寡，阴阳寒热之偏胜，不可以热为寒，以阴为阳，诛伐无过。切记膏方非蛮补之膏，当为调治之方，才能正确掌握膏方调治这一中医疗法，让中医学这一瑰宝更好地造福于人类健康。

1984 年 9 月 2 日于张老寓所书房

(张伯臾口述　蒋梅先整理)

清　膏

案一　某女，62 岁，不寐，肝胃气(高血压、慢性胃炎?)

- **1981 年冬膏方一**

〖膏前调治〗

一诊　1981 年 11 月 15 日

有高血压病史多年，服降压药血压维持正常，经常寐短，近三小时左右，醒后似寐多梦，耳鸣，面黄乏力，脉弦细迟，舌边淡红，苔薄腻微黄少津，口干苦。肝气肝阳偏亢，犯胃克脾则频频嗳气，时有泛酸，胸闷得嗳则舒。拟平肝安神，和中利气。

白蒺藜 12 g　生石决先 24 g　炒川连 2 g　炒吴萸 0.9 g　煅瓦楞先 20 g
杭菊花 6 g　旋覆梗包 10 g　生代赭石先 15 g　广郁金 9 g　夜交藤 15 g

朱茯苓 10 g　焦楂曲[各] 9 g

3 剂

二诊　1981 年 11 月 18 日

嗳气得减，近日泛酸未作，但便艰，先干后润，二日一解，口舌干，脉弦细，苔中后白腻微黄。肝阳肝气未平，痰热湿中阻，消化传导失常，再拟前法出入。

生石决[先] 24 g　炒枳实 10 g　广郁金 9 g　炒黄芩 6 g　更衣丸[夜吞] 4.5 g
全瓜蒌[切] 12 g　半贝丸[包] 9 g　朱茯苓 10 g　汉防己 12 g　焦山楂 12 g

3 剂

三诊　1981 年 11 月 21 日

大便已通顺，寐短易醒，口干，目视模糊，时有口苦，纳食正常，苔腻渐化，脉弦细。肝阳上升，内热未清，心神不足，再拟清肝潜阳，安神调治。

川石斛[先] 15 g　炒丹皮 9 g　青葙子 9 g　珍珠母[先] 20 g　天花粉 12 g
谷精珠 10 g　朱茯苓 10 g　夜交藤 12 g　生石决[先] 24 g　杭白芍 10 g
嫩钩藤[后] 12 g

3 剂

四诊　1981 年 11 月 24 日

白睛微赤已退，血压稳定(150/80 mmHg)，仍视物模糊，寐短易醒，醒后再睡则不酣，口渴得减，嗳气减而未已，脘胁不适，脉弦细，舌边齿印，苔薄白根厚。肝气肝阳未平，横逆犯胃，和降失司，再拟前法出入。

川石斛[先] 15 g　炒丹皮 9 g　代赭石[先] 18 g　广郁金 9 g　潼白蒺藜[各] 9 g
瓜蒌皮 10 g　煅瓦楞[先] 20 g　八月札 9 g　杭菊花 6 g　旋覆梗[包] 9 g
生石决[先] 24 g　嫩钩藤[后] 12 g　谷精珠 12 g

4 剂

〖**膏方一**〗

1981 年 11 月 24 日

有高血压史多年，服降压药后血压得以稳定，时觉视物模糊，寐短易醒，难再酣睡，白昼疲乏易倦，有时腹胀便艰，脘胁作胀，上逆则嗳气频频，面黄，口渴，脉弦细，舌边齿印，苔薄根厚。肝开窍于目，肝阳上升，清窍为之受病；胁为肝之分野，肝气横逆，犯胃克脾，气向上逆则嗳，肠胃受病则消谷传导失常。肝阳宜清宜潜，肝气宜平宜泄，脾胃宜培养和运。寐短为心神损伤，神不守舍。应滋养心神以培本，平肝舒肝以理气，复方调治，缓图功效。

煨天麻 120 g　炒白芍 150 g　炙远志 60 g　川石斛 180 g
嫩钩藤 120 g　潼蒺藜 100 g　炙甘草 30 g　瓜蒌皮 120 g
制首乌 200 g　桑椹子 150 g　淮小麦 240 g　牡丹皮 120 g
珍珠母[先] 240 g　云茯苓 120 g　淮山药 200 g　炒枣仁 120 g
旋覆花[包] 100 g　代赭石 200 g　煅瓦楞 180 g　广郁金 100 g

八月札 120 g　大丹参 180 g　生谷麦芽[各] 120 g　焦山楂 120 g
厚杜仲 150 g　大红枣 200 g　白莲肉 150 g　青葙子 120 g
桑寄生 150 g

另：白冰糖 200 g，饴糖 240 g，纯蜂蜜 200 g。

上药浸 1 日，浓煎 2 次，滤取清汁，文火熬膏，加冰糖等，收成清膏。每晨滚水冲服一匙。所忌食物等面嘱，倘遇伤风、食滞等症当暂停服。

● 1982 年春膏方二(63 岁)

〖膏前调治〗

一诊　1982 年 3 月 27 日

去冬服清膏以来，精神大为好转，口渴已瘥，血压稳定，寐短多梦和嗳气脘胀均减，但经检查，三酰甘油等近年来逐渐增高：三酰甘油(TG)3.55 mmol/L，[1]β 脂蛋白 800 mg/dl↑(正常参考值<700 mg/dl)，胆固醇(TC) 6.73 mmol/L，血管硬化趋向明显，平时痰浊颇多，大便易艰，脉弦细迟，舌质淡红。年逾六旬，高血压和神经衰弱多年，心肝肾均已劳伤累亏，惟气阳升逆动荡，痰湿热留恋。标证属实，纯补不宜，应予滋清涤痰，理气润肠。

大丹参 15 g　全当归 9 g　仙　茅 10 g　炒知母 6 g　云茯苓 10 g
全瓜蒌[切] 12 g　汉防己 12 g　川贝母 6 g　生山楂 15 g　福泽泻 20 g
制首乌 20 g　煅牡蛎[先] 24 g

4 剂

二诊　1982 年 3 月 31 日

血压近得稳定，无眩晕，素有嗳气胸胁胀，现已得平，肝气已有条达之象。精神较佳，口渴十减八九，唯夜寐四五个小时后，即难以再寐，咽梗痰黏，服药后，脘中稍有发热感，脉象弦细，舌边红，苔薄而干。拟方：

北沙参 12 g　川石斛[先] 15 g　京元参 9 g　藏青果 9 g　川贝母 6 g
黑山栀 9 g　生白芍 15 g　生山楂 15 g　鸡内金 9 g　福泽泻 15 g
炒枣仁 10 g　炙远志 6 g

4 剂

三诊　1982 年 4 月 4 日

前日起头胀鼻塞，咳嗽痰白，咽红痒痛，倦怠，口干，脉浮滑，苔薄腻。风邪上受，手太阴为病，即应辛凉清剂。

熟牛蒡 9 g　冬桑叶 9 g　杭菊花 6 g　光杏仁 9 g　嫩射干 9 g
生甘草 3 g　玉桔梗 4.5 g　金银花 9 g　连翘壳 9 g　荆芥穗 9 g

1　β 脂蛋白：血清脂蛋白电泳检查(该检查目前被酶法取代)中 β 脂蛋白相对应的是低密度脂蛋白(LDL)，前 β 脂蛋白相对应极低密度脂蛋白(VLDL)，α 脂蛋白相对应高密度脂蛋白(HDL)。

鲜竹叶 20 片　　大贝母 9 g

2 剂

另：冰硼散 0.9 g，六神丸 1 支。

上方加嫩前胡 9 g，防风 9 g，续服 2 剂。

四诊　1982 年 4 月 7 日

感冒已解，倦怠口干，寐短，脉弦细，苔薄，少津。拟生津而清肝调治。

川石斛先 15 g　天花粉 12 g　北沙参 12 g　桑叶皮各 9 g　光杏仁 9 g
川贝母 4.5 g　炒黄芩 6 g　云茯苓 10 g　粉萆薢 12 g　冬瓜子 12 g
炒枣仁 9 g　炙远志 6 g　枇杷叶去毛包 9 g

4 剂

〖**膏方二**〗

1982 年 3 月 31 日

北沙参 150 g　赤白芍各 100 g　藏青果 120 g　炒知母 100 g
川石斛 180 g　生石决 240 g　碧玉散包 150 g　炒枣仁 180 g
制首乌 240 g　川贝母 100 g　煅瓦楞 150 g　紫丹参 200 g
潼白蒺藜各 150 g　全瓜蒌切 150 g　广郁金 150 g　生山楂 200 g
福泽泻 200 g　谷精珠 150 g　炒丹皮 100 g　茺蔚子 180 g
鸡内金 120 g　淮山药 150 g　大红枣 150 g　淮小麦 200 g
白莲肉去心 100 g

加白冰糖 200 g，纯蜜 200 g，文火收清膏。

另：石斛夜光丸，遵嘱分吞。

- **1982 年冬膏方三（63 岁）**

〖**膏前调治**〗

一诊　1982 年 10 月 9 日

血压稳定，面色萎黄已退，日间用脑过度，则夜寐欠安，血脂偏高（TC 6.47 mmol/L，TG 3.39 mmol/L，β 脂蛋白 800 mg/dl）。口渴已退，嗳气已平，精神较佳，中脘偶有烧心感，夜寐易醒，口渴咽干有黏痰，平素不恶寒，有轻度老年性白内障。脉象弦细，舌边红，苔薄腻，淡黄少津。肾阴不足，肝阳偏旺，痰气上阻，复方调治。

制首乌 18 g　潼白蒺藜各 10 g　枸杞子 9 g　桑椹子 10 g　云茯苓 9 g
炙远志 6 g　炒枣仁 12 g　炒知母 6 g　川石斛先 15 g　炒白芍 12 g
生山楂 15 g　福泽泻 12 g

3 剂

二诊　1982 年 10 月 15 日

冠心病目前无症状，面色萎黄好转，口渴已瘥，夜间醒后咽干得减，仍有黏痰，中脘烧灼感已消失，睡醒腰脊酸楚，起床后即得好转，脉象弦小缓，舌质淡红，苔薄白已化。仍守前法出入。

川石斛先20 g　瓜蒌皮 10 g　制首乌 15 g　云茯苓 10 g　淮山药 15 g
炒知母 6 g　炒枣仁 12 g　炒川芎 6 g　桑椹子 12 g　潼白蒺藜各12 g
枸杞子 10 g　炒白芍 12 g　生山楂 15 g

4 剂

三诊　1982 年 12 月 16 日

近日血压时有升动，经检查：血尿酸较高，尿蛋白(＋)，肾脏动脉硬化之故，面黄乏力，时胸脘闷胀，嗳气，纳减，口渴，口苦，脉弦细迟，舌质红。拟方：

北沙参 12 g　旋覆花包9 g　代赭石先15 g　广郁金 9 g　云茯苓 12 g
夏枯草 15 g　大麦冬 12 g　淮山药 15 g　鲜竹茹 6 g　川石斛先20 g
潼白蒺藜各10 g　煅牡蛎先24 g　焦山楂 12 g　福泽泻 15 g

7 剂

〖**膏方三**〗

1982 年 12 月 16 日

血压稳定，冠心病目前无症状，寐短，醒后喉干，有黏痰，面色萎黄得好转，中脘部偶有不适，血脂偏高，晨醒时腰背酸楚，脉象弦细迟，舌质红，苔少。肾阳不足，肝阳偏亢，烦劳过度，心脾两伤，痰热上阻，筋脉失于濡养，服两次清膏后，症情有所好转，仍宗前法增损。

西洋参 120 g另煎/收膏入　太子参 150 g　大麦冬 150 g　霍山石斛另煎120 g
潼白蒺藜各150 g　生山楂 200 g　炒杜仲 150 g　制首乌 240 g
炒白芍 150 g　紫丹参 250 g　藏青果 150 g　全当归 150 g
枸杞子 180 g　福泽泻 160 g　桑寄生 150 g　藏青果 150 g
川贝母去心120 g　云茯苓 150 g　炒枣仁 180 g　炒知母 120 g
炒川芎 120 g　炙甘草 90 g　淮小麦 200 g　淮山药 200 g
陈佛手 150 g　制香附 150 g　鸡内金 150 g　炒菟丝子 120 g
生石决 240 g　广郁金 150 g　白莲肉 120 g　黑　枣 150 g

上药煎汁，加白冰糖 300 g，饴糖 500 g，文火收清膏。每次用滚水冲服 1 匙，日 2 次。凡遇伤风停滞等症，当暂停服。

案二　某男，67 岁，痰饮(慢性支气管炎)

- **1981 年冬膏方一**

〖**开路方**〗

一诊　1981 年 11 月 25 日

向有慢支、干咳病史，昨起略有干咳，余无所苦，脉虚弦而滑，舌边红，苔薄白。中医谓之痰饮，饮为阴邪，阴雨天易发，但肺燥不易咯痰，先哲谓阴虚痰饮是也，拟润肺肃肺，扶正化饮。

吉林白参 4 g另煎/冲　嫩前胡 9 g　川象贝各4.5 g　炙百部 10 g　木防己 12 g

嫩紫菀 10 g	云茯苓 10 g	野荞麦根 20 g	光杏仁 9 g	款冬花 10 g
桑叶皮各 4.5 g				

3 剂

另嘱：如咳嗽得止，再服下方。

吉林白参 4.5 g另煎冲	云茯苓 10 g	全当归 10 g	木防己 12 g	生黄芪 10 g
炙远志 6 g	炙紫菀 10 g	生蛤壳先 15 g	淮山药 12 g	制首乌 15 g
川象贝各 4.5 g				

4 剂

〖**膏方一**〗

1981 年 11 月 25 日

今年 5 月下旬因胆石症行胆囊手术，术后一月未得休养即过早烦劳，心神耗伤，素体气虚，阴阳失于平衡，营卫失和，低热缠绵（37～37.5℃）已 6 月余，而平素体温较低（36.2～36.5℃）；易患感冒，稍一受凉或过度疲劳，即发鼻塞、咯痰，体温升高（37.5～38℃）；精神倦怠不能胜任工作。以上三点为主要症状。虑其低热每起于中午，傍晚渐退，日间为阳，阳气不足显然。若阴虚低热，每感于夜间，常伴口渴升火颧红，脉多细数，舌多红绛。今脉虚弦近大，重按无力，舌边红，苔薄白，口微干，此乃气伤日久，累及阴分，阴阳互损之故，势所必然。《金匮》谓"脉大为劳"，此证是也。当拟玉屏风散与[1]参归桂枝汤等加味，扶正调和营卫。但 2 剂后，感冒又发，遂以正虚感邪，仿参苏饮加减扶正达邪。3 剂后，邪解用益气和营，调和营卫，佐以活血安神。连投数剂后，体温稳定在 T37℃以内，精神较佳，服滋补之剂，无纳减、脘腹作胀等症发现，足见药证相合，病情趋向稳定。兼有冠心病与慢支病史，目前无胸闷胸痛等症状，防治宜养心活血以培本；据述，慢支感邪发作时但咳无痰，而苔白脉滑，干咳属肺燥，脉舌属痰饮，肺燥宜润，痰饮宜温，调治拟《金匮》麦门冬汤。根据以上症情，拟用前进调理方增损。时值冬令蛰藏，配服清膏代煎，缓图功效。

吉林白参 150 g另煎/收膏入	制首乌 180 g	麦门冬 120 g	生黄芪 200 g
紫丹参 100 g	冬虫夏草 120 g	蜜水白术 60 g	全当归 100 g
云茯苓 150 g	淮山药 180 g	杭白芍 100 g	炒枣仁 120 g
川贝母去心 90 g	珍珠粉夜吞 6 g	淮小麦 200 g	厚杜仲 150 g
汉防己 150 g	紫河车 90 g	瓜蒌皮 120 g	款冬花 120 g
嫩紫菀 120 g	焦山楂 150 g	谷麦芽各 100 g	甜杏仁 120 g
炒知母 90 g	生龙齿 200 g	津红枣 250 g	白莲肉 120 g
龙眼肉 60 g	北沙参 150 g		

上药宽水浸一日，浓煎一次，滤去清汁，再用文火熬膏，加入纯蜂蜜 200 g，饴糖 400 g，

1　参归桂枝汤：桂枝，芍药，甘草，生姜，大枣，人参，当归。功效：扶正解表，调和营卫。方源：《临证指南医案 · 卷五　风》。

白冰糖 300 g，收成清膏。每日服 2 次，每次半匙，滚水冲服。如遇伤风、停滞等证，当暂停服。忌食物品面嘱。

建议：工作劳顿已坚持数十年，倦怠则服兴奋剂，失眠则服镇静剂，长期使用，阴阳偏胜，气血心神交亏。现年逾古稀，依然长期烦劳，正气日耗，而倦乏益甚。目前务必减少烦劳，减少思虑，劳逸结合，安心休息，辅以气功、散步、活动关节等锻炼身体，然后服药调补，方可奏效。扭转长期阴阳偏胜，恢复康健，亦须假以时日，欲速则不达也。

编者：膏方治疗贵在整体调治，正邪兼顾。此患数病共存，伯臾先生条分缕析，对各病辨证析机，据病机逐一确定该病的治法方药，使组方杂而有序，有条不紊，理法方药环环相扣。所言“以前进调理方增损”乃伯臾先生膏方处方的一贯主张，尤其提倡以平时服之有效方药制膏，以求满意疗效。

● 1982 年春膏方二（68 岁）

〖**开路方**〗

一诊　1982 年 3 月 30 日

近感冒向愈后仍时有微热，午后易作，阅读用脑后头晕微痛，体温略升，脉亦稍数，舌苔薄白腻十化六七，脉弦劲已缓，仍嫌带数。此乃邪虽解，而心脑受伤已久，不易骤复，宜生脉散合酸枣仁汤加减。

生晒参另煎冲 6 g　天麦冬 12 g　五味子 4.5 g　炒枣仁 15 g　云茯苓 12 g
炒川芎 6 g　炒知母 6 g　淮小麦 24 g　生黄芪 15 g　全当归 10 g
青龙齿先 24 g　川朴花 4.5 g

3 剂

二诊　1982 年 4 月 2 日

症情稳定，精神好转，因工作需要，亟应大剂益气养心，支持体力，苔薄白根腻日见清化，脉象如前。邪湿已化，正虚未复，仍宗前法更进一筹，并加养心之品。

野山参另煎冲 6 g　天麦冬各 6 g　五味子 4.5 g　制熟地 15 g　炒枣仁 15 g
炙远志 6 g　云茯苓 12 g　炒知母 6 g　炒川芎 6 g　川朴花 4.5 g
生黄芪 20 g　炒当归 10 g　佛手片 9 g　珍珠粉夜吞 0.3 g

3 剂

三诊　1982 年 4 月 5 日

症情日趋好转，昨日夜寐颇佳，脉弦渐见静小，舌边嫩红，苔白化，脉略嫌数，亦心脏虚之象，仍守前法，续予调补。

野山参另煎冲 4.5 g　天麦冬各 6 g　五味子 4.5 g　制熟地 15 g　炒枣仁 15 g
云茯苓 12 g　炒知母 6 g　炒川芎 6 g　制半夏 9 g　川朴花 4.5 g
生龙齿先 24 g　生黄芪 20 g　炒当归 10 g　佛手片 9 g

3 剂

另：珍珠粉 0.3 g，琥珀粉 1.5 g，夜吞，服 5 天。

〖**膏方二**〗

1982 年 4 月 7 日清膏代煎。

1981 年冬季，服养心气，滋心阴，和胃宁神清膏后，怕冷已瘥，精神委顿大为好转，感冒频发已止，并已恢复正常工作。今年 3 月上旬，因感风寒，低热又起，倦怠，心率加快，经调治后，表邪得解，心气亏虚渐复。临夏天气渐热，先哲谓：暑伤气，汗多则耗心液，欲图预防，唯有扶持正气。故虽值夏令炎热之时，仍应调补气血以养心，和运脾胃，宁神安眠，复方图治。清膏代煎，以冀巩固。

生晒参另炖 200 g	天麦冬各 160 g	五味子 120 g	生熟地各 200 g
制黄精 300 g	生黄芪 500 g	全当归 250 g	炒白芍 250 g
淮山药 500 g	炒枣仁 250 g	炒知母 120 g	炒川芎 150 g
云茯苓 250 g	炙远志 100 g	制半夏 150 g	青龙齿 600 g
淮小麦 600 g	缩砂仁研/后 60 g	佛手片 150 g	焦山楂 300 g
炒白术 200 g	炒枳壳 120 g	大红枣 300 g	莲子肉 200 g
核桃肉 100 g	飞滑石包 200 g	天王补心丹包 150 g	

加蜂蜜 150 g，饴糖 500 g，冰糖 150 g，收清膏。每日 2 次，每次 1 匙，冲服。

外感、腹泻时暂停服用。必要时服野山人参 4.5 g，另煎代茶。

顺嘱：① 倘出现头晕、心率加快、脑鸣、坐卧不宁等兴奋症状时，暂时停服清膏，改用 4 月 5 日方；夜间服用琥珀多寐粉，以助睡寐。② 另备清暑饮料：鲜荷叶一角，鲜佩兰叶 8 片，飞滑石包 15 g，前药用 2～3 杯水煮沸后，冲入金银花露 100 ml，作饮料服。于小暑至大暑期间每日服用，至秋后天气炎热也可短期服用。

案三　某男，74 岁，痰饮、胸痹、偏枯（慢性支气管炎、冠心病、脑梗死后遗症）

〖**开路方**〗

一诊　1982 年 10 月 2 日

有慢性支气管炎、心肌梗死病史，左胸闷，时痛，心悸，咳嗽，痰稠白，时咯痰不爽，气急，前经中药调治数月，咳痰已减，胸闷痛也暂止，傍晚清晨汗多，足冷转温，纳食较馨，口干，舌红带暗，脉虚弦而滑。宜养肺而化痰热，滋肾而无碍脾胃；汗多乃卫气虚弱，卫外失固，前方参入固卫收涩之品。

生晒参另煎/冲 9 g	生黄芪 18 g	天麦冬各 8 g	生熟地各 12 g	补骨脂 12 g
煅龙牡各/先 24 g	泽　漆 30 g	全瓜蒌切 15 g	炒黄芩 9 g	光杏仁 9 g
紫丹参 15 g	全当归 10 g	清炙枇杷叶包 12 g	羚羊角粉分吞 0.6 g	

4 剂

二诊　1982 年 10 月 7 日

清晨傍晚汗多已减，痰多稠黏，以早晚较多，咳则气急，胸闷隐痛暂止，纳食尚可，便艰，右足微冷，左足无力，行走欠利，脉象虚弦带滑，尺较弱，舌红稍润。多年痰饮，日久化为痰热，灼肺则咳，肾不纳气则喘，仍守原法调治。

生晒参另煎冲9 g　生黄芪 20 g　煅龙牡各/先20 g　天麦冬各8 g　生熟地各12 g
五味子 6 g　制半夏 9鲜竹沥拌　全瓜蒌切15 g　炙皂角 6 g　炒黄芩 9 g
汉防己 15 g　补骨脂 12 g　沉香粉分吞1.8 g　生蒲黄包12 g　炒当归 10 g
羚羊角粉分吞0.6 g

5 剂

〖**膏方**〗

1982 年 10 月 8 日

有慢性支气管炎、肺气肿、陈旧性心肌梗死及脑血栓后遗症。痰稠咳喘多年，尤以早晚为甚，逢冬则剧，痰多泡沫，间或痰黄，行动则喘，前投清热化痰、滋肾纳气之剂后，咳痰得减，气喘稍平，自汗、面色鲜明颧红等均得减轻，但仍觉右足微冷，左足软弱，步履欠利，口干，间有胸闷隐痛，脉虚弦滑迟弱，舌质红。本属痰饮，年深日久，化为痰热；病久肺肾气阴两伤，肾不纳气；卫气衰于外，则津液失于荣养筋脉；心虚则气血艰于流行；痰浊壅肺则咳，肾不纳气而喘。症情复杂，拟清膏缓调，以冀渐得好转为幸。

生晒参 150 g另炖收膏时入　太子参 150 g　生黄芪 300 g　煅龙牡各200 g
制熟地 300 g　淮山药 200 g　天麦冬各100 g　制半夏 120 g竹沥30 g拌
炒黄芩 120 g　全瓜蒌切200 g　云茯苓 150 g　汉防己 150 g
炙皂荚 50 g　五味子 120 g　补骨脂 200 g　全当归 150 g
蛤　蚧 2 对　巴戟天 150 g　紫丹参 200 g　炒白芍 200 g
参三七 150 g　沉香粉 30 g收膏时拌　怀牛膝炒200 g　千年健 200 g
络石藤 150 g　鸡内金 120 g　胡桃仁 250 g　大红枣 250 g
龙眼肉 150 g

加白冰糖 600 g，饴糖 500 g，蜂蜜 500 g，收膏。服法及宜忌面告。

案四　某男，73 岁，痰饮、胸痹、腰痛（慢性支气管炎、冠心病、腰损）

- **1983 年冬膏方一**

〖**膏前调治**〗

一诊　1983 年 11 月 26 日

有慢性支气管炎病史，昨日因公外出，感受时邪，引发痰饮，咽红干燥，略咳，咯痰稠白兼黄不爽，胸闷呼吸不畅，口干，无恶寒身热，脉象浮滑，舌质红。高龄气阴已亏，肺气亦弱，客邪乘隙而入，首先犯肺，肺气失宣；素体阴虚内热，痰饮易化痰热，感邪亦易转温化热，与寒邪引发痰饮治宜小青龙汤温化者迥然不同，今拟桑菊饮合千金苇茎汤加减。

冬桑叶 10 g　甘菊花 9 g　光杏仁 9 g　熟牛蒡 9 g　嫩射干 9 g
京玄参 10 g　冬瓜子 15 g　干芦根 60 g　生苡仁 30 g　桃仁泥 6 g
金银花 15 g　净连翘 12 g

4 剂

嘱：用水浸药半小时，煎 20 min 即滤取药汁，只服头煎。夜间再煎服 1 剂头煎。

二诊　1983年11月28日

服药后咽红干燥已平，咳痰减少，胸闷已舒，口渴亦减，但精神疲倦，劳则腰胀，脉浮滑已静，舌红，外邪已解。惟有冠心病史，去年偶有胸闷隐痛，继则心率增快，休息时心率增快至每分钟90次，间有早搏，经服西药后心率控制正常，早搏亦暂止。高龄气阴两亏，心脏失养，今拟益气滋阴以养心，调肺脾以化痰。

生晒参另煎 4.5 g	北沙参 12 g	大麦冬 10 g	炙生地 15 g	云茯苓 12 g
制半夏 9 g	全瓜蒌切 12 g	嫩紫菀 12 g	炒枣仁 12 g	炒白芍 12 g
生甘草 3 g	灵磁石先 30 g	莲子心 1.5 g		

3剂

三诊　1983年12月1日

服药后诸恙缓解，已无自觉症状，咳痰减少，胸闷已舒，宜暂停汤剂，开膏方供冬季服用；另开治感冒方，以备今后应用：

阴虚之体，肝热偏重，稍感外邪，咽红干痒，咳痰不爽，胸闷如窒，口渴头胀，痰饮易化痰热，故拟辛凉清宣而化痰热。

冬桑叶 9 g	杭菊花 9 g	光杏仁 9 g	熟牛蒡 9 g	薄荷叶后 4.5 g
嫩射干 9 g	京玄参 9 g	金银花 15 g	净连翘 12 g	生苡仁 30 g
冬瓜子 15 g	干芦根 30 g			

水浸，煎20 min，热服头煎一汁即可；夜间上方再煎服头煎一次。

编者：感冒新症，一日2剂，仅服头煎，乃急者先治，速战速决。

〖**膏方一**〗

1983年12月3日

年逾古稀，气阴渐亏，心脏失养，肾阴不足，肝失涵养，肝阳易亢易升，脾弱生湿酿痰，渍肺则咳吐稠痰，肾亏脉络失于滋润，易患腰痛。冬令蛰藏之际，适于滋养培补，再配治病之方，标本同治，缓图功效。

吉林人参 150 g另炖收膏时入	北沙参 200 g	天麦冬各 120 g	生熟地各 130 g
淮山药 200 g	苦参片 150 g	云茯苓 250 g	炒白术 150 g
制半夏 150 g竹沥30 g拌	瓜蒌皮 180 g	枸杞子 200 g	炒杜仲 250 g
桑寄生 250 g	补骨脂炒 180 g	生石决 400 g	嫩黄精 300 g
炒白芍 200 g	紫丹参 300 g	炒枣仁 250 g	炙远志 150 g
全当归 180 g	炙甘草 180 g	灵磁石 400 g	茶树根 400 g
胡桃仁 200 g	白莲心入煎 200 g		

上药宽水浸透，煎3次，滤取清汁，加白冰糖500 g，龟板胶烊冲 100 g，枇杷叶膏150 g，文火收膏，每日早、晚各用热水冲服1食匙。

兹将各病的理法方药，分陈于后，备供参改。

冠心病：心率增快，间有早搏，服西药后得控制，但未停药(维持量)。气阴两亏，心脏失养，而有蕴热。拟炙甘草汤、补心丸法加减。

高血压：现得稳定，但肾阴不足，肝阳易动，上升则咽红干痛。宜滋肾平肝潜阳以治本。

慢性支气管炎：平时略咳，咯痰白稠兼黄，感冒后加剧。脾湿酿痰，阴虚体质，易化痰热而成阴虚痰饮，忌用温药和之，拟用《金匮》麦门冬汤、小陷胸汤加减。

腰痛病：1981年腰扭伤疼痛，迄今已发4次。腰居肾府，肾亏络脉痹阻则痛，拟青娥丸加活血之品预防之治。

公事紧张时大便不能忍，乃脾气虚弱，大肠失摄纳之常。应健脾益气防治。

- **1986年春膏方二(76岁)**

〖开路方〗

一诊　1986年1月20日

日间痰升则咳，咯痰不爽，喉有哮鸣音，肺部干啰音，胸闷欠舒，其他症状均得暂平，舌红胖，口稍干，脉滑尺弱。痰饮多年，感邪后不易骤清，肺阴耗伤，日久阴伤及气，目前正虚邪痰留恋，再拟养肺豁痰。

南北沙参各6 g	麦门冬9 g	桑叶皮各9 g	光杏仁9 g	嫩射干9 g
生甘草4 g	玉桔梗4 g	炒牛蒡4.5 g	川象贝各4.5 g	清炙紫菀12 g
款冬花10 g	清炙枇杷叶包12 g			

4剂

二诊　1986年1月23日

痰升则咳，咯痰欠爽，胸闷渐舒，喉间哮鸣音亦减，医师检查得肺部啰音已减少，口稍干，大便较爽，寐亦正常，舌质红胖，脉象小滑，尺弱。正虚渐复，邪痰虽化未清，仍拟养肺化痰，祛邪务尽之意。

南北沙参各6 g	大麦冬9 g	云茯苓12 g	光杏仁9 g	桑叶皮各9 g
川象贝各4.5 g	炙紫菀12 g	款冬花10 g	清炙枇杷叶包12 g	炒赤白芍各8 g
汉防己9 g	鱼腥草18 g			

7剂

〖膏方二〗膏滋代煎

1986年1月23日

高龄体气渐亏，气阴两虚，卫外失固，易患感冒，脾虚生湿，成饮酿痰，致成痰饮，上逆犯肺，则为咳嗽。脾弱运化无权，动辄大便溏薄，肝阳偏亢，上扰清空，经常头痛。操劳思烦过度，心脏受伤，神不守舍，夜寐不酣，时或虚烦。脉象小滑尺弱，舌红胖，口微干。症情错杂，多属标证，参合脉证，本虚明显，姑拟复方图治，标本兼顾，膏滋代煎，以便服用。

移山人参120 g另煎冲	西洋参80 g另煎冲	麦门冬130 g	法半夏130 g
云茯苓180 g	川贝母80 g	光杏仁120 g	汉防己130 g
生黄芪180 g	炒白术100 g	炒防风100 g	炒枣仁180 g
炒川芎120 g	炙远志100 g	紫丹参200 g	珍珠母300 g

炒杜仲 180 g	桑寄生 240 g	炒赤白芍各 100 g	淮山药 200 g
款冬花 150 g	清炙紫菀 150 g	嫩黄精 300 g	佛手片 130 g
制首乌 200 g	枸杞子 180 g	焦山楂 200 g	

上药浓煎 3 次，加蜂蜜 500 g，白冰糖 300 g，收膏，每日早、晚 1 匙，滚水冲服。

〖**夏季调理方**〗

1986 年 5 月 7 日

据电话告知，前服膏滋，身体康健，精神较佳，迄今未患感冒，其他宿疾亦均稳定。因夏令将届，希再拟调理方，经常服用，巩固疗效。

移山人参 4.5 g，西洋参 3 g，上两味另炖代茶。

大麦冬 12 g	法半夏 10 g	云茯苓 15 g	生黄芪 15 g	炒防风 9 g
炒白术 9 g	制首乌 15 g	枸杞子 12 g	炒赤白芍各 6 g	炒枣仁 15 g
桑寄生 18 g	紫丹参 15 g	焦山楂 15 g	佛手片 9 g	

• 1986 年秋膏方三（76 岁）

〖**开路方**〗

一诊　1986 年 10 月 15 日

服膏滋后，大便已不溏，亦不急迫难忍；晨起咳嗽痰多，色白稠粘，易感冒则咳嗽加剧，甚则发热；胸闷欠舒，时有左胸隐痛，心电图示有心肌缺血；因事或情绪紧张则艰寐头痛，血压基本正常，但血糖偏高，顷脉弦小滑，舌红胖。肺弱卫外不固，易为寒邪所乘，湿阻化热酿痰；思烦过度则心脏受伤，气血流行失畅。拟麦门冬汤合酸枣仁汤加减。

南北沙参各 6 g	大麦冬 10 g	竹沥半夏 9 g	云茯苓 12 g	川象贝各 4.5 g
炒枣仁 15 g	炒川芎 9 g	炒知母 9 g	炙远志 6 g	陈胆星 9 g
瓜蒌皮 12 g	广郁金 9 g	紫丹参 20 g	参三七粉分吞 3 g	

5 剂

另：麝香保心丸 2 瓶，左胸隐痛随时含服。

二诊　1986 年 10 月 18 日

时邪引发痰饮，肺气失宣，今晨起喉痒咳增，咯痰不爽，痰白稠黏，体温较平时稍高，肺部有干啰音，血常规检测：白细胞 $10.5\times10^9/L$。口苦干，脉象浮滑，舌红润。外邪犯肺，痰浊内阻，再宣肺祛邪化痰法。

冬桑叶 9 g	杭菊花 9 g	光杏仁 9 g	嫩前胡 9 g	象贝母 12 g
净蝉蜕 4.5 g	蒲公英 20 g	鱼腥草 18 g	野荞麦根 24 g	生苡仁 24 g
嫩射干 9 g	干芦根 20 g			

2 剂

〖**膏方三**〗

1986 年 10 月 18 日

气阴两虚，卫外失固，易患感冒，痰浊上渍于肺，肺失清肃，咳嗽痰多，色白黏稠，胸闷不舒。思烦过度，心脏受伤，气血流行失畅，活动过多则左胸隐痛。肝阳易动，上旋清空，经常头痛。因事多虑或情绪紧张，神不守舍，虚烦不得眠。神疲气短，足软乏力。脉弦小滑，尺弱，舌红胖，口微干。症情错杂，多属标证，参合脉舌，本虚明显。姑拟复方图治，标本兼顾，膏滋代煎，缓图功效。平素肺部常有干啰音，故增入蒲公英、鱼腥草二味，以清肺化痰。

吉林人参 100 g另煎冲　原皮西洋参 100 g另煎冲　大麦冬 120 g　竹沥半夏 120 g
云茯苓 150 g　炒白术 100 g　生黄芪 150 g　炒防风 90 g
光杏仁 100 g　川贝母 100 g　款冬花 130 g　炙紫菀 130 g
制首乌 200 g　紫丹参 250 g　炒赤白芍各 100 g　冬虫夏草 120 g
桑寄生 200 g　嫩黄精 200 g　炒枣仁 180 g　炒川芎 120 g
潼白蒺藜各 100 g　佛手片 120 g　珍珠母 240 g　参三七粉 60 g收膏时冲
广郁金 100 g　焦山楂 150 g　蒲公英 150 g　鱼腥草 180 g

上药浓煎 3 次，取清汁，加蜂蜜 400 g 收膏，每早晚各用半匙，滚水冲服。

- **1986 年冬膏方四、五(76 岁)**

〖**开路方**〗

一诊　1986 年 12 月 8 日

服膏滋月余，大便已能控制，左胸隐痛未发，晨起咯痰较少，劳累后左胸稍感不适，无心悸心慌，但近几日夜不入寐，虚烦不宁，历三小时，赖安眠针剂方能入睡。口干，舌红胖，脉弦小滑尺弱。此乃思烦过度，心神耗伤，神不守舍，痰浊虽化未清。今拟滋阴以除虚烦，养心涤痰，交通心肾。

炒川连 4 g　陈阿胶烊冲 9 g　鸡子黄冲 1 枚　淡子芩 9 g　大白芍 12 g
云茯神 12 g　炙远志 6 g　炒枣仁 15 g　竹沥半夏 10 g　广郁金 9 g
夜交藤 15 g　合欢皮 15 g　交泰丸吞 4.5 g

3 剂

二诊　1986 年 12 月 11 日

入夜寐仍不酣，虚烦不宁，晨起头晕足软乏力，左胸时或不舒，惟咯痰减少，口干亦较轻，纳食二便正常，脉弦小滑尺弱，舌红胖。心神耗伤未复，虚阳上扰，心肾不交，神不守舍，仍拟前法出入。

炒川连 3 g　陈阿胶烊冲 9 g　炒枣仁 15 g　炒川芎 6 g　炒知母 6 g
云茯神 12 g　炙甘草 3 g　青龙齿先 20 g　生石决先 30 g　大白芍 12 g
交泰丸包 3 g　竹沥半夏 9 g　广郁金 9 g　夜交藤 15 g

4 剂

三诊　1986 年 12 月 15 日

夜寐时好时坏，虚阳渐平，神伤难复，心肾未交，神不守舍。因之，夜寐未得好转，下午左胸微感不适，左胸肋隐痛，咯痰渐少，纳食、精神较佳，脉弦细，右部较弱，舌红胖，口微干。再拟滋肾养心，交通心肾，冀得安寐为佳。

珍珠母先 30 g	青龙齿先 20 g	羚羊角粉吞 0.6 g	珍珠粉吞 0.6 g	炒枣仁 15 g
炒知母 6 g	炒川芎 9 g	云茯神 12 g	炙甘草 3 g	淮小麦 30 g
大红枣 7 枚	交泰丸包 3 g	琥珀屑 6 g	紫丹参 18 g	

7 剂

〖**膏方四**〗

1986 年 12 月 15 日

根据上述证情脉舌，配制膏滋，便于服用。

霍山石斛 45 g、原皮西洋参 50 g左两味另炖，收膏时入　羚羊角粉 10 g、珍珠粉 10 g左两味收膏入

大麦冬 150 g	炙生地 200 g	炒枣仁 200 g	柏子仁 150 g
炒知母 120 g	炙远志 60 g	炒川芎 100 g	云茯神 150 g
炙甘草 60 g	淮小麦 300 g	大红枣 300 g	珍珠母 400 g
青龙齿 250 g	炒当归 120 g	炒白芍 130 g	嫩黄精 200 g
瓜蒌皮 150 g	竹沥半夏 120 g	桑寄生 200 g	琥珀屑 60 g
沉香屑 20 g	紫丹参 200 g	交泰丸包 40 g	夜交藤 200 g
佛手片 120 g			

上药煎 3 次，取清汁，加陈阿胶先烊 60 g、蜂蜜 300 g 收膏。每日下午 3 时、夜间睡前各用滚水冲服一匙。

编者： 痰饮宿疾好转，脾胃转健，加少量阿胶收膏，血肉有情，填精养血。此案当为荤膏。

〖**膏方五**〗

1987 年 1 月 14 日

加服上方膏滋后，夜寐已得好转，仍照原方配服一料。

● 1987 年春膏方六(78 岁)

1987 年 2 月 5 日

去冬服膏滋后，感冒未发，咳嗽痰多大为减少，胸闷不舒亦减，活动后左胸隐痛未发，虚烦不得寐已有好转，散步一小时已不感疲劳，足见精神较佳，脉弦小滑，尺弱，舌淡红胖，口苦。嘱余将 1986 年 10 月 18 日膏方和 1986 年 12 月 15 日膏方二方合并，再拟膏方 1 料，继续服用，巩固疗效。

〖**膏方六**〗

1987 年 2 月 6 日

去冬服膏滋后，肺气增强，卫外得固，迄今三月余未发感冒。脾得健运，痰饮乏滋生之源，咳嗽痰多大为减少。心脏赖气血滋养，气血充沛，则心血流行正常，因之左胸隐痛或胸闷不舒均得暂止。肾阴稍复，肝得滋养，风阳升动稍杀，头痛亦得减轻。精气渐复，神得安养，心肾相交，虚烦不得寐因得好转。晨起散步一小时已不感疲劳，足见精神较佳。脉弦小滑尺弱，舌淡红胖，口微苦。仍宗前法调补，增强体力，祛病

益寿。

吉林人参 100 g、原皮西洋参 100 g左两味另炖冲　大麦冬 160 g　竹沥半夏 140 g
茯苓神各 90 g　淮山药 150 g　炒白术 100 g　清炙黄芪 180 g
炒防风 90 g　川贝母 100 g　炙紫菀 130 g　冬虫夏草 120 g
炙生地 200 g　紫丹参 250 g　羚羊角粉 18 g、珍珠粉 18 g左两味收膏时入
大白芍 200 g　青龙齿 300 g　炒枣仁 200 g　柏子仁 130 g
瓜蒌皮 150 g　炙甘草 60 g　淮小麦 300 g　大红枣 300 g
嫩黄精 250 g　桑寄生 250 g　琥珀屑 60 g　沉香屑 30 g
夜交藤 200 g　交泰丸包 60 g　佛手片 120 g　参三七粉 60 g收膏时入
焦山楂 150 g　鱼腥草 200 g

上药煎三次，取清汁，加陈阿胶另烊 90 g，蜂蜜 400 g 收膏。每日早、晚各用滚水冲服 1 匙，如遇伤风、停滞等症，当暂停服。

编者：本案转予荤膏调治，但仅用少量阿胶。

案五　某男，74 岁，痰饮、脘痞（慢性支气管炎、慢性胃炎）

〖**开路方**〗

1984 年 12 月 8 日

阴虚痰饮化为痰热，早、晚咳喘较剧，咯痰不畅，稠黏口渴；浅表萎缩性胃炎，有时脘腹部作胀；有前列腺炎病史，小便涩少不畅。舌质红带暗，脉弦滑数，左大右较缓，活动则气喘，唇带暗。心肺胃肾同病，拟复方调治。

北沙参 12 g　全瓜蒌切 15 g　木防己 12 g　生谷麦芽各 15 g　大麦冬 12 g
海蛤壳先 20 g　鱼腥草 18 g　生代赭石先 20 g　制半夏 9 g　炒枳实 9 g
紫丹参 15 g　炙生地 15 g　鲜牡蛎拌 6 g　鲜竹茹 9 g　益母草 20 g
5 剂

〖**膏方**〗

1984 年 12 月 16 日

时属冬令蛰藏，膏滋代煎，缓图功效。

生晒参 100 g另炖收膏时入　大天冬 60 g　大麦冬 60 g　制半夏 90 g竹沥40 g拌
蛤　蚧 30 g　光杏仁 120 g　生黄芪 180 g　炒白芍 150 g
炙甘草 40 g　凤凰衣 60 g　肥玉竹 120 g　生谷麦芽各 150 g
制熟地 60 g　炙生地 40 g　淮山药 120 g　枸杞子 120 g
云茯苓 200 g　车前子包 200 g　紫丹参 200 g　炒当归 120 g
生升麻 60 g　全瓜蒌切 120 g　炒枳实 100 g　大红藤 150 g
败酱草 150 g　白莲肉 100 g　胡桃肉 150 g　败龟板 120 g

加白冰糖 500 g，枇杷叶膏 200 g，文火收成清膏。服法及宜忌面告。

案六 某男,49岁,痰饮、鼻渊(慢性支气管炎、副鼻窦炎)

- **1985年冬膏方一**

〖**开路方**〗

一诊 1985年9月8日

有副鼻窦炎史和慢性支气管炎病史,鼻时流浊涕,感冒后加剧,冬令畏寒,易感客邪,腰背酸楚。叠经中药调治,进来感冒少发,乃肺气较强之征;副鼻窦炎流涕已得减,晨起略咳黏痰,痰饮亦有减轻之象,脉细滑,苔薄白。再拟温化痰饮,佐健脾益气以培土生金。

川桂枝 4 g	云茯苓 15 g	炒白术 12 g	炙甘草 3 g	新会皮 9 g
制半夏 12 g	炒党参 12 g	生黄芪 18 g	炒防风 9 g	辛　夷 9 g
苍耳子 10 g	炒川芎 9 g	炒当归 12 g	生晒参另炖 4.5 g	

12剂

二诊 1985年11月17日

晨起略咳黏痰数口,近来感冒未发,流涕少,副鼻窦炎得稳定,纳佳,精神亦较好,脉象细滑,苔薄白,舌质淡红,口不渴。痰饮宜温药和化,肺虚湿阻清窍则应益肺化湿。

云茯苓 15 g	川桂枝 4.5 g	炒白术 12 g	炙甘草 3 g	佛手片 9 g
制半夏 12 g	生黄芪 15 g	炒党参 12 g	青防风 9 g	制熟地 15 g
春砂仁研 3 g	炒当归 12 g	白芥子 9 g	焦山楂 15 g	

10剂

另:生晒参每日 4.5 g,炖饮。

〖**膏方一**〗

1985年11月27日

晨起略咳黏痰渐少,感冒迄今未发,副鼻窦炎亦已转轻,纳食二便正常,精神面色均渐好转,口不渴,眠亦安,脉象细滑,舌质淡红有齿印。湿浊上蒸清窍则鼻流浊涕;右腰时酸楚,肾气不足,不能上煦于脾,脾弱生湿,湿甚生饮,饮化为痰,上渍于肺,肺失肃降则为咳嗽,痰饮之成因也。今拟益肾健脾,温化痰饮,佐以化湿宣窍。膏滋代煎,缓图功效。

制熟地 120 g砂仁30 g拌	全当归 120 g	淮山药 180 g	五味子 60 g
补骨脂 150 g	枸杞子 120 g	干苁蓉 120 g	川桂枝 90 g
云茯苓 150 g	炒白术 150 g	炙甘草 45 g	广陈皮 120 g
制半夏 130 g	白芥子 100 g	生晒参另炖冲 120 g	炒党参 200 g
生黄芪 200 g	炙紫菀 120 g	炙款冬 120 g	青防风 120 g
辛夷花 100 g	炒川芎 120 g	苍耳子 120 g	炒杜仲 150 g
桑寄生 180 g	炒苡仁 240 g	制黄精 240 g	焦山楂 180 g
胡桃肉 300 g	白莲心 150 g		

上药浓煎，加冰糖 400 g、饴糖 400 g 收膏。每日早、晚各用滚水冲服 1 匙。

- **1986 年冬膏方二(50 岁)**

〖**开路方**〗

一诊　1986 年 11 月 16 日

今年以来未患感冒，慢性鼻炎稳定，稍鼻塞，近两月晨起略咳稠痰二三口，午后稍咳薄白痰，精神尚佳，脉弦细滑，舌质淡红，苔薄白，口不干。痰饮宿疾已得减轻，肺卫亦得恢复正常，拟方调理。

云茯苓 15 g	炒白术 12 g	炒党参 10 g	川桂枝 4.5 g	炒枳壳 9 g
全当归 12 g	制半夏 9 g	怀山药 15 g	辛　夷 9 g	苍耳子 9 g
桑白皮 12 g	福泽泻 12 g	炒川芎 9 g	生苡仁 20 g	

7 剂

〖**膏方二**〗

1986 年 11 月 19 日

去冬服膏滋后，感冒易发已瘥，慢性鼻炎稳定，精神较佳，痰饮宿疾亦得减轻，脉弦细滑，舌质淡红，苔薄白。脾湿成饮酿痰，上渍于肺则咳痰薄白，逢冬较甚。《金匮》谓饮为阴邪，宜温药和之，但脾赖肾气上煦则运，故肾气丸亦主之，今拟脾肾双补，重在培补其本，佐以宣窍化湿涤痰。

生晒参另炖冲 150 g	炒党参 300 g	炒白术 200 g	云茯苓 180 g
川桂枝 100 g	炙甘草 45 g	广陈皮 150 g	制半夏 180 g
陈胆星 120 g	淮山药 150 g	补骨脂 200 g	制熟地 200 g砂仁30 g拌
五味子 60 g	干苁蓉 150 g	枸杞子 150 g	炒杜仲 150 g
桑寄生 180 g	嫩黄精 240 g	全当归 150 g	炒川芎 120 g
炒防风 120 g	陈辛夷 120 g	苍耳子 120 g	炒苡仁 240 g
桑白皮 180 g	嫩紫菀 180 g	焦山楂 180 g	福泽泻 150 g
款冬花 180 g	胡桃肉 300 g	白莲心 150 g	

加饴糖 500 g，白冰糖 500 g 收膏。服法及宜忌如前。

案七　某男，70 岁，阴虚痰饮(慢性支气管炎)

- **1985 年冬膏方一**

〖**开路方**〗

1985 年 11 月 30 日

有痰饮史多年，入冬后痰多略咳，经常咽喉红痛，不肿，大便成形，解则不畅，纳佳，精神亦好，脉象虚弦小滑，舌边红，苔薄白少津，口干。秉体阴虚，饮邪郁久化为痰浊，虚火上炎，拟滋阴降火而化痰浊。

制首乌 15 g	京玄参 10 g	北沙参 12 g	大麦冬 12 g	制半夏 10 g竹沥6 g拌

瓜蒌皮 12 g　冬瓜子 15 g　炒苡仁 24 g　大青叶 9 g　嫩射干 9 g
嫩紫菀 12 g　清炙枇杷叶[包] 12 g

10 剂

〖**膏方**〗

1985 年 12 月 6 日

咽喉红痛，口干略减，痰多咳咯不畅，大便解而不爽，数次方尽，肠功能减退之故。目糊，行走多或登楼则气急，舌质淡红，中裂纹，脉虚弦细滑。阴液不足，气亦累伤，虚火未平，再拟滋阴益气，清肺豁痰。年已七旬，脏腑气阴均亏，况有痰饮宿疾，咳痰日久，肺气损伤，肾主纳气，动则气促，脾虚生湿，湿甚成饮生痰，上渍於肺，肺失清肃则咳，饮为阴邪，向有温药和之之论，但阴液不足者，温药劫阴助燥，姑拟滋阴补肾，益气清肺，而化痰浊。仿《金匮》麦门冬汤及六味丸法，膏滋代煎，以图功效。

生晒参 120 g[另炖冲]　北沙参 200 g　大麦冬 150 g　制半夏 150 g[竹沥50 g拌]
云茯苓 150 g　木防己 150 g　光杏仁 240 g　全瓜蒌[切] 150 g
炒苡仁 240 g　淮山药 240 g　山茱萸 150 g　制熟地 150 g[砂仁30 g拌]
炒丹皮 130 g　京玄参 130 g　枸杞子 150 g　制首乌 200 g
补骨脂 180 g　炒当归 150 g　干苁蓉 150 g　太子参 180 g
制黄精 300 g　川石斛 200 g　肥玉竹 200 g　嫩射干 150 g
佛手片 150 g　生山楂 200 g　炙紫菀 150 g

上药浓煎 3 次，滤取清汁，胡桃肉[研] 300 g，饴糖 400 g，白冰糖 400 g，文火收膏。遵嘱服用。

- **1986 年冬膏方二(71 岁)**

〖**开路方**〗

1986 年 11 月 25 日

咽红不肿，过劳则痛，阴虚痰饮，不外感则不咳无咯痰；大便仍日二三次，已较前爽；有肺结核史，左肾已摘除。顷脉弦滑，舌质红，苔薄黄腻，口干。今先和中化湿清热，再与调补。

南沙参 10 g　桑白皮[各] 9 g　嫩射干 9 g　云茯苓 12 g　生苡仁 20 g
淮山药 15 g　绵茵陈 12 g　香白薇 10 g　焦山楂 15 g　绿萼梅 4.5 g
谷麦芽[各] 15 g　佛手片 10 g　合欢花 15 g　京玄参 9 g

4 剂

〖**膏方二**〗

1986 年 11 月 27 日

北沙参 12 g　大麦冬 10 g　制半夏 10 g[竹沥拌]　云茯苓 12 g
光杏仁 9 g　炙百部 10 g　嫩紫菀 10 g　全瓜蒌[切] 10 g
木防己 10 g　淮山药 15 g　山茱萸 10 g　制熟地 12 g[砂仁3 g拌]

炒丹皮 9 g	京玄参 9 g	太子参 12 g	制首乌 12 g
枸杞子 10 g	补骨脂 12 g	全当归 10 g	嫩射干 10 g
嫩黄精 20 g	炒杜仲 12 g	桑寄生 12 g	桑白皮 10 g
炒苡仁 20 g	生山楂 12 g	合欢花 12 g	清炙枇杷叶 10 g
			15 剂

依法制膏。

案八　某男，56 岁，痹证、胸痹（风湿性关节炎？左室肥大）

- **1982 年冬膏方一**

〖**膏方一**〗

1982 年 12 月 12 日

罹痹证十余年，经多方检查，未能明确诊断。外风引动内风则发，四肢红痛微肿，行走无定，证属行痹。劳则腰酸痛，脉细滑，舌边红，苔薄白。肝肾亏损，血气不足，且有湿蕴，风动病发，拟复方调治，膏滋代煎，缓图功效。

潞党参 400 g	生黄芪 400 g	炒白术 150 g	青防风 120 g
左秦艽 150 g	粉萆薢 150 g	云茯苓 200 g	潼木通 90 g
生熟地各 200 g（蔻仁60 g拌）	生地黄 200 g	全当归 150 g	炒赤白芍各 150 g
潼白蒺藜各 150 g	枸杞子 200 g	嫩黄精 150 g	川续断 200 g
补骨脂 200 g	炒狗脊 200 g	干苁蓉 150 g	潼木通 80 g
参三七 100 g（研粉收膏时入）	珍珠母 400 g	煅牡蛎 400 g	忍冬藤 200 g
络石藤 200 g	鸡血藤 150 g	制半夏 100 g	炒枣仁 120 g
炒知母 100 g	肥玉竹 300 g	炙甘草 80 g	生山楂 180 g
大枣 400 g	胡桃肉 300 g	龙眼肉 100 g	

上药宽水浸一日夜，煎三次，滤取清汁，加白冰糖 850 g，饴糖 1 000 g，桑枝膏 250 g，文火收膏。每日早、晚各用滚水冲服一匙，如遇伤风、停滞等症，当暂停服。

- **1985 年冬膏方二（59 岁）**

〖**开路方**〗

一诊　1985 年 11 月 5 日

一年前因突发胸闷不适，检查心电图示有“左室高电压伴心肌劳损”，自觉左胸闷，偶有隐痛，经中药调治后左胸闷隐痛均得暂舒，惟阴雨天稍感不适，精神亦较佳，脉象细滑，舌淡红润，边有齿印。仍拟益气养心，化痰宽胸。

潞党参 15 g	麦门冬 12 g	五味子 6 g	生黄芪 15 g	炒当归 12 g
炒枣仁 12 g	淮小麦 30 g	炙甘草 3 g	紫丹参 15 g	制半夏 9 g
瓜蒌皮 12 g	广郁金 9 g	云茯苓 10 g		
				10 剂

另：归脾丸 1 瓶，依次吞服。

二诊　1985 年 11 月 15 日

胸闷隐痛未发，但阴雨天尚感不适，脉象细滑，舌淡红。经调补心脏气阴，化痰宽胸后，症情日趋好转，佳象也。

潞党参 15 g　大麦冬 12 g　五味子 6 g　生黄芪 18 g　炒当归 12 g
炒枣仁 12 g　柏子仁 12 g　炙远志 6 g　云茯苓 12 g　童子益母草 18 g
制半夏 9 g　瓜蒌皮 12 g

7 剂

另：归脾丸 1 瓶，依次吞服。

〖**膏方二**〗

1985 年 12 月 2 日

1984 年 8 月，曾突感左胸闷不适。近二月胸闷有隐痛，劳则倦怠，腰膝酸楚，晨起及饭后咯吐黏痰数口，叠投中药调治，症情得减，精神较振，关节痹痛未发，胸闷隐痛二旬未作，时有后头项作胀，纳眠二便均正常，口不渴，脉象虚细，尺较弱，舌质淡红，边有齿印。思烦过度，心脏累伤，气血两亏，流行失畅，痰浊中阻，清阳失展，此胸痹之成因也。拟调补气血以养心，化痰浊滑利气机以宣胸痹，标本同治，膏方缓图功效。

生晒参 100 g另炖冲　潞党参 250 g　生黄芪 250 g　麦门冬 150 g
全当归 150 g　紫丹参 200 g　大川芎 120 g　旋覆花包 100 g
杜红花 120 g　云茯苓 150 g　全瓜蒌切 150 g　制半夏 120 g
薤白头 90 g　炒枣仁 150 g　炙远志 90 g　细菖蒲 90 g
白芥子 100 g　广郁金 120 g　炒桂枝 50 g　炙甘草 45 g
炒杜仲 150 g　桑寄生 200 g　制黄精 200 g　佛手片 120 g
干苁蓉 120 g　枸杞子 120 g　焦山楂 150 g　炒苡仁 200 g
白莲心 100 g　龙眼肉 100 g

上药宽水浸一日夜，浓煎，滤取清汁，加白冰糖 400 g，饴糖 400 g，文火收膏。每日早、晚各用滚开水冲服 1 匙，如遇伤风、停滞等症，当暂停服。

• 1986 年冬膏方三（60 岁）

〖**膏方三**〗

1986 年 12 月 1 日

关节炎二年未发，今年起左胸闷隐痛亦止，晨起咳吐稠痰数口，天气转阴雨则腰膝酸楚，年届六旬，日常工作亦能坚持，心电图示心肌劳损好转，二便、纳、寐均正常，脉象濡细，尺弱，舌质淡红少苔，口不渴。心脏劳伤逐渐恢复，痰浊虽化未清，再拟益气养心，滋肾涤痰，膏滋代煎，便于服用。

生晒参 120 g另炖冲　潞党参 300 g　大麦冬 150 g　五味子 90 g
淮山药 200 g　云茯苓 150 g　山茱萸 130 g　制熟地 250 g砂仁 30 g拌

仙半夏 130 g	全瓜蒌[切] 180 g	旋覆花[包] 120 g	紫丹参 200 g
生黄芪 250 g	炒防风 100 g	炒白术 120 g	炙甘草 60 g
川桂枝 90 g	炒枣仁 150 g	炙远志 90 g	桑寄生 200 g
炒杜仲 150 g	嫩黄精 200 g	仙　茅 150 g	补骨脂 150 g
干苁蓉 130 g	枸杞子 150 g	炒苡仁 300 g	全当归 130 g
焦山楂 150 g	佛手片 120 g	白莲心 120 g	龙眼肉 120 g

上药宽水浸透，浓煎 3 次，滤取清汁，加饴糖 500 g、冰糖 500 g，文火收膏。服用宜忌另告。

案九　张男，42 岁，癥积(血吸虫性肝硬化)

〖**膏前调治**〗

一诊　1984 年 9 月 14 日

有血吸虫病史 20 年，经过三次锑剂治疗，延成肝硬化。近日头晕乏力，右胁背时感隐痛不适，纳少，舌质淡红，苔薄，口苦干。肝脏损伤，兼有湿热，拟养肝而化湿热。

绵茵陈 24 g	黑山栀 12 g	生熟苡仁[各] 15 g	云茯苓 15 g	碧玉散[包] 20 g
白豆蔻[后] 4.5 g	青陈皮[各] 4.5 g	制首乌 24 g	全当归 12 g	炒白芍 15 g
炙鳖甲 18 g	海藻带[各] 15 g	紫丹参 20 g		

7 剂

二诊　1984 年 10 月 6 日

右胁背痛虽减未止，脘腹略胀，纳增，面色灰滞得减，精神较佳，脉滑，舌质红，口干苦。湿热渐化，肝脏损伤未复，再宗前法出入。

制首乌 20 g	枸杞子 10 g	青陈皮[各] 4.5 g	云茯苓 15 g	紫丹参 20 g
炒赤白芍[各] 10 g	白豆蔻[后] 3 g	川楝子 10 g	全当归 12 g	六一散[包] 20 g
炙鳖甲[先] 15 g	海藻带[各] 15 g			

14 剂

三诊　1984 年 11 月 4 日

肝区痛已止，右背时有不适，间有脘闷，精神好转，口苦已平，脉虚弦，舌质红，苔薄。肝脾两虚，再拟调理肝脾。

太子参 12 g	生黄芪 15 g	全当归 10 g	制首乌 18 g	枸杞子 10 g
炒白芍 15 g	炙甘草 4 g	淮山药 15 g	云茯苓 12 g	忍冬藤 12 g
制香附 9 g				

14 剂

〖**膏方**〗

1984 年 12 月 16 日

有血吸虫肝硬化病史，曾经锑剂治疗。近肝区痛得止，面灰黄已减轻，精神较佳，惟腰背有时酸痛，口干便秘，尿微黄，脉虚弦细，舌边红苔薄。肝脏损伤好转，气血流行尚未恢复正常，兼之湿热内恋，拟扶正以祛邪，养肝活血以软坚，健脾理气而化湿热，扶正祛邪，膏滋代煎，缓图功效。

生晒参 100 g另炖收膏时入	太子参 160 g	炙生地 200 g	紫丹参 300 g
全当归 150 g	肥玉竹 300 g	赤白芍各 120 g	制首乌 200 g
生牡蛎 400 g	炙鳖甲 200 g	枸杞子 120 g	炙鸡内金 150 g
炒枣仁 150 g	海藻带各 150 g	福泽泻 200 g	云茯苓 200 g
广郁金 150 g	制川军 60 g	全瓜蒌切 200 g	陈枳实 180 g
生黄芪 220 g	汉防己 180 g	炒白术 100 g	桃仁泥 120 g
绵茵陈 200 g	黑山栀 120 g	地鳖虫 90 g	炒狗脊 300 g
络石藤 240 g	生山楂 200 g	大红枣 250 g	胡桃肉 250 g

上药浓煎 3 次，滤取清汁，加白冰糖 1 000 g，饴糖 750 g，文火收膏。

案十　某男，57 岁，虚劳（脑血栓后）

● 1985 年冬膏方一

〖**开路方**〗

1985 年 12 月 1 日

有脑血栓病史，半年来血压稳定，间或颈项板滞，操劳过度，则神疲体倦，口干，多黏痰，有吸烟史，脉象小滑，苔薄而干，乏液。先拟和中化痰。

潼白蒺藜各 10 g	桑叶皮各 9 g	川石斛先 15 g	滁菊花 9 g	云茯苓 10 g
生苡仁 20 g	光杏仁 9 g	川象贝各 4.5 g	冬瓜子 15 g	干芦根 20 g
炙紫菀 10 g	炙枇杷叶包 10 g	焦山楂 15 g		

4 剂

〖**膏方**〗

1985 年 12 月 2 日

烦劳过度，夜以继日，积劳而肝肺受伤，肝阳易升，筋脉失养，灼液为痰，兼有蕴湿，因之痰多上逆；倦怠乏力，劳则更甚，面色憔悴，脉象小滑，苔薄而干，口干。时属冬令蛰藏，亟应培补以治本，化湿涤痰以治标，并应劳逸结合，方可奏效。

制熟地 10 g	制首乌 15 g	潼白蒺藜各 10 g	滁菊花 6 g
桑椹子 12 g	冬桑叶 9 g	大麦冬 12 g	生熟苡仁各 12 g
制半夏 9 g	川贝母 6 g	云茯苓 10 g	生晒参另煎冲 6 g
炙黄芪 10 g	淮山药 12 g	全当归 10 g	太子参 12 g
紫丹参 15 g	桑寄生 15 g	枸杞子 10 g	炒枣仁 10 g
炙地龙 9 g	左牡蛎 18 g	陈海藻 10 g	川石斛 12 g
干苁蓉 12 g	广郁金 9 g	焦山楂 15 g	嫩紫菀 10 g
光杏仁 9 g	佛手片 10 g		

16 剂

上述药物，浓煎三汁，依法制膏，冬至日起遵嘱服用。

- **1986 年冬膏方二**

〖**膏方**〗

1986 年 12 月 21 日

有类中风史，经调治完全恢复正常，工作繁忙，将近六旬之年，亦能坚持，晨起略咯黏痰，脉细滑，苔薄白，口稍干。拟膏方：

生晒参 9 g另煎冲	潞党参 15 g	[1]炒於白术各 6 g	云茯苓 12 g
炙甘草 4.5 g	炒杜仲 12 g	淮山药 15 g	大熟地 20 g砂仁3 g拌
山茱萸 9 g	枸杞子 12 g	干苁蓉 12 g	桑寄生 15 g
炙黄芪 20 g	全当归 12 g	紫丹参 15 g	炒白芍 15 g
炒川芎 9 g	潼白蒺藜各 9 g	炒枣仁 12 g	陈广皮 9 g
仙半夏 9 g	制首乌 18 g	嫩黄精 20 g	肥玉竹 9 g
灵芝草 12 g	陈阿胶烊冲 9 g	福泽泻 12 g	焦山楂 12 g
川贝母 6 g	炙紫菀 12		

16 剂

大红枣 500 g，胡桃肉 250 g，龙眼肉 250 g，白莲心 250 g，白冰糖 600 g，饴糖 500 g，文火收膏，遵嘱服用。

编者：痰湿已除，转予荤膏调治，处方加阿胶烊冲。

案十一　某男，51 岁，水肿(隐匿性肾炎?)

- **1985 年冬膏方一**

〖**膏前调治**〗

一诊　1985 年 10 月 4 日

今年六月起两足胫浮肿，按之凹陷，右足较重；尿频淋漓不畅，日间一个半小时一次，夜间二次，无尿痛；阳痿二年，腰部酸楚，目胞微浮；夏季怕热，冬季怕冷，四肢不温；血压偏高(140/95 mmHg)，尿常规检查：偶有红细胞，红细胞变形，疑有隐匿性肾炎？脉象虚弦细数，两尺均弱，舌质淡红，有齿印。过劳心神受伤，肾虚泌尿失常，水湿留注于下，拟心肾同调。

炙生地 15 g	云茯苓 12 g	生黄芪 18 g	淮小麦 30 g	淮山药 18 g
炒丹皮 10 g	炒白术 9 g	大麦冬 12 g	山茱萸 6 g	汉防已 15 g
炒枣仁 15 g	枸杞子 10 g			

7 剂

二诊　1985 年 10 月 13 日

足胫肿午后渐甚，目胞微浮，尿频略减，日二小时一次，夜二次，尚爽利，腰酸楚，脉象夜间较数(每分钟 90 次左右)，心电图 T 波低平浅倒。顷诊，脉虚细尺弱，舌质淡红，苔薄

1　於术：产于浙江於潜的白术，品质最佳。

白。烦劳过度，心肾受伤，不易骤复，仍宗原意增损调治。

生熟地[各]15 g	淮山药 20 g	山茱萸 9 g	云茯苓 12 g	紫丹参 18 g
炒白芍 18 g	生黄芪 30 g	汉防己 15 g	炒白术 12 g	炒枣仁 15 g
柏子仁 10 g	青龙齿[先]20 g	大麦冬 12 g	琥珀片 10 片	生晒参[另煎]6 g

7 剂

三诊　1985 年 10 月 27 日

足胫肿退，目胞微浮亦平，腰酸楚暂止，脉数亦平（每分钟 80 次左右），顷诊脉象虚小，尺弱稍转有力，舌质淡红胖。心肾两伤已得好转，宗前意出入，巩固疗效。

生晒参[另煎]6 g	生黄芪 30 g	汉防己 12 g	炒白术 12 g	淮山药 15 g
生熟地[各]15 g	煨益智 9 g	山茱萸 9 g	云茯苓 10 g	枸杞子 12 g
仙　茅 15 g	炒枣仁 15 g	桑寄生 15 g	生山楂 12 g	蛤士膜油[另煎]5 g

10 剂

四诊　1985 年 11 月 22 日

腰酸楚，尿频，冬令怕冷，足胫肿停药后易发，服药后得退，脉象虚弦小尺弱，舌边红苔薄。心肾两亏已有好转之象，仍应调补心肾巩固疗效。（上方哈士蟆油未配到）

生晒参[另炖]6 g	大麦冬 12 g	五味子 5 g	生黄芪 30 g	汉防己 12 g
炒白术 12 g	生熟地[各]15 g	淮山药 15 g	枸杞子 12 g	炒枣仁 12 g
仙　茅 12 g	仙灵脾 15 g	补骨脂[炒]12 g		

7 剂

〖**膏方一**〗

1985 年 12 月 16 日

今年 6 月起两足胫浮肿，按之凹陷，尿频，腰酸楚，夜间心率较快，每分钟 90 次以上，兼有阳痿，叠投调补心肾之剂，胫肿退，心率恢复正常。乃思虑烦劳过度，心肾受伤之故。目前症情虽平，但心肾亏虚尚未完全恢复，时值冬令蛰藏，亟应培补心肾，膏滋代煎，缓图功效。并需劳逸结合，方可奏功。

生晒参[另炖]100 g	炒党参 200 g	天麦冬[各]100 g	五味子 80 g
清炙黄芪 350 g	汉防己 150 g	炒白术 150 g	淮山药 200
山茱萸 120 g	枸杞子 200 g	生地黄 180 g	制熟地 180 g[砂仁30 g拌]
嫩黄精 300 g	干苁蓉 120 g	仙　茅 150 g	仙灵脾 150 g
煨益智仁 120 g	台乌药 120 g	炒杜仲 200 g	桑寄生 300 g
全当归 200 g	炒枣仁 200 g	青龙齿 250 g	琥珀末[收膏时入]40 g
生山楂 200 g	佛手片 200 g	白莲心 200 g	胡桃肉 300 g
津红枣 300 g	阳起石 200 g		

上药煎 3 次，取清汁，加龟鹿二仙膏 250 g，白冰糖 750 g，文火收膏。服用及宜忌另告。

编者：本案加龟鹿二仙膏收膏，也可谓之荤膏。

● 1986 年冬膏方二(52 岁)

〖**开路方**〗

一诊　1986 年 12 月 3 日

登高则气促，左胸部无不适，纳食夜寐尚可，有轻度高脂血症史，脉象沉弦细，舌质淡红，苔薄白。思烦过度，心脏受伤，今拟益气养心，以杜发展。

潞党参 15 g　生黄芪 18 g　大麦冬 12 g　五味子 6 g　炒枣仁 15 g
炙远志 6 g　广木香 3 g　桑寄生 18 g　云茯苓 12 g　全瓜蒌切 12 g
紫丹参 18 g　福泽泻 20 g　生山楂 15 g　佛手片 10 g

7 剂

二诊　1986 年 12 月 18 日

症情如前，工作繁重，而膏滋又须半月方可煎成，拟 12 月 3 日方加味续服。

12 月 3 日方，加制首乌 18 g，炒当归 12 g。

12 剂

〖**膏方二**〗

1986 年 12 月 13 日

投滋养气阴、养心活血、宽胸理气方药，左胸隐痛未发，劳累或紧张后，左胸膺稍感不舒，活动过多，下肢略显疲软，口不干燥，脉象沉弦细，舌质淡红带胖。《内经》谓“年四十，阴气自半”，现已年逾半百，气阴日亏，心肾两虚。拟调补气阴，滋养心肾，理气活血。值此冬令蛰藏，即拟膏滋代煎，增强体力，可以祛病。

生晒参另炖冲 150 g　潞党参 300 g　炙黄芪 300 g　大麦冬 150 g
五味子 100 g　制熟地 300 g砂仁30 g拌　淮山药 180 g　山茱萸 150 g
云茯苓 180 g　福泽泻 300 g　生山楂 200 g　制首乌 300 g
炒枣仁 200 g　炙远志 100 g　紫丹参 200 g　嫩黄精 250 g
炒当归 150 g　炒白芍 150 g　全瓜蒌切 180 g　旋覆梗 120 g
广郁金 120 g　桑寄生 200 g　枸杞子 180 g　炒杜仲 180 g
墨旱莲 200 g　灵芝草 200 g　炙甘草 120 g　淮小麦 300 g
炒於术 150 g　佛手片 150 g　大红枣 400 g　龙眼肉 200 g
胡桃肉 200 g

上药浓煎 3 次，加蜂蜜 400 g，白冰糖 300 g，收膏。每日早、晚 1 匙，滚水冲服。宜忌面告。

〖**膏后调治**〗

一诊　1987 年 2 月 15 日

去冬服膏滋后，精神较振，心肾劳伤好转，左胸无隐痛不适，无尿少肢肿，心电图示 T 波已转正向，电压上升，脉弦小，舌边红，苔少。心肾亏损渐得恢复，再拟调补。

潞党参 15 g　大麦冬 12 g　五味子 6 g　炒白术 10 g　制熟地 24 g砂仁3 g拌
淮山药 15 g　云茯苓 12 g　福泽泻 15 g　炒杜仲 12 g　枸杞子 12 g

炒枣仁 15 g　生谷芽 15 g　生山楂 15 g　墨旱莲 15 g

7 剂

二诊　1987 年 3 月 3 日

据述无心脏不适，运动较剧烈后，汗如珠。此乃肺气不足，拟方：

炒党参 15 g　大麦冬 12 g　五味子 6 g　生黄芪 20 g　制熟地 20 g[砂仁3 g拌]
炒白术 10 g　淮山药 15 g　云茯苓 12 g　福泽泻 15 g　炒杜仲 12 g
枸杞子 12 g　炒枣仁 15 g　桑寄生 18 g　生山楂 15 g　紫丹参 15 g

7 剂

案十二　某男，55 岁，脱发（脂溢性脱发）

1985 年 12 月

脱发 20 年，胸胁背攻痛，阴雨天为甚，头晕耳鸣目模糊，咳嗽流涕易感冒，二便正常，纳眠均佳，脉象虚细，舌质淡红，苔薄口不渴。宜滋补肝肾，益气养血，疏通脉络。（拟制膏方，明日来取 2 张处方，每张 10 剂）

大熟地 15 g　全当归 10 g　山茱萸 9 g　淮山药 15 g
制首乌 15 g　女贞子 12 g　杭白芍 12 g　炒川芎 9 g
潞党参 12 g　生黄芪 15 g　炒白术 6 g　云茯苓 9 g
炒防风 9 g　金狗脊 15 g　川续断 12 g　紫河车 9 g
仙灵脾 15 g　补骨脂 10 g　乳　香 9 g　没　药 9 g
小青皮 9 g　制黄精 15 g　肥玉竹 15 g　络石藤 15 g
仙鹤草 20 g

自加红枣 500 g、胡桃肉 500 g、白莲心 400 g、龙眼 300 g、饴糖 500 g 和冰糖 500 g 收膏。

荤　膏

案一　某男，69 岁，咳嗽、胃痛（慢性支气管炎、十二指肠球部溃疡）

- 1983 年冬膏方一

〖膏前调治〗

一诊　1983 年 12 月 13 日

体气素亏，肺卫不固，感受凉邪，昨起头胀，倦怠，恶寒略咳，痰黄，口干不多饮，大便不畅，纳食乏味，脉浮小滑不数，舌质红，苔薄。邪虽在表，正气早虚，拟扶正祛邪。

太子参 12 g　冬桑叶 9 g　嫩射干 9 g　金银花 12 g　紫苏叶 6 g
白菊花 6 g　全瓜蒌切 12 g　冬瓜子 15 g　荆芥穗 9 g　光杏仁 9 g
炒枳壳 9 g　干芦根 30 g

2 剂

二诊　1983 年 12 月 15 日

喉痒头胀已止，咳减痰已少，口稍渴能饮，惟倦怠寐梦，舌质红光润，苔少，脉濡滑尺弱。表邪得解，气阴两伤兼有痰浊，再拟调补气阴而化痰浊。

太子参 12 g　南北沙参各 6 g　光杏仁 9 g　冬桑叶 9 g　朱茯苓 12 g
炙远志 6 g　全瓜蒌切 12 g　炒枳壳 9 g　冬瓜子 15 g　生山楂 15 g
干芦根 30 g　木防己 12 g

3 剂

三诊　1983 年 12 月 18 日

外邪已解，晨起略咯黏痰，精神较佳，寐梦纷扰，脉左濡滑，右虚弦，舌质已转淡红，苔腻渐化。再拟养肺生津而化痰浊。

生晒参另炖 4.5 g　北沙参 12 g　大麦冬 9 g　制半夏 9 g　全瓜蒌切 12 g
桑叶皮各 9 g　光杏仁 9 g　川贝母 6 g　云茯苓 12 g　磁朱丸包 9 g

3 剂

〖**膏方一**〗

1983 年 12 月 18 日

肺主气属卫，为一身之藩篱，反复咳嗽咽痒 20 年，肺气卫外不固可知。咯痰或白或黄，口虽渴不欲饮，夜寐多梦，昼则神疲，舌质偏红，苔薄微腻，脉左濡滑，右虚弦。阴津素亏，痰浊内蕴；久病阴伤及气。《经》谓：阴者藏精起亟，阳者卫外为固。汤药扶正祛邪得效，再拟膏滋缓图。取麦门冬、玉屏风、泻白、小陷胸复方之法，以益气固表，生津养阴，寓达邪于调补方中。方候各位医师裁正。

生晒参 90 g，西洋参 80 g右二味另炖，收膏时入　大麦冬 180 g　制半夏 120 g竹沥30 g拌
制首乌 250 g　生山楂 180 g　生龙齿先 250 g　炙甘草 45 g
桑叶皮各 100 g　全瓜蒌切 120 g　川贝母 100 g　桑椹子 200 g
淮山药 200 g　建莲肉 150 g　炒知母 120 g　生黄芪 150 g
炒防风 60 g　蜜水炒白术 120 g　大丹参 200 g　炒枣仁 150 g
核桃肉 150 g　云茯苓 150 g　嫩射干 100 g　嫩黄精 250 g
枸杞子 200 g　佛手片 100 g　炙远志 90 g　藏青果 100 g
京玄参 120 g

上药宽水浸透，浓煎三次，沥取清汁，加陈阿胶 120 g，炖烊冲入，白冰糖 500 g，饴糖 500 g，文火收膏。早晚各用滚水冲服 2 匙，忌食萝卜、海腥、红茶等。如遇外感、停滞等症，当暂停服。

〖**复诊**〗

1984 年 5 月 25 日

去冬服膏滋后，慢性支气管炎咳痰、易患感冒均得减轻，精神亦较佳，中脘无规律性胀痛不适，今春 X 线钡餐和胃镜检查，发现胃、十二指肠球部溃疡，经治疗后，胀痛已平，球部溃疡好转；今春检查有三酰甘油升高。脉象虚弦小滑尺弱，舌质淡红，苔少。思烦过度，饮食失节，脾胃受伤，兼有内热挟湿，治宜调养脾胃佐以清化。

生黄芪 18 g　炒当归 12 g　炒白芍 15 g　云茯苓 12 g　凤凰衣 6 g
炙甘草 4.5 g　绵茵陈 12 g　川象贝各 6 g　瓜蒌皮 10 g　生熟苡仁各 15 g
生山楂 15 g　福泽泻 15 g

3 剂

- **1984 年冬膏方二(64 岁)**

〖**开路方**〗

一诊　1984 年 11 月 14 日

冬令易患感冒，但无身热咳嗽等症，自觉倦怠乏力；用脑过度时则神疲头胀，夜寐欠酣；球溃愈后中脘无不适感，但偶有便溏，日二三次，无腹痛，此乃肠道传导失常之故；夏令头部易发湿疹，作痛作痒。脉象寸关弦小，两尺均细弱，舌质红，口不渴。辨证诊脉察舌，均属阴伤气弱，肾亏肝阳，湿热偏重。今拟标本同治，处方如下：

西洋参另炖冲 3 g　大麦冬 10 g　川石斛先 15 g　绵茵陈 24 g　黑山栀 10 g
云茯苓 15 g　生山楂 18 g　福泽泻 18 g　桑寄生 15 g　潼白蒺藜各 9 g
炒贯众 15 g　炒枣仁 12 g　生石决先 30 g

4 剂

二诊　1984 年 12 月 3 日

易受凉，头胀倦怠，无鼻塞咳嗽等症，血检三酰甘油偏高，二便正常，脉弦小滑，舌质淡红有裂纹，口微渴。气阴两亏，卫外不固，内有湿热，先拟生津清化。

川石斛先 15 g　天花粉 15 g　绵茵陈 18 g　黑山栀 10 g　肥玉竹 12 g
南沙参 12 g　生山楂 15 g　福泽泻 15 g　生谷麦芽各 15 g

4 剂

〖**膏方二**〗

1984 年 12 月 6 日

易感凉邪，头部晕胀、倦息，但无鼻塞咳嗽等症。肺主气属卫，气虚卫外不固，凉邪乘隙而入，《内经》谓“邪之所凑，其气必虚”是也。夏令头部常发湿疹，作痛且痒。烦劳过度则神疲乏力，夜寐欠酣多梦。脉象虚弦而小，两尺细弱，舌质淡红，前有裂纹。肾司阴阳，《经》谓年四十，阴气自半也，况年近七旬，肾阴日就亏耗。阴虚则生热，脾弱则生湿，湿热上升，所以夏令头部湿疹；阴伤及气，气阴两亏则精力不足，故不能过于烦劳，伤及心神，致艰寐多梦。时届冬令蛰藏，拟扶正清化，膏滋代煎，缓图功效。方候各大医师指正。

移山人参 120 g，原皮西洋参 120 g二味另炖，时收膏入　生黄芪 150 g　蜜水炒白术 120 g
炒防风 60 g　清炙甘草 45 g　淮山药 200 g　制熟地 300 g蔻仁45 g研拌
枸杞子 200 g　云茯苓 200 g　炒枣仁 150 g　炙远志 100 g
绵茵陈 200 g　苦参片 150 g　肥玉竹 200 g　霍石斛另炖 100 g
瓜蒌皮 150 g　潼白蒺藜各 120 g　生山楂 300 g　福泽泻 250 g
白鲜皮 150 g　生麦芽 300 g　夜交藤 200 g　嫩黄精 300 g
大麦冬 180 g　川贝母 100 g　青龙齿 300 g　莲　肉 150 g
胡桃肉 150 g

上药宽水浸透，浓煎三次，滤取清汁，加陈阿胶烊冲 120 g，龟板胶烊冲 90 g，白冰糖 500 g，饴糖 500 g，文火收成膏。每日早晚各用滚水冲服 1 食匙。遇感冒、停滞等症，当暂停服，忌食物品已面告。

〖**复诊**〗

1985 年 4 月 25 日

根据来函情况，去冬服膏滋后，健康状况良好，目前夜梦较多，血脂虽降然尚属偏高，余无不适。气阴两虚之体，因工作紧张，烦劳过度，心脑受伤，神不守舍，故夜梦较多；逢夏令头部辄发红疹作痒，肝阳挟湿热上升。拟方候各大医师参考正用。

绵茵陈 15 g　黑山栀 9 g　辰茯苓 12 g　炒枣仁 12 g　炙远志 6 g
紫丹参 15 g　生白芍 12 g　珍珠母先 24 g　潼白蒺藜各 9 g　墨旱莲 12 g
生山楂 15 g　福泽泻 18 g　磁朱丸包 4.5 g

嘱：服一周后，去磁朱丸，再服半月。

案二　某女，61 岁，咯血（支气管扩张）

● 1983 年冬膏方一

〖**膏方一**〗

1983 年 12 月 27 日

有支气管扩张病史多年，反复胸痛咯血，晨起咳吐黄稠痰数口，失血后仍烦劳操作，血气日益损伤，面色萎黄，神疲乏力；间或胸膺隐痛无定处，乃劳伤气滞血涩之故。口干，便软，舌红润，脉细弱。阴伤及气，络有留瘀，拟复方调补，缓图功效。

太子参 120 g　北沙参 120 g　大麦冬 80 g　大天冬 80 g
光杏仁 90 g　炙紫菀 100 g　旋覆花 90 g　云茯苓 120 g
生炙甘草各 30 g　冬瓜子 150 g　生苡仁 300 g　茜草根 100 g
制首乌 200 g　广郁金 90 g　紫丹参 150 g　参三七粉 15 g收膏入
炒当归 120 g　墨旱莲 120 g　炒赤白芍各 80 g　肥玉竹 200 g
金银花 150 g　制黄精 200 g　淮山药 200 g　炙远志 60 g
炒白术 100 g　清炙枇杷叶包 120 g　仙鹤草 250 g　大红藤 100 g

大红枣 150 g	胡桃肉 200 g	白莲肉 150 g

上药宽水浸一宿，浓煎三次，滤取清汁，加陈阿胶烊冲 100 g，饴糖 500 g，冰糖 400 g，文火收膏。每日早晚各用滚水冲服一匙，如遇伤风停滞等症，当暂停服。

● 1984 年冬膏方二(62 岁)

〖**膏方二**〗

1984 年 12 月 16 日

有支气管扩张史，右胸有时隐痛，略咳无痰，面黄乏力，脉虚细，舌质红。去年拟益气养阴，补肺化痰，活血化瘀膏滋后，今年咯血未发，纳增，精神转佳。再宗前法增损，膏滋代煎，冀再增效。

太子参 150 g	北沙参 120 g	大麦冬 120 g	生黄芪 180 g
光杏仁 90 g	炙紫菀 100 g	旋覆花包 90 g	云茯苓 120 g
生炙甘草各 30 g	炒赤白芍各 70 g	茜草根 100 g	制首乌 200 g
广郁金 90 g	生苡仁 300 g	紫丹参 150 g	参三七粉 30 g收膏时入
炒当归 120 g	墨旱莲 120 g	肥玉竹 200 g	金银花 150 g
嫩黄精 200 g	霍山石斛 60 g	淮山药 200 g	炙远志 60 g
炒白术 100 g	仙鹤草 300 g	大红藤 120 g	白百合 150 g

大红枣 150 g，胡桃肉 150 g，白莲肉 150 g。

上药加陈阿胶烊化 120 g，枇杷叶膏 300 g，白冰糖 500 g，依法制膏。每日早、晚各用滚水冲服一匙。

案三　某男，76 岁，痰饮、癥积、淋证(慢性支气管炎、腹主动脉瘤、前列腺炎)

● 1983 年冬膏方一

〖**膏前调治**〗**(高血压，高脂血症，腹主动脉粥样硬化伴动脉瘤)**

一诊　1983 年 11 月 18 日

有高血压史及高脂血症，近期发现腹主动脉粥样硬化并动脉瘤形成，有慢性支气管炎、轻度糖尿病。前服滋阴生津，荣养血脉，软坚化痰约五十剂，糖尿病、前列腺炎均得稳定。二月来感冒痰饮病亦未发，口渴减，大便通润，咯痰渐少，精神较佳，可散步一小时不觉倦，腹部舒适，无压痛，纳眠均佳。脉弦小滑，二尺较弱，舌红转淡，中有裂纹。阴液损伤渐得恢复，肺气渐充，因之血脉已得滋润，感冒痰饮未再频发，仍守斯意调治。

西洋参另煎 4.5 g	大生地 20 g	制首乌 20 g	天麦冬各 9 g	嫩黄精 15 g
大白芍 18 g	煅牡蛎先 30 g	陈海藻 15 g	夏枯草 15 g	福泽泻 15 g
全瓜蒌切 15 g	炒丹皮 10 g			

5 剂

另：每日枫斗 6 g，另煎代茶。

二诊　1983年11月22日

大便已通润，因前列腺炎服尿通每日已由三粒减至一粒，小便仍正常。入冬以来，咯痰时多时少，因痰饮冬季易发，脉弦小滑，尺较弱，舌红稍转淡，裂纹略缩小。阴津损伤有稍复之象，治守前法增损，偏重蠲化痰浊。

西洋参另煎 4.5 g　天麦冬各 6 g　炙生地 15 g　制半夏 6 g　全瓜蒌切 15 g
云茯苓 15 g　光杏仁 9 g　汉防己 12 g　煅牡蛎先 24 g　陈海藻 15 g
夏枯草 15 g　炒枳实 10 g　火麻仁研 12 g

12 剂

三诊　1983年11月29日

停服尿通后，小便正常，大便亦通顺，每日咳痰 4～5 口，乃因痰饮之故。精神较佳，宿疾均得稳定，脉虚弦而小，舌质淡红，裂纹缩小。阴亏逐渐恢复，痰饮未能尽化，仍守前法增损。

西洋参另煎冲 4.5 g　天麦冬各 9 g　炙生地 20 g　淮山药 12 g　云茯苓 15 g
制半夏 9 g　全瓜蒌切 15 g　木防己 12 g　干苁蓉 12 g　夏枯草 20 g
火麻仁研 12 g　虎　杖 20 g

7 剂

〖**膏方一**〗

1983年11月22日

高龄秉体阴亏，血脉乏阴液滋润，易趋硬化。素有痰饮，热则转化痰浊，平时咯痰稠白或稠厚，感冒则咳剧痰多。血压偏高，现得稳定，有轻度糖尿病史，饮食控制，血糖尿糖均已正常，无消渴尿频等症状。有前列腺炎及输尿管结石史，服尿通后，小便通畅，已无尿涩浑浊等证。惟湿热虽得暂化，膀胱宣化正常，但肾阴亏损未复，根株难除。冬至前后，阳升上热，亦系阴不敛阳，下虚上盛，非寒凉直折可治。脉象弦小而滑，左关脉弦劲，右尺脉较弱。迭服滋阴生津之剂，舌红稍转淡，中部裂纹略缩短。时入冬令，天气渐寒，正痰饮易发之际，且饮为阴邪，《金匮》谓宜以温药和之，今为阴虚痰饮，温化则伤阴，滋阴则碍痰，治多矛盾。肠中津液干燥则大便易艰，亦应兼顾润肠。根据以上论证，惟有复方调治，标本兼顾，膏滋代煎，缓图功效。拟膏如下：

西洋参 150 g，皮尾参 150 g，左两味另煎，收膏时入。

炙生地 150 g　制熟地 150 g　天麦冬各 100 g　制半夏 100 g
全瓜蒌切 200 g　川贝粉 100 g收膏时入　木防己 150 g　云茯苓 150 g
煅牡蛎先 200 g　陈海藻 150 g　夏枯草 150 g　大红藤 120 g
败酱草 120 g　赤白芍各 100 g　炒丹皮 100 g　干苁蓉 150 g
嫩黄精 200 g　肥玉竹 150 g　枸杞子 200 g　炒枳实 150 g
琥珀屑收膏时入 60 g

上药宽水浸透，浓煎三次，滤取清汁；

加龟板胶酒烊 120 g，饴糖 500 g，枇杷叶膏 120 g 收膏。

每早晚滚水冲服1匙。

〖**膏后调治**〗

1984年1月13日

服膏滋四旬，宿恙未发，惟大便仍艰，须吃香蕉得通润，脉象弦劲，舌质红较淡。仍宗前法佐以润肠。

西洋参6 g，霍石斛6 g左二味先煎　细生地15 g　大天冬10 g　大麦冬10 g
左牡蛎先30 g　夏枯草18 g　炒丹皮10 g　墨旱莲15 g　全瓜蒌切12 g
川象贝各6 g　火麻仁研12 g　陈枳实9 g

7剂

- **1984年春膏方二、三(77岁)**

〖**膏方二**〗

1984年1月18日

据孙医师转述，服1983年11月22日膏滋后，四旬服完，宿恙均未发，精神转佳，惟大便仍感欠畅。对腹主动脉病，拟滋阴软坚法，未识当否？尚请贵院各大医师审阅商讨，作最后决定。

用1983年11月22日膏方略为加量：嫩黄精改为400 g，肥玉竹改为200 g，制半夏加竹沥20 g拌，饴糖减为400 g，加蜂蜜200 g，收膏。服膏宜忌当另嘱。

〖**膏方三**〗**改制清膏代煎**

1984年2月18日

1983年冬季起服膏滋，迄今已二服。今据某医师转述，服膏后宿疾未发，消化功能未受障碍，二便正常，精神较佳。向有总胆固醇及三酰甘油偏高。根据症情脉舌，阴虚津液不足之体，痰、湿热内恋，前进膏方，尚觉合度，仍宗前法改制清膏代煎，缓服图功，挚固疗效。方供各大中医师参改指正。

用1983年11月22日第一次膏方

除去龟板胶，加生龟板300 g，生山楂400 g，生麦芽400 g，福泽泻300 g，干荷叶300 g。

其余药物分量加倍。浓煎三次，滤取清汁，加蜂蜜400 g，饴糖400 g，枇杷叶膏200 g，文火收成清膏，每日早、晚各用滚水冲服一匙。服膏宜忌已面嘱。

案四　某男，62岁，痰饮、虚劳(慢性支气管炎)

〖**开路方**〗

1984年12月16日

今年初起纳食减少近半，但食后中脘不胀，大便正常，平素畏寒，神疲乏力，头晕腰酸楚，口干，尿微黄，脉虚弦右较大，舌质红。劳伤肝脾。拟方：

炙黄芪12 g　全当归9 g　佛手片9 g　饴　糖20 g　川桂枝4.5 g

炒白术 9 g　谷麦芽各 15 g　杭白芍 12 g　紫丹参 15 g　制狗脊 9 g
炙甘草 3 g　云茯苓 12 g　潼蒺藜 9 g

〖膏方〗

1984 年 12 月 16 日

腰酸头晕，血压偏低，平时痰多，纳佳，神疲，耳鸣，有时右腹隐痛，二便如常，寐尚安，尿微黄，脉虚细滑，舌质红润，苔薄。年逾六旬，气血渐亏，烦劳过度，肝肾受伤，脾弱湿胜为痰。拟复方调理，扶正祛邪，膏滋代煎，缓图功效。

潞党参 200 g　炙黄芪 300 g　炒白术 200 g　云茯苓 300 g
全当归 200 g　炙升麻 60 g　炙甘草 40 g　制熟地 200砂仁30 g研拌
淮山药 200 g　枸杞子 120 g　干苁蓉 120 g　炒白芍 150 g
炒川芎 150 g　炒狗脊 300 g　桑寄生 200 g　川断肉 200 g
川楝子 120 g　炒延胡 120 g　台乌药 150 g　青陈皮各 70 g
制半夏 150 g　嫩黄精 250 g　络石藤 150 g　炒苡仁 300 g
鸡血藤 180 g　生山楂 180 g

大红枣 250 g，胡桃肉 250 g，龙眼肉 150 g。

加陈阿胶烊化 120 g，白冰糖 500 g，饴糖 500 g，文火收膏，每日早、晚各用滚水冲服一匙。

案五　某男，86 岁，痰饮、着痹、胸痹（慢性支气管炎、腰椎病、冠心病）

〖膏方〗

1986 年 11 月 18 日

病症摘录，并拟膏方，以备冬令服用。血压稳定，冠心病稳定，慢性支气管炎，早、中、晚痰多薄白，每次咳吐五六口，神疲乏力，寐短，耳鸣失聪，动则气短，登高则喘，四肢不温，腰腿右臀酸楚重着，已患着痹。脉象细滑尺弱，舌质淡红，苔中薄白。脾弱生湿至酿痰，湿阻肌络成痹。高年肝肾两亏，气血均虚，心脏劳伤，血行失畅，神不守舍。伯臾自拟膏方：

川桂枝 9 g　炒白术 15 g　云茯苓 15 g　炙甘草 6 g
潞党参 15 g　炒枳实 10 g　制半夏 15 g　陈胆星 12 g
炒杜仲 15 g　鸡血藤 15 g　熟附片 9 g　制熟地 20 g砂仁3 g拌
炙生地 20 g　干苁蓉 15 g　枸杞子 15 g　补骨脂 15 g
炙黄芪 20 g　全当归 15 g　炒赤白芍各 10 g　炒川芎 10 g
紫丹参 20 g　全瓜蒌切 15 g　炒枣仁 15 g　柏子仁 12 g
桑寄生 20 g　嫩黄精 20 g　川续断 15 g　怀牛膝炒 15 g
制首乌 20 g　络石藤 15 g　佛手片 12 g　生山楂 15 g

上方 20 剂，共煎。

加胡桃肉、龙眼肉、陈阿胶、白冰糖，文火收膏。

案六　某女，62岁，眩晕、虚人感冒（梅尼埃病、反复感冒）

〖开路方〗

一诊　1984年12月14日

一月来屡犯外感，腰背酸痛，恶寒，喑哑，纳呆，神疲乏力，脉浮小滑，舌边红，苔薄白，口微干。烦劳过度，正气受伤，外邪易于乘隙而入，先拟祛邪宣肺，和中调治。

荆芥穗 10 g　净蝉蜕 4.5 g　羌　活 9 g　焦楂曲[各] 9 g　青防风 10 g
生甘草 3 g　炒桑枝 20 g　忍冬藤 12 g　光杏仁 9 g　玉桔梗 3 g
晚蚕沙[包] 10 g　连翘壳 9 g

3剂

〖膏方〗

1984年12月17日

罹梅尼埃病十余年，过劳则头晕作呕，乃气血不能上荣于脑；有反复尿感病史，今年未发，但面部虚浮及足肿虽减而未退；年逾六旬，正气渐亏，肺气又弱，卫外不固，平素畏寒，易患感冒；烦劳过度，腰背酸楚，神疲乏力；心脑受伤，艰寐多梦，时感脘闷；纳食不多，二便正常，脉虚细，舌质淡红，苔薄。治拟复方调理，扶正以祛邪，冬令蛰藏，膏滋代煎，缓图功效。

生晒参 100 g[另炖收膏时入]　生黄芪 200 g　炒白术 120　炒当归 120 g
云茯苓 200 g　新会皮 100 g　炙升麻 60 g　炒防风 60 g
汉防己 150 g　炒枣仁 120 g　柏子仁 100 g　炙远志 80 g
川桂枝 90 g　炒白芍 120 g　炒川芎 120 g　制首乌 200 g
枸杞子 120 g　鸡血藤 200 g　肥玉竹 150 g　大麦冬 120 g
藏青果 100 g　炒杜仲 150 g　紫河车 50 g　制香附 150 g
春砂仁[研] 40 g　生山楂 200 g　炒谷麦芽[各] 150 g　炙鸡内金 120 g
淮山药 200 g　大红枣 200 g　胡桃肉 200 g　白莲肉 120 g
龙眼肉 120 g

加陈阿胶 120 g，白冰糖 700 g，枇杷叶膏 200 g，依法制膏。每日早、晚各用滚水冲服一匙。

案七　某男，70岁，心悸（冠心病、室性早搏）

- **1985年冬膏方一**

〖开路方〗

一诊　1985年12月10日

有冠心病和室性早搏病史，曾经服中药调治而早搏止。入冬以来，近周午后早搏又发，心悸不宁；时咳痰多，色或白或黄，黏稠易咯；纳、眠、二便均正常；耳鸣、唇紫，有吸烟史之故。舌质红，中裂纹，脉软缓。拟方养心化痰。

南沙参 12 g	光杏仁 9 g	桑叶皮[各] 10 g	云茯苓 12 g	炒枳实 9 g
全瓜蒌[切] 12 g	制半夏 6 g	川贝母 6 g	苦参片 9 g	茶树根 30 g
生熟苡仁[各] 15 g	冬瓜子 15 g	紫丹参 30 g	杜红花 9 g	

4 剂

〖**膏方一**〗

1985 年 12 月 14 日

思烦过度,心脏受伤,气血流行失畅,时或阻滞,则发早搏,心失血养则悸动不宁;湿热内蕴,酿成痰浊,上逆犯肺为咳;早年历经战争,耳膜震伤,耳鸣时作;七旬高龄,真气阴血渐亏,神疲倦怠,动则气短。亟应育阴扶正,养心化痰,膏滋缓图功效。

生晒参[另炖] 150 g	麦门冬 150 g	云茯苓 150 g	制半夏 120 g
川贝母 120 g	全瓜蒌[切] 150 g	炒枳实 120 g	佛手片 120 g
木防己 150 g	北沙参 150 g	太子参 150 g	桑白皮 150 g
光杏仁 120 g	生熟苡仁[各] 120 g	冬瓜子 200 g	胡桃肉 300 g
苦参片 150 g	茶树根 300 g	紫丹参 200 g	旋覆花[包] 120 g
藏红花 120 g	炒当归 150 g	补骨脂 180 g	龙眼肉 150 g
枸杞子 150 g	菟丝饼 150 g	制首乌 200 g	制熟地 180 g[砂仁30 g拌]
桑寄生 240 g	嫩黄精 300 g	焦山楂 200 g	炙甘草 90 g

加陈阿胶[另烊] 120 g,白冰糖 500 g,依法收膏。

- **1986 年冬膏方二(71 岁)**

〖**膏前调治**〗

一诊　1986 年 10 月 16 日

今年 8 月中旬室性早搏又发,心悸心慌,初则较轻,继则加剧,入夜为甚,时呈二联律、三联律,发前发后更觉不适,神疲体倦,多寐,吸香烟则咳痰,舌红苔薄,中抽心,脉象虚弦滑,时结代(二十次一歇止)。高龄心脏损伤,血行失常,拟炙甘草汤加减。

炙甘草 6 g	炙生地 20 g	大白芍 15 g	潞党参 15 g	生黄芪 20 g
大麦冬 12 g	阿胶珠 9 g	云茯苓 12 g	黑芝麻[研] 12 g	茶树根 30 g
苦参片 9 g	紫丹参 20 g	(自加绍酒二小杯冲)		

7 剂

二诊　1986 年 10 月 24 日

昨日早搏已止,心悸慌亦定,精神较佳,少吸烟则痰亦少,畏寒,多寐,脉象虚弦,已无结代,舌质红,苔薄。心脏损伤稍复,仍宗前法。

潞党参 20 g	生黄芪 24 g	炙生地 20 g	麦门冬 12 g	五味子 6 g
炙甘草 9 g	佛手片 10 g	制黄精 18 g	川桂枝 6 g	大白芍 15 g
阿胶珠 9 g	黑芝麻[研] 12 g	紫丹参 18 g	茶树根 30 g(绍酒二小杯冲)	

7 剂

三诊　1986年11月11日

本月6日感冒时邪，肺失清宣，鼻塞咳嗽咽痒，3日后得减，但畏寒倦怠，易动怒，寐食尚佳，脉象弦滑，舌前红，根苔薄白，中裂纹。高年体气渐亏，余邪未清，再拟宣肺祛邪。

光杏仁 9 g	苏梗叶[各] 9 g	粉前胡 10 g	荆芥穗 9 g	冬桑叶 9 g
白菊花 9 g	云茯苓 10 g	瓜蒌皮 10 g	香白薇 10 g	生苡仁 24 g
冬瓜子 15 g	白蒺藜 10 g	嫩钩藤[后] 12 g	生山楂 12 g	

4剂

四诊　1986年11月16日

畏寒虽减未除，倦怠已得渐振，略咳白痰，早搏时发，胸闷隐痛偶作，脉象弦滑，舌红中裂纹，苔薄白已化。外邪已化，痰饮留患，心失血养，循环失常也。拟方：

潞党参 12 g	大麦冬 12 g	五味子 6 g	云茯苓 12 g	化橘红 6 g
制半夏 9 g	光杏仁 9 g	炙生地 18 g	大白芍 12 g	川桂枝 6 g
炙甘草 9 g	全瓜蒌[切] 15 g	茶树根 30 g	紫丹参 18 g	炒枣仁 15 g

7剂

五诊　1986年11月24日

前夜、昨午早搏又小发，心悸慌不宁，早晚痰多欲咳，咯痰尚爽，神疲乏力，脉弦小滑，舌前淡红少苔。高年正虚，易于反复，仍守前法，心肺同治。

炙甘草 9 g	潞党参 15 g	炒白术 9 g	大白芍 15 g	麦门冬 12 g
五味子 6 g	茶树根 30 g	炙生地 20 g	黑芝麻[研] 10 g	炒枣仁 15 g
全瓜蒌[切] 15 g	制半夏 12 g	云茯苓 15 g	川桂枝 6 g	佛手片 10 g
紫丹参 18 g	陈酒 1 小杯			

14剂

〖**膏方二**〗

1986年11月22日

冠心病、心律不齐多年，今年8月早搏复发，甚则二联律、三联律，心悸且慌，神疲不宁，左胸隐痛时发，脉象虚弦而滑。舌红中裂纹，少苔。思烦过度，心脏劳伤，高年气血已亏，血液循环失常；痰饮多年，郁久酿成痰浊，上渍于肺，咳痰稠厚，感邪则加剧。拟益气补血，养心复脉，而化痰浊，膏滋代煎，便于服用。

生晒参[另炖] 150 g	潞党参 250 g	大麦冬 150 g	五味子 90 g
川桂枝 90 g	大白芍 150 g	炙甘草 90 g	炒白术 150 g
云茯苓 150 g	茶树根 400 g	制半夏 150 g	川贝母 120 g
陈胆星 120 g	光杏仁 120 g	嫩紫菀 150 g	旋覆花[包] 120 g
全瓜蒌[切] 180 g	炙黄芪 250 g	炒当归 150 g	生熟地[各] 120 g[砂仁30 g拌]
炒川芎 120 g	炒枣仁 180 g	苦参片 150 g	紫丹参 250 g
制黄精 300 g	补骨脂 200 g	焦山楂 200 g	参三七粉 90 g[收膏时入]
桑寄生 240 g	枸杞子 180 g	佛手片 120 g	

加陈绍酒 500 g，陈阿胶另烊 120 g，龙眼肉 150 g，胡桃肉打 200 g，白冰糖 500 g，依法收膏。

案八　某男，40 岁，中虚脘痛（球部溃疡？）

〖膏方〗

1985 年 12 月

饥则脘痛，得食稍安，腰酸痛，动则气短、乏力，脉虚弦，舌边红，苔薄，畏寒，大便软日二次。乡间农夫，终日劳作，劳伤脾胃，中虚脘痛，气血两亏，肾脏精气不充，复方调补，以脾肾为主。

炙黄芪 18 g	炒当归 10 g	川桂枝 4 g	炒白芍 12 g
炙甘草 4 g	煨　姜 3 g	炒党参 15 g	炒白术 12 g
云茯苓 12 g	淮山药 18 g	补骨脂 12 g	枸杞子 12 g
干苁蓉 9 g	山茱萸 6 g	制黄精 20 g	紫河车 4 g
炒杜仲 15 g	桑寄生 18 g	川续断 12 g	佛手片 9 g
焦山楂 15 g	陈阿胶烊冲 9 g	缩砂仁研 3 g	制香附 9 g
			15 剂

上药浓煎 3 次，滤取清汁，加红枣 200 g，龙眼肉 120 g，饴糖 400 g，白冰糖 400 g，文火收膏，依嘱服用。

案九　某男，60 岁，胃痛、眩晕（十二指肠球部溃疡、高血压）

〖开路方〗

一诊　1986 年 12 月 11 日

早年曾患十二指肠球部溃疡，有上血史，经调治后病得缓解。近因工作繁重，肝阳上亢，头额胀痛，平时略有头晕，脉象弦小滑，左关偏大，有时泛酸。拟平肝潜阳，和中止酸。

羚羊角粉分吞 0.6 g	珍珠母先 30 g	生石决先 30 g	朱茯神 12 g	大白芍 15 g
煅瓦楞先 20 g	炒苡仁 24 g	白豆蔻后 3 g	嫩钩藤后 15 g	谷麦芽各 15 g
生山楂 12 g	佛手片 9 g			
				5 剂

〖膏方〗

1986 年 12 月 22 日

早年曾患十二指肠球部溃疡，有出血史，经调治后病得缓解，而未根除，有时泛酸。近因工作繁重，引动肝阳上亢，头额胀痛，平时间有头晕，脉弦小滑，左关偏大，尺弱，舌苔薄白。肾亏肝失滋养，则肝阳易升动，非滋肾不足以柔肝，安能涵阳；宿恙中虚胃痛，黄芪建中汤乃调治效方。肝胃同病，治肝宜养宜潜，治胃宜补宜运。当兹冬令蛰藏，适于调补祛病，膏滋代煎，缓图功效。

吉林白参 120 g另炖收膏时入	炒於术 130 g	炙黄芪 260 g	川桂枝 60 g
炒白芍 140 g	炙甘草 50 g	陈广皮 130 g	制半夏 120 g
云茯苓 150 g	广木香 70 g	淮山药 250 g	大熟地 300 g砂仁30 g拌
枸杞子 200 g	淡苁蓉 200 g	潼白蒺藜各 120 g	全当归 130 g
珍珠母 400 g	煅石决明 400 g	明天麻 70 g	嫩钩藤 150 g
炒杜仲 200 g	桑寄生 200 g	嫩黄精 260 g	紫丹参 250 g
煅瓦楞 300 g	制首乌 300 g	炒枣仁 150 g	福泽泻 200 g
焦山楂 180 g	谷麦芽各 200 g	参三七 50 g研末收膏时入	

大红枣 500 g，胡桃肉 250 g，龙眼肉 200 g，莲心 300 g。

上药宽水浸透，浓煎三次，滤取清汁，加陈阿胶 250 g，酒烊，饴糖 750 g，白冰糖 500 g，文火收膏，每早晚各用滚水冲服 1 匙，如遇伤风、停滞等症，当暂停服，忌食红茶、海鲜、辛辣等品。

案十　某男，31 岁，腰腿痛（腰椎病）

〖**膏方**〗

1985 年 11 月 29 日

近年经常腰膝酸痛，下及足胫，经检有腰椎病今年夏令以来，经常感冒，鼻塞、头胀，咽有干痛，咳嗽痰多。顷诊，前经中药调治，腰膝酸痛已止，午后倦怠乏力，口干，舌质红，苔薄。肝肾亏损，肺气薄弱，卫外不固，脉细尺弱，拟滋补肝肾而益肺卫。

生熟地各 150 g	淮山药 200 g	枸杞子 120 g	制首乌 180 g
墨旱莲 120 g	女贞子 120 g	瓜蒌皮 180 g	生晒参另煎冲 100 g
太子参 200 g	北沙参 150 g	大麦冬 120 g	生黄芪 150 g
炒防风 100 g	川石斛 150 g	桑叶皮各 90 g	炒丹皮 100 g
云茯苓 120 g	川象贝各 90 g	嫩黄精 200 g	肥玉竹 200 g
炒杜仲 120 g	桑寄生 150 g	白莲心 150 g	生熟苡仁各 120 g
胡桃肉 300 g	龟板胶 200 g另烊收膏时入		

上药宽水浸透，煎三次，滤取清汁，加白冰糖 500 g，饴糖 500 g，文火收膏。

案十一　某男，55 岁，虚劳（内脏下垂）

〖**开路方**〗

1985 年 12 月 5 日

内脏下垂，迭经补中益气，腹胀得松，有逐渐升举之象，惟感耳鸣不已，脉虚弦细，舌淡红润，口不渴。耳属肾窍，养阴益气，参入滋肾之剂。

潞党参 15 g	生黄芪 20 g	炒白术 12 g	制首乌 15 g	炒当归 10 g
炒白芍 12 g	淮山药 15 g	嫩黄精 15 g	玉桔梗 4.5 g	炙甘草 4 g
炒枳壳 6 g	潼蒺藜 10 g	耳聋左慈丸分吞 9 g		

〖**膏方**〗

1985 年 12 月 16 日

内脏下垂病史多年，服补中益气汤后，下腹胀渐减，右胁伤痛止后未发。肾虚则头晕耳鸣，今夏以来两目模糊，腰背酸痛减而未止；春夏之交，虚火上炎，服辛辣热性物，鼻衄齿衄易发，无齿痛齿肿；冬令畏寒，纳便正常，脉象虚弦，舌质淡红，口不干。仍宗前法调治。

潞党参 15 g	生黄芪 20 g	炒白术 12 g	炙甘草 3 g
炒当归 9 g	炒白芍 10 g	制首乌 18 g	云茯苓 9 g
潼白蒺藜各 9 g	墨旱莲 12 g	桑椹子 12 g	怀山药 12 g
制黄精 20 g	青葙子 10 g	谷精珠 10 g	陈阿胶酒烊 9 g
炒杜仲 12 g	川续断 12 g	生升麻 5 g	枸杞子 12 g
杭菊花 6 g	佛手片 9 g	焦山楂 12 g	须谷芽 15 g
炒枣仁 10 g			

15 剂

胡桃肉 250 g，龙眼肉 150 g，小红枣 500 g。

上药宽水浸透，浓煎三次，滤取清汁，加白冰糖 750 g，文火收膏。服法宜忌面告。

案十二　某女，41 岁，带下

1985 年 12 月 17 日

胸闷，下腹胀，时带下，头晕耳鸣，腰酸，动则气短，易动怒，口微干，倦怠，面黄，脉细，舌边红，苔薄腻。积劳肝脾受伤，肝风上扰，湿注带脉，气血不足，肝郁气机失畅，拟复方调治。

制首乌 18 g	潼白蒺藜各 9 g	枸杞子 12 g	滁菊花 6 g
珍珠母 20 g	灵磁石 20 g	潞党参 15 g	炒白术 9 g
生黄芪 15 g	全当归 12 g	仙鹤草 24 g	炒白芍 12 g
炒川芎 9 g	炒枣仁 12 g	淮小麦 24 g	炙甘草 3 g
炒杜仲 15 g	桑寄生 18 g	川续断 12 g	乌贼骨 12 g
制香附 9 g	银柴胡 9 g	云茯苓 12 g	缩砂仁研后入 3 g
制黄精 20 g	生山楂 15 g	佛手片 9 g	陈阿胶烊冲 6 g

15 剂

上方浓煎三次，酌加红枣、胡桃、龙眼肉、白冰糖，文火收膏，遵嘱服用。

案十三　某女，54 岁，肩痹（肩周炎）

〖**开路方**〗

一诊　1986 年 12 月 21 日

左肩掣痛半年，日轻夜重，举动不利，有胆囊炎、胆石症病史，食油腻即胁痛，脉沉细，苔薄白，口稍干。夏令因热受寒，挟瘀阻于脉络，湿热蕴阻胆府，目前先拟肩痹治疗。

生黄芪 18 g　青防风 12 g　炒白术 9 g　全当归 12 g　大川芎 9 g
炒赤白芍各 9 g　桃仁泥 9 g　生蒲黄包 12 g　炙地龙 9 g　炒延胡 10 g
云茯苓 12 g　生山楂 15 g

5 剂

二诊 1986 年 12 月 28 日

左肩痛日轻夜重略减，举动未利，夜间有时痛醒。幸胆石症目前稳定，纳食尚可，脉细两尺弱，苔薄白，口微干。痰湿瘀阻脉络，仍拟前法出入。

生黄芪 24 g　青防风 12 g　生白术 12 g　云茯苓 15 g　光桃仁 9 g
杜红花 9 g　全当归 12 g　炒赤白芍各 12 g　炙甘草 4.5 g　威灵仙 12 g
紫丹参 18 g　炙地龙 9 g　炙乳没各 6 g　生蒲黄包 12 g　生山楂 12 g

7 剂

〖**膏方**〗

1986 年 12 月 29 日

症属着痹，寒湿痰瘀阻于脉络，病延半载，气血耗伤，服药后痛减未止，举动未利，痹证之源不外风寒湿三气杂至，病邪久延，势必伤及气血。先哲谓因病致虚，仍当治病，病去则正自复。但亦不能一概而论，临证中扶正祛邪同用者获效恒多，痹证名方独活寄生汤即可明证。依据患者四诊论治，目前胆石症稳定，当以调补气血，祛邪通络，攻补兼施为宜，亦合古人治风先治血，血行风自灭之意。膏滋代煎，便于服用。

生晒参 6 g另煎冲　生黄芪 20 g　青防风 12 g　炒白术 12 g
太子参 15 g　制首乌 18 g　全当归 12 g　赤白芍各 10 g
炙甘草 4.5 g　紫丹参 15 g　鸡血藤 15 g　忍冬藤 15 g
络石藤 15 g　炙乳没各 6 g　片姜黄 9 g　桑寄生 15 g
炒桑枝 20 g　云茯苓 12 g　生苡仁 24 g　嫩黄精 20 g
绵茵陈 15 g　金钱草 24 g　海金沙包 12 g　鸡内金 9 g
焦山楂 12 g　杜红花 6 g　霍石斛另煎冲 4 g

15 剂

自加胡桃肉 250 g、大枣 400 g、白冰糖 500 g、陈阿胶烊 90 g，依法收膏。服膏宜忌等面告。

第四篇

授道解惑

〈编者按〉

本篇选录了根据录音整理的8篇访谈记录。访谈对象都在早年跟随伯臾先生学习过，有入室弟子、同事和进修医生。虽然皆早已是一方名医乃至全国名中医等，在四五十年后的今天，他们依然清晰记得当年所受的身传言教和那些令人难忘的病例、蕴含着深邃医理的简约方药，由衷感激先生的无私传授成就了各自的中医人生。

所以将这些记录列篇收入此册，是因为这些回忆不仅为我们重现了鲜活的伯臾先生，更为我们带来了诸多珍贵案例和先生授道解惑的生动记录，清晰展示了伯臾先生灵活的临证辨治思路和精湛的遣方用药技艺、充满睿智的释病解诊和令人折服的临床疗效。这些都是值得留住的珍贵记忆。

跟师张老，影响一生

严世芸[1]

张伯臾老师是除了我父亲以外，影响我学术发展的一位最重要的长者。张老在学术能力、临床经验、为人处世等方方面面，都给人留下很深刻的印象。

拜　师

20 世纪 70 年代，学校派我到川沙参加教育革命医疗队，我担任队长。当时学校在当地招收工农兵试点班学员，我也同时负责接待他们。时任副总理李先念下达指示，要求全国"抢救"中医。上海也在组织这方面的继承工作，起初指派我跟随上海中医学院附属曙光医院的老前辈刘鹤一学习，但他的学术特点跟我父亲的不太一样，和我平时接受的临床风格也不一样。考虑到张伯臾老师是我父亲的同学，他们的临床风格很相近，此外我毕业实习门诊的带教老师也是张老，我对张老比较熟悉，他的学术思想我很容易接受，所以我提出跟张老学习。最终组织同意了我的请求。

我终于正式成为张老的学生，1972 年 1 月 2 日是我第一次跟张老抄方的日子，在张老的众多学生中，我跟师的时间最长，自始至终，直至 1987 年张老辞世。张老对我一生的影响非常深刻。

跟　师

张老的用药风格秉承了清朝遗风，方药清淡，药味不多。我们每周三下午都会去张老家，根据他的安排进行学习，学习内容多样，包括某个病种或方子的讲解。张老经常会讲《伤寒论》中的某个方子，根据他的临床经验来讲述方子在临床的实际应用。这样的学习活动我们坚持了好长一段时间，基本雷打不动。张老毫无保留地把经验传授给我们，他没有过多的理论表述，讲的都是很实在的临床内容，比如方子如何具体加减。张老的传授给了我们很深刻的启发，我在后来主编《张伯臾医案》时，把当时记录的内容收录其中。

后来我到急诊待了五年，尽管需要翻班，但我无论早班或者夜班结束，只要张老在门诊，我都会跟诊张老，从未间断。张老对我也非常好，遇到会诊高干的场合，张老一定是让我陪同。后期我担任学校领导以后，更多的是蒋梅先陪他。

我跟张老学习了很多疑难杂症的诊治。有个病例我对其印象很深，东北哈尔滨的一

1　严世芸：上海中医药大学终身教授，主任医师。全国名中医和上海市名中医，海派中医丁氏内科代表性传人，上海中医药大学原校长。

位男性患者，是参加过解放战争的军人，其症状十分奇怪，常整日连续睡觉三四十日，然后连续十日 24 小时不睡觉，如此反复。整日睡眠时，家人扶起来喂他吃饭，他仍边吃边睡，大小便也要叫醒他；等到了整日不睡觉的时候，他又极度兴奋，整天忙个不停，等十日一过，突然又睡着了。这个病例被诊断为"突发性睡眠症"，原因不明，当时没有 CT，因此脑部的病变情况也不明确。患者在北京等多地求医无效，最终到上海寻求张老的帮助。我和张老一起讨论，根据四诊，认为是肾阳亏虚，痰瘀内阻所致，以附、桂、全鹿丸为主，其中肉桂改桂枝，加强通经脉效果，并加用菖蒲、郁金等开窍，很快见效。后来处方又经过几次加减，一个月后患者的睡眠基本正常。

尽管我现在的临床风格跟张老有不同之处，但他的很多常用药我都在用，包括治疗冠心病、心力衰竭、脾胃病、关节病的方药。如他治疗关节痛善于联用[1]大乌头煎和羚羊角粉。还有种关节痛，以夜间痛甚为特点，伴舌质红，张老认为其病机为"阴虚入络"，即风寒之邪侵入阴虚患者络脉之中，他把养阴清热的药与治疗关节疼痛的药合用，有时还会用到乌头，组方非常巧妙。张老的这种用药习惯是汲取了《千金方》的组方特点。1982—1983 年，张老开始研读《千金方》并在临床上使用，从那时起张老的处方风格也有所变化和发展。《千金方》是张老行医后期重点研究的经典著作，只是张老后期的处方在《张伯臾医案》里体现的不多。《张伯臾医案》是我 1975 年着手准备编写的，那时张老治内科杂病是从"时方"向"伤寒方"转变之时，还没开始研读《千金方》，1982 年、1983 年后开始用《千金方》较多。

这样的例子还有很多，我现在碰到难题时，总会想一想张老当初是如何用药的，张老给了我很多临床思路和启示。

精湛的学术水平

作为临床大家，张老熟悉内科疾病的诊疗方法，有着宽广的临床思维，所以他的处方用药才能取得良好的疗效。一位大家一定不是只看专科，一定要看人的整体，整个内科领域就是人的整体。他结合临床实际问题，对中医理论和经典不断地学习和揣摩，汲取历代医学大家的学术经验，锲而不舍地提高自身学术水平，最终造就了他精湛的学术水平，积累了丰富的临床经验。张老常常带着临床问题博览群书，不断求索，忠实践行"博学之，审问之，慎思之，明辨之，笃行之"，张老的读书、学习过程淋漓尽致地体现了《中庸》的这句话。

"寒温统一"是张老的临证思想之一，但不是张老首创。民国时期的上海，包括丁甘仁在内的很多医家都主张"寒温统一"。张老继承了这一学术思想，且运用得很好。《张伯臾医案》的第一个案例就是张老用桂枝汤加藿香治疗夏季感冒，很快收效。张老的另一个学术特点就是详审精辨，析机定法，依法定方。张老有很多内科杂病重病的案例，如热厥、多

1　大乌头煎：乌头大者五枚(熬去皮，不㕮咀)。右以水三升，煮取一升，去滓，内蜜二升，煎令水气尽，取二升，强人服七合，弱人服五合。不瘥，明日更服，不可一日再服。功效：破结、散寒、止痛。方源：《金匮要略·腹满寒疝宿食病脉证并治第十》。

瘵证等，经过张老仔细的病机分析，用药后很快见效。张老用药比较精专，药味数量比较少，最多十三四味，少则六味。

张老十分反对将“辨病与辨证结合”作为中西医结合的代名词，认为中医也有“辨病”，中医本身就是辨病与辨证结合的体系，从古到今中医许许多多的病名被沿用着。而且张老对“分型论治”也不屑一顾。因为历史上办学编写教材的缘故，为了明确标准、方便教学，1954年之后的中医教学引入了对中医病证“辨证分型”的模式，这样的思路已沿用近70年。尽管张老曾担任《中医内科学》教材的主编，但张老并不完全认同临证完全依“辨证分型”来治疗。张老认为作为教学提纲挈领可以这样做，但临床治疗不是几个证型就可以解决的，“辨证分型论治”使得中医思维变得僵化和线性化了，中医思路受到限制，因为临证所见病患表现本来就是千变万化的，作为中医临床医生，要有自己的临床思维能力。

张老重视“五脏相关”理论，临床上运用自如。张老认为：“心主血脉，其要在通，以通为荣；肝为刚脏，其体宜柔，其气宜疏，其阳宜平；脾为厚土，其要在运，其用在化；肺为燥金，其体宜润，其气宜降；肾主封藏，补精为要，协调阴阳。”张老主张临床上要重视五脏病传，认为，治心也要治脾，注重脾的运化。指出不仅心病有五脏病传，其他各脏亦然。在《灵枢·病传论》中亦有“五脏病传”的相关论述。正所谓“五脏受气于其所生，传之于其所胜，气舍于其所生，死于其所不胜[1]”。指出，正是有了病传学说，才有了后来“治未病”的概念。

张老还强调“扶正”和“祛邪”的关系：扶正不碍邪，祛邪不伤正。张老曾和上海中医学院附属曙光医院五病区的西医一同收治急性心肌梗死患者，患者按入院顺序一对一被分入西医病房和中医病房。总计20例伴有休克、心律失常、传导阻滞等并发症的心肌梗死患者，西医和中医病房各收10例(其中7例收录于《张伯臾医案》)，结果西医病房和中医病房的死亡人数分别是5和0。上述患者的心肌梗死程度绝不算轻，却依然通过接受中医治疗而安然度过危险期，体现了中医药治疗心肌梗死的良好疗效。当然现在支架等的应用使心肌梗死的临床疗效有了进一步提高。治疗心肌梗死时，张老在人参、附子扶正的基础上，多次加用生大黄通便，使伴有便秘的心肌梗死患者大便通畅而病情好转。这体现了张老对“扶正”和“祛邪”关系的处理，心肌梗死时往往虚实夹杂，予以先通后补或通补兼施，应病机变化而随时改变，此即张老常说的“法无定法”。

当时治疗心肌梗死时，我们还发现可通过舌象的改变来判断病情的变化。如果患者舌苔越来越腻，则说明病情加重；阴伤患者舌质越来越红，也提示病情加重；腻苔褪去或舌红好转，则表明病情减轻。

编写教材

全国中医学术界对张老都很尊重，后来张老担任第五版《中医内科学》的主编。张老

1　此论见于《素问·玉机真藏论篇第十九》；下有“心受气于脾，传之于肺，气舍于肝，至肾而死”之论。

为了编写教材，花了大量心血，蔡淦老师一直在帮助张老，负责统稿。我现在翻阅教材时，仍喜欢张老编写的那一版，因为有张老的影子。张老也参加过《实用中医内科学》的编写，《实用中医内科学》是一本影响很深的著作，已经印刷多次，后来第二版时我也担任了共同主编。

张老是全国中医内科界的学术权威，提起张伯臾，中医内科学界无人不知。起初医院并未二级分科，“文革”后开始强调分科。分科后，张老的临床重心更多偏向心血管病，并很快成为大家公认的中医心血管病领域的临床大家。

西医专家学习中医

当年，无论是中医专家还是西医大家，都非常敬重张老。记得当时中山医院心内科专家陈灏珠教授，在五病区跟张老学习中医。原本安排学习 1 个月，但因为陈灏珠临时参与中央会诊，耽搁了 2 周，他非常认真，回来后又补了 2 周。陈灏珠看到中医特别有效的东西便十分钦佩，他总是努力吸收，学得特别快。

有一次他带了一个方子向张老请教，这张方子是他以前跟张老抄方学到的，自己用于患者却效果不佳。张老一看方子便很开心地笑了，因为陈灏珠开方的前后次序，以及佛手花和佛手片的使用，跟张老风格一模一样。张老改了一下方子，陈灏珠拿回去用果然有效，明白自己依样画葫芦还是行不通。从张老身上，陈灏珠看到了中医对心血管疾病的疗效。

生活简单，与人为善

张老生活上十分简单，没有特别的要求，师母烧什么，他就吃什么。他没有嗜好，不抽烟，不太喝茶，更不会喝酒，也不写诗作画，在家一直看书。和张老相比，我自叹不如。张老的生活链很是单一，到医院则临证，回家就坐在沙发上看书。张老不愿意走动，很少出门散步，非常恬静。

张老从不把待遇挂在嘴上，房子也是领导让搬他才搬，他从不会向患者有所索求。张老是典型的知识分子，两耳不闻窗外事，一心只读圣贤书，心中只有治病救人。但他仍倍觉生活充实，医学是他一生的追求。

张老平日话语不多，遇到学术问题却总是滔滔不绝。张老是谦谦君子，从不与人结怨，人缘很好，有纠纷总会设法解决。但张老又是很有性格的长辈，他有很明确的是非观，如果有人不尊重他，他不会怒怼，但他心中有数，会做出恰当的反应。

张伯臾老师是丁氏内科中很杰出的继承人，也是不可多得的中医学家。我的运气很好，我有幸做他的学生，张老将其一生的学术经验毫无保留地传给了我。我一直在缅怀着张老，缅怀他的学术风格，缅怀他对我的影响。他造就了我的学术发展，也影响了我的一生。

2017 年 7 月 28 日访谈 （张　兴整理）

不是师徒，胜似师徒

蔡　淦[1]

从1958年到1987年，因为缘分和机遇，我跟张老学习了近30年时间。张老与严校长、郑平东书记建立了正式的师徒关系，而我不是张老正式的徒弟。我跟张老的学习经历可以分以下几个阶段叙述。

教学实习与毕业实习

我于1956年入学，在大学三年级(1958—1959年)期间，我参加了内科门诊教学实习(学习临床课程前)，被安排跟张老抄方2个月(当时对张老处方的理解不深)。当时的患者非常多，用协定处方也比较多，一上午看五六十号。上午会有份点心送过来，但张老总是留给我们吃，"你们年轻，你们吃"。张老一直到下午两点门诊结束再吃饭，这可能对张老的身体造成了一定影响。1960年张老突然发生消化道大出血，住进六病区外科病房手术抢救，当时我还去看望了张老。教学实习阶段，我就跟张老建立了很好的关系。

张老从1962年开始带中医学院毕业生临床实习，毕业实习时期，我又有幸跟张老学习。毕业实习总共一年时间，其中两三个月是跟着张老在内科门诊实习。当时的门诊实习姚嘉康老师也参加，十几个人围坐在张老身边。我们学生先自己写好处方，再拿给张老修改，张老还会讲解修改的原因。通过两三个月的实践，自己的临床能力有所提高，当年好多的跟师笔记我现在还保留着。张老辨证非常精准，记得同一个胃病患者，我辨证是胃阴虚，张老却辨证为阳虚。我记录了很多张老治疗胃病的病例。毕业实习阶段张老对我们的理法方药要求很高，力求正确严谨，这对我们的影响很大。

工 作 初 期

后来很巧，1962—1963年间我被分到上海中医学院附属曙光医院工作，刚工作第一年就被安排在一病区二楼的病房，张老也在那个病区，我又跟张老工作在一起。那时我任住院医师，张老一周查房两三次。张老看病非常认真仔细，理法方药丝丝入扣，传承丁甘仁学校(上海中医专门学校)教学的一套，让我们容易接受。1964年因为住院医师轮转的缘故，我和余志鼎去了一病区三楼肾炎病房做住院医师，跟童少伯老先生学习，当时黄吉赓老师(中学西双学历)也在那里，主要研究慢性肾炎，程门雪院长也一起参与该临床研

1　蔡淦：上海中医药大学附属曙光医院主任医师，上海中医药大学终身教授。全国名中医和上海市名中医。

究,并请殷品之、刘树农、徐嵩年等老先生一起参与疑难病例讨论,也请西学中医师钟宝人(邝安堃学生)、钟念文一起参与。于是我跟张老分别了一段时间。

1965—1966 年间,医院在三病区专门开了一个病房,是以中医为主的,由张老亲自挂帅,同时配有西医医生(杨毓华老师、杜振邦老师等)。张老带领我们既要负责重病患者的救治,又要负责 1966 届毕业生的实习。当时为了抢救患者,我们可能几天几夜不睡觉。遇到危重患者,大家先请张老看,先用中医治疗,如果解决不了,会请西医医师会诊,当时中医西医配合得很好。在病房工作的那段时间,我又跟着张老学了很多东西。

苦难时期

张老在"文化大革命"时期"被扣上""反动学术权威"等"帽子"受到冲击,被安排参加劳动。1966 年我被派到农村巡回医疗,并不知道发生在张老身上的事情。后来张老被红卫兵殴打致肱骨骨折,张老受了很多苦,也没有人管。1967 年我返回医院得知后,就找骨伤科的同学(龚志康)为张老上了小夹板。张老当时都不能住在家里,张师母也在被批斗。情急之下,我让张老住在五病区后面的宿舍里。当时我也住宿舍,每天到食堂打饭给张老吃,就这样度过了一段时间。等局势逐渐稳定,张老最终回到了位于老西门金家坊的家中。"文革"后期张老被"平反"重获自由,可以坐诊看病。后来我又回到农村负责 1977 届三年制学生的带教,因而我与张老再次分别。

严谨治学

张老 1962—1965 年在门诊带教,1966 年在病房带教,后来姚嘉康老师帮他带教,张老在中医学院临床带教上做出了重要贡献。张老当年是上海中医专门学校第三届插班生,又跟随丁甘仁先生临证一年。张老的临床带教继承了丁先生的传统,让我们认真问诊,仔细号脉,而且重视指导经典应用。张老经方使用得很多,如桂枝汤、小建中汤、黄芪建中汤等,对后学帮助很大。

张老曾去北京给多位国家领导人看病、开膏方,效果很好,比如用琥珀多寐丸治疗严重失眠。当时不允许徒弟跟着,而且处方只能当场开,记录不能带出来。所以张老常晚上再回忆、记录,以方便下次诊治。去张老家时,我经常看到张老在整理给领导看病的资料。张老的做法对我影响很大,我现在也学着张老,仔细记录理法方药,效果不错。

张老用药平和,有人吃膏方会难受,而张老开的膏方总会让人感到舒适。张老方子配伍四平八稳,对不同的病症有不同的辨证。同样的温胆汤,张老时而使用黄连温胆汤,时而使用十味温胆汤;张老使用桂枝汤也会有不同的加减化裁,这就是中医辨证论治的精华。效果好的可以守方,效果不好的要思考改变,不是一张方子用到底,这也是中医的优势。

张老对西医并不排斥,很重视学习西医。我去张老家里,常常发现他在翻阅《实用内科学》,张老说:"我要看看我们中医碰到的疾病,西医是怎么认为的。"张老 80 多岁时还在学习,还在充实自己,这对我们的启示很大。

编写教材

我结束了农村的带教工作后,党委要求我协助张老编写《中医内科学》。

《中医内科学》第一版到第四版的主编都是黄文东教授,“文革”后的第五版教材,起初也是安排黄老主编,但黄老身体不好。学校党委又安排金寿山老师,当时我陪金老到南京,争取到主编继续由上海担任,并由董建华和周仲瑛担任副主编,但后来金老也生病去世了。紧要关头,学校党委进行讨论,考虑到张老的学术水平和业界威望都很高,既是丁氏传人,“文革”后期参与国家领导人医疗保健,疗效显著,临床和带教都很出色,而且张老比董建华和周仲瑛的辈分更高,最终学校党委决定推荐张老担任主编。张老临床教学搞得很好,但他年事已高,党委决定委派我协助张老编书,同时由我去北京、南京和董建华、周仲瑛沟通获得同意。

借助编写教材的机会,我又有机会跟张老学习。当时张老的身体已不是很好,走路有点气喘,脚有些肿。我对张老说:“编教材的事,您不要到医院了,我去您家里汇报。”那段时间我经常去张老家,我家就住在张老家的前面,都在同一条弄堂。

张老对编写教材十分重视,教材的每一篇章他都认真地审阅并提出意见。例如“泄泻”章节,根据张老的临床经验,针对慢性泄泻的腹痛,提出要考虑虚中夹实,可以用桂枝汤加当归、赤芍、川芎;“呕吐”章节,他曾在仁济医院会诊过一例反复顽固性呕吐,他辨证为肝肾亏虚,冲气上逆,他用[1]来复丹效果很好。我把张老的这些意见都写在教材里。“胸痹”章节由董建华院士编写,而胸痹的治疗是在不断发展的,冠心苏合丸、复方丹参注射液、瓜蒌片、苏冰滴丸等治疗胸痹的中成药并未写进教材里。我当时不敢做主,于是请示张老,张老同意写进去。张老与时俱进的思想对我们的影响很大。

第五版《中医内科学》编写完成后,还需要编写人卫出版社的教参。当时我觉得我一个人精力有限,于是张老让他的两位研究生蒋梅先和潘朝曦协助。教参的编写这两位的功劳很大,只可惜张老去世时,教参还没出版,否则张老会提出更多的意见。张老过世后,编写的教材还获得过国家教委的普通高校全国优秀教材特等奖(1992 年)和国家科技进步奖三等奖(1997 年),后者为上海中医药大学所获的第一个有关中医学科的国家奖。

张老过世

1987 年夏天,张老患上感冒,伴有发热。我要去昆明参与教材审稿,临行前我对张老说:“我从昆明回来后跟您汇报。”当时感觉张老的感冒应该很快就会好。让人意想不到的是,我从昆明回来的第一天早上,就在现在的行政楼二楼(内二病房),我看到蒋梅先老师一个人陪在张老身边,张老已经停止了呼吸。我心里非常难受,心想张老怎么就突然过世了？张老的过世是中医界的巨大损失,在很大程度上影响了我们后辈的成长。

1　来复丹:消石 30 g(同硫黄并为末,微火慢炒),太阴玄精石(研、飞)、舶上硫黄各 30 g,五灵脂、青皮、陈皮各 60 g。功效:和济阴阳,理气止痛,祛痰开闭。方源:《太平惠民和剂局方·卷五》。

张老过世后，我的心情一直不好。1987年，张老过世前，日本有个学术会议在上海召开，当时张老受邀讲少阴病方在冠心病中治疗中的应用，我也去现场听了。原计划让张老第二年去日本继续讲课，主题是冠心病。但张老已经过世，党委讨论，考虑到我跟张老编过教材，比较熟悉张老，就派我去讲冠心病。

我把张老治疗冠心病的病例进行了总结，讲课内容既包含经典理念，又结合了张老对后世医家叶天士、丁甘仁等学术思想的整理。1988年8月我到了日本广岛，在会议现场说道："本次会议的时间正好是我的老师张伯臾过世1周年，我今天讲的都是张老治疗冠心病的各种临床经验。大部分人认为冠心病的病机是胸部阳虚，张老认为还要考虑心阴虚的情况……"总之，我把张老治疗冠心病的学术精华尽力在广岛的会议上展现出来。

张老对我脾胃病研究的影响

张老对我日后在脾胃病领域的研究有着重要影响。张老治疗慢性泄泻常用理中汤；张老治疗脾胃病善用黄芪建中汤，且用肉桂替代桂枝，张老强调桂枝治表，肉桂治里，且肉桂有活血之功，另外黄芪可脱毒生肌。张老在溃疡、胃炎等病种都会用到黄芪建中汤。我在毕业论文里提到了张老对黄芪建中汤的使用："小建中汤为张伯臾老师常用处方，胃病常见脾胃阳虚。一般人不用肉桂治疗溃疡病，担心肉桂动血引起出血，但不知道肉桂性温能引动阳气，可增加阳气供应，从而加速溃疡愈合，这是基于丁先生的用法……"

张老沿用了丁先生的临床思路，对脾胃病很重视。张老强调用药要注意脾胃，用药不能太猛，以免伤及脾胃；中药要通过脾胃吸收，如果把脾胃搞坏了，药物吸收就有问题；尤其是慢性病、调理病，更不能伤脾胃，用药应缓和。

但是张老遇到急性病、大病、重病时，用药还是很猛很重。当时治疗三病区的重病患者，张老用药很重，经常用到人参、附子、干姜、龙骨、牡蛎等，但往往是中病即止。

我在上海中医学院附属曙光医院与张老接触的时间是最长的，张老和师母都对我很好。我和张老建立了一段不是师徒胜似师徒的关系，张老对我的影响非常大。

2017年6月15日访谈 （张 兴整理）

朴实无华，最有味道

何立人[1]

1964年，我在上海市第十一人民医院（曙光医院前身）进行最后一年的毕业实

1 何立人：主任医师，教授。上海市名中医，原上海中医药大学教务长，海派中医丁氏内科代表性传人。

习，分组安排跟随张老，此前我从未接触过张老。也许是缘分，自此以后我的心再也没有离开过张老，并和张老始终保持紧密的联系。张老离开我们30年了，我至今还会经常梦到他、梦到师母、梦到他在金家坊的住处，一幕幕情景一直在梦里浮现。我的老师有很多，但尤其跟张老的师生之情绵延不断。

1965年我毕业留校，上海中医学院在农村办了一家半农半读的卫校，我起初被分配到那里，因而不得不离开张老。其实张老很希望我留在他身边，也争取过，但最终还是要服从组织安排。1967年我回到张老身边，在门诊和张老面对面地坐诊，张老总是把患者让给我看，我知道张老是在培养我。后来因为工作的需要，我下乡了。

1966年“文革”开始，其间张老受到了不公正待遇，被剥夺了看门诊的权利，他被安排到中药制剂室“隔离劳动”，主要工作是清洗药瓶。我再次下乡参加教改小分队，直到1974年底才回来。下乡前我专门到张老劳动的地方，跟他告别。我担心老师是否能经得住苦难，我对张老说：“请您珍重自己的身体，我会经常来看您。”下乡期间，我每个月休假回来的第一件事就是去看望张老。碰到张老不在家，我就去复兴公园找他。张老看到我特别高兴，我们随后一起回家。那段时间老师处在事业的低谷期，但他却很坚强。即便在如此的困境里，他也能很好地面对，这很不容易，其实我当时一直在替张老担心。

张老反复对我说：“我就是从农村走出来的，我的行医成长经历就是在农村，在农村能看到重病和难病，农村是中医医生很好的锻炼提高的地方。”我一直牢牢地记着他的话。我常常会向张老汇报我在农村看了什么病，他总是鼓励我。我现在也会教导我的学生，一定要到乡里到基层看病，这样才能学得好，才能有提高。

张老一直勤于临床。我每次去看他，他都会把临床治疗的精彩案例告诉我，即使有时会重复以前的案例，我也没有感觉唠叨，反而每听一次都有新的收获，都有一种新的升华。这些案例在《张伯臾医案》中都有记载。

“文革”后期，随着政策的落实，老师重新回到岗位，发挥他的才华。1974年底学校原本计划安排我跟随第五门诊部的名中医严二陵老先生，而张老更希望我回到他的身边工作，所以我的工作单位换成了上海中医学院附属曙光医院。我在曙光医院必须为张老争气，这一直是我的动力。我加倍地努力工作，积极地收治急诊患者，字迹端正地书写病史，尽量不做错事。

我以前很容易感冒，每次从农村回来，总是请张老开方子。老师发现了问题的关键：“你这么年轻，天冷戴一顶厚帽子，而我年纪这么大，却只戴一顶尼龙帽子。你容易感冒与戴厚帽子有关。”果然，自从不戴厚帽子，我就很少感冒了。张老真了不起，这件事让我明白了人接受一点寒冷的刺激并没有害处，也感受到了老师对我的关心。

受到“文革”冲击的程门雪老院长过世前，在曙光医院条件较差的二病区接受治疗，病房简陋昏暗。那时张老已经恢复工作了，恰好是管着程老的床位。张老是丁家（上海中医专门学校）的第三届弟子，程门雪和黄文东老院长是首届，都是张老的大师兄。在程老弥留之际，我作为张老的学生，张老特意带着我去看望程老，并对程老说：“程老，你的大弟子来了。”可惜那时候的程老已经不认识人了，最终还是张老送走了他。在那样的特殊时期，张老把自己的弟子带到大师兄面前，足见张老的为人。

张老在曙光医院的口碑非常好。一名老中医能受到中医和西医共同的尊敬，不仅说明他做人成功，更说明他的学术造诣很高。那时曙光医院的很多西医都是上海第一医学院和上海第二医学院的佼佼者，诸如杜振邦、雷德培、季文煌等等，王灵台老师也包括在内，他们都对张老极其尊重。在以西医为主的五病区，张老带着我们尽量使用中医中药，并得到了西医医生的充分支持，这很不容易。张老对西医也不排斥，他从不反对我们在病房使用西药，但他自己的确没用过一味西药。

张老用大黄等泻下药物治疗五病区的急性心肌梗死患者，为患者赢得了生机，至今仍被大家津津乐道。张老还用大柴胡汤加味治疗急性胰腺炎，疗效很好。在杜振邦老师的指导下，我做了“大柴胡汤治疗400例急性胰腺炎”的临床研究，并发表了文章。此外，张老用黄土汤治疗上消化道出血，也取得满意疗效。

张老值得我们钦佩的是，他思维活跃，治疗上从不拘泥成法成方。张老曾讲述过一个病例，“文革”后期有位周浦镇的患者找张老治疗不孕症，那时中药饮片很紧张，好多药配不到。张老心想，周浦有个特点，那就是羊肉多，于是张老让患者服用羊睾丸，后来患者果然就生了孩子。虽是丁家弟子，但张老经方和时方都会灵活使用，该用什么就用什么，没有固定的方式。我曾经归纳过张老的用药特点——王道和霸道，跟张老一样，我现在也这样用药。

我跟张老学习的最大收获是“辨证论治”和“整体观念”。我经常和身边的同龄人及学生讲，看一个患者，医生的脑海应先清零，再根据完整的病情，给予患者一个真正的治疗方案，千万不要先入为主。而且看问题要全面，要看全局和全部，不要局限于某一点。经验是要紧的，继承经验也是要紧的，但是经验绝不是唯一。现在很多医生摒弃了“辨证论治”和“整体观念”，是很不应该的。

张老治疗心力衰竭用真武汤最得意，治疗慢性支气管炎用小青龙汤最得意。但是他治疗心力衰竭除了用真武汤，还会用到生脉散、黄连阿胶汤；治疗慢性支气管炎除了用小青龙汤，还会用麦门冬汤。张老充分考虑虚与实，阳与阴，寒与热，再决定用药配伍，从不把证型分类放在最先。《中医内科学》教材中的证型分类目的仅是为了方便初学者学习，学会初步的辨证论治。临床上不按教材的分型治疗，并不是说明教材和临床脱节，而恰恰给我们提出了更高的要求，知识要学以致用，能结合患者实际情况判断证型(常是几个证型综合)，这才是最高的境界。

张老是个中医临床家，同时也是中医教育家。他的教育方式并不是课堂授课，张老从未在课堂上过课，但我们仍公认他是教育家，就在于张老出色的临证教学，他在临床上实践中把我们带出来。我们大学系统很多跟我年纪相仿的医生，不论跟他接触是多是少，都认为自己是张老的学生，都觉得自己在张老那里受益，诸如现在有名气的蔡淦、刘嘉湘、黄吉赓老师，以及西医雷德培、杜振邦、季文煌老师等。

当时肝科的夏德馨老师也非常尊重张老。夏老在临床上需要会诊时，一定会请张老。

夏老治疗肝病喜欢用苍术，张老提醒苍术偏燥，会引起肝阴伤，后来夏老师用苍术时，会搭配养阴药。这件事一方面说明夏老的虚怀若谷，另一方面也表明他对张老的尊敬。

张老的著述并不多，不像现在有些年轻的医生已经有很多著作了。首先，临床医家没有那么多时间写书；另外，临床医生的本职工作是看病，让患者信服你的，不求“梦笔生花”，而要疗效显著，所以真正的临床医家靠的是临床本事。当时编写著作尚未形成风气，丁甘仁、黄文东等医家也没多少著作。用著作的数量来评价张老就不对了，因为衡量的标准就错了。张老的医学素养、理论功底和临证思维能力，足以让后学望尘莫及而心生钦佩。

张老对《伤寒论》的掌握也很好，他把桂枝汤用活了。我们跟张老学习过[1]黄芪桂枝汤、小建中汤、大建中汤、桂枝芍药知母汤等等。张老跟我们讲，方药无论多少，都要有寒热、温凉、虚实、阴阳、攻补之分，这才是好的治疗方法。我一直在学习老师的这些经验，同时传授给我的学生，因为这是中医最大的特色。张老的方子并不奇特，所以并不是使用特别的药才会有效，真正的本事是平淡之中见神奇。张老的方子看起来很简单，可你当时就是开不出这样的好方子。

张老看病有个习惯，就是充分了解患者过去的治疗经历以及现在的情况，但他绝不会说别人用的药不好。你现在的用药是依据你现在看到的情况，也许别的医生此时面对此景也会开出相似的处方；反过来，面对以前的那种情况，也许你也会用那样的药。正所谓此一时彼一时，不能轻易判断别人的对与错。何况医者的思维也在变化，变是绝对的。

张老颇爱读书，让人印象深刻。张老中午休息时，总是坐在候诊区的靠椅上，读一本薄薄的书。他有时看《时病论》，有时看《类证治裁》，晚年的时候会看《千金方》。

张老书写的处方、病例等记录，字迹都很清楚，张老的字体是圆圆的、胖胖的，他还会写几句简约的分析，从不做大文章，这与他的个性有关。张老坚持走自己的路，不追求名利，朴实无华，但最有味道。

师傅领进门，修行在个人。张老并没有一直拉着我们在身边说教，而为什么我们始终认为从老师那里学到了东西，这值得好好感悟。老师对我们言传身教，而我们自己应该学会感悟，感悟出一些道理，也需要把这些感悟化为自己的东西。读很多书固然好，也不是越多越好。张老也不是看很多很多书，但我们总能从前人的著作中发现和张老相似的学术观点，终究是因为张老善于思考，而这种思考并不是可以从书中直接学到的。

回忆起张老，往事历历在目，真是说也说不完。

2017 年 6 月 17 日访谈　（张　兴整理）

1　黄芪桂枝五物汤：黄芪三两，芍药三两，桂枝三两，生姜六两，大枣十二枚。右五味，以水六升，煮取二升，温服七合，日三服。功效：调和营卫，温阳行痹。方源：《金匮要略·血痹虚劳病脉证并治第六》。

跟随张老学临证

黄吉赓[1]

20世纪50年代，我刚到上海市第十一人民医院（曙光医院前身），当时我虚龄29岁，很荣幸有机会跟随张老学习和工作。张老当时年近六十，我觉得张老很亲切，很能谈得来。当时我跟张老同在中医内科工作，病房里重病、杂病较多，张老经常亲自查房或会诊。

腹胀辨虚实，肿满分寒热

在跟随张老学习的过程中，有一个病例我印象很深。我在门诊碰到一位主诉是腹胀的患者，其腹胀餐后加重，舌苔黄厚腻，我们用香砂六君，经治效果一般，于是我请伯臾老师会诊。患者体形肥胖，结合舌象，他考虑患者痰湿较重，认为主要病机是脾虚湿盛，肝郁生热，同时兼有肝火。张老用八纲辨证的方法，认为是标实而不是脾虚，给予清化痰湿热为主治疗，疏肝理气，方用温胆汤、左金丸、四逆散，很快收效。张老在这方面的治疗确实很厉害，日后碰到类似的问题，我也会更加关注脾虚和湿重的辨别，多数患者经治疗都有很好疗效。尤其是老年人术后纳呆，伴随胸闷脘胀、舌苔黄腻等症状，我学着张老的样，用黄连温胆汤加左金丸，效果很好。

还有一个关于脾虚的病例。当时我主要在病房工作，有一位肝硬化患者腹胀水肿，由于一直研究肾炎，感觉自己退肿蛮有办法的，就把治疗慢性肾炎水肿的益气利尿方药用上去，结果治疗效果不佳。于是请张老查房后，他认为慢性肾炎水肿多数偏虚或虚寒，而肝硬化还是偏实的，顶多有点一般脾虚，没有阳虚，是寒湿内滞，其以胀为主，补气药用太多非但无效，反而加重症状。他提出李东垣的两张方子“[2]中满分消汤”和“[3]中满分消丸”。谓汤主温中散滞，治疗中满寒胀；丸主清热利水，治疗中满热胀。分消汤恰合本患者中满寒胀病机，合适。果然经张老治疗，患者症状有所改善。后来我还把这个方子用在血吸虫肝硬化的治疗，确实有效。

1　黄吉赓：上海中医药大学附属曙光医院主任医师（中学西）、终身教授。全国名中医和上海市名中医。1949年毕业于上海中医专门学校，1957年毕业于北京医学院。

2　中满分消汤：半夏（一钱），厚朴、黄连（姜制）、黄柏（姜制）、川乌和干姜（俱炮开口）、吴茱萸（炒）、草豆蔻（炒研）、木香、人参（各五分），茯苓、泽泻（各钱半），生姜（五片）。功效：温中散滞，祛寒燥湿。方源：《兰室秘藏·卷上》。

3　中满分消丸：厚朴、半夏、黄连（俱姜汁炒）、黄芩、枳实、白术（同枳实伴湿炒焦）、干生姜、茯苓、猪苓、泽泻（各五钱），甘草（炙，一钱），汤浸蒸饼为丸，梧子大。功效：健脾和胃，清热利湿，消胀除满。方源《兰室秘藏·卷上》。

传道授业，记忆犹新

20 世纪 60 年代前后，上海四明医院和上海市第十一人民医院刚合并，张老每周一早上提早半小时到医院，为我们传授经验，张老讲了很多温病的内容。有一次，张老讲到曾经遇到一位高热十余日的外科患者，伴有黄疸，后来昏迷了，大便数日不通，家属已着手准备后事。邀张老看后，他用了增液承气汤，结果患者大便通畅，热退且诸症好转，神志也转清了。张老在内科杂病，尤其是发热方面，有着很好的治疗经验，他还讲过这样一个病例，有位从北方来的患者，低热不退，在当地用了香苏饮，但张老认为患者属于风热证，用桑菊饮后热退。

张老非常重视辨证。记得 1962 年，从急诊收治了一个“胃痛”患者，在急诊留观作胃痛治疗好几日，没有好转。收入病房后，发现重病容，脸色很难看，很痛苦，舌苔白腻，张老看后开了枳实薤白桂枝汤，加两粒苏合香丸，服药后“胃痛”很快就缓解了。1962 年上半年，病房有一位病毒性肺炎患者，发热 39℃以上，白细胞不高，用过大剂量银翘散后热不退，我想到张老强调过遇到类似病症，如果一剂不够可以再加一剂(即“重剂”)，于是当晚我又加一剂给患者服用，果然患者第二天热退，记得当时金银花和连翘都用到 15 g 的剂量。只要病情需要，一日两剂也是应该使用的。像这样的例子还有很多很多，这些五十几年前的病例，我至今记忆犹新。

张老领衔的带教工作传承了丁氏内科的做法，做得非常好。张老带教时，会让学生自己接诊，自己写病案，张老会按照学生的思路修改，而且改动不大，使学生容易接受，教学效果也很好。当时学生们被安排上午抄方，下午整理病例，晚上黄文东老师讲课并教我们怎么写医案，这套教学方法一直沿用到“文革”开始前。张老的教学方法对后辈很有启发，62 届、63 届、64 届三届学生中，培养出不少后来的院长和校长。

张老的经验传授对我日后行医产生了很大的影响。我在 20 世纪 70 年代主攻呼吸系统疾病，当时有个问题一直困扰我。痰饮是阳虚阴盛，当以“温药和之”，那阴虚痰饮怎么办呢？在看到张老使用《金匮》麦门冬汤治疗阴虚痰饮的良好疗效的启发下，后来我创立了协定处方：阴虚痰饮一方和二方。张老的授业也启发我在 20 世纪 80 年代初尝试用中西医结合的双重诊断方法进行临床教学，效果真不错。

2017 年 6 月 30 日访谈　(张　兴整理)

我印象中的张老

石印玉[1]

我曾在上海中医学院附属曙光医院进行了 6 个月的临床实习，那时候有不少机会接

1　石印玉：上海中医药大学附属曙光医院主任医师，教授。上海市名中医，海派中医石氏伤科传人，曾任上海中医药大学附属曙光医院院长。

触张老，张老给我留下了比较深的印象。张老是内科门诊主要的带教老师，张老的临床带教和其他老师不一样，他并不是一味让我们在旁边抄方，而是要求我们实习医生自己给患者看病并开具处方，然后张老再看我们开的方子是否正确。

当时门诊学习的场景依然历历在目，我们在一间大的诊室里，每次 10 位学生坐成两排，张老坐在讲台的位置。我们看完患者后，完成病历书写，再拿给张老看，我们也会向张老提问题。无论是病历书写还是处方用药，张老都会认真修改，同时指出需要修改和值得肯定的地方，张老还会跟我们讨论。这样的经历对我们来说是很直接的体验。起初接诊心里并没底，经过张老长期的指导，我的收获很大，我也明确地知道了门诊诊治的规范，后来到病房参加临床工作就更加游刃有余了。

张老对我们既严格又包容。只要我们的想法经过深思熟虑且有道理，张老都会放手让我们发挥。我们碰到过一个尿血病例，起初考虑的病机是心火下移，用凉血法后疗效不佳。事实上该患者并没有明显的热证，只是舌微红。我们几个同学晚上反复讨论，后来大家考虑的病机是气不摄血，改用补中益气汤联合云南白药，效果果然很好。另外，张老还会用玉屏风散治疗虚人感冒。这些例子都给了我们很多启示，临床诊治不能一概而论，要从患者的实际情况出发。

在门诊学习过程中，我逐渐理解了张老的用药规律。张老用药比较平和，但偶尔也会用到猛药。张老曾用乌头煎治疗风湿病，组方包括一两(30 g)川乌、一两白蜜等，很快收效。

在遣方用药方面，当时和现在还是有很大区别的。当时张老每个处方的药物数量不多。这就需要医生精准辨证，同时用最主要的药物解决问题。当然，那时的门诊基本没有特别危重的病例。而现在的用药趋势是药物数量越来越多，这可能与现在患者的兼杂病较多有关，因而需要顾及的面更广。

后来我正式留在上海中医学院附属曙光医院工作，因为专科不同，所以我和张老联系得并不是很多。尽管如此，我还是能够通过与内科医生的交流中，了解到张老医学上的成就。比如，《千金方》中的方药相对杂乱，张老对《千金方》进行了深入研究，并用发展的眼光看问题，对《千金方》的认识也有了改变，发现了其中的规律。张老对《千金方》的认识也给了我很多启发，起初我们可能会用简单的方子，但实际上有一部分疾病就是比较复杂的，疾病本身也在发展。就像当代对外感治疗的认识也是一直变化的，起初辛温辛凉一起用，后来加滑石，说明病机中已存在夹湿的情况。

张老到了晚年仍没有停止学习的步伐，他一有空就去图书馆查资料，并把有用的知识记录下来，他有很多读书笔记。张老孜孜不倦地学习中医、思考中医，对我们影响很大。

此外，张老尽管对西医学了解不多，却把病房团队管理得很好，井井有条，危重患者也处理得很好，这很不容易。

2017 年 6 月 30 日访谈　(张　兴整理)

无比怀念跟随张老习业的日子

顾双林[1]

1964年，我毕业后被分配到上海中医学院附属曙光医院内科，当时我对中医和西医都了解一些，被安排只管理病房，不参加门诊工作。曙光医院算是中医院里设置病房比较早的一家，当时曙光医院的病房设置大体上和西医院一样，但医师的级别设置有所不同：西医院有主任医师、主治医师、住院医师；而中医院只有"老医生"和"小医生"。当时张老那一辈的医生算"老医生"，我们中医学院刚毕业的医生算"小医生"。张老和其他"老医生"一起，负责病房的带教工作，培养了很多年轻人。

60多岁的张老仍坚持每天查房。查完房后，我们"小医生"要做很多具体的工作，如开医嘱、开处方等等，张老很尊重我们开具的中药处方，不会有很大的改动。其实很多老先生查完房就可以休息了，如喝茶、抽烟、看报、聊天，张老却是例外，他没有那些消遣的习惯。张老查完房后就开始读书，而且读书的习惯跟别人不一样，他喜欢吟诵，每当我们听到他的声音就不再去打扰了。即便到了80多岁时，只要病房有重病患者，张老听闻后依然会来查房，指导我们治疗用药。

张老对读书十分痴迷，休息的时候读书，出诊的路上或者在目的地的宾馆里，张老都会读书。张老当时最常读的书是《类证治裁》，这本书主要讲述不同疾病有相同症状时，应如何准确地鉴别和治疗。他也把这本书推荐给他所有的学生们读。当时我们都很惊讶，这样一位中医基础理论扎实、临床经验丰富的大医家还会如此勤奋地读书，而现在的医生需要做很多繁杂的事情，很少花时间读书。我们当时的心中只有临床工作和患者，每天上班都是十分愉快的事。当年心无旁骛看病的情景让人十分怀念。

张老的处方以经典方为主，我们看到张老的处方，就会感觉这张方子一定有效。张老的处方十分简单，从来不是大处方，简单的处方效果反而非常好，说明张老对疾病有自己的认识，有明确的治疗目标。同一种疾病可能有各种变化，比如冠心病患者的临床症状多种多样，这与个体差异有关，而影响个体差异的因素又有很多。问诊时，张老总是认真地倾听患者的陈述，听后还会反复询问，以此找到辨证的关键点。张老的处方体现了个体化的特点，一人一方，绝不雷同，这就是方轻效佳的原因，这也给我留下了很深的印象。我曾经想挖掘张老的方子做研究，却未发现张老有任何所谓的秘方或特定方，他的方子很普通，看似轻描淡写的几味药却是经过认真辨证后精选得来的，有着很深邃的医理，这就是张老比别人高明的地方。

1　顾双林：主任医师，上海中医药大学附属曙光医院原心血管二科主任。

有一次我陪张老去北京会诊，有位患者高热三天后昏迷，张老花了很多心思，从醒脑开窍等各个方面寻求治疗方法，经过几诊治疗疗效甚微，张老对此一直耿耿于怀。后来他问我："顾医生，从西医角度看这应该是什么病?"后来张老自己也翻阅《实用内科学》，知道西医对此也束手无策，才稍感宽慰。一位有着六七十年临床经验的名老中医，中医造诣已经很高深，但他仍希望从西医角度进一步认识疾病，不断提升自己的医疗水平，绝不因为自己有名望就倚老卖老。张老实事求是，有不懂的问题就会请教，即使是我这样一个小医生。张老通过学习掌握了新的知识，他非常高兴。张老谦虚好学、孜孜不倦，他不耻下问的精神更加激发我们学习的热情，让我们对张老更加尊重。

我和张老以前是同事关系，后来变为师生关系，我们平时接触很多。张老平易近人，在医院里人缘很好，大家都喜欢找他看病。张老的生活也很简朴，他从不夸夸其谈，是个不可多得的好老师，我跟张老在一起感觉很幸福。

2017 年 6 月 13 日访谈　（张　兴整理）

侍诊张老，我中医人生的里程碑

张　菁[1]

我从上海中医学院大学毕业后分配到青海，刚离开学校，缺乏临床经验。毕业后第二年，领导让我回上海中医学院附属曙光医院进修一年，很荣幸我被安排在张老身边，整整一年，我跟着张老一起查房，一起看门诊。一年后我调回上海，每周抽出半天时间跟张老抄方，大约持续五六年，此后还会定期地跟张老学习。在我的中医人生之路上，跟张老学临床是最重要的里程碑。

张老给我的最深印象是为人正直、很朴实，我用八个字形容张老"博极医源，精勤不倦"。我很佩服张老，他的经验已经那么丰富了，但还在每天孜孜不倦地学习，更让我觉得学无止境。他看病非常认真，他有老光眼，望舌的时候常让患者到光线充足的地方反复观察。张老心胸宽广，十分大度，其刚正不阿的品格也让人动容。在"文革"时期，他曾受到那么不公正的待遇，但他没有消沉，我很佩服他。张老无论学术还是品格，都是出色的。要知道，想跟到一个好老师，是一件非常不容易的事，我的确是幸运的。

"特殊时期"下的"特殊会诊"

张老在"文化大革命"期间受到冲击，一度被禁止在门诊治疗患者。那段时间我恰巧

1　张菁：主任医师，上海市名中医。原上海大华医院肝科主任。

在曙光医院进修，见证了张老在最艰难的处境下，也未曾放弃对医学的追求，这段经历让我至今难忘。

当时受“反动学术权威”等“罪名”的影响，张老被安排在曙光医院五病区劳动。那时张老已年近七十，仍要做很多清洁工作：打扫厕所、倾倒痰盂、清扫走廊……张老没有怨言，默默地承受这一切不公正的对待，依然保持着对中医的执着，令我十分感动。记得有一次，徐州煤矿突发爆炸，大批伤后感染高热不退的矿工转至上海华东医院治疗。政府十分重视，但西医治疗效果不佳，享有盛誉的张老作为中医专家被邀会诊，我有幸陪同前往。

会诊当天发生的事情，我记忆犹新。那天早上张老比平时提前半小时到达五病区，把清扫工作全部做完，在会诊前预留了半个小时，若有所思地对我说：“张菁，这个病例我只是初步了解，并没有看到具体情况，我昨天回家看了《张聿青医案》和《临证指南》的医案，我现在再翻翻书哦。”我顿时既诧异又感动。之后，我扶着张老，先坐 26 路，再转 71 路，来到了华东医院病房。

被烧伤的矿工有十位，皮都烧掉了，有的患者烧伤程度更重，让人触目惊心。当时正值黄梅天，病房里湿气很重，去湿设备全天运转。这些矿工连日给予静脉抗生素治疗，当时最高级的抗生素都用上了，但仍不见好转。患者当时的临床表现我至今难忘：高热不退，最高达 39.8℃，又不能出汗；吃不下饭，也无法喝水，一喝就吐，舌很淡很淡，尽管用了很多补液，但舌苔看上去没有水分，而且舌苔白而垢腻。张老想考考刚毕业两年的我：“张菁，你打算怎么来退热啊？”“张老，患者舌苔这么厚，肯定要化湿，他们用了那么多抗生素，抗生素也有很多副作用，比如可以留湿邪，更阻碍了湿气的宣透。”我回答道。张老对我的想法给予了肯定，并最终开具了蒿芩清胆汤、栀子豉汤和三仁汤，把三个方子综合在一起。他还强调：“我平时用药不超过十味，但今天我要复方图治，先开五天的药，五天后我再过来一次。”我有些担心地问：“张老，您能走得出吗？”张老笑笑说：“不要紧的，救人还是更重要的，我跟我们医院医务科说一下。五天以后患者病情肯定变化，腻苔化掉以后，舌头的原象就暴露出来了。”一晃五天过去了，我们又来到了患者身边，发现其中五个人的舌苔全部干干净净，而且是光红无苔。我说：“张老，是不是我们的药太厉害了？”张老解释说：“并没有，这只是表面现象。治疗上一定要宣透，一定要通畅气机；邪去，正才能扶。你以为舌苔化掉就好了？余邪未尽啊。灰中有火，还会复燃。下一步我打算用《伤寒论》的竹叶石膏汤。竹叶、石膏清利余热，石膏的分量不要太大，能助清气分热即可。此外，人参、麦冬益气养阴生津。这是很清淡的一张方子，这样的方法叶天士用得很多的。”除此之外，张老还加入了玉竹、芦根。如此又开了一周的药。张老对我说：“这些人受伤那么厉害，若热度不退，伤口就无法愈合，所以一周后我们还要来。”

过了一个礼拜，我们第三次去会诊，惊喜地发现患者都能爬起来，热度全退，都想吃饭了。华东医院的医生和领导也都很开心，连声赞叹：“张老，谢谢您，祖国医学真伟大！”其实那时候的中医并没有像现在那么深入人心，西医医生觉得张老很了不起，认为中医简直是神医。我记得张老第三次的处方是益胃汤化裁：沙参、麦冬、玉竹、桑叶、芦根、泽兰叶、大豆黄卷，张老的药不多，最多七到八味。张老很喜欢用大豆黄卷。"为何不用豆豉呢？"我问张老。张老说："大豆黄卷比豆豉药性缓和，不燥热。"张老还嘱咐道："目前的治疗仍很重要，不要掉以轻心。"

第四次，也是最后一次会诊，这些患者热退后，个个恢复不错，当然表皮的愈合还是需要时间的。张老最后开了一张《先醒斋广笔记》的资生丸，重在养脾阴。张老说，益气健脾的方法对这些患者来说有些过火，要伤阴。现在如何"养阴不留湿、去湿不伤阴"才是关键，我们中医有"养脾阴"的方法，十分奏效。张老给我开的一扇窗，让我认识到了"脾阴"的重要性，而不只是益气健脾或健脾燥湿。养脾阴可以用山药、莲子、石斛等等，这些药都很缓和。此后张老与华东医院一直保持电话联系、指导，直至受伤矿工两个月后出院，最终这些矿工都顺利回到了原来的工作岗位。

张老用药不多，选方用药也不是非常奇特，却能有非常好的疗效，关键在于他精准把握病机。更重要的是，张老在艰难处境中依然保持对中医的执着，尽显大医风度，救人于危厄，让我受益匪浅。

心衰病慎用利水，慢心率从阴求阳

当年，曙光医院五病区是西医内科病房，张老在五病区学习了很多西医知识，了解到心力衰竭患者出现的肺水肿，以及并发胸水和腹水，类同中医的悬饮、鼓胀，因此张老在碰到较重心力衰竭患者时，常用葶苈大枣泻肺汤和己椒苈黄丸以达到利水去饮的目的。

有一位心力衰竭患者，症状不重，西医强调要每天吃地高辛、安体舒通和呋塞米，患者则希望请张老开中药。张老应邀会诊，我随同一起去看患者，询问病情后，张老分析道："慢性心衰不很严重的时候，利尿剂尽量少用，利尿剂耗气伤阳、丢失阴分，特别年纪大的患者更要谨慎。慢性心衰应以防为主，最多用黄芪防己汤，防己用得少一点，黄芪用得多一点，二者益气利水。还可加血余炭，血余炭滋阴祛瘀，如《金匮要略》里[1]猪膏发煎里用的血余炭（乱发，猪膏煎成炭），消瘀利水道，配车前子利水不伤阴。"后来我回去思考，用西药利尿剂造成钾离子等电解质丢失，而车前子里有钾离子等，用车前子不太伤阴，和血余炭合用，百无一失。以后我也效仿，我觉得张老讲的那些话，充满睿智。

张老诊治方面最大的特点气血阴阳都兼顾到。在用真武汤、苓桂术甘汤的时候，他肯定要结合生脉散、甘麦大枣汤。有个病例我印象很深，是一位病态窦房结综合征患者，心率只有每分钟50余次，张老按常规用补心阳的方法效果欠佳。张老后来用了阴阳互补的办法，参入生脉散和甘麦大枣汤，果然心率恢复到每分钟65次。常人以为心率慢要用温阳药，而张老却说："治病不能拘谨，这个患者的舌象并非淡胖，而有点阴虚的征象。我也走了弯路，回去翻书后，我就加了这两个方子。"

1　猪膏发煎：猪膏半斤，乱发如鸡子大三枚。右二味，和膏中煎之，发消药成，分再服。病从小便出。功效：润燥畅中，祛瘀利水。方源：《金匮要略·黄疸病脉证并治第十五》。

衷中参西诊治骨髓瘤

记得张老曾受邀参与五病区一位多发性骨髓瘤患者的会诊。我提前看书学习相关的西医知识转告张老："骨髓瘤是血液系统的浆细胞异常增生，其实就是血癌。"这个患者高热不退，胃口很差，多处骨折，面黄肌瘦，严重贫血，而且肾功能不佳；加上经过7个疗程的化疗，更是雪上加霜。我很佩服张老，尽管没有系统学过西医，但他总能抓住疾病的要害。他分析认为，患者骨髓出了问题，而肾主骨生髓，脾主运化，所以治疗要抓住脾和肾。患者舌红，舌面略有津液但无苔，此因化疗所致。于是张老的处方围绕治脾和治肾，茯苓、白术、橘白(橘子皮里面一层，温燥之性较缓)、仙鹤草、当归、黄芪、鹿角片、补骨脂、菟丝子，生晒参3 g另炖。全方既治脾，又治肾。最令我难忘的是，张老还用到了[1]犀黄醒消丸。我好奇地问，犀黄醒消丸用来治疗痈疽发背、骨结核，您为什么用在这里？张老说："犀黄丸里有牛黄、乳香、没药、麝香，可消毒散结，是一张非常好的方子，可以让患者每天吃3 g。"经过张老悉心的诊治，患者吃了中药后确实副作用减轻，贫血改善，最终顺利出院。这又是一个西医束手无策的病例，张老通过准确的辨证和用药解决了难题。从这个例子中我们看出，如此有威望的名老中医十分谦虚好学，有不懂的地方及时向西医学习，并用西医理论指导中医用药达到事半功倍的疗效。张老的确不排斥西医，我看到他经常用笔把学习到的西医知识记录下来。

我主攻肝病始于张老启迪

尽管张老用药很少，但张老的处方也不乏大方子，尤其体现在膏方里，可以用到三四十味药，但其章法分明。在治疗肝病时，我的不少方子也比较大，那是因为肝病比较复杂，慢性肝炎转向肝硬化、肝癌进展的过程中存在伏邪，需要综合治疗。当然最重要的是受张老的影响。

我治疗肝病已经30多年，起初我一直停留在养阴、化湿、健脾、滋肾等常规方法，是张老启迪我打破了陈规，对此我心存感激。那是1974年夏天，何立人和严世芸老师也在跟诊。一位43岁的肝硬化女患者，披着毛毯走进诊室，仍自觉发冷，而且肝区疼痛、愁眉苦脸、胃口很差。她已在传染病医院就诊过，当时医生用清热解毒的方法，疗效甚微。患者久病，肝功能每况愈下。张老见患者"面色不华，眼圈黧黑"(张老医案原文)，脉象沉细无力，舌淡胖暗有齿印，舌头伸出来后口水直流。张老提出了自己的看法："《大医精诚》提到背后不能诋毁其他医生，我不是诋毁，我今天只是修正治疗原则。大家都认为肝体阴而用阳，常见肝阴、肝血不足，以及肝气偏盛、肝阳偏亢。其实五脏均有阴阳，其他脏有气阳之虚，为何肝脏没有呢？"张老开的处方为：桂枝汤加附子、白术、当归、鸡血藤。

1　犀黄醒消丸：又名牛黄醒消丸、西黄醒消丸、犀黄丸、西黄丸。犀黄(牛黄)0.9 g，乳香(去油)、没药(去油)各30 g，麝香4.5 g，黄米饭30 g捣烂为丸。功效：清热解毒，活血散结。方源：《外科全生集》。

后来张老医案的按语这样说道:“作为肝科医生,不能畏惧温阳之法,见是证,用是药,只要辨证明确,就应果断下药。”事实上,当大部分医家从阴虚角度治疗肝病时,张老在20世纪70年代就提出肝阳虚的理论,以附子、白术、桂枝汤等温阳药治疗慢性肝炎伴肝硬化,特别是肝硬化腹水,可说是首屈一指的。张老全面评估患者的气血阴阳,而且实践证明确实有效。可以说,张老的学术思想对我终生的行医起了很大作用。我跟随张老学习那么长时间,张老给了我很大的智慧。假如那时没有跟张老,可能我就没有这样的起步。

善用指迷茯苓丸

补阳还五汤可治疗中风手足不遂等症状,但针对年迈患者,张老觉得力度还不够,他认为血管的“垃圾”需要清除,而“垃圾”就是痰湿,还应该加用指迷茯苓丸。我问张老:“您怎么会有这个思路的?”张老答道:“我想水管一直开通也要生锈,那我们人的血管也会老化啊。只用补阳还五汤还难以做到推陈涤垢。”我一直谨记张老的忠告:“以后用补阳还五汤时,最好加指迷茯苓丸10 g包煎,这样既不伤人,又能把垃圾从血管壁中祛除。”年迈的张老不仅运用方剂非常熟练,而且富有想象力,能巧妙地搭配使用,我觉得张老很聪明,很睿智,不愧为一位了不起的中医临床学家。

老师对学生的影响是永久的,从此我也喜欢用指迷茯苓丸。指迷茯苓丸的组方中,半夏是君药,茯苓是臣药,半夏能够燥湿化痰,茯苓能够杜绝生痰之源;芒硝可以使痰从大便中泄出去,枳壳调畅气机。可惜现在我们买不到指迷茯苓丸了,但我仍会把组方纳入中药里,其中芒硝让中药房另包,剂量以不产生泄泻为度。

治舌头麻辣验案一则

记得当时五病区有位73岁的患者,主诉是舌头麻辣,是从五官科转过来的,各个项目查来查去,结果都是正常的,西医觉得是神经症,只能让张老会诊。我当时觉得病机总归是心火旺嘛,心和小肠相表里,我想导赤散就可以了吧。可张老诊后说:“不是这样的,我看病要三焦辨证,考虑到心和肺都在上焦,单用导赤散很难解决问题。”张老提到,《伤寒论》里有小陷胸汤,用到了瓜蒌、半夏、黄连,治疗痰热结胸证。这个病例虽无结胸之候,但也属于痰热郁积。所以张老又加了小陷胸汤、枳实、黄精。为什么用黄精呢?他认为,这类患者往往心阴亏耗,黄精健脾润肺,阴阳平补,是一味好药。果然用了三天药,患者舌头麻辣的症状完全消失。这个病例很奇特,以前从未碰到过,所以我几十年来从未淡忘。

张老扎实的经典功底再次给我留下来深刻印象。而且张老不像一些传统的经方派,用原方不作加减。张老在用经方时,会根据实际情况调整。更重要的是,张老看病综合了脏腑辨证、三焦辨证、卫气营血辨证,而不仅是脏腑辨证。要想做一个好中医,应像张老那样千修百炼。

2017年6月29日访谈 (张 兴整理)

难忘张老

徐敏华[1]

1976 年我们医院安排我到上海中医学院附属曙光医院进修，进修时需要轮转各个科室，当年曙光医院的中医和西医的内科力量都很强。我先后轮转过五病区、六病区、急诊和门诊。我很早就知道曙光医院内科有位赫赫有名的张伯臾老先生。那时我很努力，做医生很投入，非常珍惜跟张老学习的机会。我的进修原计划 1977 年上半年结束，我们医院觉得我在曙光医院很有收获，于是决定延长进修时间，一直到 1977 年年底我才回到自己的医院。

我们在五病区很幸运地跟随张老学习。张老的医术让我们十分向往，甚至是神往。张老的中医功底很深，很有神力，在治疗上常出奇兵，辨证准确，用药精准，无法用语言表达张老的功力。张老胖胖的，个子不高，光头，笑眯眯的。张老话不多，说话声音很轻，慢悠悠的，看起来十分慈祥。张老看病不急躁，对患者很有耐心。他询问病史、号脉、看舌都非常仔细，不像现在有的医生看病速度很快。

辨证施治精准，用药轻重有度

1977 年我依然在病房轮转，当时同严世芸、何立人老师都搭过班，他们都是张老的学生。当时病房的医师力量很强，西医吴志清和雷德培老师都在病房工作。许多时候，病房里的疑难危重病例西医也没办法，这时他们总会想到张老，邀其诊疗。张老也总欣然应邀诊治，用中医解决问题。曙光医院的西医医生对张老都很尊重，看到张老恭恭敬敬。

张老会诊前，我们都早早把手里的活干完，都盼着能见到张老。记得当时病房有位心力衰竭患者，血压低，用升压药一直上不来，大汗淋漓，全身湿漉漉的。张老以参附汤为主方，药物包括附子 12～15 g、大剂量的红参(10 g 以上)和山茱萸。张老遇到血压低的患者经常用到山茱萸，而且剂量很大，5 钱(15 g)以上。后来这位患者用了 1 剂中药就有效，血压上升且汗止。五病区多为心脏病患者，张老常用到红参、山茱萸、附子、肉桂等药物，轻则 6～9 g，重则 15 g，具体的剂量是根据患者的具体情况决定的。张老治疗心脏病时会予活血化瘀之法，但用药不重，比如会用到丹参、当归，其实有效，不是一定会用到三棱等破血猛药，经张老治疗的心肌梗死患者的胸痛症状会明显改善。张老遇到上消化道出血喜欢用黄土汤。此外，张老的处方在脾胃方面照顾得很周到。

张老治疗外感发热，就用八九味药，十味都不到。张老曾用参苏饮治疗感冒，发热很

1　徐敏华：主任医师。上海市名中医，原上海市第二人民医院院长。

快退去。张老像这样精准辨证施治的例子还有很多，我们感觉十分神奇，对张老佩服得五体投地。

张老的脉案有序，理法方药清晰，不用丁家套方。他善用经方，例如张老用小陷胸汤治疗胸痹效果甚佳。张老灵活地使用经方，方药不固定，随证加减，出神入化，用药和病机丝丝相扣，这一切都是基于他精准的辨证论治。张老的处方轻重有度，总体上轻，用药11味，最多13味，用药紧凑，通常是方中有方，不是一张方。只要你方剂熟，可以看到有好几张古方。但需要重用时，个别一两味药也会很重。张老用药的剂量变化很大，该轻就轻，该重就重。在杂病调治中十分注重顾护脾胃，用药更趋讲究“王道”，而不是“霸道”。

培养后学

张老很和蔼，我们向张老请教临证遇到的难题，他都会耐心地解答。张老也常提问我们，但不会问怪题，而是问你是怎么认为的。我们不怕被张老提问，因为说不出也不要紧。尽管在我们眼里，张老很有威严，我们有时候见他也会害怕，那是因为他的德高望重，让人觉得高不可及，只能仰视。我们对张老都非常敬重。

在“三衰”（心衰、肾衰、呼衰）病房，我们跟着张老学习怎么看危重病，随着病情变化，遣方用药如何加减，现在后悔当时没把病例都记下来。

张老对《千金要方》很熟悉，经常用到里面的方药。我们跟着张老，必定也应该熟悉，因此我们也学着去看《千金方》。张老在熟读经典方面，给了我们很多启发。

后来我常常找机会跟着张老学习，也经常向张老请教临床上的难题。病房有位患者的肺部感染久久不愈，基础疾病包括慢性支气管炎、肺源性心脏病等等，患者咯痰很多，痰有三层，上层泡沫、中间稍浓、下层很厚。任我们怎么用化痰方药都没用，后来舌苔渐光，霉菌和细菌双重感染也发生了。问过张老后，他摸摸头，笑着问道：“你们用了什么方？”“三子养亲汤、葶苈大枣泻肺汤，怎么都不行？”我回答道。张老又说：“你们用熟地了吗？你看看患者舌苔有没有津液，如果舌苔是干的，你用熟地试试看，不会嫌滋腻的，这种患者的舌质通常是暗的。”果然，改用熟地、当归加二陈汤，就是金水六君煎。这个患者的治疗效果就是好，我很服！尽管过去40年了，但当时的情景依然历历在目。后来遇到肺部感染，我常常会用到熟地、当归、干姜，这都是张老教我们的，没有张老的传授就不会使用。

张老的教育方法很好，不是嚼碎了喂你，而是让你学会思考，张老教我们的是学习方法和学习心得。例如，张老传授了很多他对《千金方》的心得，而且结合病例讲解，并不拘泥。

张老的学生个个优秀，都是名中医，青出于蓝而胜于蓝。

怀念张老

张老平易近人，说着上海本地话，没什么特别爱好，生活上很平淡，爱好就是看书。平时穿圆口黑布鞋，衣服宽宽的，很平常。当时“文化大革命”刚结束，正是百废待兴的时候，张老对我们年轻人帮助很大。非常感谢张老，也很感谢严校长把我带到张老身边。一直到 1978 年回医院以后，我还会一直回来看张老。

我认为，学习张老应该做到神似，而不是形似，关键看张老如何抓住患者的主要矛盾，学会如何适当地用药，该重的时候重，该轻的时候轻。但我依然没有张老的魄力，就像红参每日用 12～15 g，山茱萸用 15～18 g，似乎有些害怕，但其实是有效的。从张老身上可以看到，中医不仅可以调理养生，治疗急症重症也确实有效。

现在总能想起过去和张老在一起的日子，我能跟张老学习，是很幸运的。张老的带领传授是我们一辈子的财富。

2017 年 6 月 29 日访谈　（张　兴整理）

附篇

张伯臾业务自传

张伯臾

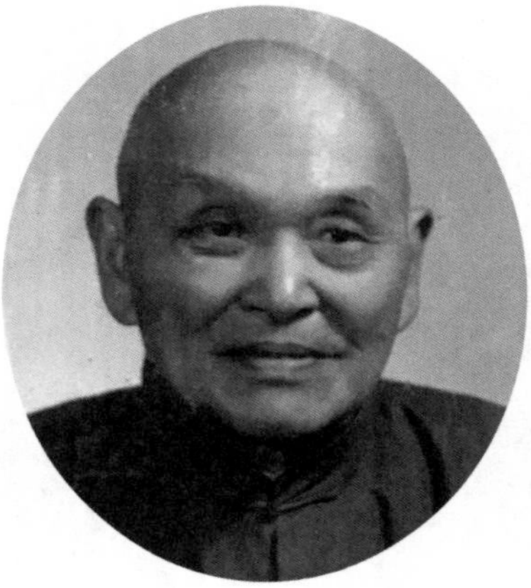

1901年8月17日，我出生在浦东川沙县张江潘家桥张家栅。我是独生子，幼年时，父亲在沪经商，我自小随母亲在浦东乡下生活。六岁时即入村上的私塾念古书，但由于母亲过分溺爱，幼时的我时常停学游玩，以致收获甚少，直至十三岁时始入当时南汇县立第六高级小学读书。十五岁那年秋天，母亲病故，顿失所依，实为我一生最大悲痛。停学在家半年后，十六岁时，遵祖父之嘱，我考进上海圣芳济公学专修英语，但一年后因患淋巴结核又辍学返浦东休养，时年十七。就在这年冬季，我结婚了。

我自小喜欢医学，加之母亲病故使我年少失恃，以及后来自己因患病而不得已休学，这些都促使我下决心学医。遂于十八岁春，新婚燕尔即离家往浦东三桥镇王文阶中医师处学中医，自1918年至1920年共计三年。但仍觉对中医基础理论的学习掌握依然肤浅、匮乏，怀着对中医学知识的渴求，乃于1921年1月考入上海中医专门学校进一步深造，插班于该校第三届，学习至1923年6月毕业，该年秋即返浦东乡下行医。1924年1月，由业师丁甘仁介绍至仁济堂任内科医师一年，其间随丁师参师襄诊，亦曾随黄体仁老师学习，收获颇丰，渐对内科一般疾病皆能临证处理，遂于一年后辞去公职，从1925年1月起重新回家乡开业。

回顾从23岁开始中医临证以来几十年，吾业务发展过程大致可分为四个阶段。

第一阶段自回乡开业阶段始，至1937年淞沪抗战爆发。回乡开业后，我一方面继续专研《内经》《伤寒杂病论》及其他古今医籍，一方面为农民治病。当时浦东尚无医院，农民困于经济，生活贫苦，积劳成疾，患者多贫病交加，故无论门诊或出诊，我所见大多是危重病人，如高热、霍乱、痉病、厥逆等。这些病证对初出茅庐的我来说，确属棘手，迫使我刻苦专研、精心治疗，不断总结经验教训，提高医术。真所谓初学三年，天下通行，我胆大而敢用重剂，在乡间挽救几个重症患者后博得部分病家的信任，业务发展尚不差。如当时霍乱流行，病死者甚多，其症见卒然暴吐泻，手足厥冷，汗出，大渴引饮，得饮即吐。一般医家从温病之法，投甘寒或苦寒清热之剂，活人者鲜。而我据仲景所论，投白通加猪胆汁汤，获效者不少。从中得到启发，必须进一步深研《伤寒论》，以补温病之不足，并借鉴《伤寒指掌》一书，探索融会六经及卫气营血辨证，以为救治热病重证的方法。古人说，对待伤寒与温病，须纵横看，我觉得此语甚妙。纵横交织，本一体也。无可否认，就两者方药论，各有偏重专长，只有融会贯通，方能左右逢源于临床。当然，在此阶段，除危重病人外，我也遇到不少内伤疾病，其中以劳伤脾胃者居多。我始遵《金匮》、东垣之法调治，通过实践，又增加了自己的体会经验，使疗效逐步提高。在浦东当了十多年乡医，是我业务成长的第一阶段，主要积累了治疗危重病员的经验，具有了救治危重症的诊疗能力，这为我之后的业务发展无疑奠定了十分重要的基础。

第二阶段，从一九三七年淞沪抗战爆发，战祸延及浦东，我携全家迁至上海避难，直至一九五六年七月受聘于第十一人民医院。一九三七年迁至上海后，在朋友激励下继续开业行医。其间曾先设诊所于八仙桥尚义坊、西藏南路钧福里、南市金家坊以及同学秦伯未所办之上海中医疗养院，中华人民共和国成立后也曾参加邑庙区第一联合诊所工作，唯上午仍在家开业。但在市区行医不同于农村，虽然也可遇到一些危重患者，但终究以内科、妇科的调理之病为多，且常遇达官大贾，因此不得不更加小心谨慎，并在诊病之余深入研习刘河间、李东垣、朱丹溪、张景岳和叶天士等名家的医论即医案，以提高诊治能力。由于临证接触病种的变化，使我的处方用药逐步转向“时方”的轻巧之剂，改变了单刀直折的遣药风格，并逐渐掌握了对一些慢性病的调理规律。此外，在沪行医也有机会常与同学秦伯未、程门雪等一起研讨一些疑难病证的病理机制与治疗方法，共同讨论、交流对中医理论及一些名家经验、医论的看法和评价。和这些对中医学有造诣深湛的老同学互相切磋，以集诸家之长，对我的启发和帮助颇大。总之，在这一段将近20年中，理论和临证实践相结合，使我处理疾病日趋稳重，经验日益丰富，逐步形成了“平调阴阳，培补脾肾”为主的治疗内科杂病的风格。

第三阶段，自一九五六年七月经卫生局介绍到当时上海唯一的中医医院——第十一人民医院(后改为上海中医学院附属曙光医院)工作起，至“文革”之前。进医院后我任内科医师，从事门诊兼病房工作，患者病种的接触面较开业时药广泛得多，临床诊疗要求也高得多。通过在医院的临床实践，也更真切地检验着自己的诊疗能力和学术经验，深感将自己之前的学术经验还比较局限，单用“时方”轻巧之剂，对有些疑难杂证还真有杯水车薪之感。于是又开始注重研究《伤寒》《金匮》《千金方》中的方药，使“时方”与“经方”逐渐融汇贯通，临床疗效又有了进一步提高。应该说，这是我学术发展中的又一重大转折。

由于曙光医院作为上海中医学院的附属医院，因此也更多地担负起临床教学工作。直到“文革”开始前，我先后担任了六二、六三、六四、六五及六六届学生的内科临床带教和有关病证的讲课教学，同时也担任了上海市卫生局第一、二、三届西学中班的临床带教和授课，介绍自己的治疗经验。这一时期的教学工作对我业务发展有着极大的帮助和促进，迫使我把所掌握的中医理论系统化，并对自己的经验进行总结，使之条理化，从而认清在业务上继续努力提高的方向。

第四阶段，“文革”期间，对我进行审查，并“靠边”劳动了数年。虽然不能正常从医，但自己从未放弃业务上的追求，其间也偶尔会被派以会诊任务，我总是努力出色地完成。在被恢复医生职务后不久，于一九七三年一月，领导安排了上海中医学院六四届毕业生严世芸、郑平东及六九届毕业生梁尧坤跟我青老结合，共同帮助我总结临床经验，研究中医基本理论在临床上的应用。自从实行青老结合以后，我们除了一起门诊，传授自己的临床经验以外，更主要的是一起在病房工作，一起抢救危重患者，并积极开展临床科研工作，收到了很好的效果。青中年医生在我的指导下开展中医临床科研，而我则在青中年医生支持下大胆工作。几年来，先后对休克、心衰、尿毒症、蛛网膜下腔出血、急性心肌梗死及持续高热等许多疑难重病，以中医药进行抢救和治疗，取得了很好的疗效。同时，我又参加了中医药治疗冠心急性心肌梗死、上消化道出血、心律失常、急性胰腺炎、慢性泄泻等病种的临床科研工作。通过几年的努力，我取得了一定成果，一九七八年被光荣地评为上海市科学大会先进个人。青中年医师则通过共同临床、科研，以及系统地向他们介绍我的临床经验，已经基本掌握了我的学术经验，并整理出版了反映我学术思想的《张伯臾医案》104例，以及有关论著多篇。我深刻体会到，青老结合是一种很好的形式，可以互相促进，共同提高。如果没有青中年医师的支持，我不可能也不敢进行上述这些危重疾病的抢救工作及临床科研，而通过这些工作实践以及向青中年医师传授学术经验、讨论学术问题，使我在业务水平上也有了新的体会和提高。

回想自1923年卒业上海中医专门学校以来，本人历经内乱外侮，颠沛流离，艰苦备尝。如日伪时期，自家性命一无保障，正气消亡，邪魔当道，虽得苟延生活，精神上的痛苦无以复加；抗日胜利，方庆更生，不意反动政府，贪腐压迫，民不堪命，中医界情况更不堪设想，既受人轻视，又因币值日落，入不敷出而生活堪虞。中华人民共和国成立后，始得昂首为人，在短短六七年中，即人民生活安定，我中医界亦受党和国家重视和信任，号召团结中西医，发展祖国医药之宝藏，为全国人民卫生事业服务。本人对祖国医学虽无独特才能，却被聘入当时沪地唯一的中医医院任职。在之后的近20余年中，我虽无大的贡献，但却备受医院和政府的信任和关怀，不断被委以重任，授以嘉奖和荣誉，令我感动不已，也更加坚定了要为中医事业献尽余生的信念。因此，即便在1966年后的“文革”年代被剥夺行医资格，“靠边审查”，屡遭批斗，“劳动改造”而精神、肉体皆痛苦备尝之时，也丝毫未能动摇上述信念。

我现虽已是垂暮之年，但仍觉充满活力。在党的十一届五中全会精神和今年三月全国中医和中西医结合工作会议精神鼓舞下，我人老志不衰，坚持门诊、病房以及会诊工作，努力把经验传授给年青一代，决心把自己的有生之年毫无保留地献给党的中医事业，为实现“四化”作些微薄的贡献。

1980年4月

（蒋梅先据伯臾先生“干部自传”“业务自传”等文稿整理）

张伯臾大事记

1901 年 8 月 17 日	出生于浦东南汇(现属上海市浦东新区)张江潘家桥张家栅
1906 年	入村上私塾学习
1913 年	南汇县第六高级小学
1916 年	上海圣芳济公学校专修英语，一年后因病辍学
1918 年	跟随浦东三桥镇王文阶先生学医 3 年
1921 年 1 月	上海中医专门学校求学(插班该校第三届)，1923 年 6 月毕业
1923 年 6 月	经业师丁甘仁介绍至上海仁济堂任内科医师，随丁师参师襄诊一年
1925 年 1 月	辞去仁济堂公职，回浦东乡间开业行医，设诊所开业
1937 年	悬壶沪上，先后设诊所于八仙桥、南市及上海中医疗养院等
1951 年 8 月 至 1953 年 10 月	任职上海邑庙区第一联合诊所
1952 年	上海市第一中医进修班学习(1952 年 9 月—1953 年 6 月)
1956 年 7 月	受聘上海市第十一人民医院任内科医师 (1960 年 3 月与四明医院合并为上海中医学院曙光医院)
1958 年	承担上海中医学院中医临床教学，教授基础理论和内科临证
1961 年 1 月	带教南京军区第二届中医训练班学员临床实习
1961 年 9 月	带教上海中医学院毕业班(62—66 届)内科临床实习，共计五届
1966 年	带教上海西学中进修班(上海中医学院承办)第 1～3 届学员临证 带教北京市西学中进修班部分学员临证
1973 年 1 月	先后接受首批弟子拜师(严世芸、郑平东、梁尧坤、张菊生) 承担卫生局第 4、第 5 届西学中班中医内科授课及临床带教 承担上海市中山医院西学中班学员临床带教
1975 年	开展中医药治疗急性胰腺炎的临床研究，创制“清胰汤”
1976 年	中医治疗慢性泄泻临床研究，在中华医学会上海分会学术会交流
1977 年	撰写胃心痛、狂躁、急性胰腺炎治验发表(《新中医》)
1978 年	受聘为上海中医学院内科教授、上海中医学院附属曙光医院内科顾问、内科教研室顾问 撰写《多寐、厥证、腹痛治验》等发表于《新中医》杂志 评为上海市先进科技工作者、上海市科学大会先进个人
1979 年	完成中医药治疗急性心肌梗死临床经验总结，获上海市卫生科技二等奖

	受聘为上海中医学院学术委员会委员
1979 年	《张伯臾医案》付印出版
1980 年	受命加入国家领导人医疗保健顾问团
	被评为国家级名老中医，享受国务院特殊津贴
1981 年	受聘为《中华消化杂志》编委
	受聘为《实用中医内科学》专家审稿组成员
1982 年	招录 83 级硕士研究生(蒋梅先、潘朝曦)
1984 年	研制张伯臾治疗冠心病计算机程序，成果获全国微机应用二等奖
1985 年	主编高等医药院校统编教材《中医内科学》(第 5 版)付印出版
	撰稿《心律失常诊治专题笔谈》(《中医杂志》)、《张伯臾学术经验介绍》(《著名中医学家的学术经验》)、《精研潭思，老而弥笃》(《名老中医之路》)
1986 年 2 月	加入中国共产党
	在第二次中日学术交流会作"《伤寒论》少阴病方应用举隅"学术报告
1987 年 8 月 31 日	因病辞世
1988 年	主编高等医药院校教学参考丛书《中医内科学》付印出版(人民卫生出版社)
1992 年	《中医内科学》(第 5 版)及其《教参》获普通高校优秀教材全国特等奖
1997 年	《中医内科学》(第 5 版)及其《教参》获国家科技进步奖三等奖
2012 年	上海丁氏内科流派张伯臾临床传承研究基地建立
2017 年	《张伯臾学术经验集》出版(人民卫生出版社，2017 年 12 月)
2018 年	《张伯臾画传》出版(中西书局，2018 年 10 月)

鸣　谢

本书得以成稿、付梓，首先要感谢张菊生医师。作为伯臾先生唯一的承业子女，三十余年来，他精心、完好保存了父亲留下的脉案，并慷慨地将家传呈与我们，使我们有机会进一步全面、深刻了解伯臾先生的临证风格和学术思想，也使一代中医临床大家一生的宝贵临床经验得以进一步造福病患、广惠后学。同样感谢严世芸、蔡淦、何立人、黄吉赓、石印玉教授等前辈为我们带来当年跟随先生临证、习业时的精彩案例，时隔五六十年，这些案例依然令你们清晰可忆。也衷心感谢丁学屏老师对本书篇名的宝贵建议，感谢曾莉、宫萍、郭慧医师等同学，为协助完成这数十万字的文本输入提供了无私帮助，是你们在紧张、繁重的学业中放弃休假，经常工作到深夜。

上海市委、市政府为进一步推进中医传承工作的开展，投巨资成立海派中医流派传承基地，更是对我们的最有力支持，给我们以精神动力和物质保障；严世芸教授无论是作为海派中医内科丁甘仁学术流派基地的总负责人，还是作为伯臾先生的大弟子，对本书的成稿、作序、付梓等都给予了倾心支持和帮助。对此，我们由衷感谢！

蒋梅先

二〇二〇年五月